高等学校"十四五"医学规划新形态教材

 "十二五"普通高等教育本科国家级规划教材

（供临床·基础·预防·护理·口腔·检验·药学等专业用）

病理生理学
Bingli Shengli Xue

（第 5 版）

U0351594

主　编　张华莉　肖献忠

副主编　高钰琪　王华东　马朋林

编　者（以姓氏笔画为序）

门秀丽	华北理工大学	王华东	暨南大学
王建丽	山东大学	王新凤	西安交通大学
王慷慨	中南大学	韦 星	南华大学
石明隽	贵州医科大学	孙银平	新乡医学院
李 皓	南京医科大学	李 聪	大连医科大学
肖献忠	中南大学	何小华	武汉大学
沈 静	浙江大学	张 博	空军军医大学
张华莉	中南大学	陈世民	海南医科大学
林 辉	南昌大学	郑 红	安徽医科大学
高钰琪	陆军军医大学		

编写秘书　朱雅茜　中南大学

临床编者（以姓氏笔画为序）

马朋林	贵黔国际总医院	吕 奔	中南大学湘雅三医院
刘小伟	中南大学湘雅医院	李传昶	中南大学湘雅医院
李懿莎	中南大学湘雅医院	周巧玲	中南大学湘雅医院
周建新	北京世纪坛医院	彭 玥	中南大学湘雅三医院
潘频华	中南大学湘雅医院		

中国教育出版传媒集团

高等教育出版社·北京

内容简介

　　本教材为"十二五"普通高等教育本科国家级规划教材。为进一步强化与临床的紧密结合，本版教材继续邀请多位临床专家参与编写，旨在引入最新的临床诊疗指南或专家共识，更新、拓展与完善"防治原则"相关内容的编写，引导教师了解临床诊疗的新进展，更好地在教学中践行与临床的结合。同时，希望引导学生早期接触临床，激发其对病理生理学的学习兴趣。为顺应新时代信息技术的新发展和教育的新需求，本教材加强数字资源的建设，设置"拓展知识、拓展图片、拓展视频、临床病例、教学 PPT、自测题"6 大类数字资源，并对纸质教材和数字资源进行了一体化设计，力求使两者深度融合。为适应国家执业医师资格考试的需要，本教材在编写内容和结构层次上参考了国家执业医师《病理生理学》考试大纲和考试指南。

　　本教材供临床、基础、预防、护理、口腔、检验、药学等专业本科生使用，亦可作为长学制医学生、研究生、临床医务人员及科研人员的参考书。

图书在版编目（CIP）数据

　　病理生理学 / 张华莉，肖献忠主编 . --5 版 . -- 北京：高等教育出版社，2024.5
　　ISBN 978-7-04-062124-2

　　Ⅰ. ①病… Ⅱ. ①张… ②肖… Ⅲ. ①病理生理学 - 高等学校 - 教材 Ⅳ. ① R363

　　中国国家版本馆 CIP 数据核字（2024）第 081810 号

| 策划编辑 瞿德竑 | 责任编辑 瞿德竑 | 封面设计 张　志 | 责任印制 赵　振 |

出版发行　高等教育出版社	网　　址	http://www.hep.edu.cn
社　　址　北京市西城区德外大街4号		http://www.hep.com.cn
邮政编码　100120	网上订购	http://www.hepmall.com.cn
印　　刷　河北鹏盛贤印刷有限公司		http://www.hepmall.com
开　　本　889mm×1194mm　1/16		http://www.hepmall.cn
印　　张　19	版　　次	2004 年 7 月第 1 版
字　　数　550 千字		2024 年 5 月第 5 版
购书热线　010-58581118	印　　次	2024 年 5 月第 1 次印刷
咨询电话　400-810-0598	定　　价	49.60元

新形态教材 · 数字课程（基础版）

病理生理学

（第5版）

主编　张华莉　肖献忠

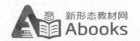

新形态教材网 Abooks

关于我们｜联系我们　　登录/注册

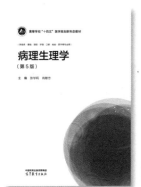

病理生理学（第5版）

张华莉　肖献忠

开始学习　　收藏

　　病理生理学（第5版）数字课程与纸质教材一体化设计，紧密配合。数字课程包括拓展知识、拓展图片、拓展视频、临床病例、教学PPT和自测题，丰富了知识的呈现形式，拓展了教材内容。在提升课程教学效果的同时，为学生学习提供思维与探索的空间。

http://abooks.hep.com.cn/62124

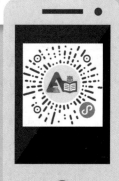

病理生理学（第5版）数字课程编委会

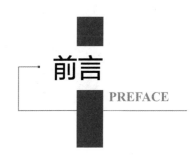

前言
PREFACE

"十二五"普通高等教育本科国家级规划教材、高等学校"十四五"医学规划新形态教材《病理生理学》(第5版)由全国17所高校的病理生理学教师和4所医院的临床专家通力合作完成。编委们具有丰富的教学经验和临床实践经验,用自己的专业知识和热情,为教材的编写付出了巨大的努力。

首先,本教材秉持守正创新的原则,沿用第4版的结构层次和主要内容,参考国家执业医师资格考试大纲和指南,在保持内容的系统性和完整性的基础上,与时俱进更新教材内容,对各章节所涉及的发生机制和功能代谢变化等内容进行了修订和更新,删减了某些繁杂或尚未达成共识的细胞分子机制,使纸质教材的内容更加精练和准确。本教材持续强化与临床的紧密结合,突显病理生理学"桥梁课程"的特色,继续邀请多位临床专家参与编写,在教材的概述、病因、发生机制及防治原则等方面引入最新的临床诊疗指南或专家共识,更新、拓展和完善有关"防治原则"的内容,引导教师进一步关心临床诊疗,了解临床诊疗的最新进展,在教学中更自觉、更广泛深入地实践与临床的结合;同时,引导学生早期接触临床,激发其对病理生理学的学习兴趣。

其次,为顺应新时代信息技术的新发展和教育的新需求,本教材大力加强数字资源的建设,共设置拓展知识、拓展图片、拓展视频、临床病例、教学PPT、自测题六大类型的数字资源。教师编委和临床专家共同编写典型的综合性病例,加强各病理过程之间的相互联系,体现医学人文关怀。"拓展视频"为本版教材新增的数字资源类型,涵盖我国病理生理学的发展史,以及各章节重要知识点的历史、人物、趣闻轶事或前沿进展,期待激发学生对病理生理学的热爱。本版教材对纸质教材和数字资源进行一体化设计,力求使两者深度融合。师生通过电脑或手机按说明登录数字课程即可获得上述数字资源。

尽管我们在上述方面进行了积极探索,但限于水平和经验,本版教材仍难免存在不足之处。在此,我们真诚地期待广大师生提出宝贵的意见和建议,以促进本教材的不断提高和完善。

张华莉　肖献忠
2024年3月

目录
CONTENTS

绪　论

一、病理生理学的性质、任务及特点

病理生理学(pathophysiology)是研究疾病发生、发展规律及其机制的科学,着重从功能与代谢的角度探讨患病机体的生命活动规律,其任务是揭示疾病的本质,为疾病的防治提供理论依据。

病理生理学是一门重要的基础医学课程。它与研究正常机体功能的生理学、研究正常机体代谢的生物化学及研究患病机体形态学变化的病理学等密切相关,同时亦与其他基础医学学科和生命科学学科联系广泛。

病理生理学研究的对象是疾病,旨在疾病防治,因此也是一门重要的临床医学课程。其理论及知识来源于临床实践,是无数医学工作者长期实践经验的总结;它又反过来为临床实践服务,指导临床医务工作者在医疗实践中正确分析疾病的症状、体征及实验室检测指标的变化,进而改进其临床诊断、治疗及预防工作。病理生理学在病因及发病机制方面的研究成果常常为疾病的防治带来改进,甚至产生突破性的进展。

病理生理学又是联系基础医学与临床医学的“桥梁课程”。医学生在学习了正常人体的结构、功能及代谢等知识后,通过学习病理生理学,可掌握患病机体异常的功能和代谢变化,为进一步学习临床各科知识奠定基础。因此,病理生理学处于临床医学、基础医学和其他生命科学的交汇点,在医学教育和医学研究中发挥着枢纽性作用。

二、病理生理学的主要内容及学习与研究方法

(一)病理生理学的主要教学内容及学习方法

1. 教学内容　临床上任何疾病都涉及病理生理学的问题,都有其独特的病因、发生发展规律及特殊的症状和体征,而多种疾病进程中又可能存在一些相似或共同的规律和机制。这些共同的规律和机制是病理生理学教学内容的重要组成部分,而各种疾病独特的病理生理学问题则主要纳入相关临床学科的教学内容。病理生理学的教学内容常分为三大部分:

(1)病理生理学总论　包括“绪论”及“疾病概论”等内容,主要讨论疾病相关的基本概念及疾病发生发展的普遍规律与机制。

(2)基本病理过程(pathological process)　指多种疾病所共同的、成套的功能、代谢及形态变化,包括水、电解质代谢紊乱,酸碱平衡失调,缺氧,发热,应激,缺血再灌注损伤,凝血与抗凝血平衡紊乱,休克,代谢综合征,肿瘤,多器官功能障碍综合征等。

(3)病理生理学各论　主要讨论各器官系统共同的病理过程,以及某些常见病、多发病的病理生理变化,如动脉粥样硬化和高血压、心功能不全、呼吸功能不全、肝功能不全、胃肠功能障碍、肾功能不全、脑功能不全等。

2. 学习方法

(1) 自觉运用唯物辩证法基本原理　病理生理学是研究疾病发生发展规律和机制的科学,充满了辩证法。如机体各器官系统之间存在广泛的联系,疾病状态下这些联系处在不断发展变化之中,这充分体现了联系与发展的观点;机体在疾病状态下的损伤与抗损伤、稳态与失衡、局部与整体关系等体现了对立统一的观点;由各种不同病因引起的同一个病理过程所展示的某些共性和个性则体现了矛盾的普遍性和特殊性,等等。

(2) 明确概念　疾病或病理过程的概念涉及该疾病或病理过程的本质,必须非常清晰明确,不能含糊。准确把握疾病的概念(或定义)是学好病理生理学的第一步。

(3) 归纳病因　每个疾病或病理过程均由不同病因引起。这些病因通常非常复杂,在缺少临床实践的阶段,要记住这些病因很不容易。但如果对其进行归纳分类,事情就简单多了。例如,引起高钾血症的病因很多,但归纳后无外乎三大类:肾排钾减少,细胞内钾转移到细胞外,钾摄取过多。如果能运用好病因归纳方法,就能对主要病因了然于胸。

(4) 掌握机制　疾病发生的机制即疾病为什么发生、怎么发生的原理,是病理生理学最重要的内容,需要掌握。它通常是一些理论、假说或者目前已被大多数学者所认可的学术观点。当然,随着时代的进步和研究的深入,这些理论、假说或观点有可能被补充、修正甚至推翻。

(5) 理解功能与代谢变化　功能与代谢变化主要是指患者的临床表现。这些临床表现十分复杂,不容易记住。但只要掌握了疾病的发生机制,再运用前期所学过的基础医学知识,就能充分地理解和推导出这些变化。在理解的基础上,记忆将变得更加容易。

(6) 了解防治原则　虽然疾病的防治是医学教育的重要内容,但在病理生理学的学习阶段一般只介绍防治原则,而不介绍具体详细的防治方法。这些防治原则体现循证医学的最新成果,是临床上普遍接受的防治指南或专家共识,应当大致了解,为未来的专业学习或临床实践打下基础。

医学生在学习病理生理学时需要注意以下几点:①培养主动学习能力。除了学好教材上的基本知识,还要学习教材中所列的拓展知识、配套线上课程,必要时还需查阅相关文献。②培养批判性思维。科学在不断发展,教材中的知识也不一定是绝对真理,有的还比较模糊,或者尚缺少证据。因此,要敢于质疑。③理论联系实际。病理生理学的知识来源于临床实践,又反过来指导临床实践。医学生在后续的临床工作中,要不断巩固和深化病理生理学知识的学习,以改进自己的临床实践,并根据临床需求开展科学研究,不断发现新的病理生理学知识。

(二) 病理生理学的研究内容与研究方法

1. 研究内容　病理生理学的研究内容较为广泛,研究对象可以是病理过程(如休克、缺氧、发热等),也可以是具体疾病(如糖尿病、动脉粥样硬化、阿尔茨海默病、获得性免疫缺陷综合征等)。

2. 研究方法　病理生理学是理论性及实践性很强的学科。要揭示人体疾病中隐藏的规律,必须从事科学研究。病理生理学常用的研究方法有:

(1) 临床研究　指在不损害患者健康、不延误患者诊治的前提下,采用B超、心电图、计算机断层扫描(CT)、磁共振成像(MRI)及内镜等无创性的仪器检查,或收集患者血、尿、脑脊液及活检组织等进行测试,结合患者临床症状、体征及其他信息,对疾病过程中的功能、代谢、形态改变及其动态变化规律进行探讨,或对某些药物及治疗方法进行研究。由于观察对象是患者,临床研究所获结果能够最直接地反映疾病本质,也最有价值。

(2) 实验研究　由于科学研究以不损害患者为前提,许多研究不便在人体进行,因此,实验研究在病理生理学研究中占有重要地位。实验研究指采用整体动物、离体器官组织、细胞、分子等为模型,探讨疾病发生的规律及机制。或者采用字母、符号和数字对疾病或病理过程中各参数之间的关系进行描述,即建立数学模型,将复杂的生命现象数量化。因为机体是一个不可分割的整体,各器官系统之间具有广泛的联系,疾病的发生发展受整体条件下多种因素的影响。因此,在实验研究中,要非常重视整体动物实验研究。只有当需要对复杂的整体因素进行分解时,才采用离体器官和细胞分子水平的研究。应当指出,人类与实验动物在结构、功能及代谢方面存在明显的差异;人类在语言、思维、心理及社会联系上与动物有着本质上的区别;同时,离体器官组织、细胞及分子研究模型与人体或整体动物在神经、体液等调节方面也存在明显差别。因此,实验研究的结果不能直接应用于临床,必须经过临床实践的检验才能作为防治人类疾病的依据。

(3) 流行病学研究　指采用流行病学的群体研究方法,从宏观角度揭示不同时期、不同地域及不同人群中某些疾病的发生、发展及其分布规律。

三、病理生理学的发展简史、近年进展与展望

1. 发展简史　病理生理学的起源可追溯至欧洲文艺复兴时期。16 世纪,以 Vesalius(1514—1564)为代表,在广泛实践的基础上建立了人体解剖学。17 世纪,Harvey(1578—1657)发现血液循环,为生理学的建立奠定了基础。18 世纪,意大利解剖学家 Morgagni(1682—1771)通过解剖大量尸体发现,不同的疾病是由不同器官的形态变化所致,因而创立了器官病理学(organ pathology)。随着光学显微镜技术的发展,19 世纪,德国病理学家 Virchow(1821—1902)从细胞水平进行了大量病理学研究,创立了细胞病理学(cellular pathology)。与此同时,法国生理学家 Bernard(1813—1878)开始在动物身上复制人类疾病模型,用实验方法来研究疾病发生过程中功能、代谢的变化,形成了实验病理学(experimental pathology)。随后,自 1879 年开始,俄国及其他东欧国家相继成立病理生理学教研室,开设了病理生理学课程。西欧及北美国家的情况则略有差异,20 世纪以来出版了多种病理生理学教材,各医学院为医学生开设了病理生理学课程,有关教学内容由相关的基础课教师和临床专家共同讲授。

我国传统中医学很早就重视发病机制的研究。在科学技术尚不发达的古代社会,虽然对发病学的许多细节尚不知晓,但中医学的发病机制研究展示出两个显著特点:一是整体观,二是相互联系和不断变化的观点。如"阴阳五行失调""正气内存,邪不可干"等观点,不仅蕴含朴素的唯物主义思想,也在指导疾病的防治中具有独特的意义。

我国的病理生理学科创建于 20 世纪 50 年代。1955 年,卫生部聘请苏联专家举办全国性病理生理学师资进修班,培养了我国从事病理生理学教学和科研的骨干力量。随后,我国各医学院校普遍组建了病理生理学教研室,为医学生开设病理生理学课程。1961 年成立了中国生理科学会病理生理专业委员会筹备委员会,1961 年及 1963 年相继召开了第一届及第二届全国病理生理学术会议,推动了学科的发展。1985 年成立了国家一级学会——中国病理生理学会(现设 25 个专业委员会),1993 年成为国际病理生理学会(International Society for Pathophysiology,ISP)成员国及组建国之一。《病理生理学报》于 1985 年创办,1986 年更名为《中国病理生理学杂志》。2006 年在北京主办了第 6 届国际病理生理大会,开展了活跃的国际学术交流。半个世纪以来,我国几代病理生理学工作者在教学、科研、学科建设、人才培养等方面前赴后继,付出了艰辛的努力,取得了可喜的成果。

🅔 拓展视频 绪 –1　我国病理生理学发展史——梦开始的地方

2. 近年进展　近年来,生命科学迅猛发展,基础医学和临床医学的诸多领域都取得了重要进展,为病理生理学的病因学、发病机制、诊断和防治研究提供了新的视角、思维模式和研究策略。

(1) 医学模式(medical model)的转变　最近几十年来,由于疾病谱发生明显改变,环境、社会、心理等因素在疾病发生中的作用受到广泛关注,单纯生物医学模式(biomedical model)逐步向生物 – 心理 – 社会医学模式(bio-psycho-social medical model)转变。随着医学模式的转变,病理生理学教学不能只重视生物学的问题,要更多体现生物 – 心理 – 社会医学模式的要求,除了在"绪论""疾病概论""应激""脑功能不全"等章节的教学中积极实践新的医学模式外,在其他所有章节都应注意心理、社会、环境等因素在疾病发

生、发展、转归及防治中的作用。

（2）循证医学的兴起　循证医学（evidence-based medicine，EBM）是指一切医疗决策必须遵循最可靠的临床科学证据，是 20 世纪 90 年代发展起来的新的临床医学模式，是对传统经验医学模式的变革。临床科学证据按其可靠程度从高到低分为四级：第一级，收集所有质量可靠的随机对照试验后所做的系统评价；第二级，单个的大样本随机对照试验；第三级，设计很好的队列研究、病例对照研究或无对照的系列病例观察；第四级，专家个人意见。经过三十年来的发展，循证医学已形成如下基本原则：在医疗决策过程中，首先必须遵循在最佳证据基础上形成的治疗指南或专家共识，其次要根据患者实际情况实行个体化治疗和动态管理，并注重医生经验和患者意愿，提倡医患共同决策。

🄴 **拓展知识 绪-1**　循证医学文献综述

（3）组学研究进展　人类基因组计划（human genome project，HGP）是人类科学史上一项伟大的工程，是人类破解生命奥秘的一个重要里程碑。随着人类基因组测序任务的完成，以转录组学（transcriptomics）、蛋白质组学（proteomics）、相互作用组学（interactomics）、药物基因组学（pharmacogenomics）等为代表的组学研究拉开了序幕。

人类基因组包含着决定人类生、老、病、死及精神、行为等活动的全部遗传信息，因此，所有的人类疾病都与基因直接或间接相关。除了单基因病外，还有多基因病（如恶性肿瘤、心脑血管病、糖尿病、风湿免疫性疾病等）以及由病原微生物侵入人体所致的获得性基因病（获得性免疫缺陷综合征、乙型肝炎、结核病等），甚至严重创伤及脓毒症等急性危重病症都与基因结构或基因表达的改变有关。随着各种组学研究的进展，越来越多的疾病基因被分离和鉴定，各种基因结构、功能及基因之间相互作用被阐释，这将促进科学家们从分子水平深入揭示各种疾病的发病机制。以单核苷酸多态性为代表的基因组多样性的研究，可以筛选出多基因病的易感人群，从而制定相应的预防措施，减少恶性肿瘤、心脑血管病等多基因病对人类的危害。基于基因组研究成果的基因工程药物、基因治疗（gene therapy）和药物设计，有着极其广阔的应用前景。基于药物基因组学的个体化药物治疗，将会在大大提高治疗效果的同时，最大限度地降低药物毒性并节约医疗资源。而且，以多组学海量信息为数据基础，以生物信息学、系统生物学为平台开展的整合研究，有助于揭示复杂疾病的关键发病机制，为复杂疾病的防治找到新的干预靶点。因此，人类基因组计划的完成和各种组学研究的进展，将有力地促进疾病的发病机制、诊断、预防及治疗的研究，为病理生理学的蓬勃发展带来前所未有的机遇（图绪-1）。

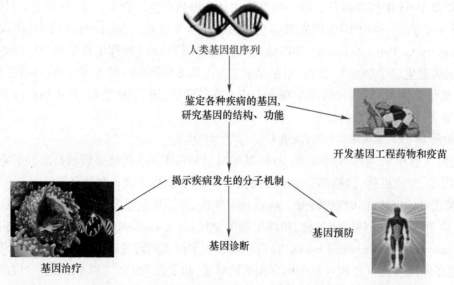

图绪-1　人类基因组计划在疾病的发病机制、诊断、防治及医药工业研究中的意义

绪 论

拓展知识 绪 -2　后基因组时代的疾病研究

（4）转化医学（translational medicine）　是指针对临床提出的问题深入开展基础研究，并将研究成果快速"转化"为临床疾病诊断、预防、治疗及预后评估的一种新观念和新的研究模式。其核心内容包括两个方面：①将基础医学发现快速地转化为临床应用（from bench to bedside）。②将临床实践中存在的问题反馈至基础医学科学家（from bedside to bench）。即在基础医学和临床医学之间架起一座桥梁，实现双向的快速沟通。转化医学的理念与病理生理学的学科性质和任务完全吻合。但要实现这种转化最重要的是思想观念的"转化"。首先，病理生理工作者要向临床"转化"，要向临床专家学习，了解有关诊疗常规、存在的问题和临床需求，努力学习转化医学所需的新知识和新技能，调整研究方向，力求解决临床诊疗中急需解决的问题。另一方面，转化医学也要求临床专家主动发现问题、提出问题，并与基础医学专家多交流沟通，寻找解决问题的方法，共同攻克某些难题，即成为医师科学家（physician scientist）。

拓展知识 绪 -3　转化医学综述

3. 展望　21 世纪是生命科学的世纪。人类基因组计划的完成及多种组学技术的进展将极大地促进人类对生命奥秘的认识，推动人类对各种疾病发病机制的认识及有效防治措施的探讨。疾病谱的变化、医学模式的转变、循证医学的兴起、转化医学的实践等对病理生理学提出了新的要求。病理生理学工作者将以敏锐的眼光及广博的胸怀，接纳并整合生命科学、其他自然科学及社会科学的最新成果，开展高水平的科学研究，在 21 世纪医学科学的发展中有所作为。

鉴于病理生理学是重要的桥梁学科，病理生理学工作者必须深入临床第一线，掌握有关疾病的诊疗现状和进展，提炼出有科学意义和临床应用价值的科学问题进行深入研究，并将所获研究成果在临床实践中进行检验，不断提高疾病的诊断、预防和治疗水平，在转化医学研究中大显身手。

病理生理学的教学要充分体现学科特点和时代特征。在教材编写、教学内容取舍、师资培养、教学方法改革等方面要时刻保持与临床的紧密结合。要充分利用信息技术和人工智能技术开展教学，拓展网上教学资源，利用线上课程开展多种形式的教学改革，深化教学内涵，提高教学质量。

（张华莉　肖献忠）

数字课程学习

⬇ 教学 PPT　　📝 自测题

5

第一章

疾病概论

第一节　健康与疾病的概念

一、健康

正常机体的生命活动是有序及和谐的,表现为机体内部各器官系统之间以及机体与外界环境之间的相互协调。人是自然人与社会人的统一体。健康人除了各器官系统相互协调及躯体与外界环境相互协调外,还需要具备良好的心理和行为方式,并与社会环境保持相互协调。1946年世界卫生组织(WHO)成立时所通过的WHO组织法指出:"健康是一种躯体上、精神上和社会适应上的完好状态(state of complete well-being),而不仅是没有疾病或衰弱现象(infirmity)"。

躯体上的完好状态指躯体结构、功能和代谢的正常,采用当今的科技手段未发现任何异常现象。精神上的完好状态指人的情绪、心理、学习、记忆及思维等处于正常状态,表现为精神饱满、乐观向上、愉快地从事工作和学习,能应对紧急的事件,处理复杂的问题。社会适应上的完好状态指人的行为与社会道德规范相吻合,能保持良好的人际关系,能在社会中承担合适的角色。

WHO上述关于健康的定义具有高度的概括性,并隐含了医学模式的转变,目前已受到广泛的认可。

二、疾病

人类对疾病的认识经历了从表到里,从片面到全面,从愚昧到理智的漫长过程。在生产力水平及科学技术水平十分低下的古代社会,人类对疾病缺乏正确认识,认为有超自然的"神灵"支配着一切,疾病是鬼神作怪,这显然是错误的。古印度医学(公元前2000—前1000年)认为,疾病是气、胆、痰三种"体液"的失衡。中国古代医学(公元前770—公元265年)认为,疾病是阴阳五行的失调。古希腊医学家希波克拉底(Hippocratēs,公元前460—前377年)认为,疾病是体内血液、黏液、黑胆汁、黄胆汁四种元素的失衡状态。上述认识虽不算完善,但已经反映出某些朴素的唯物主义思想。而按普通民众通俗的观点,疾病就是"不舒服"。然而,"疾病"与"不舒服"之间并不能画等号。

目前一般认为,疾病是在一定病因作用下,机体稳态(homeostasis)发生紊乱而导致的异常生命活动过程。在此过程中,躯体、精神及社会适应上的完好状态被破坏,机体进入内环境稳态失衡、与外环境或社会不相适应的状态。

三、亚健康

亚健康(subhealth)是指非健康、非患病的中间状态,由苏联学者布赫曼于20世纪80年代中期提出,近年来成为医学研究的热点之一。

亚健康的表现错综复杂,可有下述多种形式:①躯体性亚健康状态:主要表现为疲乏无力,精神不振,严重时可伴有胃痛、心悸等表现。②心理性亚健康状态:主要表现为焦虑、烦躁、易怒、睡眠不佳等。这些问题持续存在可诱发心血管疾病及肿瘤等疾病。③社会性亚健康状态:主要表现为与社会成员的关系不稳定,心理距离变大,产生被社会抛弃和遗忘的孤独感。上述表现若持续 3 个月以上,即可考虑亚健康的存在。

亚健康可由多种原因引起,如工作、学习负荷过重致人身心疲惫,家庭、社会及个人的麻烦事过多致人烦躁、焦虑或愤怒,环境污染致人体质下降,生活及工作方式不科学破坏人体正常的"生物钟"等,某些遗传因素亦在亚健康的发生中具有作用。

亚健康状态处于动态变化之中。如加强自我保健,调整饮食结构,减轻工作负荷,积极开展体育锻炼,并配合某些心理辅导等措施,亚健康可向健康状态转化。如长期忽视亚健康状态的存在,不予处置,则亚健康可向疾病状态转化。长期劳动强度过重、心理压力过大,可导致身体潜藏的疾病急速恶化而引起过劳死。当代医务工作者应当充分认识亚健康的危害性,重视疾病预防,促使亚健康向健康转化(图 1-1)。

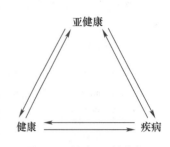

图 1-1 健康、亚健康与疾病的关系

拓展知识 1-1 亚健康综述

四、衰老

衰老(senescence)又称老化(aging),是机体正常功能随年龄增长而逐渐减退的不可逆过程。衰老不是疾病,但衰老使机体更容易患病。老年人群的常见疾病有心脑血管疾病、糖尿病、慢性阻塞性肺疾病、骨质疏松症、阿尔茨海默病和恶性肿瘤等。随着卫生条件的改善和人类寿命的延长,人口老龄化问题日趋突出,各种老年性疾病成为医学的热点问题。整体水平的衰老实际上反映了细胞水平的衰老。即衰老时细胞的增殖受到抑制,细胞周期行进受阻,细胞凋亡增多等。

由于对长寿的渴望和不懈追求,人类对衰老和抗衰老的探索从来没有停止过。但衰老的发生机制目前仍不十分清楚,学术界先后提出过 20 多种学说,目前比较受到重视的有以下学说。

1. 程序衰老学说 认为特定动物种属的最高寿限是由其遗传程序规定的,机体衰老现象也是按这种程序先后表现出来的。

2. 自由基学说 认为机体在代谢过程中产生的自由基能给细胞造成损伤,如导致大分子的交联、胞内酶失活及脂褐质在胞内沉积等,从而导致细胞的衰老。以抗氧化剂或自由基清除剂饲喂小鼠可延长寿命或抑制脂褐质的形成,为此学说提供了证据。

3. 大分子交联学说 认为随年龄增长,大分子有交联增多的倾向,同种分子间或不同分子间都可能产生交联,从而改变分子理化特性,使之不能发挥正常功能。

4. 免疫功能退化学说 认为免疫功能退化是导致衰老的重要因素,如老年人 T 淋巴细胞数比年轻人少,B 淋巴细胞产生抗体的能力下降,胸腺激素分泌也减少,其综合效应便使老年人对感染的抵抗力下降,同时由于自身抗体的产生而引起各种自身免疫病。

5. 神经内分泌学说 认为激发各种生理功能的信息主要来源于神经和内分泌系统,衰老时神经反馈机制减退,内分泌激素分泌减少或失衡。但也有学者认为,衰老不是激素本身缺陷,而是靶细胞上的受体缺陷所致。

拓展知识 1-2 衰老综述

第二节　病　因　学

病因学(etiology)主要研究疾病发生的原因和条件。

一、疾病发生的原因

疾病发生的原因(简称病因)是指引起疾病必不可少的、决定疾病特异性的因素,一般可分成以下几大类:

(一) 生物因素

生物因素(biological factors)主要指病原微生物及寄生虫。这类病因引起各种感染性疾病,其致病性取决于病原体侵入的数量、毒力及侵袭力(invasiveness),亦与机体本身的防御及抵抗力大小有关。

(二) 理化因素

理化因素(physicochemical factors)主要包括高温(或寒冷)、高压(或突然减压)、电流、辐射、机械力、噪声、强酸、强碱及毒物等。其致病性主要取决于因素本身的作用强度、部位及持续时间等,而与机体的反应性关系不大。

(三) 营养因素

营养因素(nutritional factors)指糖、脂质、蛋白质、维生素、无机盐、微量元素等人体必需的营养素和氧气、水等生命必需的基本物质。这些营养因素摄入不足或过多都可引起疾病。如脂质、糖、蛋白质等摄入不足可致营养不良,而摄取过量又可致肥胖及高脂血症;维生素 D 缺乏可致佝偻病,而摄取过多又可导致中毒。

(四) 遗传因素

遗传因素(genetic factors)指染色体畸变或基因突变等遗传物质的缺陷。染色体畸变包括数目畸变和结构畸变两类,其中常染色体畸变通常可导致先天性智力低下、生长发育迟缓,伴五官、四肢、皮纹及内脏等多发畸形。性染色体畸变表现为性征发育不全,有时伴智力低下等。基因突变包括点突变、缺失、插入或倒位等类型。这些突变通过改变 DNA 碱基顺序,致使蛋白质的结构、功能或表达水平发生变化而致病。如凝血因子Ⅷ可因基因缺失、插入突变、点突变等而失活,从而导致血友病 A(又称甲型血友病)的发生。

(五) 先天性因素

先天性因素(congenital factors)是指影响胎儿发育的有害因素。某些先天性因素可以遗传,故亦属遗传因素,如多指(趾)畸形、唇腭裂等。大多数先天性因素属获得性因素,不会遗传,如母体在妊娠早期感染风疹病毒或暴露于某些农药、重金属、射线、致畸药物等而导致胎儿发生畸形。

(六) 免疫因素

免疫反应过强、免疫缺陷或自身免疫反应等免疫因素(immunological factors)均可致病。如机体对异种血清、青霉素等过敏可导致过敏性休克,对某些花粉或食物过敏可引起支气管哮喘。人类免疫缺陷病毒(human immunodeficiency virus,HIV)感染可破坏 T 淋巴细胞,导致获得性免疫缺陷综合征(acquired immune deficiency syndrome,AIDS,简称艾滋病)。当机体对自身抗原发生免疫反应时,可导致自身组织损伤,如系统性红斑狼疮、类风湿关节炎等。

(七) 心理、社会因素

随着医学模式的转变,心理、社会因素(psychological and social factors)在疾病发生发展中的作用日益受到重视。这类因素包括紧张的工作、不良的人际关系及自然灾害、生活事件等的突然打击,可引起恐惧、焦虑、悲伤、愤怒等情绪反应和机体功能、代谢紊乱及形态变化。目前已知,高血压、冠状动脉粥样硬化性心脏病(简称冠心病)、溃疡病、神经症及恶性肿瘤等许多疾病的发生发展都与心理、社会因素具有密切关系。

二、疾病发生的条件

条件（condition）是指能影响（促进或减缓）疾病发生的某种机体状态或自然环境。条件对于疾病并不是必不可少的，但它的存在可影响病因对机体的作用。能加强病因作用、促进疾病发生发展的因素称为诱因（precipitating factor）。如结核分枝杆菌是结核病的病因，但并非与结核分枝杆菌有接触者都患结核病。在过度疲劳、营养不良或其他疾病导致免疫功能低下时易患结核病，对于结核病，它们属于诱因。炎热夏季可促进消化道传染病的发生，因为天气炎热有利于蚊虫孳生及细菌传播，同时天气炎热可致消化液分泌减少，生冷食物摄取过多，从而促进致病菌在胃肠道的繁殖。肝硬化患者因食管曲张脉破裂而发生上消化道大出血时，可致血氨突然增高而诱发肝性脑病。妊娠、体力活动、过多过快输液及情绪激动等可诱发心力衰竭。与病因相比，诱因更易于防止或消除，因而在疾病防治中具有较大意义。

在现实生活中，亦存在许多能抑制或减缓疾病发生的因素，即某些人群或个体对特定病因具有较强的抵抗力（resistance）或耐受性（tolerance）。这种情况可能与遗传因素、后天训练、生活习惯或自然环境等因素有关。

原因或条件依具体疾病而异，有时原因和条件可互相转化。如营养不良是肺结核发生的条件，但又是营养不良症的原因；寒冷是上呼吸道感染的条件，但又是冻伤的原因。

三、危险因素

危险因素（risk factor）是指与某一疾病明显相关，但尚分不清是原因还是条件的因素，如高脂血症、高血压、吸烟等是动脉粥样硬化的危险因素。

第三节 发 病 学

发病学（pathogenesis）主要研究疾病发生、发展的规律和机制。任何疾病的发生、发展和转归都具有规律和机制，本章仅就疾病发生的普遍规律及基本机制进行阐述。

一、疾病发生发展的普遍规律

（一）稳态的失衡与调节

正常状态下，人体通过神经、体液的精细调节，各系统器官、组织、细胞之间的活动互相协调，机体与自然及社会环境亦保持适应关系，这种状态称为稳态。疾病发生时，稳态调节的某一方面首先发生紊乱，原有的平衡被打破，机体通过反馈调节（特别是负反馈调节）在病理状态下建立新的平衡。新平衡的建立对疾病的发生发展发挥某些代偿作用，同时也形成了各种疾病不同的病理特点。例如，下丘脑体温调节中枢存在控制体温的调定点，正常状态下，机体体温与该调定点所设定的温度值相吻合，产热与散热机制处于平衡状态。发热时，该调定点上移，由于调定点高于机体体温，原有平衡被打破，于是，产热增加而散热减少，致使体温升高，直至病理性的调定点为止。此时，产热与散热在高体温水平上实现了新的平衡。

（二）损伤与抗损伤反应

对各种损伤做出抗损伤反应是机体的重要特征，也是机体维持生存的必要条件。原始的单细胞生物即具备这种特征，如阿米巴原虫遇到有害刺激时，可伸出伪足进行逃避。当生物进化至哺乳动物及人类，机体各器官系统已具备精细的功能分化，由神经内分泌系统、免疫系统等协调机体对损伤的反应，抗损伤反应也因此变得十分复杂。在疾病发生发展过程中，机体需要动员各种抗损伤机制来帮助排除病原体，抑制各种损伤因子，促进创伤修复，增强机体对损伤的抵抗力等。损伤与抗损伤这一对矛盾贯穿疾病的始终，双方力量的对比决定疾病的发展方向（图1-2）。同时也应该注意，患者出现的临床症状和体征可能由损伤

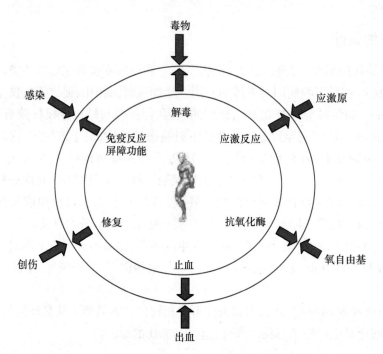

图 1-2 疾病发生发展过程中机体的损伤与抗损伤反应

因素引起,也可能由抗损伤因素引起;抗损伤因素过强时,也可能转变为损伤因素,导致机体损伤。

📧 临床病例1-1 损伤与抗损伤反应

(三) 因果交替

因果交替是指疾病发生发展过程中,由原始病因作用于机体所产生的结果又可作为新的病因引起新的结果。这种因果相互转化的规律在疾病发生发展中起着推波助澜的作用,可导致恶性循环(vicious cycle),使疾病不断恶化,甚至导致死亡。例如,外伤失血性休克导致组织血液灌流进行性下降的过程即是典型的恶性循环的例子(图 1-3)。医务工作者应当及时发现并打断这种恶性循环,使疾病朝向有利于机体健康的方向发展。

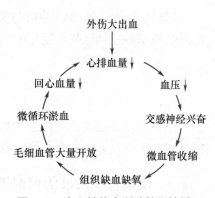

图 1-3 失血性休克所致的恶性循环

(四) 局部 – 整体关系

人体是一个相互联系的整体。疾病可表现为局部变化、全身变化,或两者兼而有之。一方面,局部的病变可引起全身性反应,如肺结核除表现出咳嗽、咯血等局部症状外,还可导致发热、盗汗、消瘦、乏力、红细胞沉降率加快等全身性反应,甚至可播散至身体其他部位形成新的结核病灶。另一方面,全身性疾病亦可表现为局部变化,如糖尿病患者常出现局部疖、痈和足底溃疡,尿毒症患者可表现为病理性骨折等。医务工作者应善于认清局部与整体的关系,揭示疾病复杂表现之间的因果联系,并抓住主要矛盾进行正确的处理,不能采取"头痛医头、脚痛医脚"的简单处理方法。

📧 临床病例 1-2 局部 – 整体关系

二、疾病发生发展的基本机制

临床上不同的疾病具有各自独特的发病机制,这些机制主要由相关学科的专家在各自工作实践中去进行探讨。然而,尽管疾病错综复杂,各种病因无一例外通过影响神经、体液、细胞及分子而致病。因此,各种疾病发生发展过程中又存在着共同的基本机制。

(一) 神经机制

机体的许多生命活动是在神经系统的调节下完成的。许多病因亦是通过影响神经系统的结构和功能而致病,称为疾病的神经机制。如乙型脑炎病毒或狂犬病病毒感染可直接破坏中枢神经组织而致病。有机磷农药中毒可致乙酰胆碱酯酶失活,使大量乙酰胆碱堆积于神经突触及神经肌肉接头处,从而引起肌肉痉挛、出汗、流涎等胆碱能神经强烈兴奋的表现。休克时由于动脉血压降低,可减少对颈动脉窦及主动脉弓处压力感受器的刺激,使抑制性传入冲动减少,致使交感神经系统强烈兴奋及组织缺血缺氧。此外,各种心理、社会因素亦可通过影响中枢神经系统而导致躯体的功能、代谢紊乱。

(二) 体液机制

体液是维持机体内环境稳定的重要因素。许多病因亦通过直接或间接影响体液的质、量及其调节而致病,称为疾病的体液机制。如体液的大量丢失可导致低血容量性休克的发生。严重感染或创伤等可激活单核巨噬细胞及中性粒细胞,致使大量炎症介质释放而导致全身炎症反应综合征的发生。体液因子通常通过内分泌(endocrine)、旁分泌(paracrine)及自分泌(autocrine)三种方式作用于其靶细胞上的受体。

值得指出的是,在许多情况下,神经机制及体液机制常偶联在一起,共同参与疾病的发生发展,故又称之为"神经体液机制"。如各种休克引起交感神经的强烈兴奋,后者又刺激肾上腺髓质释放大量儿茶酚胺,交感神经兴奋与血液中儿茶酚胺增多共同导致微血管的痉挛及组织的缺血缺氧。

(三) 细胞分子机制

细胞是生物机体最基本的结构、功能单位。致病因素可直接或间接作用于细胞,导致细胞的代谢、功能、形态变化而发病。如疟原虫感染可直接破坏红细胞,导致周期性畏寒、发热。HIV 感染可破坏 T 淋巴细胞,导致机体免疫功能的缺陷。心肌缺血、病毒性心肌炎、心肌中毒等可直接损伤心肌细胞,导致心力衰竭的发生。

细胞的全部生命活动都是分子来完成的。因此,在疾病过程中细胞的病变均涉及分子水平的变化。近年来,从分子(如基因、蛋白质)水平探讨疾病发生发展的机制受到了广泛的关注。有学者甚至认为,人类所有疾病(包括单基因病、多基因病甚至急性损伤性疾病)都与基因结构或表达的改变具有直接或间接关系。

高等生物是由数以亿计的细胞组成的统一体。生命活动的正常与协调依赖于细胞信号转导的准确、有效。否则,机体将发生代谢紊乱、功能失调。细胞信号转导包括以下主要环节:特定细胞释放信息物质→信息物质到达靶细胞→与靶细胞的特异性受体结合→激活靶细胞内的信号转导→靶细胞产生生物学效应。许多致病因素通过影响细胞信号转导而导致疾病发生。如心脏负荷过度或心肌损伤可导致心排血量减少,引起儿茶酚胺、血管紧张素 II、内皮素 I 及肿瘤坏死因子 α 等的大量产生。这些分子通过各自的受体激活多条细胞内信号转导通路,导致心肌组织中蛋白质合成量及质的改变,从而导致心肌重塑及心力衰竭的发生。

第四节　疾病的转归——康复与死亡

疾病的转归即疾病的结局,表现为康复与死亡两种形式。

一、康复

根据康复(recovery)的程度,可分为完全康复(complete recovery)和不完全康复(incomplete recovery)。完全康复是指疾病所致的损伤已完全消失,机体的功能、代谢及形态完全恢复正常。某些感染性疾病还可使机体获得特异性免疫力。不完全康复是指疾病所致的损伤已得到控制,主要症状消失,机体通过代偿机制维持相对正常的生命活动,但疾病基本病理改变并未完全恢复,有些可留有后遗症(如心肌梗死后留下的瘢痕)。

二、死亡

死亡(death)是个体生命活动的终止,是生命的必然规律。按照传统的观点,死亡是一个过程,可分为濒死期(agonal stage)、临床死亡期(stage of clinical death)和生物学死亡期(stage of biological death)。很显然,上述观点不利于准确地认定死亡时间。因此,有必要确定一个医学、法律及伦理学都可接受的死亡标准。1968年,美国哈佛大学死亡定义审查特别委员会提出将脑死亡(brain death)作为人类个体死亡的判断标准。脑死亡是指全脑功能(包括大脑、间脑和脑干)不可逆地永久性丧失,以及机体作为一个整体功能的永久性停止。脑死亡概念的提出,对以心搏和呼吸停止确定死亡的传统观念及其相关的哲学、伦理学、法律、宗教等都是一次挑战。判断脑死亡的指标包括:①深昏迷。②脑干反射(瞳孔对光反射、角膜反射、咳嗽反射、头眼反射、前庭眼反射等)消失。③无自主呼吸。④体感诱发电位消失。⑤脑电图呈电静息。⑥经颅多普勒超声显示脑血液循环停止。根据我国的脑死亡判断标准,前3项指标必须全部具备,后3项指标为确认试验,至少需具备其中2项。确认脑死亡必须十分谨慎,符合上述标准者可首次判定为脑死亡,12 h后再次复查仍然符合上述标准者,才可确认为脑死亡,而且应排除体温低于32℃及大剂量使用中枢抑制剂两种情况。目前大多数国家规定,脑死亡至少要两位医生确认,一位是患者的主管医生,另一位是神经科医生、麻醉科医生或急诊科医生。此外,必须将脑死亡与"植物状态"(vegetative state, VS)区别开来。植物状态(或植物人)是指大脑皮质广泛坏死所致的长期意识障碍,常因颅脑外伤或大脑严重缺血、缺氧等引起。患者有自主呼吸,其脉搏、血压、体温可以正常,能吞咽食物、入睡和觉醒,保留新陈代谢、生长发育等躯体生存的基本功能,但无任何言语、意识、思维,完全失去生活自理能力。上述表现超过1个月称"持续性植物状态",超过12个月称"永久性植物状态"。植物状态与脑死亡具有本质的差别(表1-1)。简言之,脑死亡患者是死人,而植物状态患者(即植物人)还是活人;脑死亡患者不可能再恢复,而某些植物人还有可能恢复。

表1-1 脑死亡与植物状态的临床鉴别

鉴别项目	脑死亡	植物状态
定义	全脑功能丧失	脑的认知功能丧失
自主呼吸	无	有
意识	无	无,但有睡眠觉醒周期
脑干反射	无	有
恢复的可能性	无	有

以脑死亡作为判断个体死亡的标准具有下述意义:①有助于准确判断死亡时间,节约医药资源;②为器官移植提供更多更好的供体。

目前全球以立法形式确认脑死亡为死亡判断标准的国家已有90多个,还有一些国家虽在医学上认可脑死亡概念,但尚未立法,仍处于双轨制状态。我国也处于双轨制状态,虽未立法,但自2013年、2014年推出第一版成人、儿童《脑死亡判定标准与技术规范》之后,又陆续制定了一系列的质控指标和操作规范,以确保脑死亡的判定更加安全、可靠。

 临床病例1-3 脑死亡与植物状态的鉴别

 拓展知识1-3 我国脑死亡判断标准与技术规范

第五节 疾 病 模 型

由于任何科学研究都必须以尽量不损害患者健康、不延误患者诊治为前提,许多研究不便于直接在患者身上进行。因此,通过建立疾病模型来研究各种疾病的发生发展规律并探讨有效防治措施是现代生物医学研究的重要手段。

一、疾病模型的分类

1. 整体动物模型　能反映生物机体的整体性,表现出疾病过程中神经内分泌系统的作用及各器官系统的相互联系,能较全面地体现临床疾病的多种特征,因而是研究人类疾病最常用的模型。但在整体状态下,各种干扰因素多,实验条件难以完全控制,个体之间的实验数据差异较大。

2. 离体器官模型　离体器官在合适的温度、氧气及营养条件下,可在体外生存并维持其功能。如离体的大鼠心脏在含有氧气、葡萄糖,pH7.4 的等渗缓冲溶液灌注下可搏动数小时。可在此模型上设计各种心肌损伤、心肌保护及其他研究方案。离体器官模型的优点在于排除了整体状态下多种不确定因素的干扰,可集中研究某一因素或几个因素对疾病发生发展的影响。其缺点在于人为地简化了整体状态下各器官系统之间的相互联系,所获结果与整体动物实验结果存在差别;同时,离体状态下器官功能难以维持长久,不适宜于亚急性或慢性实验研究。

3. 细胞模型　动物及人体的各种细胞在无菌状态下可采用含有适当营养成分的培养基在体外进行培养。从动物或人体组织直接分离下来的细胞称原代细胞(primary cell),它在功能、代谢及形态方面具有与动物或人体细胞十分类似的特点,如体外培养的心肌细胞可有节律性搏动。但原代细胞常不均一。一些分化程度较高的细胞(如心肌细胞、神经细胞)增殖能力很低,体外培养时间受限,且不能传代。某些原代细胞经长期培养、筛选或基因转染后,其功能、代谢、形态趋于均一化,并具备了永生化及无限增殖的特征,称为细胞系(cell line)。细胞模型的优点在于干扰因素少,条件便于控制,研究结果重复性好,且便于进行基因转染等研究。其缺点在于与整体差别较大,所获结果必须在整体水平进行检验。

4. 数学模型　疾病研究中的数学模型是指利用字母、数字及数学符号等来模拟疾病发生发展规律的数学表达式,它揭示了自变量、因变量之间的定量关系,将复杂的生物医学现象数量化,并可对某些现象进行预测。近年来,数学模型与人工智能相结合,可望发展出各种医学专家咨询系统,把诊断及治疗提高到专家水平,这对于促进医学的数字化及智能化具有十分重要的意义。

二、疾病模型制备的基本方法

1. 自然发生与遗传育种　在未加人工处置的情况下,实验动物可出现某些自发性疾病。在此基础上,通过遗传育种可将这种自发性疾病保持下来,培育成具有特定遗传性状的疾病模型。近年在疾病研究中常用的无胸腺裸鼠、肌肉萎缩症小鼠、肥胖症小鼠、无脾小鼠、癫痫大鼠、自发性高血压大鼠、青光眼家兔等模型,都是通过这样的方法建立起来的。

2. 人工诱发　指使用物理、化学、生物、心理、社会因素或手术操作等方法,导致动物组织、器官或全身性的损害,诱发动物产生类似人类疾病的功能、代谢及形态变化。例如,在整体水平,可结扎动物的冠状动脉制备心肌缺血模型,将二乙基亚硝胺灌胃或放入饮水中诱发大鼠肝癌模型,缩窄肾动脉制备高血压模型等;在离体水平,可采用关闭及重新开放灌流液制备器官缺血再灌注损伤模型,可于细胞培养箱中通入氮气以取代氧气或于细胞培养基中加入代谢抑制剂制备细胞缺氧模型等。人工诱发疾病模型方法简便,致病因素容易控制,但与自然发生的疾病相比均存在不同程度的差异。

3. 基因工程技术　20 世纪 80 年代以来,基因工程技术成功运用于人类疾病动物模型的制备,研发出了一类崭新的基因工程动物模型。采用基因工程技术将外源基因导入动物胚胎细胞并整合到基因组,使其获得某个基因而产生的动物,称转基因动物(transgenic animal);而破坏某个基因所产生的动物,则称基因敲除动物(gene knock out animal)。如将肾素及血管紧张素原基因转入小鼠,可导致高血压的发生;敲除小鼠结蛋白(desmin)基因,可导致肥厚型心肌病的发生。近年来,基因组编辑技术成功应用于疾病模型的制备。它采用核酸内切酶在特定的基因序列处打断 DNA 双链,从而大大提高了基因敲除或基因敲入的效率。目前应用最广泛的基因组编辑系统是 CRISPR-Cas9。在离体细胞水平,亦可采用基因工程技术将各种基因敲除或导入细胞,观察其对细胞生理功能的影响或对病理过程的影响。上述基因工程动物模型或细胞模型可用于对被导入或被敲除基因的功能研究,也可用于相关疾病的发病机制和防治研究。

拓展图片1-1 转基因与基因敲除小鼠制备基本步骤

三、疾病模型制备的基本要求

1. 相似性 为研究目的而制备的各种疾病模型与临床疾病很难完全一致,两者在病因、机体反应性、发病机制、病程长短、病理改变、药物疗效等方面都存在一定的差异。疾病模型应尽量与临床疾病相似,或力争在某些主要方面相似。制备同一类疾病模型可采用多种方法,这些方法各有利弊,研究者可根据研究的目的而选择。例如制备感染性休克模型,可采用静脉注射大肠埃希菌死菌、活菌或大肠埃希菌内毒素,注射方式可采用一次大剂量注射或缓慢静脉滴注。这些模型可模拟感染性休克的某些病理生理变化,但在血流动力学变化方面常表现为低动力型。而临床感染性休克患者常存在一个感染灶,细菌在其中繁殖,细菌及其代谢产物逐步、连续不断地释放入血,其血流动力学变化多表现为高动力型。为模拟这种情况,科研人员采用盲肠结扎穿刺、腹腔埋置粪便颗粒等方法制备腹腔感染动物模型,发现其血流动力学变化更加接近于临床感染性休克患者。

2. 可重复性 不管通过何种方法制备的疾病模型都必须稳定、可靠,其发病率、病死率、病理改变、病程等基本特征必须具有可重复性,否则科学研究将得不出可靠的结果。疾病模型的稳定性受到动物品系、试剂质量、制备方法等的影响。因此,应尽量保证实验动物的遗传背景、微生物学特性等的一致性,同时要保证实验程序的规范化、标准化。

3. 可操作性 疾病模型还应尽量做到容易制备、便于操作及便于采集标本,使研究人员经过短期培训即可掌握操作方法。

● 本 章 小 结 ●

　　健康是指躯体上、精神上和社会适应上的完好状态。疾病是在一定病因作用下,机体稳态发生紊乱而导致的异常生命活动过程。亚健康是指非健康、非患病的中间状态。衰老是机体正常功能随年龄增长而逐渐减退的不可逆过程。病因学研究疾病发生的原因与条件。原因是指引起疾病必不可少的、决定疾病特异性的因素。条件是指能影响(促进或减缓)疾病发生的某种机体状态或自然环境。疾病发生的普遍规律包括稳态的失衡与调节、损伤与抗损伤反应、因果交替、局部－整体关系等。疾病发生的基本机制有神经机制、体液机制和细胞分子机制。死亡是个体生命活动的终止,目前学术界倾向于将脑死亡作为人类个体死亡的判断标准。研究各种疾病的发生发展规律并探讨有效防治措施通常需要建立疾病模型。常用疾病模型有整体动物模型、离体器官模型、细胞模型和数学模型。

（张华莉　肖献忠）

Ｅ数字课程学习

⤓教学PPT　　✎自测题

第二章

水、电解质代谢紊乱

水、电解质代谢紊乱在临床上十分常见。一些全身性的病理变化、许多器官的疾病,可以引起或伴有水、电解质代谢紊乱;外界环境的某些变化、某些医源性因素,也常可导致水、电解质代谢紊乱。如果得不到及时纠正,水、电解质代谢紊乱本身又可引起全身各器官系统(特别是心血管系统、神经系统)的功能和机体的物质代谢发生障碍,严重时可导致死亡。

第一节　正常水、钠代谢

一、体液的容量和分布

成人体液总量约占体重的 60%,细胞膜将体液分隔成细胞内液(约占体重的 40%)和细胞外液(约占体重的 20%)。细胞外液又可分为组织间液(约占体重的 14%)、血浆(约占体重的 5%)和跨细胞液(transcellular fluid)(约占体重的 1%)。跨细胞液分布在密闭的腔隙中,因由上皮细胞分泌,又称分泌液(secreted fluid)。体液的含量可因年龄、性别和体型的胖瘦而存在明显的个体差异。人体各组织的含水量也有很大区别,脂肪组织含水量较少(10% ~ 30%),而肌肉组织含水量较多(可达 75% ~ 80%)。

　　📧 拓展知识2-1　不同人群的体液含量
　　📧 拓展知识2-2　不同人群的体液分布
　　📧 拓展知识2-3　小儿的体液容量、分布及代谢特点

体液中主要的电解质有 Na^+、K^+、Ca^{2+}、Mg^{2+}、Cl^-、HCO_3^-、HPO_4^{2-} 和 SO_4^{2-} 等。细胞外液中主要阳离子为 Na^+,主要阴离子为 Cl^-、HCO_3^-;而细胞内液中主要阳离子是 K^+,主要阴离子是 HPO_4^{2-}。细胞膜上的 Na^+-K^+-ATP 酶维持细胞膜两侧 Na^+ 与 K^+ 的浓度差和电荷梯度,这在神经及肌肉静息电位和动作电位的产生中起重要作用。血浆、组织间液和细胞内液中主要电解质的含量与分布见表 2-1。各种体液中所含阳离子与阴离子的总当量数是相等的,故维持电中性(图 2-1)。

表 2-1　细胞内、外液的主要电解质成分

电解质	血浆		组织间液		细胞内液	
	mmol/L	mEq/L	mmol/L	mEq/L	mmol/L	mEq/L
Na^+	141	141	145	145	10	10
K^+	4.1	4.1	4	4	160	160
Ca^{2+}	2.5	5	1.5	3	微量	微量

15

续表

电解质	血浆		组织间液		细胞内液	
	mmol/L	mEq/L	mmol/L	mEq/L	mmol/L	mEq/L
Mg^{2+}	1.5	3	1	2	17.5	35
Cl^-	103	103	115	115	3	3
HCO_3^-	27	27	30	30	8	8
HPO_4^{2-}	1	2	1	2	70	140
SO_4^{2-}	0.5	1	0.5	1		
有机酸		5		5		
蛋白质		16		1		55

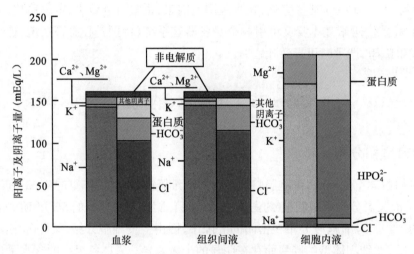

图 2-1 不同体液中的主要电解质

二、体液的渗透压

渗透压(osmotic pressure)是一切溶液所固有的一种特性,它是由溶液中溶质的微粒所产生的渗透效应形成的,取决于溶质的微粒数,与微粒的大小无关。把 1 mol 溶质微粒溶解在 1 L 水中,所产生的渗透压称为 1 个渗量(Osmol,Osm),1/1 000 Osm 为 1 毫渗量(mOsmol,mOsm)。如果 1 mol 电解质在溶液中解离为数倍离子,即可形成数倍的渗透压,例如 1 mol NaCl 可解离成 2 mol Na^+ 和 Cl^-,因此,1 mol/L NaCl 溶液形成的渗透压就是 2 Osm/L,同理,1 mol/L $CaCl_2$ 可产生 3 Osm/L 的渗透压。所以,体液的渗透压由其所含的微粒总数所决定,包括阳离子、阴离子的个数和非电解质的分子个数。血浆总渗透压正常范围为 280~310 mOsm/L。

血浆蛋白所产生的渗透压称为胶体渗透压。血浆蛋白在血浆中含量虽然较高,但因其相对分子质量大,分子个数只占血浆微粒总数很小部分,故产生的渗透压也很小,约 1.5 mOsm/L。但由于蛋白质难以透过血管壁,故胶体渗透压在维持血管内外液体交换和血容量方面起重要作用。血浆中晶体物质微粒(主要是电解质离子)产生的渗透压称为晶体渗透压,占血浆渗透压的绝大部分。由于晶体物质不能自由透过细胞膜,因此晶体渗透压在维持细胞内、外水的平衡中起决定性作用。正常状态时,细胞内、外渗透压是相等的。当渗透压性变化时,可通过水分向渗透压高的一侧移动维持渗透压平衡。

三、水、钠平衡及调节

(一) 水、钠平衡

正常人每天水的摄取和排出处于动态平衡。水的来源有饮水、食物含水和代谢水。机体排出水分的途径有消化道、肾、皮肤和肺。水的排出量基本等于水的摄入量。正常成人每天最低尿量约 500 ml,再加上皮肤和肺部的不感蒸发和粪便排水量,则每天最低排出的水量约 1 500 ml。要维持水出入平衡,每天需给水 1 500 ~ 2 000 ml,称日需要量。

 拓展知识2-4　正常成人每日水的摄入量和排出量

正常成人体内含钠总量为 40 ~ 50 mmol/kg 体重,其中约 60% 是可交换的,约 40% 是不可交换的,主要结合于骨的基质中。Na^+ 及与其结合的阴离子(Cl^- 和 HCO_3^-)含量决定细胞外液的容量,血清 Na^+ 浓度的正常范围是 135 ~ 150 mmol/L,细胞内液中的 Na^+ 浓度仅为 10 mmol/L 左右。

成人每天随饮食摄入钠 100 ~ 200 mmol/L。天然食物中含钠甚少,故人们摄入的钠主要来自食盐。摄入的钠几乎全部经小肠吸收。钠主要经肾排出,此外,随粪便和汗液也可排出 Na^+。正常情况下,排出和摄入钠量几乎相等。

(二) 水、钠平衡的调节

机体内水、钠的平衡紧密相关,共同影响细胞外液的渗透压和血容量。水平衡主要受渴觉和血管升压素的调节,钠平衡主要受醛固酮和心房钠尿肽的调节。

1. 渴觉(thirst sensation)　是机体调节体液容量和渗透压相对稳定的重要机制之一。渴觉中枢位于下丘脑外侧区。血浆晶体渗透压的升高是渴觉中枢兴奋的主要刺激。渴则思饮寻水,饮水后血浆渗透压回降,渴感消失。此外,血容量减少和血管紧张素Ⅱ增多也可以引起渴感。渴觉的主要抑制因素是血浆渗透压降低和血容量增加。

2. 血管升压素(vasopressin,VP)　又称抗利尿激素(antidiuretic hormone,ADH),由下丘脑视上核和室旁核的神经元分泌,并在神经垂体储存。ADH 与远端小管基底侧膜的 ADH 受体(ADHR)结合,激活腺苷酸环化酶,使 cAMP 增多,后者激活 cAMP 依赖的蛋白激酶,该蛋白激酶使胞质囊泡中的水通道蛋白 -2 发生磷酸化,有利于水通道蛋白 -2 嵌入管腔侧细胞膜,提高肾远曲小管和集合管对水的通透性,从而使水分的重吸收增加(图 2-2)。

 拓展知识2-5　水通道蛋白
 拓展视频2-1　水通道蛋白的发现历程

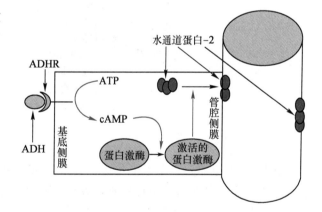

图 2-2　ADH 的作用机制

促使 ADH 释放的主要刺激是血浆晶体渗透压的增高和循环血量的减少。ADH 的释放增加,致使水的重吸收增加,尿量减少,有助于血量和渗透压的恢复。此外,剧痛、情绪紧张、恶心、血管紧张素Ⅱ也使 ADH 释放增多。动脉血压升高可通过刺激颈动脉窦压力感受器而反射性地抑制 ADH 的释放(图 2-3)。

3. 醛固酮(aldosterone)　是肾上腺皮质球状带分泌的盐皮质激素。醛固酮的主要作用是促进肾远曲小管和集合管对 Na^+ 的主动重吸收,同时通过 K^+-Na^+ 和 H^+-Na^+ 交换而促进 K^+ 和 H^+ 的排出。随着 Na^+ 主动重吸收增加,Cl^- 和水的重吸收也增多。

醛固酮的分泌主要受肾素 - 血管紧张素系统和血浆 Na^+、K^+ 浓度的调节。当失血等原因使血容量减少、动脉血压降低时,由于肾入球小动脉管壁的牵引刺激减弱、流经致密斑的 Na^+ 减少及交感神经兴奋,致球

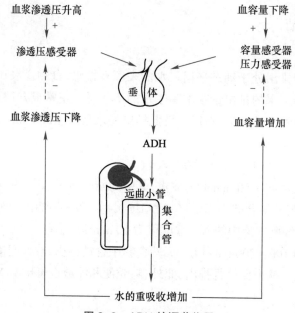

图 2-3　ADH 的调节作用

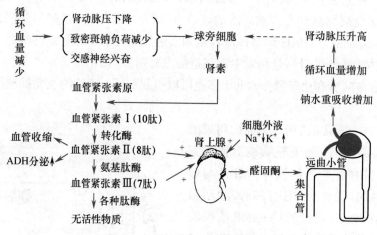

图 2-4　醛固酮分泌的调节作用

旁细胞分泌肾素增多。肾素催化血管紧张素原转变为血管紧张素 I，继而在其他酶催化下生成血管紧张素 II、III。血管紧张素 II 和 III 都能刺激肾上腺皮质球状带分泌醛固酮(图 2-4)。此外，血浆高 K^+ 或低 Na^+ 可直接刺激肾上腺皮质球状带分泌醛固酮。

4. 心房钠尿肽(atrial natriuretic peptide, ANP)　是 20 世纪 80 年代初发现的肽类激素，由心房心肌细胞产生，故又称为心房肽(atriopeptin)。当心力衰竭或者回心血量增多导致心房血容量增加时，心房压力升高，牵张心房肌而使 ANP 释放。ANP 有抑制肾素 – 醛固酮分泌、拮抗血管紧张素 II、抑制交感神经末梢释放递质及促进肾排钠利尿等作用。

（三）水、钠的生理功能

水参与水解、水化和加水脱氢等重要反应，并为一切生物化学反应的进行提供场所；水是良好的溶剂，能使许多物质溶解，而且黏度小、易流动，有利于营养物质和代谢产物的运输；水的比热大、蒸发热大，故对体温调节起重要作用；水具有润滑作用，如泪液有助于眼球的转动，滑液有助于关节的活动等；此外，结合水(与蛋白质、磷脂等结合的水)使组织细胞能够保持一定的形态、硬度和弹性。

钠是细胞外液中的主要阳离子，主要功能是维持细胞外液渗透压和血容量，参与神经、肌肉、心肌细胞动作电位的形成,参与新陈代谢和维持酸碱平衡等。

第二节 水、钠平衡紊乱

水、钠平衡紊乱是临床上常见的病理过程,严重影响疾病的发生发展和治疗效果。鉴于水、钠平衡紊乱常同时或先后发生,相互影响,关系密切,所以临床上水、钠平衡紊乱常常同时考虑。根据体液容量和渗透压,水、钠平衡紊乱分为:①体液容量减少,即脱水,包括等渗性、高渗性和低渗性三种;②体液容量增多,包括水肿和水中毒等。

一、体液容量减少——脱水

体液容量的明显减少在临床上称为脱水(dehydration)。在体液容量减少的同时,常常伴有血钠浓度的变化,血钠浓度是决定细胞外液渗透压的重要因素。按渗透压不同,脱水可分为等渗性、高渗性和低渗性脱水三种情况。

(一)等渗性脱水

等渗性脱水(isotonic dehydration)是指体液容量减少,水和钠按正常血浆中的浓度比例丢失,血清钠浓度在 135 ~ 150 mmol/L 及血浆渗透压在 280 ~ 310 mOsm/L 的病理过程。

1. 原因 任何等渗体液大量丢失所造成的脱水,在短期内均属等渗性脱水。见于:①麻痹性肠梗阻时,大量体液潴留于肠腔内;②大量抽放胸腔积液、腹水,大面积烧伤,大量呕吐、腹泻或胃肠减压引流以后;③新生儿消化道先天畸形(如幽门狭窄)、胎粪肠梗阻或胃肠瘘等所引起的消化液丧失。

2. 对机体的影响 等渗性脱水时主要丢失细胞外液,血浆容量及组织间液量均减少,但细胞内液量变化不大(图 2-5)。细胞外液的大量丢失造成细胞外液容量缩减,血液浓缩;与此同时,机体 ADH 和醛固酮分泌增多,通过肾对钠和水的重吸收加强,可使细胞外液容量得到部分的补充。患者尿量减少,尿内 Na^+、Cl^- 减少。若细胞外液容量明显减少,则可发生血压下降、休克甚至肾衰竭等。

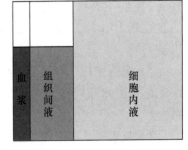

图 2-5 等渗性脱水体液移动示意图

如不及时处理,则可通过不感蒸发继续丢失水分而转变为高渗性脱水;如只补水分而不补钠盐,又可转变为低渗性脱水。

3. 防治原则 防治原发病,有针对性地纠正细胞外液的减少。静脉滴注平衡盐溶液(常用乳酸钠与复方氯化钠的混合液,或碳酸氢钠与等渗盐水的混合液)或等渗盐水,尽快补充血容量。对已有脉搏细速和血压下降等症状者,需静脉快速滴注上述溶液约 3 000 ml(按体重 60 kg 计算)。对血容量不足表现不明显者,可给上述用量的 1/2 ~ 2/3,即 1 500 ~ 2 000 ml。

(二)高渗性脱水

高渗性脱水(hypertonic dehydration)是指体液容量减少,以失水多于失钠、血清钠浓度 > 150 mmol/L 及血浆渗透压 > 310 mOsm/L 为主要特征的病理过程。

1. 原因和机制

(1)饮水不足 见于下述情况:①水源断绝,如沙漠迷路;②不能饮水,如频繁呕吐、昏迷的患者等;③渴觉障碍,如某些脑部病变或年老体弱的患者。

(2)失水过多

1)单纯失水:①经肺失水:任何原因引起的过度通气都可使呼吸道黏膜的不感蒸发加强以致大量失水;②经皮肤失水:在发热或甲状腺功能亢进时,通过皮肤的不感蒸发每日可失水数升;③经肾失水:因

ADH产生和释放不足，或因肾远曲小管和集合管对ADH的反应缺乏，引起尿崩症，肾可排出大量水分。

2）失水大于失钠：即低渗液的丧失，见于：①胃肠道失液，如部分婴幼儿腹泻时可能丧失含钠量低的消化液；②大量出汗，汗为低渗液，大汗时每小时可丢失水分800 ml左右；③经肾丧失低渗尿，如反复静脉内输注甘露醇、高渗葡萄糖等时，可引起渗透性利尿，排水多于排钠。在上述情况下，机体既失水，又失钠，但失水在比例上多于失钠。

在临床实践中，高渗性脱水的原因常是综合性的，如婴幼儿腹泻时，高渗性脱水的原因除丢失肠液、入水不足外，还有发热出汗、呼吸增快等因素引起的失水过多。

2. 对机体的影响

（1）口渴感　因失水多于失钠，细胞外液渗透压增高，刺激渴觉中枢（渴觉障碍者除外）产生渴觉，促使患者找水喝。

（2）尿少　除尿崩症患者外，细胞外液渗透压的增高刺激下丘脑渗透压感受器，致ADH释放增多，从而使肾重吸收水增多、尿量减少而比重增高。

（3）细胞内液向细胞外转移　细胞外液渗透压增高使细胞内液中的水向细胞外转移，引起细胞脱水皱缩。

以上变化使细胞外液得到水分补充，使渗透压倾向于回降。因此，高渗性脱水发生时，细胞内、外液都有所减少，但细胞外液和血容量的减少不如低渗性脱水时明显，发生休克者也较少（图2-6）。

（4）中枢神经系统功能紊乱　细胞外液渗透压增高使脑细胞脱水时，可引起一系列中枢神经系统功能障碍的症状，包括嗜睡、肌肉抽搐、昏迷，甚至导致死亡。脑细胞因脱水而显著缩小时，颅骨与脑皮质之间的血管张力增大，因而可致静脉破裂而出现局部脑内出血和蛛网膜下腔出血。

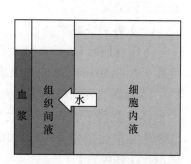

图2-6　高渗性脱水体液移动示意图

（5）尿钠变化　早期或轻症患者，由于血容量减少不明显，醛固酮分泌不增多，故尿中仍有钠排出，其浓度还可因水重吸收增多而增高；在晚期和重症病例，可因血容量减少，醛固酮分泌增多而致尿钠含量减少。

（6）脱水热　脱水严重的患者，由于皮肤蒸发的水分减少，机体散热受到影响，可导致体温升高，尤其是婴幼儿体温调节功能不完善，因而容易发生脱水热（dehydration fever）。

🅔 拓展知识2-6　轻、中、重度高渗性脱水的临床表现和失水量

3. 防治原则　首先应防治原发疾病，解除原因。高渗性脱水时因血钠浓度高，所以补糖为主，先糖后盐。高钠血症严重者可静脉内注射2.5%或3%葡萄糖溶液。所需补充液体量可先根据临床表现，估计丧失水量占体重的百分比，计算所得的补水量一般可分在两天内补给。应当注意的是，虽然高渗性脱水患者的血钠浓度高，但患者仍有钠丢失，故还应补充一定量的含钠溶液，以免细胞外液转为低渗。

（三）低渗性脱水

低渗性脱水（hypotonic dehydration）是指体液容量减少，以失钠多于失水、血清钠浓度 < 135 mmol/L 及血浆渗透压 < 280 mOsm/L 为主要特征的病理过程。

1. 原因和机制　低渗性脱水的发生，往往与大量体液丢失后只补水而未补钠有关。

（1）丧失大量消化液　这是最常见的原因。大多是因呕吐、腹泻，部分是因胃肠减压引流丢失体液而只补充水分。

（2）大汗　汗虽为低渗液，但大量出汗也可伴有明显的钠丢失（每小时可丢 30 ~ 40 mmol 钠），若只补充水分则可造成细胞外液低渗。

（3）大面积烧伤　烧伤面积大，大量体液丢失而只补充水时，可发生低渗性脱水。

（4）肾失钠　可见于以下情况：①水肿患者长期连续使用排钠利尿药（如噻嗪类、呋塞米及依他尼酸等）时，由于肾髓袢升支粗段对钠的重吸收被抑制，故钠从尿中大量丢失，如再限制钠盐摄入，则钠的缺乏更为明显；②急性肾衰竭多尿期，肾小管液中尿素等溶质浓度增高，可通过渗透性利尿作用使肾小管上皮细胞对钠、水重吸收减少；③损害肾小管的疾病，如慢性肾盂肾炎、慢性间质性肾炎等，由于受损的肾小管上皮细胞对醛固酮的反应性降低，对钠重吸收发生障碍；④艾迪生病（Addison disease），即肾上腺皮质功能不全，由于醛固酮分泌不足，肾小管对钠的重吸收减少；⑤脑性盐耗综合征（cerebral salt wasting syndrome，CSWS），由于下丘脑或脑干损伤，造成下丘脑 - 肾水钠调节功能紊乱，导致肾排钠排水过多，钠从尿中大量丢失。

需要注意的是，即使没有只补水，大量体液丢失本身也可以使有些患者发生低渗性脱水。这是因为大量体液丢失所致的细胞外液容量显著减少，可通过对容量感受器的刺激引起 ADH 分泌增多，结果使肾重吸收水分增加，因而引起细胞外液低渗（低渗性脱水）。

2. 对机体的影响

（1）易发生休克　低渗性脱水主要是细胞外液减少。如果细胞外液的低渗状态得不到及时纠正，则水分可从细胞外液移向渗透压相对较高的细胞内液，从而使细胞外液进一步减少，低血容量进一步加重。患者出现休克倾向，往往有静脉塌陷，动脉血压降低，脉搏细速。

（2）脱水体征明显　由于血浆容量减少，使血液浓缩，血浆胶体渗透压升高，促使组织间液进入血管，故在低渗性脱水时，组织间液减少比其他两种脱水更明显（图 2-7）。患者出现明显的脱水体征，表现为皮肤弹性减退，眼窝凹陷，婴儿可出现囟门凹陷。

（3）尿量变化　细胞外液渗透压降低，抑制下丘脑渗透压感受细胞，使 ADH 分泌减少，肾小管对水重吸收减少，所以患者早期尿量一般不减少。但严重脱水时，血浆容量明显减少，ADH 释放增多，肾小管对水重吸收增加，引起少尿。

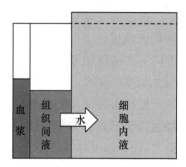

图 2-7　低渗性脱水体液
移动示意图

（4）尿钠变化　如果低渗性脱水是由肾外原因引起的，由于血容量下降及血钠降低均激活肾素 - 血管紧张素 - 醛固酮系统，使肾小管对钠的重吸收增加，尿钠含量减少（< 10 mmol/L）；如果低渗性脱水由经肾失钠引起，则患者尿钠含量增多（> 20 mmol/L）。

3. 防治原则　防治原发疾病，避免不适当的医疗措施。因低渗性脱水时细胞外液减少，血钠浓度及渗透压降低，所以原则上应补充等渗盐水（0.9% NaCl），病情严重时，可给予高渗盐水（1.5% 或 3% NaCl）以恢复细胞外液容量和渗透压。补钠的途径分口服补钠和静脉补钠。口服补钠多用于轻度低钠血症的治疗，静脉补钠用于有严重临床表现的急性低钠血症患者。应严格控制补钠的速度，补钠过快、过急，可导致脑桥脱髓鞘等严重并发症。补钠量：氯化钠（g）=（140- 实测血钠浓度）× 体重 ×0.6（女性 0.5）/17，第 1 天给予一半加当日生理需要量，根据血钠、尿钠水平及时调整。

重度患者如已发生休克，则须按照休克的治疗原则进行抢救。

拓展知识2-7　低钠血症的补钠原则和渗透性脱髓鞘综合征

三型脱水的比较见表 2-2（此表以成人为例，小儿与成人脱水治疗不同）。

表 2-2　三型脱水的比较

类型	高渗性脱水	低渗性脱水	等渗性脱水
发病原因	水摄入不足或丢失过多	体液丢失而单纯补水	水和钠等比例丢失而未予补充
体液特点	细胞内、外液均减少，以细胞内液减少为主	细胞外液减少，细胞内液增多	细胞外液减少，细胞内液不变

续表

类型	高渗性脱水	低渗性脱水	等渗性脱水
主要表现	口渴、尿少、脑细胞脱水	脱水体征、休克、脑细胞水肿	口渴、尿少、脱水体征、休克
血清钠(mmol/L)	150 以上	135 以下	135～150
尿钠	早期增加,晚期减少	减少或无(经肾失钠者除外)	减少
治疗原则	补糖为主,注意补盐	补充生理盐水或3%NaCl 溶液	补充平衡盐溶液或等渗盐水

二、体液容量增多

体液容量增多又可根据血钠变化和增多的体液分布特点分为水肿、水中毒、盐中毒。

(一) 水肿

过多的液体在组织间隙或体腔中积聚称为水肿(edema)。水肿不是独立的疾病,而是多种疾病的一种常见病理过程。一般情况下,水肿液与血浆的成分相近,因而水肿是等渗液的积聚,不伴有细胞水肿。体腔内过多液体积聚也称为积水或积液(hydrops),如心包积液、胸腔积液(胸水)、腹水(腹腔积液)、脑积水和睾丸鞘膜积液等。

根据水肿波及的范围,可把水肿分为全身性水肿(anasarca)和局部性水肿(local edema)。也可根据水肿的发生部位分为脑水肿、肺水肿、视神经乳头水肿、声门水肿、皮下水肿等。另外,水肿也常按其原因来命名,如肾性水肿、肝性水肿、心性水肿、营养不良性水肿、淋巴性水肿、炎性水肿等。

1. 水肿的发生机制 正常人体组织液总量的相对恒定,有赖于体内外液体交换的平衡和血管内外液体交换的平衡。当平衡失调时,则导致水肿发生。

(1) 血管内外液体交换失衡导致组织液生成增多 驱使血管内液向外滤出的力量是有效流体静压,它为毛细血管流体静压与组织间隙流体静压之差。促使液体回流至毛细血管内的力量是有效胶体渗透压,它为血浆胶体渗透压与组织间液胶体渗透压之差。有效流体静压与有效胶体渗透压的差值,称为有效滤过压。在毛细血管动脉端,由于毛细血管流体静压较高,有效滤过压为正值,组织液生成;在毛细血管静脉端,由于毛细血管流体静压较低,有效滤过压为负值,组织液回流入血管。正常情况下,组织液在动脉端的生成略大于静脉端的回流,剩余部分经淋巴系统回流入循环系统,维持血管内外液体交换处于动态平衡(图 2-8)。以上因素先后或同时失调导致组织间液过多积聚而形成水肿。

1) 毛细血管流体静压增高:全身或局部的静脉压升高可导致有效流体静压增高,因而使有效滤过压增大,组织液生成增多。当后者超过淋巴回流的代偿能力时,便可引起水肿发生。

2) 血浆胶体渗透压降低:在血管内外液体交换中,血浆胶体渗透压是限制血浆液体由毛细血管向外滤过的主要力量。血浆胶体渗透压主要取决于血浆蛋白(尤其是白蛋白)的浓度。当血浆白蛋白含量减少时,血浆胶体渗透压下降,导致有效胶体渗透压下降,从而使有效滤过压增大,组织液生成增加。

以上原因导致的水肿,不涉及微血管壁通透性的改变,故水肿液的蛋白质浓度通常都较低。

3) 微血管壁通透性增加:正常毛细血管只容许微量血浆蛋白滤出,而微血管的其他部位几乎完全不容许蛋白质透过,因而在毛细血管内外可

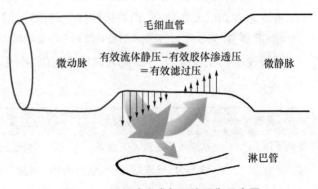

图 2-8 组织液生成与回流平衡示意图

形成很大的胶体渗透压梯度。当微血管壁通透性增高时,血浆蛋白从毛细血管和微静脉壁滤出,于是血管内的胶体渗透压下降,而组织间液的胶体渗透压上升,最终导致有效胶体渗透压明显下降,促使溶质及水分的滤出增多。此型水肿的水肿液中所含蛋白质量较高,可达 30~60 g/L。

4) 淋巴回流受阻:正常的淋巴回流不仅能把组织液及其所含蛋白质回收到血液循环,而且在组织液生成增多时,还能加强回流进行代偿,因而具有重要的抗水肿作用。淋巴回流受阻时,含高蛋白质(可达 30~50 g/L)的水肿液就可在组织间隙中积聚,从而形成淋巴水肿(lymphedema)。常见的原因有:恶性肿瘤细胞侵入并堵塞淋巴管;丝虫病时主要的淋巴管道被成虫阻塞,可引起下肢和阴囊的慢性水肿等。

(2) 体内外液体交换失衡导致钠、水潴留 肾对维持钠、水平衡起重要作用,在正常情况下,肾小球的滤过与近端小管的重吸收是保持平衡的。当肾小球滤过率下降或(和)肾小管重吸收钠、水增加时,会导致钠、水滞留和细胞外液量增多。

1) 肾小球滤过率下降:引起肾小球滤过率下降的原因有原发和继发两类。①原发性肾小球滤过率下降:见于广泛的肾小球病变。②继发性肾小球滤过率下降:多继发于心力衰竭和肾病综合征等有效循环血量减少时。

2) 肾小管重吸收钠、水增多:主要原因是:①醛固酮分泌增多:有效循环血量下降或其他原因使肾血流减少时,一方面肾血管灌注压下降,入球小动脉壁的牵张刺激减弱;另一方面,肾小球滤过率降低使流经致密斑的钠量减少。这两方面均可使球旁细胞分泌肾素增加,激活肾素 - 血管紧张素 - 醛固酮系统,使血中醛固酮浓度增加。另外,肝功能严重损害时,肝对醛固酮的灭活减少,也可引起血浆中醛固酮浓度增加。②抗利尿激素(ADH)分泌增加:在充血性心力衰竭等时,由于有效循环血量减少,使得心房壁和胸腔大血管的容量感受器所受刺激减弱,反射性地引起 ADH 分泌增加。另外,当肾素 - 血管紧张素 - 醛固酮系统被激活后,血中血管紧张素Ⅱ生成增多,后者可致下丘脑 - 神经垂体分泌和释放 ADH 增加。同时,由于醛固酮分泌增加可使肾小管对钠的重吸收增多,引起血浆渗透压增高,通过刺激下丘脑渗透压感受器,使 ADH 的分泌与释放增加。此外,有些水肿时,ADH 的增多还与肝灭活减少有关。③心房钠尿肽(ANP)分泌减少:循环血容量的明显减少可抑制 ANP 分泌,而 ANP 对近端小管钠的主动重吸收和肾上腺皮质球状带醛固酮的分泌具有抑制作用。因此,ANP 分泌减少可促进近端小管对钠、水的重吸收和醛固酮的分泌。④肾血流重分布:肾皮质交感神经丰富,同时肾素含量也较高,因而形成的血管紧张素Ⅱ也较多,易引起皮质肾单位血管强烈收缩。当有效循环血量减少时,交感神经兴奋,可发生肾血流重新分布的现象,即通过皮质肾单位的血流明显减少,而较多的血流转入髓袢更长的近髓肾单位。其直接的后果是钠、水重吸收增加,从而导致钠、水潴留。

总之,水肿是一个复杂的病理过程,有许多因素参与。对于临床常见的水肿,通常是多种因素先后或同时发挥作用。同一因素在不同类型水肿发病机制中所处地位也不同。因此,在临床实践中必须对不同患者进行具体分析,这对于选择适宜的治疗方案具有重要意义。

2. 水肿的特点及对机体的影响

(1) 水肿液的性状 根据水肿液蛋白质含量等方面的不同可将水肿液分为漏出液和渗出液。①漏出液(transudate):为相对密度低于 1.015,蛋白质含量低于 25 g/L,细胞数少于 100×10^6/L 的水肿液;②渗出液(exudate):为相对密度高于 1.018,蛋白质含量可达 30~50 g/L,细胞数大于 500×10^6/L 的水肿液。

(2) 水肿的皮肤特点 当皮下组织有过多液体积聚时,皮肤肿胀、弹性差、皱纹变浅,用手指按压时可有凹陷,称为凹陷性水肿(pitting edema),又称显性水肿(frank edema)。实际上,在出现凹陷性水肿之前,患者体内已有组织液增多,可达原体重的 10%,称为隐性水肿(recessive edema)。组织间隙中有液体积聚而按压无凹陷的原因是组织间隙中的胶体网状物(化学成分是透明质酸、胶原及黏多糖等)对液体有强大的吸附能力和膨胀性。只有当液体的积聚超过胶体网状物的吸附能力时,才形成具有高度移动性的游离液体。此时用手指按压该部位的皮肤,组织间隙游离的液体从按压点向周围散开,形成凹陷,按压停止数秒钟后凹陷自然平复。

（3）常见水肿的分布特点　心性水肿首先出现在低垂部位，肾性水肿先表现为眼睑或面部水肿，肝性水肿则以腹水为多见。以上水肿的分布特点与下列因素有关：①重力效应：心力衰竭时静脉淤血程度受重力影响，在心脏水平面以下垂直距离越远的部位，外周静脉压与毛细血管流体静压越高。因此，右心衰竭时，由于体循环静脉回流障碍，首先表现为低垂部位发生水肿。②组织结构：结构疏松、皮肤伸展度大的部位，如眼睑和面部等，容易积聚水肿液；结构致密、皮肤伸展度小的部位，如手指和足趾等，不易发生水肿。肾性水肿的发生不受重力影响，水肿液首先积聚在组织疏松的眼睑部或面部。③局部血流动力学特点：肝硬化时，由于肝内广泛的纤维组织增生及再生肝细胞结节的压迫，门静脉和肝静脉血液回流受阻，进而使肠、肝、脾等器官的毛细血管流体静压增高，液体漏入腹腔，故易伴发腹水。

（4）水肿对机体的影响　炎性水肿具有稀释毒素、运送抗体等抗损伤作用，但其他水肿对机体都有不同程度的不利影响，影响的大小主要与水肿发生的部位、程度及水肿发生的速度和持续时间有关。①细胞营养障碍：组织间隙的过量液体增加了营养物质在细胞间弥散的距离。有致密被膜的器官或组织发生急性重度水肿时，因微血管受压，营养血流减少，细胞可发生严重的营养障碍。②器官组织功能障碍：发生急性重度水肿时，因机体来不及代偿，可能引起比慢性水肿更严重的功能障碍，甚至危及生命，如脑水肿引起颅内压增高，严重者可形成脑疝甚至死亡；喉头水肿引起气道阻塞，严重者可因窒息而死亡。

（二）水中毒

 临床病例2-1　水中毒

水中毒（water intoxication）是指水在体内潴留，使体液量明显增多，血清钠浓度 < 135 mmol/L，血浆渗透压 < 280 mOsm/L 的病理过程。

1. 原因和机制　导致水中毒的常见原因包括水摄入过多和水排出减少两方面，临床上水中毒多因水的排出障碍而又未限制饮水或不恰当补液引起。

水摄入过多的原因有：用无盐水灌肠导致肠道吸收水分过多、精神性饮水过量、持续性大量饮水，以及静脉输入过多含盐少或不含盐的液体等。

水排出减少的原因有：

（1）肾排水功能不足　见于急、慢性肾功能不全少尿期和严重心力衰竭或肝硬化等，由于肾排水功能急剧降低或有效循环血量和肾血流量减少，肾排水明显减少，若增加水负荷则易引起中毒。

（2）ADH 分泌过多

1）ADH 分泌失调综合征（syndrome of inappropriate ADH secretion，SIADH）：原因可能是肿瘤合成并释放较多类似 ADH 的多肽类物质，或某些病变直接刺激下丘脑，使之分泌 ADH 过多所致。可见于以下疾病：①恶性肿瘤，如肺燕麦细胞癌、胰腺癌、霍奇金病及淋巴肉瘤等；②中枢神经系统疾病，如脑脓肿、脑肿瘤、颅内出血、颅内感染及阿尔茨海默病等；③肺疾病，如肺结核、肺脓肿、病毒性及细菌性肺炎等。

2）药物：异丙肾上腺素、吗啡、氯磺丙脲、长春新碱及多黏菌素等能够促进 ADH 释放和（或）使其作用增强。

3）各种原因所致的应激：见于手术、创伤及强烈精神刺激等时。应激时交感神经兴奋而副交感神经受抑制，从而解除了副交感神经对 ADH 分泌的抑制，结果使 ADH 分泌增多。

4）有效循环血容量减少或肾上腺皮质功能减退：在有效循环血容量减少（如休克）时，从左心房传至下丘脑抑制 ADH 释放的迷走神经冲动减少，故 ADH 分泌增多；肾上腺皮质功能减退时，由于肾上腺皮质激素分泌减少，对下丘脑分泌 ADH 的抑制作用减弱，因而 ADH 分泌增多。

2. 对机体的影响　细胞外液因水过多而被稀释，故血钠浓度降低，渗透压下降，加之肾不能将过多的水分及时排出，水分乃向渗透压相对高的细胞内转移而引起细胞水肿。结果使细胞内、外液容量均增多，而渗透压都降低。由于细胞内液的容量大于细胞外液的容量，所以潴留的水分大部分积聚在细胞内，在轻度水中毒患者,组织间隙中水潴留的程度尚不足以引起明显的凹陷性水肿。

急性水中毒时,由于脑细胞水肿和颅内压增高,故神经精神症状出现最早而且突出,如凝视、失语、精神错乱、定向失常、嗜睡、烦躁等,并可有视神经乳头水肿;严重者可因发生脑疝而致呼吸、心搏骤停。轻度或慢性水中毒患者,发病缓慢,症状常不明显,多被原发病的症状、体征所掩盖,可出现低盐综合征(low salt syndrome),表现为嗜睡、头痛、恶心、呕吐、软弱无力及肌肉痉挛等症状。

3. 防治原则

(1) 防治原发疾病。

(2) 严格控制进水量,轻症患者在暂停给水后即可自行恢复。

(3) 促进体内水分排出,减轻脑细胞水肿。对急性重症水中毒患者,应立即静脉内输入甘露醇、山梨醇等渗透性利尿药或呋塞米等强利尿药,也可给予 3% ~ 5% NaCl 溶液,以迅速缓解体液的低渗状态。但需密切注意心脏功能,因 Na^+ 过多可使细胞外液容量增大而加重心脏负荷。

🄔拓展知识2-8　低钠血症的分类

第三节　钾平衡紊乱

一、钾平衡与生理功能

(一) 钾平衡

正常成人体内含钾总量为 50 ~ 55 mmol/kg 体重。总钾量中仅约2% 在细胞外液,约98% 存在于细胞内。细胞内钾浓度高达 160 mmol/L,是细胞内最主要的阳离子,而血清钾浓度为 3.5 ~ 5.5 mmol/L。

一般天然食物含钾都比较丰富,成人每天随饮食摄入钾 70 ~ 100 mmol,其中约 90% 在肠道被吸收,其余约 10% 随粪便排出。吸收的钾首先转移至细胞内,随后主要经肾排出体外,肾排钾与钾的摄入有关,多摄多排,少摄少排,但不摄也排。由于每天的钾摄入量常大于细胞外液的总钾量,因此机体必有完善的排钾机制,以避免钾在体内潴留,引发威胁生命的高钾血症。另一方面,机体每天最低的排钾量(尿、粪)也在 10 mmol 以上,可达细胞外液总钾量的 1/4 左右,如果钾摄入过少或停止也会很快导致缺钾和低钾血症。

(二) 钾平衡的调节

钾平衡主要依靠钾的跨细胞转移和肾的调节两大机制维持。在一些特殊的情况下,结肠也成为重要的排钾途径。

1. 钾的跨细胞转移　机体对快速变动的钾负荷主要依靠细胞内外 K^+ 的转移来维持血清钾浓度的稳定。泵 – 漏机制(pump–leak mechanism)是调节钾跨细胞转移的基本机制。泵指钠 – 钾泵,即 Na^+–K^+– ATP 酶,将 K^+ 逆浓度差摄入细胞内;漏指 K^+ 顺浓度差转移到细胞外液。

(1) 细胞外钾转入细胞内　胰岛素、β肾上腺素受体的激活及细胞外液 K^+ 浓度升高可直接刺激 Na^+– K^+–ATP 酶的活性,促进细胞摄钾;血清钾浓度的升高可直接刺激胰岛素的分泌,从而促进细胞摄钾;碱中毒也可促进细胞外的 K^+ 通过与细胞内 H^+ 交换而进入细胞内。

(2) 细胞内钾转移到细胞外　α肾上腺素受体的激活、酸中毒、细胞外液渗透压的急性升高及剧烈运动时的肌肉收缩等可促进 K^+ 从细胞内转移到细胞外。

2. 肾的排钾功能　肾排钾取决于肾小球的滤过、近端小管和髓袢对钾的重吸收,以及远端小管和集合管对钾的分泌和重吸收。决定肾排钾量的主要因素是远端小管和集合管对钾的分泌和重吸收。

(1) 远端小管、集合管对钾的分泌和重吸收　尿中钾的排出量与钾的摄入量有关,高钾饮食后机体可排出大量的钾,低钾饮食则尿中排钾量减少,从而使机体的钾摄入量与排出量保持平衡。

1) 钾的分泌:正常情况下,大约有 1/3 的尿钾是由远端小管和集合管分泌出来的。钾的分泌由该段小管上皮的主细胞(principal cell)完成。主细胞基底侧膜 Na^+-K^+ 泵将细胞内的 Na^+ 泵出细胞,而将细胞外的 K^+ 泵入主细胞内,因而提高了细胞内 K^+ 浓度,增加细胞内液和小管液之间的 K^+ 浓度梯度,从而促进 K^+ 分泌。主细胞的管腔侧膜对 K^+ 具有高度的通透性,在 K^+ 弥散出细胞的同时,从管腔中回收 Na^+。因此,影响主细胞基底侧膜 Na^+-K^+ 泵活性、管腔侧膜对 K^+ 的通透性或改变细胞内液与小管液钾的浓度梯度的因素均可影响主细胞对钾的分泌。

2) 钾的重吸收:一般情况下,远端小管和集合管对钾的主要功能是分泌。只在摄钾量明显不足的情况下,远端小管和集合管才显示出对钾的净吸收。该段小管对钾的重吸收主要由集合管的闰细胞(intercalated cell)进行。闰细胞的管腔侧膜分布有 H^+-K^+-ATP 酶,也称质子泵,向小管腔中分泌 H^+ 而重吸收钾。缺钾时,闰细胞肥大,管腔侧膜增生,对钾的重吸收能力增强。

(2) 影响远端小管、集合管排钾的因素

1) 醛固酮:通过提高基底侧膜 Na^+-K^+ 泵活性,并增加主细胞管腔侧膜对钾的通透性,促进肾排钾。

2) 细胞外液的钾浓度:细胞外液钾浓度升高可刺激基底侧膜 Na^+-K^+ 泵的活性,增大管腔侧膜对钾的通透性,并可直接刺激肾上腺皮质分泌醛固酮,从而增加远端小管和集合管的泌钾速率。

3) 远端小管的原尿流速:原尿流速加快可迅速移去从小管细胞泌出的钾,降低管腔中的钾浓度,有助于维持细胞内外钾的浓度梯度,促进钾的分泌。

4) 远端小管的原尿钠含量　原尿钠含量增加可促进远端小管对钠的重吸收,使管腔侧膜 Na^+-K^+ 交换增强,因而肾对钾的分泌增多。

5) 酸碱平衡状态:细胞外液 H^+ 浓度升高可抑制主细胞的 Na^+-K^+ 泵,使主细胞的泌 K^+ 功能受阻,故急性酸中毒时肾排钾减少,碱中毒时则肾排钾增多。但慢性酸中毒患者却常出现尿钾增多,其原因与慢性酸中毒可使近端小管的水、钠重吸收受抑制,从而使远端小管的原尿流速增大、尿钠含量增高有关。

3. 结肠的排钾功能　正常情况下,摄入钾的 90% 由肾排出,约 10% 由肠道排出,结肠泌钾量亦受醛固酮的调控。在肾衰竭、肾小球滤过率明显下降的情况下,结肠泌钾量平均可达到摄入钾量的 1/3,成为重要排钾途径。

此外,汗液中也含有少量的钾,平均约为 9 mmol/L。但在炎热环境、重体力活动情况下,也可经皮肤丢失相当数量的钾。

(三) 钾的主要生理功能

1. 维持细胞新陈代谢　钾参与多种新陈代谢过程,与糖原和蛋白质合成有密切关系。例如,细胞内一些与糖代谢有关的酶类(如磷酸化酶和含巯基酶等),必须有高浓度钾存在才具有活性。

2. 维持细胞静息电位　钾是维持细胞静息电位的物质基础。静息电位的水平关系到神经肌肉组织的兴奋性。

3. 调节渗透压和酸碱平衡　大量 K^+ 储存于细胞内,不仅直接影响细胞内液的渗透压,也参与机体酸碱平衡的调节。

二、低钾血症

 临床病例 2-2　低渗性脱水和低钾血症

血清钾浓度低于 3.5 mmol/L 称为低钾血症(hypokalemia)。血清钾浓度降低常同时伴有机体总钾量缺乏,但是因钾进入细胞过多引起低钾血症时,机体总钾量并不减少。

(一) 病因和发病机制

1. 钾摄入不足　见于长期不能进食(如消化道梗阻、昏迷及手术后长期禁食)的患者。

2. 钾丢失过多　这是低钾血症最常见的原因,常见于下列情况:

(1) 经胃肠道失钾　主要见于频繁呕吐、腹泻、大量胃肠液引流及肠瘘、滥用灌肠剂或轻泻药等。发生机制为:①消化液含钾量比血浆高,故消化液丧失必然丢失大量的钾。②大量丧失消化液导致血容量减少时,可引起醛固酮分泌增加,醛固酮可促使肾排钾增多。

(2) 经肾失钾　原因较多,见于:①使用某些利尿药,如髓袢或噻嗪类利尿药及抑制近端小管碳酸酐酶活性的利尿药都能使远端小管 K^+ 与 Na^+ 交换增加,促进钾排出;此外,内、外源性渗透性利尿作用(如高渗甘露醇等)也可使机体失钾。②皮质激素分泌过多,见于原发性醛固酮增多症、继发性醛固酮增多症、库欣综合征(Cushing syndrome)、异位促肾上腺皮质激素(adrenocorticotropic hormone,ACTH)分泌增多等。③各种引起多尿的肾疾病,尤其是肾间质性疾病(如肾盂肾炎),由于钠和水重吸收障碍,使远端小管液流速增加,导致排钾过多。④镁缺失。髓袢升支重吸收钾有赖于肾小管上皮细胞的 Na^+-K^+-ATP 酶,而此酶又需 Mg^{2+} 的激活。缺镁时,可能因为细胞内 Mg^{2+} 不足而使此酶失活,致钾重吸收障碍,引起钾丢失。此外,缺镁导致的远端小管液 Na^+ 增加、原尿流速加快等因素也促进肾泌钾增加。⑤肾小管性酸中毒。Ⅰ型(远端小管性)酸中毒,由于远端小管分泌 H^+ 减少,故 K^+ 与 Na^+ 交换量增多,致尿钾排泄增多。此外,其他因素如醛固酮分泌增多、远端小管液 Na^+ 增加和原尿流速加快等也促进肾排钾增多。Ⅱ型(近端小管性)酸中毒是一种多原因引起的以近端小管重吸收多种物质障碍为特征的综合征,表现为由尿中丧失 HCO_3^-、K^+ 和磷而出现代谢性酸中毒、低钾血症和低磷血症。尿中 HCO_3^- 增多使小管液的负电荷增加,故带正电荷的 K^+ 易从肾小管上皮细胞内向管腔中转移,从而使钾排泄增多。同时,近端小管对钠、水的重吸收减少,导致远端小管液 Na^+ 增加、原尿流速增大及醛固酮分泌增加,加速肾钾排泄。⑥远端小管中阴离子增多,如 SO_4^{2-}、HPO_4^{2-}、HCO_3^-、NO_2^-,以及 β- 羟丁酸、乙酰乙酸、青霉素和羧苄西林等解离出的阴离子在远端小管液中增多时,可增大肾小管液的负电荷而使钾分泌增多。

(3) 经皮肤丢钾　大量出汗亦可引起低钾血症。

拓展知识2-9　镁缺失导致低钾血症的机制

拓展知识2-10　肾小管性酸中毒导致低钾血症的机制

3. 钾进入细胞内过多　因细胞外钾向细胞内转移而引起低钾血症,但体内总钾量未变,主要见于以下情况:①糖原合成增强,如应用大剂量胰岛素治疗糖尿病酮症酸中毒时,钾随葡萄糖大量进入细胞内以合成糖原,因而血清钾降低。②急性碱中毒,细胞外 H^+ 快速减少使细胞外液钾急剧转入细胞内,因而引起低钾血症。pH 每上升 0.1,血清钾浓度可下降 10%~15%。③β 肾上腺素受体活性增强,如 β 受体激动剂肾上腺素、沙丁胺醇等可通过 cAMP 机制激活 Na^+-K^+-ATP 酶,促进细胞外钾内移。④某些毒物中毒,如醋酸钡、碳酸钡等钡中毒,粗制棉籽油中毒(主要毒素为棉酚),阻断钾通道,故钾在细胞内潴留,从而使细胞外低钾。⑤低钾血症型周期性瘫痪,系常染色体显性遗传病,其临床表现为阵发性肌无力伴有低钾血症,该病发作时血钾浓度常低于 1.8 mmol/L。目前认为,其发病与编码骨骼肌钙通道、钠通道和钾通道的基因突变有关。

(二) 对机体的影响

低钾血症可引起多种功能代谢变化。这些变化的严重程度与血钾降低程度和起病快慢密切相关,但个体差异很大。一般而言,血钾浓度低于 3.0 mmol/L 时才出现严重的临床症状。

1. 对肌肉的影响

(1) 肌肉松弛无力　以下肢肌肉最为常见,严重时可累及躯干、上肢肌肉,甚至发生呼吸肌麻痹。

急性低钾血症时,轻症可无症状或仅觉倦怠和全身软弱无力,重症可发生弛缓性麻痹。由于细胞外液钾浓度([K^+]$_e$)急剧降低,而细胞内液钾浓度([K^+]$_i$)变化不明显,故[K^+]$_i$/[K^+]$_e$ 比值增大,从而导致静息电位增大,静息电位与阈电位间的差距(E_m-E_t)增大,神经肌肉处于超极化阻滞状态,兴奋性降低,严重时甚至不能兴奋(图 2-9)。

慢性低钾血症时,因低钾血症发生缓慢,钾可从细胞内逐渐转移至细胞外,[K^+]$_i$ 与 [K^+]$_e$ 均减小,而 [K^+]$_i$/[K^+]$_e$ 比值可接近正常,因而静息电位可正常,神经肌肉兴奋性无明显降低,故临床症状不明显。

(2) 骨骼肌损害　钾对骨骼肌的血流量有调节作用。局部钾浓度增加可引起血管扩张,致使血流量增加。严重钾缺乏(血钾低于 2.5 mmol/L)的患者,肌肉运动时不能从细胞释出足够的钾,以致发生缺血缺氧而引起肌痉挛、缺血性坏死和横纹肌溶解。此外,严重低钾血症时,发生横纹肌溶解还与肌肉代谢障碍有关。

2. 对心脏的影响　主要表现为心肌生理特性的改变和心肌功能的损害。

(1) 兴奋性增高　心肌兴奋性大小主要与 E_m-E_t 间距长短有关。K^+ 外流的多少取决于细胞内外 K^+ 浓度差和细胞膜对 K^+ 的通透性。急性低钾血症时,心肌细胞内外 K^+ 浓度差增大,K^+ 外流的驱动力增加,而心肌细胞膜对 K^+ 的通透性却降低,这与内向整流钾通道的特性有关。内向整流钾通道主要在心肌细胞中存在,负责调节静息电位水平。细胞外 K^+ 浓度下降时,内向整流钾通道对 K^+ 的通透性降低,对 K^+ 外流的抑制作用超过浓度差增加的促进作用,故 K^+ 外流减少,因而 E_m 绝对值减小,E_m-E_t 间距缩短,心肌兴奋性增高。

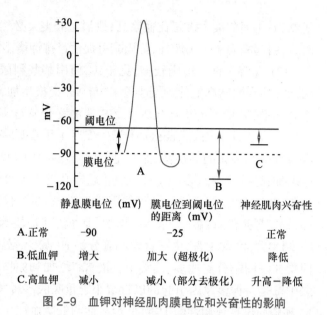

	静息膜电位 (mV)	膜电位到阈电位的距离 (mV)	神经肌肉兴奋性
A.正常	-90	-25	正常
B.低血钾	增大	加大(超极化)	降低
C.高血钾	减小	减小(部分去极化)	升高-降低

图 2-9　血钾对神经肌肉膜电位和兴奋性的影响

📱 拓展知识 2-11　心肌细胞的内向整流钾通道

(2) 传导性降低　心肌传导性快慢主要与动作电位 0 期去极化的速度和幅度有关。低钾血症时,因浦肯野纤维静息电位绝对值减小,使去极化时 Na^+ 内流速度减慢,故动作电位 0 期去极化的速度减慢,幅度变小,兴奋扩布的速度减慢,因而心肌传导性降低。

(3) 自律性增高　心肌自律性的产生依赖于动作电位复极化 4 期的自动去极化。低钾血症时,心肌细胞膜对钾的通透性下降,因此,复极化 4 期 K^+ 外流减慢,而 Na^+ 内流相对加速,使快反应自律细胞的自动去极化加速,自律性增高。

(4) 心电图变化　与心肌细胞在低钾血症时电生理特性变化密切相关,低钾血症时心电图的变化有:① P-R 间期延长,反映去极化波从心房传到心室所需的时间延长。② QRS 复合波增宽,反映心肌传导性降低。③ ST 段压低,T 波压低和增宽。ST 段压低是由于细胞外液钾浓度降低时对钙内流抑制作用减弱,钙内流加速,复极化 2 期缩短所致。T 波压低和增宽与心肌细胞对钾通透性降低导致钾外流减慢,复极化 3 期延长有关。④出现明显的 U 波。U 波与浦肯野纤维的 3 期复极化有关。正常情况下,U 波被心室肌的复极化波所掩盖而不明显。低钾血症对浦肯野纤维的影响大于对心室肌的影响,使浦肯野纤维的复极化过程延长大于心室肌的复极化过程,则浦肯野纤维的复极化过程得以显现,出现 U 波增高(图 2-10)。

低钾血症时,由于心肌的兴奋性增高、超常期延长和异位起搏点的自律性增高等原因,易发生心律失常。传导性降低可引起各种传导缓慢、单向阻滞和有效不应期缩短,有助于兴奋折返,因而也可导致心律失常(包括心室颤动)的发生。

(5) 心肌收缩力改变　急性低钾血症时,细胞外 K^+ 对 Ca^{2+} 内流的抑制作用减弱,复极 2 期 Ca^{2+} 内流增多;同时,由于 Na^+-K^+ 泵的活性降低,Na^+ 外运减少,细胞内 Na^+ 浓度增高,促使 Na^+ 与 Ca^{2+} 交换增强,Ca^{2+} 内运增多。由于细胞内 Ca^{2+} 升高,使兴奋 - 收缩耦联增强,心肌收缩力升高。但在严重或慢性低钾血症时,由于心肌细胞缺钾,使代谢活动障碍,可引起心肌细胞变性、坏死,心肌收缩力降低。

(6) 心肌对洋地黄类药物的敏感性增加　低钾使洋地黄与 Na^+-K^+-ATP 酶的亲和力增高而增强洋地黄的毒性作用,并显著降低其治疗效果。

3. 对中枢神经系统的影响　低钾血症引起神经兴奋性下降,可表现为委靡不振、反应迟钝、定向力障

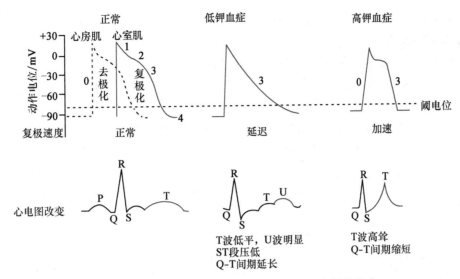

图 2-10　血钾浓度对心肌细胞动作电位及心电图的影响

碍、嗜睡或昏迷。

4. 对消化系统的影响　血钾下降可引起胃肠道运动减弱,患者常发生恶心、呕吐、厌食、腹胀甚至麻痹性肠梗阻。

5. 对肾的影响

(1) 功能变化　①尿浓缩功能障碍,导致多尿和低比重尿。发生机制是:缺钾时,集合管和远端小管上皮细胞受损,ADH 虽与肾小管上皮细胞受体结合并激活腺苷酸环化酶,但 cAMP 生成不足,对 ADH 反应性降低;髓袢升支粗段对 NaCl 的重吸收障碍,妨碍髓质渗透梯度的形成而影响对水的重吸收。②低钾血症时,肾小管上皮细胞 NH_3 生成增加,近端小管对 HCO_3^- 的重吸收增强,这是低钾血症时引起碱中毒的原因之一。

(2) 形态结构的变化　钾缺乏时,近端小管上皮细胞发生空泡变性,偶尔也见于远端小管上皮细胞。此外,还可出现间质纤维化和小管萎缩或扩张。

6. 对糖代谢的影响　低钾血症可引起轻度血糖升高。低钾血症能引起胰岛素分泌减少或作用减弱,血清钾浓度降低还可直接增高血糖。

7. 代谢性碱中毒　当血钾浓度降低时(钾进入细胞内除外),可导致代谢性碱中毒,但此时尿液是酸性的,故称为反常性酸性尿(详见第三章)。

(三) 防治原则

1. 积极治疗原发病　尽快恢复患者的饮食和肾功能。

2. 补钾　如果低钾血症严重或出现明显的临床症状(如心律失常或肌肉瘫痪等),应及时补钾。

补钾最好口服,因恶心、呕吐等原因不能口服者或病情严重时,才考虑静脉内滴注补钾,绝对禁止静脉推注钾。静脉滴注补钾应注意以下事项:一般当每日尿量大于 500 ml 时,才可静脉补钾;液体应缓慢滴注,每小时滴入量以 10 ~ 20 mmol 为宜;每天滴入量不宜超过 120 mmol,输入液钾浓度不得超过 40 mmol/L。

细胞内缺钾恢复较慢,有时需补钾 4 ~ 6 天后细胞内外的钾才能达到平衡,严重病例需补 10 天或更长时间。因此,治疗缺钾勿操之过急。

3. 积极治疗并发症　引起低钾血症的原因中有不少可以同时引起水、钠、镁等的丢失,应及时检查,并加以纠正。

三、高钾血症

e 临床病例 2-3　高钾血症

血清钾浓度高于 5.5 mmol/L 称为高钾血症（hyperkalemia）。

（一）病因和发病机制

1. **肾排钾减少**　这是引起高钾血症的主要原因。可见于：

（1）肾小球滤过率降低　急性肾衰竭少尿期、慢性肾衰竭晚期、休克、严重腹水、出血等，均可因肾小球滤过率降低或肾小管排钾功能障碍而导致血钾升高。

（2）盐皮质激素缺乏　醛固酮的主要作用是促进远端小管和集合管对 Na^+ 的重吸收和 K^+、H^+ 的排泌。醛固酮分泌减少或作用减弱时，常引起高钾血症，可见于肾上腺皮质功能减退、醛固酮减少症（hypoaldosteronism）和 IV 型肾小管性酸中毒。

（3）长期应用留钾利尿药　螺内酯和氨苯蝶啶等抗醛固酮利尿药的长期大量应用可引起高钾血症。

2. **细胞内钾转移到细胞外**

（1）急性酸中毒　常发生于有机酸酸中毒，如乳酸酸中毒、糖尿病酮症酸中毒及急性肾功能不全所致的酸中毒。酸中毒时，细胞外液的 H^+ 进入细胞内，细胞内的 K^+ 则转移到细胞外液。

（2）高血糖合并胰岛素不足　见于糖尿病，发生机制是：胰岛素缺乏妨碍钾进入细胞内及高血糖形成的血浆高渗透压使血钾升高。血浆渗透压升高引起细胞脱水，同时细胞内钾浓度增加，因而细胞内外钾浓度梯度增大，促进细胞内钾外移。

（3）某些药物的使用　β受体阻滞剂、洋地黄类药物等通过干扰 Na^+-K^+ 泵活性而妨碍细胞摄钾。肌肉松弛剂氯化琥珀胆碱可增大骨骼肌膜对钾的通透性，使细胞内钾外移，导致血钾升高。

（4）缺氧　缺氧时，细胞内 ATP 生成减少，细胞膜 Na^+-K^+ 泵运转发生障碍，故 Na^+ 滞留于细胞内，细胞外液中 K^+ 不易进入细胞内。另外，缺氧可引起酸中毒和细胞坏死，使细胞内 K^+ 释放入血，加重高钾血症。

（5）组织分解　细胞内钾含量比细胞外液高 20～30 倍。组织分解（如血管内溶血、挤压综合征等）时，细胞内钾大量释放而引起高钾血症。

（6）高钾血症型周期性瘫痪　该病系常染色体显性遗传病，其发病机制与骨骼肌电压敏感型钠通道 α 亚单位基因突变有关。常见诱因是血清钾轻度升高，发作时血清钾浓度多在 5～6 mmol/L 范围内。

3. **钾摄入过多**　主要见于处理不当，如静脉内过多、过快输入钾盐有可能引起高钾血症，尤其是在肾功能低下的情况时更易发生。

（二）对机体的影响

高钾血症对机体的影响主要表现为膜电位异常引起的一系列障碍及酸碱平衡异常。

1. **对肌肉的影响**　高钾血症对肌肉的影响与起病的快慢和血钾升高的程度有关。

(1) 急性高钾血症　急性轻度高钾血症（血钾 5.5～7.0 mmol/L）时，由于细胞外液钾浓度增高而细胞内钾浓度变化不大，$[K^+]_i/[K^+]_e$ 比值减小，致细胞内钾外流减少，从而使 E_m 绝对值变小，与 E_t 间距缩短，故神经肌肉兴奋性增高。临床表现为手足感觉异常、疼痛、肌肉轻度震颤等症状。急性重度高钾血症（血钾 7.0～9.0 mmol/L）时，由于 $[K^+]_i/[K^+]_e$ 比值更小，使 E_m 绝对值显著变小以至接近阈电位水平，肌细胞膜的快钠通道失活，细胞处于去极化阻滞状态而不能兴奋。临床表现为四肢软弱无力，腱反射消失，甚至发生弛缓性瘫痪。

(2) 慢性高钾血症　当血钾缓慢地升高时，细胞内钾也有一定程度的增多，故与急性高钾血症相比，$[K^+]_i/[K^+]_e$ 比值变小不明显，因而神经肌肉功能的变化也不明显。有报道，慢性肾衰竭患者的血钾在数周之内逐渐升高至 9.5 mmol/L，却并不出现神经肌肉方面的症状。

2. **对心脏的影响**　高钾血症对心肌的毒性很强，可引起致命性心室颤动和心搏骤停。主要表现为心肌生理特性的改变和心肌功能的损害。

🎬 **拓展视频**2-1　高钾血症实验录像

(1) 兴奋性改变　高钾血症时，心肌细胞膜对 K^+ 的通透性有所增强，但细胞内外钾浓度差变小，K^+ 外流减少，E_m 绝对值减小。心肌兴奋性改变随血钾升高的程度和速度不同而变化。急性轻度高钾血症时，心肌的兴奋性增强；急性重度高钾血症时，心肌的兴奋性降低；慢性高钾血症时，心肌的兴奋性变化不明显。其机制与高钾血症时神经肌肉的变化机制相似。

（2）传导性降低　高钾血症时，由于静息电位绝对值减小，使 Na^+ 通道不易开放，故动作电位 0 期（去极化）的幅度变小、速度减慢，因而心肌兴奋的扩布减慢，即传导性降低。严重的高钾血症时，因心肌兴奋性消失和严重传导阻滞而发生心搏骤停。

（3）自律性降低　高钾血症时细胞膜的钾通透性增高，复极化 4 期钾的外流增强，而钠内流相对减慢，因而自动去极化减慢，自律性降低。

（4）心电图变化　高钾血症时心电图的变化有：①T 波狭窄高耸，由于复极化 3 期钾外流加速所致。②QRS 复合波增宽。③P-R 间期延长，P 波压低、增宽或消失，反映心房内、房室间或心室内发生传导延缓或阻滞。

（5）心肌收缩力减弱　细胞外液 K^+ 浓度升高可干扰复极化 2 期 Ca^{2+} 内流，使细胞内 Ca^{2+} 浓度降低；另外，高钾血症时会激活 Na^+-K^+ 泵，使细胞外液的 Na^+ 浓度增高，后者促进跨膜 Na^+-Ca^{2+} 交换，使胞内钙外运增多。由于胞内 Ca^{2+} 浓度减低，心肌收缩力降低。

3. 代谢性酸中毒　当血清钾浓度增高时（细胞内钾外流除外），可导致代谢性酸中毒，但此时尿液是碱性的，故称为反常性碱性尿（详见第三章）。

（三）防治原则

1. 防治原发疾病　去除引起高钾血症的原因，停用一切含钾的药物。

2. 降低血清钾

（1）使钾向细胞内转移　葡萄糖和胰岛素同时静脉输入，可使钾向细胞内转移；应用碳酸氢钠不仅可以提高血液 pH 而促进 K^+ 进入细胞内，而且 Na^+ 还能拮抗 K^+ 对心肌的毒性作用。

（2）使钾排出体外　阳离子交换树脂聚磺苯乙烯钠（sodium polystyrene sulfonate）经口服或灌肠后，能在胃肠道内进行 Na^+-K^+ 交换而促进体内钾的排出。对于严重高钾血症患者，可用腹膜透析或血液透析（人工肾）移出体内过多的钾。

3. 应用钙剂和钠盐　高钾血症时应用钙剂和钠盐以改善心肌电生理特性，拮抗高钾血症的心肌毒性。钙剂使 E_t 上移，增加 E_m 与 E_t 的间距，甚至使之恢复正常，从而恢复心肌的兴奋性，而且使复极化 2 期 Ca^{2+} 竞争性内流增加，提高心肌收缩力。应用钠盐后，细胞外液 Na^+ 浓度增高，故 0 期去极化时 Na^+ 内流增加，0 期动作电位上升的速度加快、幅度加大，从而改善心肌的传导性。

💻临床病例2-4　等渗性脱水和高钾血症

第四节　镁平衡紊乱

镁（magnesium）是体内具有重要生理作用的阳离子，在含量上仅次于钙、钠、钾；在细胞内，镁的含量位于钾之后而居第二位。镁离子（Mg^{2+}）是细胞内液的重要成分，参与细胞内许多酶的反应，对于维持细胞正常代谢和生理功能是必需的。

一、镁平衡及其调节

（一）镁的主要生理功能

1. 维持酶的活性　镁是许多酶系的辅助因子或激动剂，可激活体内多种酶，如己糖激酶、Na^+-K^+-ATP酶、羧化酶、丙酮酸脱氢酶、肽酶、胆碱酯酶等，参与体内许多重要代谢过程。

2. 调节细胞的电活动　镁调节多种离子通道的电流，并抑制中枢神经系统、神经肌肉和心肌等的兴奋性。

3. 维持细胞的遗传稳定性　镁是 DNA 相关酶系中的主要辅助因子,调控细胞周期和凋亡。

(二) 镁平衡

成人体内镁的总含量约 24 g,其中约一半存在于骨骼中,其余大部分存在于骨骼肌和其他组织器官的细胞中,只有不及总体 1% 的镁在血液中。血清镁浓度为 0.75 ~ 1.25 mmol/L,其中 20% 与蛋白质结合,80% 呈游离状态。成人每天从饮食中摄入镁约 10 mmol,其中约有 1/3 在小肠中被吸收,其余部分随粪便排出。体内的镁主要经肾排出。

(三) 镁平衡的调节

正常情况下,体内镁平衡主要靠肾调节。通过肾小球滤过的镁在近端小管和髓袢升支粗段分别被重吸收大约 25% 和 50% ~ 60%,只有 3% ~ 6% 被肾排出。高血钙、甲状腺素、降钙素及抗利尿物质可降低肾小管对镁的重吸收,镁从肾排出增加;甲状旁腺激素(PTH)可以增加肾小管对镁的重吸收,减少肾排镁。

二、低镁血症

血清镁浓度低于 0.75 mmol/L 时,称为低镁血症(hypomagnesemia)。

(一) 病因和发病机制

1. 镁排出过多

(1) 经胃肠道排出过多　最常见的是小肠病变,如小肠的手术切除、严重腹泻、持续胃肠引流及脂肪泻等。此时不仅肠对镁的吸收不良,消化液中的镁也大量丢失。

(2) 经肾排出过多　①大量使用利尿药:如呋塞米、依他尼酸等髓袢利尿药可抑制髓袢对镁的重吸收,甘露醇、尿素、葡萄糖所致的渗透性利尿也可引起镁随尿排出过多。②高钙血症:钙与镁在肾小管被重吸收时有相互竞争作用,故高钙血症时肾小管重吸收镁减少。③严重的甲状旁腺功能减退:由于 PTH 减少,肾小管对镁重吸收减少。④糖尿病酮症酸中毒:酸中毒能明显地妨碍肾小管对镁的重吸收,高血糖又可引起渗透性利尿而使镁随尿排出增多。⑤酒精中毒:急、慢性酒精中毒常伴有低镁血症,其机制主要是血中乙醇浓度升高抑制肾小管对镁的重吸收,使尿镁排出增多。⑥肾疾病:急性肾小管坏死多尿期、慢性肾盂肾炎、肾小管性酸中毒、庆大霉素等肾损害性药物等,可分别因渗透性利尿和肾小管功能受损而导致镁随尿排出增多。⑦醛固酮增多、强心苷类药物:分别可因抑制肾小管重吸收镁和促进肾排镁增多而引起低镁血症。

2. 镁摄入不足　日常食物一般含镁比较丰富,故只要能正常进食,机体就不致缺镁。但营养不良、长期禁食、厌食、长期经静脉营养未注意镁的补充,均可导致镁摄入不足。

(二) 对机体的影响

1. 神经肌肉兴奋性增高　Mg^{2+} 能和 Ca^{2+} 竞争进入轴突。低镁血症时,进入轴突内的 Ca^{2+} 增多,故乙酰胆碱释放增多。此外,Mg^{2+} 能抑制终板膜上乙酰胆碱受体对乙酰胆碱的敏感性。低镁血症时,这种抑制作用减弱。因此,低镁血症时神经肌肉接头处兴奋传递加强。Mg^{2+} 还能抑制神经纤维和骨骼肌的应激性。低镁血症时,神经、肌肉的应激性会增高,临床上表现为小束肌纤维收缩、震颤,低钙击面征(Chvostek sign)和低钙束臂征(Trousseau sign)阳性及手足搐搦;Mg^{2+} 对中枢神经系统的抑制作用减弱,可出现反射亢进,对声、光反应过强,焦虑,易激动等症状;Mg^{2+} 对胃肠道平滑肌的抑制作用减弱,使平滑肌兴奋而导致呕吐或腹泻。

2. 心律失常　浦肯野纤维等快反应自律细胞的缓慢而恒定的钠内流(背景电流)是细胞自动去极化的基础,Mg^{2+} 对此有阻断作用。当低镁血症时,这种阻断作用减弱,Na^+ 内流相对加速,因而快反应自律细胞的自动去极化加速,自律性增高,易发生心律失常。

3. 低钙血症　低镁血症患者的 PTH 分泌障碍,PTH 的靶器官骨骼系统和肾小管上皮对激素的反应也减弱。因而骨钙的动员和钙在肾小管的重吸收发生障碍,血钙得不到补充。血钙低本应通过 Mg^{2+} 活化甲状旁腺腺体细胞膜上的腺苷酸环化酶而刺激 PTH 分泌,但因 Mg^{2+} 浓度低,不能激活此酶,故 PTH 分泌减少,血钙可进一步降低。

4. 低钾血症　髓袢升支的钾重吸收有赖于肾小管上皮细胞的 Na^+–K^+–ATP 酶,而此酶又需 Mg^{2+} 的激活。缺镁时,可能因为细胞内 Mg^{2+} 不足而使此酶失活,致钾重吸收障碍,引起钾丢失。缺镁使钠泵功能降低,引起细胞缺钾,特别是心肌细胞,故易导致心律失常。实验和临床皆发现,低镁血症使低钾血症难以纠正,故对低钾或低钙病例,若经补钾、补钙后仍无效,应考虑有可能存在缺镁。

(三) 防治原则

1. 积极治疗原发病　尽快排除发病因素。

2. 补镁　轻症低镁血症可通过肌内注射途径补镁(一般用硫酸镁)。严重低镁血症(特别是出现心律失常时)应及时静脉补镁,但应缓慢、谨慎,经常测定血清镁浓度,特别是有肾功能受损者,更应小心。小儿静脉内补镁应防止低血压的发生。补镁的剂量视缺镁的程度和症状的轻重而定。

三、高镁血症

血清镁浓度高于 1.25 mmol/L 时,称为高镁血症(hypermagnesemia)。

(一) 病因和发病机制

正常人肾有较强的排镁能力,即使摄入大量镁也不致引起高镁血症。高镁血症最重要的原因是肾排镁减少。常见于:

1. 急性或慢性肾衰竭　这是高镁血症最常见的原因。急性或慢性肾衰竭伴有少尿或无尿时,由于肾小球滤过功能降低可使尿镁排出减少。肾小球滤过率在 10 ml/min 时就可能产生轻度高镁血症,若 < 5 ml/min 则产生中度高镁血症。如果此时再使用含镁的药物,则会进一步加重高镁血症。严重脱水伴有少尿同样也可引高镁血症。

2. 甲状腺功能减退症　甲状腺素有抑制肾小管重吸收镁、促进尿镁排出的作用,故黏液性水肿患者可能发生高镁血症。

3. 醛固酮减少　醛固酮具有抑制肾小管重吸收镁、促进尿镁排出的作用,故艾迪生病患者可发生高镁血症。

4. 镁摄入过多　见于静脉内补镁过多、过快时,这种情况在肾功能受损的患者更易发生。

(二) 对机体的影响

在血清镁浓度不超过 2 mmol/L 时,临床上很难觉察症状;当血清镁浓度升高到 3 mmol/L 时,才会出现镁过多或镁中毒症状。

1. 神经肌肉兴奋性降低　镁能抑制神经肌肉接头处的兴奋传递,高浓度镁有箭毒样作用。故高镁血症患者可发生显著的肌无力甚至弛缓性瘫痪,吞咽和说话困难,严重者可因呼吸肌麻痹而死亡。

2. 中枢神经系统抑制　镁能抑制中枢神经系统的突触传递,故高镁血症可以引起深腱反射减弱或消失,有的患者还可发生嗜睡或昏迷。

3. 心动过缓　高浓度的镁能抑制房室和心室内传导并降低心肌兴奋性,故可引起传导阻滞和心动过缓。当血清镁达 7.5 ~ 10 mmol/L 时,可发生心脏停搏。心电图上可见 P–R 间期延长和 QRS 复合波增宽。

4. 平滑肌抑制　镁对平滑肌亦有抑制作用。高镁血症时,血管平滑肌扩张,可导致外周血管阻力降低和动脉血压下降;内脏平滑肌受抑制,可引起嗳气、呕吐、便秘、尿潴留等。

5. 心肌收缩力下降　高镁血症可引起顽固性心力衰竭。

(三) 防治原则

1. 防治原发病,尽可能改善肾功能。

2. 静脉内注射葡萄糖酸钙,因为钙、镁有拮抗作用。

3. 促进镁排出体外,可用透析法以去除体内过多的镁;如肾功能尚好,也可以适当使用利尿药使肾排镁增多。

4. 其他。应注意纠正可能伴随的高钾血症和抢救呼吸肌麻痹,积极纠正酸中毒和缺水。

第五节 钙、磷平衡紊乱

一、钙、磷的生理功能、平衡和调节

钙(calcium)和磷(phosphorus)是人体内含量最丰富的无机元素。正常成人,钙总量为 700 ~ 1 400 g,磷总量为 400 ~ 800 g。

(一) 钙、磷的生理功能

1. 钙、磷共同参与的生理功能

(1) 成骨 约 99% 的钙和 86% 以上的磷存在于骨骼和牙齿中,起支持和保护作用。骨骼是调节细胞外液游离钙、磷恒定的钙库和磷库。

(2) 凝血 钙、磷共同参与凝血过程。血浆 Ca^{2+} 作为血浆凝血因子Ⅳ,在激活凝血因子Ⅸ、Ⅹ、Ⅻ 和凝血酶原等过程中不可缺少;磷脂是血小板因子 3 和凝血因子Ⅲ的主要成分,它们为凝血过程的重要链式反应提供了"平台"。

(3) 调控生物大分子的活性 Ca^{2+} 是许多酶(脂肪酶、ATP 酶)的激活剂,Ca^{2+} 还能抑制 $1\alpha-$ 羟化酶的活性,从而影响代谢。蛋白的磷酸化与去磷酸化是机体调控机制中最普遍而重要的调节方式,与细胞分化、增殖调控有密切的关系。

2. 钙的其他生理功能

(1) 调节细胞功能 细胞外 Ca^{2+} 是重要的第一信使,通过细胞膜上的钙通道(电压依赖性或受体门控性)或钙敏感受体(calcium sensing receptor,CaSR),促使细胞外 Ca^{2+} 内流,细胞内钙库释放 Ca^{2+} 而增加细胞内 Ca^{2+}。细胞外 Ca^{2+} 是 CaSR 的主要配体和激动剂,两者结合后,通过 G 蛋白激活磷脂酶 C(PLC)-IP_3 通路及酪氨酸激酶 – 丝裂原活化蛋白激酶(mitogen-activated protein kinase,MAPK)通路,引起肌质网(sarcoplasmic reticulum,SR)或内质网(endoplasmic reticulum,ER)释放 Ca^{2+},以及细胞外 Ca^{2+} 经钙库操控钙通道内流,使细胞内 Ca^{2+} 增加。细胞内 Ca^{2+} 作为第二信使,在肌肉收缩、激素和神经递质的分泌、体温调节中枢调定点的调控等方面发挥重要的调节作用。

(2) 维持神经肌肉的兴奋性 血浆 Ca^{2+} 浓度降低时,神经、肌肉的兴奋性增高,可引起抽搐(图 2-11)。

(3) 其他 Ca^{2+} 可降低毛细血管和细胞膜的通透性,防止渗出,控制炎症和水肿。

3. 磷的其他生理功能

(1) 机体重要物质的组分 核酸、磷脂、磷蛋白分别是遗传物质、生物膜结构、重要蛋白质(各种酶类等)等物质的基本组分,磷是构成这些基本组分的必需元素。

(2) 参与机体能量代谢。

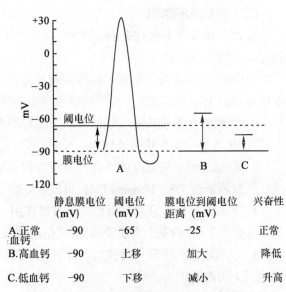

	静息膜电位 (mV)	阈电位 (mV)	膜电位到阈电位距离 (mV)	兴奋性
A.正常血钙	-90	-65	-25	正常
B.高血钙	-90	上移	加大	降低
C.低血钙	-90	下移	减小	升高

图 2-11 血钙对神经肌肉兴奋性的影响

$$ATP \rightleftharpoons ADP+Pi \rightleftharpoons AMP+Pi$$

(3) 其他 磷酸盐($HPO_4^{2-}/H_2PO_4^-$)是血液缓冲体系的重要组成成分,细胞内的磷酸盐参与许多酶促反应(如磷酸基转移反应、加磷酸分解反应等),2,3-二磷酸甘油酸(2,3-DPG)在调节血红蛋白与氧的亲和力方面起重要作用。

(二) 钙、磷的平衡

1. 钙和磷的分布 体内约99%的钙和86%的磷以羟基磷灰石形式存在于骨骼和牙齿,其余呈溶解状态分布于体液和软组织中。

血钙指血清中所含的总钙量,正常成人为2.25~2.75 mmol/L,儿童稍高。血钙分为非扩散钙(non-diffusible calcium)和可扩散钙(diffusible calcium)。非扩散钙是指与血浆蛋白(主要为白蛋白)结合的钙(约占血浆总钙的40%),不易透过毛细血管壁。可扩散钙主要为游离Ca^{2+}(占血浆总钙的45%)及少量与柠檬酸、重碳酸根等形成的可扩散结合钙(占血浆总钙的15%)。发挥生理作用的主要为游离Ca^{2+}。

非扩散钙与游离钙可互相转化。血液偏酸时,游离Ca^{2+}升高;血液偏碱时,游离Ca^{2+}下降。碱中毒时常伴有抽搐现象,与低血钙有关。

血浆中钙、磷浓度关系密切。正常时,两者的乘积([Ca]×[P])为30~40。如>40,则钙、磷以骨盐形式沉积于骨组织;若<35,则骨骼钙化障碍,甚至骨盐溶解。

血液中的磷以有机磷和无机磷两种形式存在。有机磷酸酯和磷脂存在于血细胞和血浆中,含量大。血磷通常是指血清中的无机磷,正常人为1.1~1.3 mmol/L,婴儿为1.3~2.3 mmol/L,血清无机磷酸盐的80%~85%以HPO_4^{2-}的形式存在。血清磷的浓度不如血清钙稳定。

2. 钙、磷的吸收 体内钙、磷均由食物供给。正常成人每日摄取钙约1 g,磷约0.8 g。

食物钙必须转变为游离Ca^{2+},才能被肠道吸收。钙在十二指肠的吸收率最高,通常为30%;磷在空肠吸收最快,吸收率达70%。Ca^{2+}由肠腔进入黏膜细胞内是顺浓度梯度的被动扩散或易化转运,因微绒毛对Ca^{2+}的通透性极低,故需钙结合蛋白(calcium binding protein,CaBP)作为特殊转运载体。

磷伴随Na^+的吸收进入黏膜细胞内,又随Na^+的泵出而至细胞外液(血管侧),有人将磷的吸收称为"继发性主动转运"(secondary active transport)。食物中的有机磷酸酯在肠管内被磷酸酶分解为无机磷酸盐后被肠道吸收。

3. 钙、磷的排泄 人体钙约20%经肾排出,80%随粪便排出。肾小球滤过的钙95%以上被肾小管重吸收。血钙升高,则尿钙排出增多。

机体总磷排出量的70%由肾排出,30%由粪便排出。肾小球滤过的磷,有85%~95%被肾小管(主要为近端小管)重吸收。

(三) 钙、磷平衡的调节

1. 体内外钙稳态调节 体内钙、磷平衡主要由PTH、1,25-$(OH)_2D_3$和降钙素三种激素作用于肾、骨骼和小肠三个靶器官进行调节。

(1) 甲状旁腺激素(PTH) 是由甲状旁腺主细胞合成并分泌的一种单链多肽激素,具有升高血钙、降低血磷和酸化血液等作用。PTH在血液中半衰期仅数分钟,在甲状旁腺细胞内储存亦有限。血钙是调节PTH的主要因素。低血钙的即刻效应是刺激储存的PTH释放,持续作用主要是抑制PTH的降解速度。此外,1,25-$(OH)_2D_3$增多时,PTH分泌减少;降钙素则可促进PTH分泌。

PTH作用于靶细胞膜,活化腺苷酸环化酶系统,增加胞质内cAMP及焦磷酸盐浓度。cAMP能促进线粒体Ca^{2+}转入胞质;焦磷酸盐则作用于细胞膜外侧,使膜外侧Ca^{2+}进入细胞,结果可引起胞质内Ca^{2+}浓度增加,并激活细胞膜上的"钙泵",将Ca^{2+}主动转运至细胞外液,导致血钙升高。PTH的生理作用包括:①对骨的作用:PTH有促进成骨和溶骨的双重作用。小剂量PTH刺激骨细胞分泌胰岛素样生长因子(IGF),促进胶原和基质合成,有助于成骨;大剂量PTH能将前破骨细胞和间质细胞转化为破骨细胞,后者数量和活性增加，分泌各种水解酶和胶原酶，并产生大量乳酸和柠檬酸等酸性物质，促进骨基质及骨盐的溶解。②对肾的作用：PTH 增加肾近端小管、远端小管和髓袢升支对 Ca^{2+} 的重吸收，抑制近端小管及远端小管对磷的重吸收，结果使尿钙减少、尿磷增多。③对小肠的作用：PTH 通过激活肾 1α- 羟化酶，促进 $1,25-(OH)_2D_3$ 的合成，间接促进小肠吸收钙、磷，此效应出现较缓慢。

（2）$1,25-(OH)_2D_3$　是一种具有生物活性的激素。皮肤中的胆固醇代谢中间产物，在紫外线照射下先转变为前维生素 D_3（previtamin D_3），自动异构化为维生素 D_3。皮肤转化生成的及肠道吸收的维生素 D_3 入血后，首先在肝细胞微粒体中 25- 羟化酶催化下，转变为 $25-(OH)D_3$，再在肾近端小管上皮细胞线粒体内 1α- 羟化酶作用下，转变成 $1,25-(OH)_2D_3$，其活性比维生素 D_3 高 10～15 倍。PTH 能促进 1α- 羟化酶合成。

$1,25-(OH)_2D_3$ 的生理作用为：①促进小肠对钙、磷的吸收和转运。②具有溶骨和成骨双重作用。钙、磷供应充足时，主要促进成骨；当血钙降低、肠道钙吸收不足时，主要促进溶骨，使血钙升高。③促进肾小管上皮细胞对钙、磷的重吸收，其机制是增加细胞内钙结合蛋白的生物合成。此作用较弱，只是在骨骼生长、修复或钙、磷供应不足时，作用有所增强。

（3）降钙素（calcitonin，CT）　是由甲状腺滤泡旁细胞（又称 C 细胞）所分泌的一种单链多肽类激素。血钙升高可刺激 CT 的分泌，血钙降低则抑制 CT 的分泌。CT 的生理功能为：①直接抑制破骨细胞的生成和活性，抑制骨基质分解和骨盐溶解；加速破骨细胞、间质细胞转化为成骨细胞，增强成骨作用，降低血钙、血磷浓度。②直接抑制肾小管对钙、磷的重吸收，从而使尿磷、尿钙排出增多。③抑制肾 1α- 羟化酶，而间接抑制小肠钙、磷的吸收。

在正常人体内，通过 PTH、CT、$1,25-(OH)_2D_3$ 三者的相互制约、相互协调，以适应环境变化，保持血钙浓度的相对恒定（表 2-3）。

表 2-3　三种激素对钙、磷代谢的影响

激素	肠钙吸收	溶骨作用	成骨作用	肾排钙	肾排磷	血钙	血磷
PTH	↑	↑↑	↓	↓	↑	↑	↓
CT	↓	↓	↑	↑	↑	↓	↓
$1,25-(OH)_2D_3$	↑↑	↑	↑	↓	↓	↑	↑

注：↑升高，↑↑显著升高，↓降低。

2. 细胞内钙稳态调节　正常情况下，细胞内钙浓度为 10^{-8}～10^{-7} mol/L，细胞外钙浓度为 10^{-3}～10^{-2} mol/L。细胞内约 44% 的钙存于胞内钙库（线粒体和内质网），细胞内游离钙仅为细胞内钙的 0.005%。上述电化学梯度的维持，取决于生物膜对钙的不自由通透性和转运系统的调节。

（1）Ca^{2+} 进入胞质的途径　Ca^{2+} 进入胞质是顺浓度梯度的被动过程。一般认为，细胞外钙跨膜内流是细胞内钙释放的触发因素，细胞内 Ca^{2+} 增加主要取决于内钙释放。①质膜钙通道：电压门控钙通道（voltage-gated calcium channel，VGCC）又称电压依赖性钙通道（voltage dependent calcium channel，VDCC），可分为 T 型、L 型、N 型、P 型等亚型；受体操控钙通道（receptor-operated calcium channel，ROCC）亦称配体门控钙通道（ligand-gated calcium channel，LGCC），此类受体由多个亚基组成，与激动剂结合后通道开放；钙库操控钙通道（store-operated calcium channel，SOCC），当肌质网内 Ca^{2+} 减少时，可激活 SOCC，引发胞外 Ca^{2+} 内流，钙库重新充盈。②胞内钙库钙释放通道：钙库钙释放通道（calcium release channel）属于受体操控钙通道，包括肌醇三磷酸操控的钙通道（IP_3 受体通道）、雷诺丁（ryanodine）敏感的钙通道。偶联于横小管和肌质网的雷诺丁受体钙通道同时开放，使局部游离钙浓度升高——产生"钙火花"（Ca^{2+}spark）。自发性钙火花是细胞内钙释放的基本单位，它成为引发钙振荡（calcium oscillation）和钙波（calcium wave）的位点，构成了心肌细胞兴奋 – 收缩耦联的基础。

（2）Ca^{2+} 离开胞质的途径　Ca^{2+} 离开胞质是逆浓度梯度、耗能的主动过程。①钙泵的作用：钙泵即 $Ca^{2+}-Mg^{2+}-ATP$ 酶，它存在于质膜、内质网膜和线粒体膜上。当 $[Ca^{2+}]_i$ 升高到一定程度时，该酶被激活，水解 ATP 供能，将 Ca^{2+} 泵出细胞或泵入内质网及线粒体，使细胞内 Ca^{2+} 浓度下降。② Na^+-Ca^{2+} 交换：Na^+-Ca^{2+} 交换蛋白是一种双向转运方式的跨膜蛋白，主要受跨膜 Na^+ 梯度调节。生理条件下，Na^+ 顺着电化学梯度进入细胞，而 Ca^{2+} 则逆着电化学梯度移出细胞。③ $Ca^{2+}-H^+$ 交换：$[Ca^{2+}]_i$ 升高时，Ca^{2+} 被线粒体摄取，H^+ 则排至胞质。

二、低钙血症

当血清蛋白浓度正常时，血钙低于 2.2 mmol/L，或血清游离 Ca^{2+} 低于 1 mmol/L，称为低钙血症（hypocalcemia）。

1. 病因和发病机制

（1）维生素 D 代谢障碍　①维生素 D 缺乏：食物中维生素 D 缺少或紫外线照射不足；②肠吸收障碍：梗阻性黄疸、慢性腹泻、脂肪泻等；③维生素 D 羟化障碍：肝硬化、肾衰竭、遗传性 1α- 羟化酶缺乏症等。以上原因造成活性维生素 D 减少，使肠钙吸收减少和尿钙增多，导致血钙降低。

（2）甲状旁腺功能减退症（hypoparathyroidism）　①PTH 缺乏：甲状旁腺切除或甲状腺手术误切除甲状旁腺，遗传因素或自身免疫导致甲状旁腺发育障碍或损伤；②PTH 抵抗：假性甲状旁腺功能减退症患者，PTH 的靶器官受体异常，此时，破骨减少，成骨增加，造成一时性低钙血症。

（3）慢性肾衰竭　①肾排磷减少，血磷升高，因血液钙磷乘积为一常数，故血钙降低；②肾实质破坏，使 $1,25-(OH)_2D_3$ 生成不足，肠钙吸收减少；③血磷升高，肠道分泌磷酸根增多，与食物钙结合形成难溶的磷酸钙随粪便排出；④毒物损伤肠道，而影响肠道钙、磷吸收；⑤慢性肾衰竭时，骨骼对 PTH 敏感性降低，骨动员减少。

（4）镁缺乏　会抑制 PTH 分泌，影响 PTH 的骨吸收作用，使骨盐 $Mg^{2+}-Ca^{2+}$ 交换障碍。

（5）急性胰腺炎　致机体对 PTH 的反应性降低，胰高血糖素和 CT 分泌亢进，胰腺炎症和坏死释放出的脂肪酸与钙结合成钙皂而影响肠吸收。

（6）其他　低白蛋白血症（肾病综合征）、妊娠、大量输血等。

2. 对机体的影响

（1）对神经肌肉的影响　低血钙时，神经、肌肉的兴奋性增加，可出现肌肉痉挛、手足搐搦、喉痉挛和惊厥。

（2）对骨骼的影响　维生素 D 缺乏引起的佝偻病可表现为囟门闭合延迟、方颅、鸡胸、串珠肋、手足镯、膝内翻（O 形腿）或膝外翻（X 形腿）等，成人可表现为骨软化、骨质疏松和纤维性骨炎等。

（3）对心肌的影响　Ca^{2+} 对心肌细胞 Na^+ 内流具有竞争抑制作用，称为膜屏障作用。低血钙对 Na^+ 内流的膜屏障作用减小，使心肌兴奋性和传导性升高。但因膜内外 Ca^{2+} 的浓度差减小，Ca^{2+} 内流减慢，致动作电位平台期延长，不应期亦延长。心电图表现为 Q-T 间期延长，T 波低平或倒置。

（4）其他　婴幼儿缺钙时，免疫力低下，易发生感染。慢性缺钙，可致皮肤干燥、脱屑、指甲易脆和毛发稀疏等。

3. 防治原则　纠治原发疾病。为缓解症状，可静脉注射葡萄糖酸钙或氯化钙。在补充钙剂的基础上，给予维生素 D。因镁缺乏引起的低钙血症，单纯补钙难以见效，需要纠正低镁血症。

三、高钙血症

当血清蛋白浓度正常时，血清钙大于 2.75 mmol/L，或血清游离 Ca^{2+} 大于 1.25 mmol/L，称为高钙血症（hypercalcemia）。

1. 病因和发病机制

(1) 甲状旁腺功能亢进症　原发性甲状旁腺功能亢进症常见于甲状旁腺腺瘤、增生或腺癌,这是高钙血症的主要原因。由于 PTH 过多,促进溶骨、肾重吸收钙和维生素 D 活化,而引起高钙血症。

(2) 恶性肿瘤　如白血病、多发性骨髓瘤等和恶性肿瘤骨转移是引起血钙升高的最常见原因。这些肿瘤细胞可分泌破骨细胞激活因子,这种多肽因子能激活破骨细胞。肾癌、胰腺癌、肺癌等即使未发生骨转移亦可引起高钙血症,这与前列腺素(尤其是 PGE_2)增多导致溶骨作用有关。

(3) 维生素 D 中毒　治疗甲状旁腺功能减退症或预防佝偻病而长期服用大量维生素 D 可造成维生素 D 中毒,其所致高钙血症、高磷血症可引起头痛、恶心等一系列症状及软组织和肾的钙化。

(4) 甲状腺功能亢进症　甲状腺素具有溶骨作用,中度甲状腺功能亢进症患者约 20% 伴高钙血症。

(5) 其他　如肾上腺功能不全、维生素 A 摄入过量、类肉瘤病、应用使肾对钙重吸收增多的噻嗪类药物等。

2. 对机体的影响

(1) 对神经肌肉的影响　高钙血症可使神经肌肉兴奋性降低,表现为乏力、表情淡漠、喉痉挛、惊厥、腱反射减弱,严重患者可出现精神障碍、木僵和昏迷。

(2) 对心肌的影响　高血钙时,Ca^{2+} 对 Na^+ 内流的膜屏障作用增强,心肌兴奋性和传导性降低。Ca^{2+} 内流加速,致动作电位平台期缩短,复极加速。心电图表现为 Q-T 间期缩短、房室传导阻滞。

(3) 肾损害　肾对高血钙较敏感,Ca^{2+} 主要损伤肾小管。早期表现为浓缩功能障碍,晚期可发展为肾衰竭。

(4) 其他　多处异位钙化灶形成,如血管壁、关节、肾、软骨、胰腺、鼓膜等,引起相应组织器官功能损害。

血清钙大于 4.5 mmol/L 时,可发生高钙血症危象,如严重脱水、高热、心律失常、意识不清等,患者易死于心搏骤停、坏死性胰腺炎和肾衰竭等。

3. 防治原则　①一般疗法:停用钙剂,大量饮水或静脉输液;②病因治疗:针对不同病因积极控制原发病,如甲状旁腺功能亢进症者切除甲状旁腺可治愈;③降钙治疗:使用利尿药、降钙素、糖皮质激素及透析疗法等。

四、低磷血症

血清无机磷浓度低于 0.8 mmol/L,称为低磷血症(hypophosphatemia)。

1. 病因和发病机制

(1) 磷吸收不足　如长期营养不良或剧烈呕吐、腹泻,$1,25-(OH)_2D_3$ 不足,吸收不良综合征及过量应用结合磷酸的抗酸药(氢氧化铝、碳酸铝等)。

(2) 尿磷排泄增加　如急性酒精中毒、甲状旁腺功能亢进症(原发性、继发性)、肾小管性酸中毒、维生素 D 抵抗性佝偻病、代谢性酸中毒、糖尿病及应用糖皮质激素和利尿药。

(3) 磷向细胞内转移　如应用促进合成代谢的胰岛素、雄性激素和糖类(葡萄糖、果糖、甘油),再喂养综合征,呼吸性碱中毒(激活磷酸果糖激酶,促使葡萄糖和果糖磷酸化)等。

2. 对机体的影响　低磷血症主要引起 ATP 合成不足和红细胞内 2,3-DPG 减少。轻者无症状,重者可有肌无力、感觉异常、鸭态步、骨痛、佝偻病、病理性骨折、易激惹、精神错乱、抽搐、昏迷等。

3. 防治原则　治疗原发病,及时诊断,适当补磷。轻中度患者可给予口服治疗,急性重症患者需胃肠补充治疗。

五、高磷血症

血清磷成人大于 1.6 mmol/L,儿童大于 1.9 mmol/L,称高磷血症(hyperphosphatemia)。

1. 病因和发病机制

(1) 肾功能不全　急、慢性肾功能不全是高磷血症最常见的原因。肾小球滤过率低于 30 ml/min 时,肾排磷减少,血磷上升。继发性 PTH 分泌增多,使骨盐释放增加,加重高磷血症。

(2) 甲状旁腺功能减退症(原发性、继发性和假性)　使尿排磷减少,导致血磷增高。

(3) 维生素 D 中毒　促进小肠及肾对磷的重吸收。

(4) 磷向细胞外移出　见于急性酸中毒、骨骼肌破坏、高热、恶性肿瘤(化学治疗)、淋巴细胞白血病。

(5) 其他　如甲状腺功能亢进症,可促进溶骨;肢端肥大症活动期生长激素增多,可促进肠钙吸收和减少尿磷排泄;使用含磷轻泻药及磷酸盐静脉注射。

2. 对机体的影响　急性严重高磷血症可抑制肾 1α- 羟化酶,导致低钙血症,常发生迁移性钙化、心力衰竭、低血压、急性多发性关节痛等与低钙血症和异位钙化有关的临床表现。

3. 防治原则　治疗原发病,降低肠吸收磷,增加补液量,促进磷的排出,必要时使用透析疗法。

● 本 章 小 结 ●

正常人水、电解质的摄取和排出处于动态平衡。体内、外环境的变化常可导致水、电解质代谢紊乱。水、钠平衡紊乱常同时或先后发生,根据体液容量的变化分为体液容量过少(脱水)和体液容量过多(水肿和水中毒等)。在体液容量减少的同时,常伴有渗透压的改变。高渗性脱水主要造成细胞内液减少,临床上口渴感明显。低渗性脱水以细胞外液丢失为主,早期易发生休克。等渗性脱水主要丢失细胞外液,对细胞内液影响不大。细胞内、外液容量增多且渗透压降低的病理过程称水中毒,由于脑细胞肿胀和脑组织水肿使颅内压增高,可产生严重后果。水肿是在组织间隙或体腔中积聚过多的液体,而渗透压没有明显改变的病理过程。水肿发生的基本机制是组织液生成大于回流和钠、水潴留。

低钾血症和高钾血症对机体的影响主要体现在神经肌肉兴奋性的变化、心肌生理特性的改变和功能损害及酸碱平衡异常等方面。严重高钾血症可导致心室颤动和心搏骤停。

镁、钙和磷与人体许多生理功能密切相关,一旦出现紊乱会导致一系列生命活动异常甚至疾病。

（李　皓　马朋林）

ℯ 数字课程学习

⬇教学PPT　　✍自测题

第三章

酸碱平衡失调

机体内环境的酸碱度必须保持在较窄的适宜范围内,才能维持正常的生理代谢功能。人体体液的酸碱度用动脉血 pH 表示,通常波动在 7.35~7.45,平均值 7.40,呈弱碱性。当 pH 低于 6.8 或高于 7.8 时,可以引起严重的细胞功能紊乱,甚至导致死亡。在正常生命活动过程中,虽然机体不断摄入和产生酸性及碱性物质,但通过体液和细胞的缓冲作用以及肺和肾的调节功能可以实现体液 pH 的稳定。生理情况下,机体这种自觉维持体液酸碱度相对稳定性的能力,即维持 pH 在恒定范围内的过程,称为酸碱平衡(acid-base balance)。

病理情况下,机体出现酸或碱超量负荷、严重不足或(和)调节机制障碍,而导致机体内环境酸碱度的稳定性被破坏的过程,称为酸碱平衡失调(acid-base imbalance)。临床上,酸碱平衡失调多是某些疾病或病理过程的继发性变化,一旦发生,就会使病情更为复杂、严重,甚至危及患者的生命。因此,及时发现酸碱平衡失调并正确处理,常是许多疾病治疗成功与否的关键。随着对酸碱平衡理论认识的不断深入和自动化血气分析仪的广泛使用,酸碱平衡失调的判断作为临床日常诊疗的基本手段而受到普遍重视。

本章以细胞外液的酸碱状态为基础,分别介绍机体酸碱平衡的维持及病理情况下各种酸碱平衡失调的原因、代偿调节机制和对机体的影响等内容,为临床上防治酸碱平衡失调提供理论依据。

第一节　酸碱的自稳态

一、体内酸碱物质的来源

Lowry 等于 1923 年提出了酸碱的概念,认为在化学反应中,凡能释放出 H^+ 的物质是酸,如 HCl、H_2SO_4、H_2CO_3、NH_4^+、CH_3COOH 等;凡能接受 H^+ 的物质则是碱,如 OH^-、SO_4^{2-}、HCO_3^-、NH_3、CH_3COO^- 等。一种化学物质作为酸释放出 H^+ 的同时,必然有一种碱的生成,称为共轭碱,如 $H_2CO_3 \longrightarrow H^+ + HCO_3^-$;而当一种化学物质作为碱接受 H^+ 时,也必然有一种酸的形成,如 $NH_3 + H^+ \longrightarrow NH_4^+$。因此,酸总是与相应的碱形成一个共轭体。例如:

$$H_2CO_3 \rightleftharpoons H^+ + HCO_3^-$$

$$H_2PO_4^- \rightleftharpoons H^+ + HPO_4^{2-}$$

人体内的酸性或碱性物质,主要来源于物质代谢过程。机体从食物或药物中也可摄取少量的酸或碱。在普通膳食条件下,机体产生的酸性物质远远超过碱性物质。

(一)酸的来源

体内的酸主要有两类,即挥发酸和固定酸。

1. 挥发酸(volatile acid)　糖、脂质和蛋白质在氧化分解过程中产生能量的同时,不断地脱氢、脱羧,释

放出的 CO_2 与 H_2O 可结合形成碳酸(H_2CO_3)。碳酸性质不稳定,可以释放出 H^+,也可转变成 CO_2 气体从肺排出体外,故称为挥发酸。成人在安静状态下每天可以产生 $300 \sim 400$ L 的 CO_2,如果这些 CO_2 全部与水合成 H_2CO_3,则释放出的 H^+ 可达 $13 \sim 15$ mol。物质代谢产生的 CO_2 是体内酸性物质的主要来源。任何能导致机体代谢速度增加的情况都可使 CO_2 产生增多,导致动脉血 CO_2 分压($PaCO_2$)升高,如运动、发热、基础代谢率升高等。通常,我们把肺对 H_2CO_3 的调节,即对 CO_2 排出量的调节,称为酸碱平衡的呼吸性调节。

$$H^+ + HCO_3^- \rightleftharpoons H_2CO_3 \rightleftharpoons H_2O + CO_2$$

H_2CO_3 分解为 H_2O 和 CO_2 的可逆反应可自发地缓慢进行,但在碳酸酐酶(carbonic anhydrase,CA)的作用下,其反应速度则可明显加快。碳酸酐酶主要存在于红细胞、肺泡上皮细胞、肾小管上皮细胞及胃黏膜细胞,在 HCO_3^- 的生成过程中发挥重要的调节作用。

2. 固定酸(fixed acid) 指机体内除 H_2CO_3 以外的所有酸性物质,它们不能直接生成 CO_2 由肺呼出,而只能经肾随尿排出体外,故又称为非挥发性酸(nonvolatile acid)。固定酸包含多种酸性物质,如糖酵解产生的甘油酸、丙酮酸和乳酸,以及糖有氧氧化生成的三羧酸,脂肪代谢产生的 β- 羟基丁酸和乙酰乙酸,蛋白质分解产生的 H_2SO_4、H_3PO_4、尿酸等。此外,固定酸也可来源于食物或酸性药物,但量相对较少。固定酸产生的总量比挥发酸少得多,成人在生理条件下每天由固定酸释放的 H^+ 为 $50 \sim 100$ mmol。固定酸主要通过肾进行调节,称为酸碱的肾性调节。

(二)碱的来源

体内的碱性物质主要来源于食物,特别是蔬菜和水果中所含的有机酸盐,如柠檬酸盐、苹果酸盐、草酸盐等均可接受 H^+,分别转化为柠檬酸、苹果酸和草酸,在体内可经三羧酸循环最终产生 CO_2 和 H_2O;而其所含的 K^+ 或 Na^+ 则与 HCO_3^- 结合形成碱性盐。此外,物质代谢过程中也可产生少量的碱性物质,如氨基酸脱氨基产生的 NH_3,可经肝代谢生成尿素;肾小管上皮细胞分泌的 NH_3 可接受原尿中的 H^+ 生成 NH_4^+。

二、酸碱平衡的调节

机体对酸碱具有强大的缓冲调节作用,主要包括以下 4 个方面(图 3-1)。

📹 拓展视频3-1 历史上的酸碱平衡

(一)血液的缓冲作用

血液缓冲系统由弱酸(缓冲酸)及其共轭碱(缓冲碱)组成。这种组成既有利于缓冲体内增多的酸性物质,也有利于缓冲体内增多的碱性物质。例如,碳酸氢盐缓冲系统由 HCO_3^-/H_2CO_3 组成,当血液中出现强酸(如 HCl)或强碱(如 NaOH)时,可发生如下的缓冲反应:

$$HCl + NaHCO_3 \longrightarrow NaCl + H_2CO_3$$
$$\longrightarrow CO_2 + H_2O$$
$$NaOH + H_2CO_3 \longrightarrow NaHCO_3 + H_2O$$

血液缓冲系统主要由碳酸氢盐缓冲系统、血浆蛋白缓冲系统、磷酸盐缓冲系统、血红蛋白和氧合血红蛋白缓冲系统组成(表 3-1)。当血中 H^+ 过多时,反应向左移动,使 H^+ 浓度不至于发生大幅度的增高,共轭碱的浓度也会降低;当 H^+ 减少时,反应则向右移动,使 H^+ 浓度得到部分恢复,同时共轭碱的浓度也会增加。

血液中这 5 种缓冲系统的含量与分布不同(表 3-2)。与其他缓冲系统相比,碳酸氢盐缓冲系统最为重要,具有明显的特点:①含量最高(占全血缓冲系统含量的 53%,主要分布在细胞外液中,见表 3-2);②为开放性缓冲系统,缓冲能力最强,缓冲过程中所产生的 CO_2 可通过肺的呼吸活动被排出体外,而 HCO_3^- 则可通过肾进行调节,使血液的缓冲调节与肺的呼吸调节和肾的调节有机地联合起来协同作用,明显增大了碳酸氢盐缓冲系统的缓冲能力,远远超出其化学反应本身所能达到的程度。但是,HCO_3^-/H_2CO_3 不能缓冲体内挥发酸。对挥发酸的缓冲主要靠体内非碳酸氢盐缓冲系统,特别是血红蛋白和氧合血红蛋白缓冲系统。

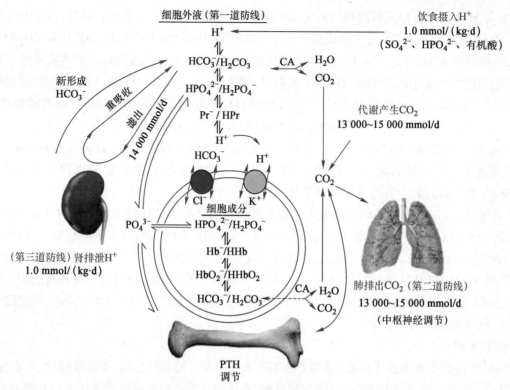

图 3-1　酸碱的生成、缓冲与调节

表 3-1　全血中的缓冲系统

缓冲酸 ⇌ 缓冲碱
$H_2CO_3 \rightleftharpoons H^+ + HCO_3^-$
$H_2PO_4^- \rightleftharpoons H^+ + HPO_4^{2-}$
$HPr \rightleftharpoons H^+ + Pr^-$
$HHb \rightleftharpoons H^+ + Hb^-$
$HHbO_2 \rightleftharpoons H^+ + HbO_2^-$

表 3-2　全血中各缓冲系统的含量与分布

缓冲系统	占全血缓冲系统(%)
血浆 HCO_3^-	35
细胞内 HCO_3^-	18
Hb^- 及 HbO_2^-	35
Pr^-	7
HPO_4^{2-}	5

(二)细胞在酸碱平衡调节中的作用

细胞对酸碱平衡的调节作用有两种方式,即细胞内外的离子交换和细胞内液缓冲系统的缓冲。细胞对酸碱平衡发挥调节作用,首先通过细胞内外的离子交换来实现,如可通过 H^+-K^+、H^+-Na^+、Na^+-K^+ 交换等,其中,H^+-K^+ 交换较重要。当细胞外液 H^+ 增加时,H^+ 可顺浓度梯度差弥散进入细胞内,细胞内 K^+ 则移出至细胞外以维持电中性,所以酸中毒时往往会伴有高钾血症;当细胞外液 H^+ 减少时,H^+ 由细胞内移出,细胞外 K^+ 则进入细胞内,因而碱中毒时往往会伴有低钾血症。通过阴离子交换蛋白(anion exchanger,AE)进行的 Cl^--HCO_3^- 交换也十分重要。Cl^- 是可以自由穿过细胞膜的阴离子,当原尿中 Cl^- 升高时,可通过 Cl^--HCO_3^- 交换使 HCO_3^- 从肾排出。体内许多细胞都有 AE,在 Cl^- 浓度变化的驱动下,可使 HCO_3^- 进出细胞以调节酸碱平衡。

细胞内液的缓冲系统包括 HCO_3^-/H_2CO_3、Hb^-/HHb、HbO_2^-/$HHbO_2$、HPO_4^{2-}/$H_2PO_4^-$ 及有机磷酸盐,其中以 Hb^-/HHb、HbO_2^-/$HHbO_2$ 为主,可对通过离子交换进入细胞内的 H^+ 进行缓冲。细胞内液含量大(约占体重的 40%),也是一个缓冲池,对酸碱平衡的调节发挥重要作用。

（三）肺在酸碱平衡调节中的作用

物质代谢过程中产生的大量 CO_2，必须通过肺的呼吸运动及时地排出体外，才能保持血液中 HCO_3^- 和 H_2CO_3 的正常比值，维持机体的酸碱平衡。呼吸运动受延髓呼吸中枢的控制，而延髓呼吸中枢的兴奋性则受中枢化学感受器和外周化学感受器的调节。

1. 中枢化学感受器调节　中枢化学感受器位于延髓腹外侧浅表部位，接受脑脊液及脑间质液中 H^+ 的刺激而兴奋。血液中的 H^+ 不易透过血脑屏障，对中枢化学感受器的直接兴奋作用很弱；而 CO_2 作为脂溶性物质容易透过血脑屏障，与水结合生成 H_2CO_3，使脑脊液及脑间质液 pH 降低，H^+ 浓度增高，兴奋中枢化学感受器。因此，延髓中枢化学感受器对 $PaCO_2$ 的变化非常敏感，当血液中 CO_2 浓度增高时，可反射性地引起呼吸加深、加快，增加肺泡通气量，排出 CO_2 增多，从而降低 $PaCO_2$ 和血浆中 H_2CO_3 浓度；当 $PaCO_2$ 降低时，则使中枢化学感受器的兴奋性降低，呼吸浅、慢甚至出现呼吸暂停，排出 CO_2 减少，使 $PaCO_2$ 和血浆中 H_2CO_3 浓度有一定程度的增高。但是，当 $PaCO_2 \geqslant 80$ mmHg 时，则会产生 CO_2 麻醉（carbon dioxide narcosis），呼吸中枢的兴奋性反而会受到抑制。

2. 外周化学感受器调节　外周化学感受器主要有主动脉体和颈动脉体感受器，尤其是颈动脉体能感受动脉血氧分压（PaO_2）、pH 和 $PaCO_2$ 变化的刺激。低氧（$PaO_2 < 60$ mmHg）、pH 降低或 $PaCO_2$ 升高时，可以刺激外周化学感受器，反射性引起呼吸中枢兴奋，使呼吸加深、加快，CO_2 排出增多，血浆 H_2CO_3 浓度降低。但严重缺氧时，低氧对呼吸中枢的直接抑制作用强于外周化学感受器的兴奋作用，呼吸将表现为抑制。

（四）肾在酸碱平衡调节中的作用

肾通过排出固定酸来源的 H^+、重吸收滤过的 HCO_3^- 和生成新的 HCO_3^- 参与酸碱平衡的调节。近端小管主要以 H^+-Na^+ 交换的方式泌 H^+，并以 CO_2 的形式重吸收肾小球滤过的 HCO_3^-。远端小管和集合管主要以主动转运的方式泌 H^+，同时生成 HCO_3^-。另一方面，肾小管的磷酸盐缓冲系统、氨缓冲系统可以中和尿液中的 H^+，并伴随 HCO_3^- 的形成。普通饮食条件下的尿液 pH 在 6.0 左右，但在酸碱平衡失调时，pH 可降至 4.4 或升至 8.0，体现了肾强大的酸碱调节能力。

1. 近端小管泌 H^+ 和重吸收 HCO_3^-　正常情况下，H^+ 的分泌和 HCO_3^- 的重吸收 85%～90% 发生在近端小管。其机制是：①近端小管上皮细胞内含有大量的碳酸酐酶（CA），能催化 CO_2 与 H_2O 结合生成 H_2CO_3，继而解离出 H^+ 和 HCO_3^-。②近端小管管腔中的 $NaHCO_3$ 被解离为 Na^+ 和 HCO_3^-，Na^+ 可顺电化学梯度被重吸收进入肾小管上皮细胞内，同时通过 H^+-Na^+ 交换体将细胞内的 H^+ 分泌到管腔中，即发生了 H^+-Na^+ 交换。Na^+ 进入细胞内，是一种继发性主动转运过程，其能量主要来源于基底侧膜的 Na^+-K^+-ATP 酶。当 Na^+-K^+ 泵主动将 Na^+ 泵进血液循环时，其数量明显多于被同时泵回细胞内的 K^+，为管腔中的 Na^+ 顺电化学梯度转运入细胞内创造了条件。③H^+ 被分泌入管腔后，与管腔内 $NaHCO_3$ 解离后留下的 HCO_3^- 结合生成 H_2CO_3。近端小管上皮细胞管腔面的刷状缘富含 CA，将 H_2CO_3 分解为 CO_2 和 H_2O。CO_2 因脂溶性而迅速弥散进入肾小管上皮细胞内，再在细胞内 CA 的作用下与 H_2O 结合生成 H_2CO_3，完成一次近端小管上皮细胞泌 H^+ 和重吸收 HCO_3^- 的循环。由此可见，近端小管管腔中的 HCO_3^- 是以 CO_2 的形式被重吸收的。④进入近端小管上皮细胞内的 Na^+，还可通过肾小管上皮细胞基底侧膜的 Na^+-HCO_3^- 载体，与细胞内 HCO_3^- 同向转运进入血液循环，实现 $NaHCO_3$ 的重吸收（图 3-2A）。

2. 远端小管泌 H^+ 及生成 HCO_3^-　当原尿流经远端小管和集合管时，尿液 pH 因主动泌 H^+ 而显著下降。尿液的这种远端酸化作用（distal acidification），是由远端小管上皮细胞和集合管闰细胞承担的。闰细胞中的 CA 催化 CO_2 与 H_2O 结合生成 H_2CO_3，进而解离出 H^+ 和 HCO_3^-。闰细胞又称泌 H^+ 细胞，它泌 H^+ 时没有 Na^+ 的转运，而是通过 H^+-ATP 酶泵泌 H^+ 或通过 H^+-K^+-ATP 酶泵泌 H^+ 并交换 K^+。H^+ 通过这种方式主动分泌到远端小管腔后，与管腔中的碱性 HPO_4^{2-} 结合生成可滴定酸 $H_2PO_4^-$，完成尿液远端酸化作用。而闰细胞内的 HCO_3^-，则在基底侧膜通过 Cl^--HCO_3^- 交换体交换而重吸收进入血液循环（图 3-2B）。在这个过程中，每一个 H^+ 与 HPO_4^{2-} 结合，都形成并重吸收一个新的 HCO_3^-。现已证明，近端小管大约也有 1/3 的泌 H^+

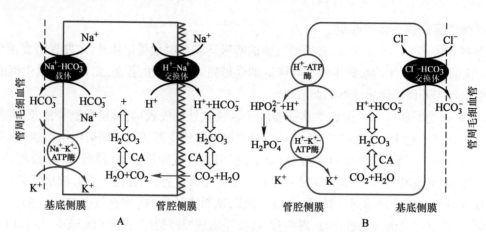

图 3-2　近端小管和集合小管泌 H^+、重吸收 HCO_3^- 过程示意图

A. 近端小管上皮细胞；B. 闰细胞

是通过这一方式完成的。

3. 排 NH_4^+ 及生成 HCO_3^-　NH_4^+ 在肾的产生和排出是 pH 依赖性的，即酸中毒越严重，尿中排 NH_4^+ 量越多。近端小管上皮细胞是产 $NH_3 \cdot NH_4^+$ 的主要场所，产 NH_3 的机制与谷氨酰胺的代谢有关。酸中毒时，谷氨酰胺酶的活性增强。谷氨酰胺在谷氨酰胺酶的作用下水解产生氨（NH_3）和谷氨酸，谷氨酸又脱 NH_3 生成 α- 酮戊二酸，α- 酮戊二酸经代谢可产生 2 分子 HCO_3^-。HCO_3^- 由基底侧膜 $Na^+-HCO_3^-$ 载体同向转运入血，而 NH_3 与细胞内 H_2CO_3 解离的 H^+ 结合生成 NH_4^+，通过 $NH_4^+-Na^+$ 交换体将 NH_4^+ 排入肾小管腔中（图 3-3A）。近端小管泌 NH_4^+ 的机制与 H^+-Na^+ 交换非常相似，以 $NH_4^+-Na^+$ 交换方式为主，由 Na^+-K^+-ATP 酶提供能量，同时伴有 $Na^+-HCO_3^-$ 载体同向转运，最终导致 2 个 NH_4^+ 的排出和 2 个新生 HCO_3^- 的重吸收。而远端小管和集合管主要通过非离子扩散泌 NH_3。NH_3 是脂溶性的，易通过细胞膜进入肾小管管腔。肾小管周围毛细血管弥散入细胞的 NH_3 和细胞内代谢产生的 NH_3，可进一步弥散进入肾小管腔，与管腔中肾小管上皮细胞所排泌的 H^+ 结合生成 NH_4^+。NH_4^+ 是水溶性的，不易通过细胞膜返回肾小管上皮细胞内，而随尿排出体外（图 3-3B）。由于该过程中的 H^+ 来自 CO_2 和 H_2O 的结合及 H_2CO_3 的解离，因此，每分泌 1 个 H^+ 就形成并重吸收 1 个 HCO_3^-。

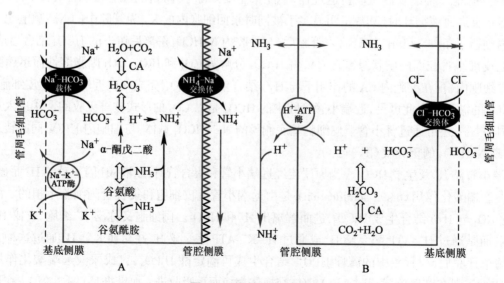

图 3-3　尿铵形成示意图

A. 近端小管上皮细胞；B. 集合管上皮细胞

在严重酸中毒时,当远端小管和集合管分泌的 H^+ 被磷酸盐缓冲后使尿液酸化,pH 下降至 4.8 左右时,不仅近端小管泌 NH_4^+ 增多,远端小管和集合管泌 NH_3 也增多,与管腔中 H^+ 结合,生成大量的 NH_4^+,最后以 NH_4Cl 形式排出体外。实际上,肾排 NH_4^+ 的过程就是泌 H^+ 的补充,是一种重要的适应性反应。

4. K^+–Na^+ 交换与 H^+–Na^+ 交换的竞争性抑制　在远端小管上皮细胞与管腔之间,既有 K^+–Na^+ 交换,又有 H^+–Na^+ 交换,主要调节 K^+ 的排泄。但在一些特殊的病理情况下,对调节血液的酸碱平衡也有一定作用。原尿中的 K^+ 在近端小管几乎全部被重吸收,终尿中的 K^+ 则是由远端小管分泌出来的。远端小管分泌的 K^+ 可与管腔中的 Na^+ 交换,排出 K^+,回收 Na^+,称为 K^+–Na^+ 交换;而 H^+–Na^+ 交换则是分泌 H^+,回收 Na^+。远端小管上皮细胞的 K^+–Na^+ 交换与 H^+–Na^+ 交换之间有竞争性抑制作用。酸中毒时,H^+ 分泌增多,K^+ 分泌受竞争性抑制而减少,即在 H^+–Na^+ 交换占优势时,K^+–Na^+ 交换会受抑制,反之亦然。

在以上 4 种对酸碱平衡失调的代偿调节方式中,作用时间及作用强度是有显著差别的。血液缓冲系统是机体维持酸碱稳态的第一道防线,其缓冲作用迅速而有效,在 10 min 内即可完成,能明显影响酸碱平衡的参数变化,但由于人体缓冲物质的总量有限,而缓冲反应只能将强酸转变为弱酸,强碱转变为弱碱,并不能彻底排出酸或碱,所以其缓冲作用不能持久。细胞调节酸碱平衡的作用主要通过离子交换方式进行,其缓冲作用往往需要 3~4 h 才能显现出来,虽然其缓冲能力较大,但由于 H^+–K^+ 交换,可到高钾血症或低钾血症。肺调节酸碱平衡的效能最大,可在数分钟内起效,30 min 达高峰,可视为酸碱稳态的第二道防线。但如果呼吸深、快,能耗会增多;若持续浅、慢呼吸,又会导致缺氧,因而肺的呼吸调节作用也难以持久。在急性酸碱平衡失调时,肺的呼吸代偿作用最为突出,但仅对挥发酸有调节作用,不能直接调节固定酸。肾的调节作用比较缓慢,是酸碱稳态的第三道防线。它通常在数小时后才起作用,3~5 日达高峰,但其作用持续时间较长,能有效地排出固定酸,重吸收 $NaHCO_3$,使 pH 恢复至正常或接近正常范围。因此,在慢性酸碱平衡失调时,肾的代偿调节作用十分重要。

此外,骨骼组织也会参与酸碱平衡的代偿调节。在甲状旁腺激素(PTH)的作用下,沉积在骨骼中的磷酸盐、碳酸盐等均可释放入血,对 H^+ 进行缓冲。在急性和慢性酸中毒的过程中,骨骼的缓冲作用非常重要,但其后果可能引起骨质脱钙、骨软化等病理变化,因而不是一种生理性的酸碱平衡调节方式。

第二节　反映酸碱平衡常用指标的意义及其相互关系

反映酸碱平衡的常用指标主要有:pH、$PaCO_2$、HCO_3^-、碱剩余(BE)、阴离子间隙(AG)等。

一、pH 和 H^+ 浓度

pH 是指血液中 H^+ 浓度(nmol/L)的负对数值,即 $pH = -lg[H^+]$。pH 与 H^+ 浓度有明显的量变关系,pH 越高,H^+ 浓度越低。正常人动脉血 pH 为 7.35~7.45,相当于 H^+ 浓度 =45~35 nmol/L,pH 平均值为 7.40,相当于 H^+= 40 nmol/L(表 3-3);静脉血 pH 比动脉血 pH 低 0.02~0.10。

表 3-3　pH 和 H^+ 浓度对照

pH	7.80	7.70	7.60	7.50	7.40	7.30	7.20	7.10	7.00	6.90	6.80
H^+ 浓度(nmol/L)	16	20	26	32	40	50	63	80	100	125	160

pH 是反映血液酸碱度的指标,主要由 HCO_3^-/H_2CO_3 比值决定,当其比值为 20/1 时,pH=7.4。根据 pH,可以判断机体是酸中毒还是碱中毒,pH < 7.35 为酸中毒(acidosis),pH > 7.45 则为碱中毒(alkalosis)。值得注意的是,当 HCO_3^- 或 H_2CO_3 任何一方发生改变时,机体可以通过代偿调节使两者中另一方发生继发

性同方向变化。如果两者比值仍然维持20/1,pH就不会发生明显变化。因此,当pH在正常范围内时(7.35～7.45),则可能为以下情况:①没有酸碱平衡失调;②处于酸中毒或碱中毒的代偿性阶段;③同时存在程度相当的酸中毒和碱中毒,如代谢性酸中毒合并呼吸性碱中毒,呼吸性酸中毒合并代谢性碱中毒等。

同时,根据pH虽然可以判断出机体是酸中毒还是碱中毒,但却不能识别是呼吸性的还是代谢性的酸碱平衡失调。进一步判定酸碱平衡失调的性质,必须参考其他血气指标,并结合病史进行综合判断。

二、动脉血二氧化碳分压

动脉血二氧化碳分压($PaCO_2$)是指血浆中呈物理溶解状态的CO_2分子所产生的张力。机体代谢产生的CO_2由静脉血带到右心,然后通过肺血管进入肺泡,随呼气排出体外。由于CO_2通过呼吸膜的弥散速度非常快,故$PaCO_2$与P_ACO_2(肺泡气CO_2分压)基本相等,测定$PaCO_2$可了解肺泡通气情况。肺泡通气不足时,$PaCO_2$升高;而肺泡通气过度时,$PaCO_2$下降。因此,$PaCO_2$是反映呼吸因素的指标。$PaCO_2$正常值为35～45 mmHg,平均值为40 mmHg。由$PaCO_2$原发性改变所引起的酸碱平衡失调,称为呼吸性酸碱平衡失调。$PaCO_2 > 45$ mmHg,说明肺泡通气不足,造成CO_2潴留,可见于呼吸性酸中毒或代偿后的代谢性碱中毒;$PaCO_2 < 35$ mmHg,说明肺泡通气过度,CO_2排出体外过多,可见于呼吸性碱中毒或代偿后的代谢性酸中毒。

三、实际碳酸氢盐和标准碳酸氢盐

实际碳酸氢盐(actual bicarbonate, AB)是指隔绝空气的血液标本,在实际$PaCO_2$、血氧饱和度及体温条件下所测得的血浆HCO_3^-含量。在取血测定过程中,一定要使血样隔绝空气,并要尽快测量,以免血样CO_2逸出和(或)空气中O_2渗入而影响结果。AB既受代谢因素的影响,也受呼吸因素的影响。$PaCO_2$升高或下降,都会使AB发生改变。

标准碳酸氢盐(standard bicarbonate, SB)是指全血在标准条件下(即$PaCO_2$为40 mmHg,血氧饱和度为100%,温度为38℃)所测得的血浆HCO_3^-含量。由于血样经过标准化,排除了呼吸因素的影响,故SB仅是反映酸碱平衡代谢性因素的指标。SB在代谢性酸中毒时降低,在代谢性碱中毒时升高;但在慢性呼吸性碱中毒或慢性呼吸性酸中毒时,由于有肾代偿,也可以发生继发性降低或升高。

正常人AB=SB。其正常值为22～27 mmol/L,平均值为24 mmol/L。但是,在病理情况下,AB和SB的值可不相等,其差值反映呼吸性因素对酸碱平衡的影响。如果AB > SB,说明通气不畅,体内有CO_2潴留,见于呼吸性酸中毒或代偿后的代谢性碱中毒;如果AB < SB,说明通气过度,体内CO_2量减少,见于呼吸性碱中毒或代偿后的代谢性酸中毒。

四、缓冲碱

缓冲碱(buffer base, BB)是指血液中一切具有缓冲作用的负离子缓冲碱的总和,包括血浆和红细胞内的HCO_3^-、Hb^-、HbO_2^-、Pr^-和HPO_4^{2-}等,通常以氧饱和的全血在标准条件下测定,正常值为45～52 mmol/L,平均值为48 mmol/L。它是反映代谢因素的指标。BB < 45 mmol/L,见于代谢性酸中毒;BB > 52 mmol/L,见于代谢性碱中毒。

五、碱剩余

碱剩余(base excess, BE)是指在标准条件下,用酸或碱滴定全血标本至pH等于7.40时,所需酸或碱的量(mmol/L)。如用酸滴定,才能使血液pH达7.40,说明受测血标本碱过剩,BE用正值表示(+BE);如用碱滴定,才能使血液pH达7.40,说明受测血标本碱缺失,BE用负值表示(-BE)。BE正常值为(0 ± 3)mmol/L。由于测定BE时,血液标本已经标准化,故BE不受呼吸因素的影响,只是反映代谢因素的指标。BE正值增大,提示血液中碱性物质过多,见于代谢性碱中毒或代偿后的慢性呼吸性酸中毒;BE负值增大,提示血液中碱性物质不足,见于代谢性酸中毒或代偿后的慢性呼吸性碱中毒。BE 为负值时又可称为碱缺失,是机体补碱的重要依据。

六、阴离子间隙

阴离子间隙(anion gap,AG)是指血浆中未测定的阴离子(undetermined anion,UA)与未测定的阳离子(undetermined cation,UC)的差值,即 AG=UA−UC。

正常人血浆中,阴、阳离子总当量数是相等的,这样才能保持电中性。Na^+ 是主要的阳离子,占全部阳离子总和的 90% 以上,又称可测定的阳离子;HCO_3^- 和 Cl^- 是主要的阴离子,约占全部阴离子总和的 85%,又称可测定的阴离子。此外,血浆中还含有 UA 和 UC,UA 包括 Pr^-、HPO_4^{2-}、SO_4^{2-} 和有机酸根等,UC 包括 K^+、Ca^{2+}、Mg^{2+} 等。

由于阴、阳离子总当量数相等,故有 $Na^+ + UC = (Cl^- + HCO_3^-) + UA$。移项后成为 $Na^+ - (Cl^- + HCO_3^-) = UA - UC$,所以,$AG = UA - UC = Na^+ - (Cl^- + HCO_3^-)$,故 $AG = 140 - (104 + 24) = 12$(mmol/L),波动范围是 (12 ± 2) mmol/L(图 3-4)。

正常情况下,影响 AG 的未测定阴离子主要来源于白蛋白,因此存在低白蛋白血症时,预计的 AG 基线值应该下调。血浆白蛋白浓度每下降 10 g/L,AG 正常值下降约 2.5 mmol/L。AG 既可升高,也可降低,但升高的意义较大。目前多以 AG > 16 mmol/L 作为判断是否有 AG 增高型代谢性酸中毒的标准。当磷酸根、硫酸根、乳酸根或水杨酸根等固定酸根产生增多或排出减少时,AG 增大。AG 降低在判断酸碱平衡失调方面意义不大,仅见于 UA 减少或 UC 增多时,如低白蛋白血症等。AG 的临床意义主要用于对代谢性酸中毒进行分类和混合型酸碱平衡失调的判断。

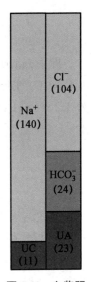

图 3-4 血浆阴离子间隙示意图(单位为 mmol/L)

七、Henderson-Hasselbalch 方程式

目前,临床上分析判断患者的酸碱情况,主要是在分析病史的基础上,通过血气分析仪测定的血气指标来判断。pH、$PaCO_2$、HCO_3^- 是常用的主要的血气指标。血气分析仪可直接用 pH 和 CO_2 两个离子选择电极测出血液的 pH 或 H^+ 及 $PaCO_2$,并根据 Henderson-Hasselbalch 方程式,计算出血液中实际 HCO_3^- 的含量。因此,该方程式在分析酸碱平衡失调时,能正确反映 pH、$PaCO_2$、HCO_3^- 三者之间的相互关系。

根据化学概念,溶液中的酸可解离出 H^+ 和对应的酸根离子,即有 $HA \rightleftharpoons H^+ \times A^-$。各种酸在水溶液中,其 H^+ 的解离程度是不一样的。这取决于酸本身的性质,可用解离常数 K 表示,即 $[HA] \times K = [H^+] \times [A^-]$。因此,溶液中的 H^+ 可据此计算出来:

$$[H^+] = K \times \frac{[HA]}{[A^-]}$$

血气分析过程中,血液样本的采集、保存等,都会对血气分析仪所测指标的准确性产生影响。所测值是否准确,可用上式进行验证。Kassier 等根据 Henderson-Hasselbalch 方程式原理,结合血气指标将此方程式简化为以下公式:$[H^+] = 24 \times PaCO_2 / [HCO_3^-]$,式中 $[H^+]$ 的单位是 nmol/L,$PaCO_2$ 的单位是 mmHg,HCO_3^- 的单位是 mmol/L。如果实际测得的 H^+ 值与计算结果不符,说明样本可能受温度、空气等因素的影响,所测结果不准确,需重新采样进行血气分析。

由于 pH 是指血液中 H^+ 浓度的负对数,故有:

$$pH = -\lg[H^+] = -\lg K + \lg\frac{[A^-]}{[HA]} = pK + \lg\frac{[A^-]}{[HA]}$$

该式说明,在解离常数恒定的情况下,溶液的 pH 取决于酸及其酸根的比值。在含有多种缓冲系统的血液中,多种酸与其酸根(共轭碱)并存,可影响血液 pH 的变化。由于 HCO_3^-/H_2CO_3 是血液中主要的缓冲对,故血液 pH 应为:

$$pH=pK_a+\lg\frac{[HCO_3^-]}{[H_2CO_3]}$$

即 Henderson-Hasselbalch 方程式中 H_2CO_3 浓度由 CO_2 溶解量(dCO_2)决定,根据 Henry 定律: $dCO_2=CO_2$ 在血中的溶解度($\alpha=0.03$)×$PaCO_2$。正常人体血浆 HCO_3^- 的浓度为 24 mmol/L,H_2CO_3 浓度为 1.2 mmol/L(即 $PaCO_2\times\alpha=40$ mmHg × 0.03),pK_a(碳酸解离常数的负对数)=6.1,代入方程式,则有:

$$pH=pK_a+\lg\frac{[HCO_3^-]}{\alpha\times PaCO_2}$$

$$=6.1+\lg\frac{24}{0.03\times40}=6.1+\lg\frac{24}{1.2}=6.1+1.3=7.4$$

上述结果表明,将血浆中的 HCO_3^- 和 H_2CO_3 浓度代入方程式,就能计算出接近实际的 pH。由于 pK_a 和 α 都为常数,故可将此 Henderson-Hasselbalch 方程式简化为:$pH\propto[HCO_3^-]/PaCO_2$。

该简化式准确地表达了 pH、HCO_3^- 和 $PaCO_2$ 三者之间的关系,在酸碱平衡失调的判断中具有十分重要的意义。根据此简化式,可以得出以下推论。

1. pH、HCO_3^- 和 $PaCO_2$(或 H_2CO_3)是决定体液酸碱平衡状态的三个基本参数。HCO_3^- 与 pH 呈正变关系,$PaCO_2$ 或 H_2CO_3 与 pH 呈反变关系。HCO_3^- 或 $PaCO_2$ 的原发改变决定了 pH 的改变方向。

2. 正常情况下,HCO_3^-/H_2CO_3 比值为 20:1。在酸碱平衡失调的发生发展过程中,若其中任何一项发生改变,使得两者比值不能维持 20:1,pH 将偏离正常值。比值增大,说明发生了碱中毒;比值变小,说明发生了酸中毒。其中一项发生改变,另一项则会通过机体的代偿活动,按比例做出相应的增减以维持两项参数的比值。若能使其比值仍维持在 20:1 左右,则 pH 会在正常范围之内;若不能使其比值维持在 20:1 左右,则 pH 会偏离出正常范围。

3. $PaCO_2$ 或 H_2CO_3 受呼吸因素的调节,而 HCO_3^- 则受肾的调节,即代谢因素的调节。因此,血液的 pH 受呼吸因素和代谢因素两方面的影响。

第三节　单纯型酸碱平衡失调

在病理情况下,因器官功能障碍、细胞代谢障碍或临床治疗措施不当等原因,使 pH 发生改变,超过了机体的代偿调节范围,必然伴有血液 pH 及其他反映酸碱平衡的有关指标的改变,导致酸碱平衡失调的发生。根据 pH 的变化,可将酸碱平衡失调分为酸中毒和碱中毒。HCO_3^- 是反映酸碱平衡的代谢性因素,$PaCO_2$ 是反映酸碱平衡的呼吸性因素;如果原发改变只是其中的一个因素,并导致酸碱平衡失调,称为单纯型酸碱平衡失调(simple acid-base imbalance)。因此,根据这两个因素的原发性变化,可将单纯型酸碱平衡失调分为代谢性酸碱平衡失调和呼吸性酸碱平衡失调,共有 4 种类型(表 3-4)。

表 3-4　单纯型酸碱平衡失调及代偿反应

类型	病因	pH	原发变化	主要代偿反应	继发变化
代谢性酸中毒	酸增多、HCO_3^- 减少或稀释、高钾血症	pH↓	HCO_3^-↓↓	通气↑	$PaCO_2$↓
代谢性碱中毒	酸丢失,HCO_3^- 增多、低钾血症	pH↑	HCO_3^-↑↑	通气↓	$PaCO_2$↑
呼吸性酸中毒	通气不足、吸入过多 CO_2	pH↓	$PaCO_2$↑↑	排酸保碱↑	HCO_3^-↑
呼吸性碱中毒	通气过度	pH↑	$PaCO_2$↓↓	排酸保碱↓	HCO_3^-↓

一、代谢性酸中毒

代谢性酸中毒(metabolic acidosis)是指血浆中 HCO_3^- 原发性减少,而导致 pH 降低的酸碱平衡失调,它是临床上最常见的酸碱平衡失调。

📧 **临床病例** 3-1 代谢性酸中毒

(一) 病因和发病机制

引起代谢性酸中毒的原因有很多,不同的病因导致酸中毒的机制也不尽相同。概括起来表现为酸负荷增多经缓冲而消耗了 HCO_3^-,或者血浆 HCO_3^- 直接减少两方面。

1. 酸负荷增多　主要见于缺氧和其他代谢性疾病时体内固定酸产生过多,或肾功能障碍时酸性物质排出减少及外源性固定酸摄入过多。

(1) 乳酸酸中毒(lactic acidosis)　指血浆中乳酸浓度增高所致的代谢性酸中毒。正常人血浆乳酸浓度约为 1 mmol/L,乳酸酸中毒时其浓度高于 4 mmol/L。乳酸酸中毒是住院患者代谢性酸中毒的常见原因,根据病因可分为两型:① A 型,往往存在组织缺氧,常见于休克、心搏骤停、低氧血症等各种原因引起的缺氧,使葡萄糖无氧酵解增强,大量丙酮酸转化为乳酸;② B 型,组织缺氧不明显,常见于可影响乳酸生成和代谢的药物和毒素(如双胍类药物、核苷酸逆转录酶抑制剂、酒精中毒等),严重的肝疾病,恶性肿瘤等。

(2) 酮症酸中毒(keto-acidosis)　指血中酮体(β- 羟丁酸及乙酰乙酸)含量增多所致的代谢性酸中毒。酮症酸中毒常见于糖尿病、饥饿、酒精中毒等。糖尿病时,由于胰岛素绝对或相对缺乏,使葡萄糖的利用减少而脂肪分解加速,大量的脂肪酸进入肝形成过多的酮体,当酮体的产生超过了外周组织的氧化能力及肾的排出能力时,便可发生酮症酸中毒。长期饥饿或禁食时,当体内糖原耗尽后,能量主要来源于脂肪分解,也可使酮体产生增多。大量酒精摄入可减少肝糖原异生并导致胰岛素分泌减少、脂肪动员增加,反复呕吐及进食减少可进一步促进胰岛素水平降低、胰高血糖素水平升高及脂肪分解增加,造成酮症酸中毒。

(3) 酸性物质排出减少　①肾衰竭:由于肾小球滤过率(glomerular filtration rate,GFR)降低,固定酸不能经过肾有效地排出,特别是 H_3PO_4 和 H_2SO_4 在体内蓄积,使血中 H^+ 浓度升高。如果 GFR 未降至正常值的 25% 以下,则不会引起固定酸在体内的明显潴留,发生酸中毒的机制主要是由于肾小管上皮细胞产 NH_3 减少,$NH_4^+-Na^+$ 交换下降,排泌 NH_3/NH_4^+ 减少,重吸收 HCO_3^- 也相应减少。②集合小管泌 H^+ 功能障碍:临床上有一组以肾小管排酸障碍为主,而肾小球功能一般正常的疾病,称为肾小管性酸中毒。其中,Ⅰ型肾小管性酸中毒(renal tubular acidosis-Ⅰ,RTA-Ⅰ)常由慢性肾疾病引起,其发病环节是由于集合小管泌 H^+ 功能降低,造成 H^+ 在体内蓄积,导致血浆中 HCO_3^- 浓度进行性下降,故又称远端肾小管性酸中毒(distal renal tubular acidosis)。

(4) 外源性固定酸摄入过多　常见于水杨酸中毒、甲醇中毒及含 Cl^- 的呈酸性药物摄入过多。如由于医疗或意外事故等,机体摄入了大量的水杨酸类酸性药物(如阿司匹林);若机体摄入过量的氯化铵、盐酸精氨酸等药物后,经代谢在肝合成尿素,并释放出 HCl,血浆中的 HCO_3^- 可中和 H^+ 而被消耗,引起血氯增高型代谢性酸中毒。

$$2NH_4Cl+CO_2 \longrightarrow (NH_2)_2CO+2HCl+H_2O$$

2. 血浆 HCO_3^- 直接减少　主要见于碱性物质经消化道丢失过多和肾回收 HCO_3^- 减少。

(1) 消化道大量丢失 HCO_3^-　严重腹泻、小肠瘘和胆瘘、十二指肠引流等,均可造成富含 HCO_3^- 的碱性液体直接大量丢失。

(2) 肾回收 HCO_3^- 减少　Ⅱ型肾小管性酸中毒(renal tubular acidosis-Ⅱ,RTA-Ⅱ)时,由于 CA 活性降低,导致 HCO_3^- 生成和重吸收减少,血浆 HCO_3^- 浓度下降,而经尿排出的 HCO_3^- 增多。HCO_3^- 重吸收减少,则使血浆 Cl^- 代偿性增高。这种肾小管性酸中毒,其发病环节是近端小管上皮细胞重吸收 HCO_3^- 的能力降低,故又称近端肾小管性酸中毒(proximal renal tubular acidosis),一般见于遗传性缺陷。

（3）大量应用 CA 抑制剂 如乙酰唑胺能抑制肾小管上皮细胞内的 CA 活性,使肾小管上皮细胞 $CO_2+H_2O \longrightarrow H_2CO_3$ 的反应受阻,结果使 HCO_3^- 的生成和重吸收减少。

肾功能障碍是引起代谢性酸中毒的重要原因,既可影响体内固定酸的排出,使血浆酸负荷增多而消耗 HCO_3^-;也可影响 HCO_3^- 的回收,使血浆 HCO_3^- 负荷直接减少。一般代谢性酸中毒时,由于肾代偿性的泌 H^+、泌 NH_4^+ 增多,使尿液酸化。但是,肾小管性酸中毒时,由于 HCO_3^- 生成和重吸收减少,而经尿排出增多,尿液常常呈中性或碱性。

3. 高钾血症 细胞外液 K^+ 增多,通过 H^+-K^+ 交换使细胞内液 H^+ 外逸,血浆 HCO_3^- 因缓冲而减少,引起酸中毒。高钾血症引起代谢性酸中毒时,尿液未酸化而呈碱性,称为反常性碱性尿(paradoxical alkaluria),其发生机制有:①由于细胞内外的 H^+-K^+ 交换,K^+ 进入细胞内,H^+ 由细胞内移出,使肾小管上皮细胞内表现为碱中毒,泌 H^+ 减少;②由于远端小管上皮细胞管腔侧膜的 K^+-Na^+ 交换与 H^+-Na^+ 交换之间有竞争性抑制作用,高钾血症时,K^+-Na^+ 交换增强,H^+-Na^+ 交换减弱,肾排 K^+ 增多,排 H^+ 减少,尿液呈碱性。

4. HCO_3^- 被稀释 大量快速输入无 HCO_3^- 的液体(如葡萄糖溶液或生理盐水)时,使血液中的 HCO_3^- 稀释,可造成血浆 HCO_3^- 负荷相对减少,造成稀释性代谢性酸中毒。

(二) 分类

根据 AG 值的变化,可将代谢性酸中毒分为两类,即 AG 增高型代谢性酸中毒和 AG 正常型代谢性酸中毒。

1. AG 增高型代谢性酸中毒(metabolic acidosis with increased AG) 凡是能引起血浆中不含氯的固定酸浓度增高的代谢性酸中毒都属于此类。固定酸增多的机制主要包括固定酸产生、摄入增多或肾排出固定酸(即排 H^+)能力下降,如乳酸酸中毒、酮症酸中毒、水杨酸中毒及严重肾衰竭时排酸减少等。其特点是:血浆 HCO_3^- 因中和 H^+ 而减少;固定酸的 H^+ 被缓冲后留下的酸根,均属于未测定的阴离子,故 AG 增大,而 Cl^- 无明显变化,故又称为血 Cl^- 正常型代谢性酸中毒。

2. AG 正常型代谢性酸中毒(metabolic acidosis with normal AG) 通常是由于体液 HCO_3^- 丢失过多,使细胞内 Cl^- 移出至细胞外,以维持细胞内外阴阳离子的平衡,引起血 Cl^- 代偿性升高的代谢性酸中毒。如消化道直接丢失大量的 HCO_3^-,Ⅱ型肾小管性酸中毒时 HCO_3^- 重吸收明显减少而过量丢失,使用 CA 抑制剂及含 Cl^- 的呈酸性药物摄入过多等。轻度或中度肾衰竭时,虽然有排酸减少,但由于肾小球滤过作用仍能维持阴离子的排出,也可出现血 Cl^- 增高。该型酸中毒的特点是:由于不伴有未测定的阴离子的增高,故 AG 正常,而 Cl^- 会代偿性地增高,故又称为血 Cl^- 增高型代谢性酸中毒(图 3-5)。

(三) 代偿调节

1. 血液的缓冲 代谢性酸中毒时,血液 H^+ 浓度增加。血液中碳酸氢盐缓冲对可迅速与 H^+ 发生缓冲反应,即 $HCO_3^- + H^+ \longrightarrow H_2CO_3 \longrightarrow CO_2+H_2O$,$CO_2$ 由肺排出,其结果是血浆 HCO_3^- 不断地被消耗。

2. 细胞内外离子交换和细胞内液缓冲 代谢性酸中毒时,细胞外液 H^+ 浓度增加,经血液缓冲 2~4 h 后,大约 1/2 的 H^+ 可通过离子交换方式透过细胞膜进入细胞内,由细胞内的缓冲对(如 Pr^-/HPr、$HPO_4^{2-}/H_2PO_4^-$、Hb^-/HHb 等)进行缓冲。细胞外液大量的 H^+ 进入细胞内液时,通过 H^+-K^+ 交换,细胞内液的 K^+ 转移到细胞外液,其结果是血 K^+ 浓度增高,可能引起高钾血症。

3. 肺的代偿调节 代谢性酸中毒时,由于血液中 H^+ 浓度增加,可通过刺激外周化学感受器尤其是颈动脉体化学感受器,反射性地兴奋延髓呼吸中枢,引起呼吸加深、加快。随着肺通气量的增加,CO_2 排出增多,血液 H_2CO_3 可相应下降。这在一定程度上有利于维持 HCO_3^-/H_2CO_3 的比值。当 pH 由 7.4 下降到 7.0 时,肺泡通气量可由正常的 4 L/min 增加到 30 L/min 以上。所以,呼吸加深、加快是代谢性酸中毒时的主要临床表现,称为库斯莫尔(Kussmaul)呼吸。肺的这种代偿调节作用相当迅速,一般数分钟便可出现深快呼吸,30 min 后即可进行代偿,12~24 h 达到代偿高峰,最大代偿极限是使 $PaCO_2$ 下降到 10 mmHg。由此可见,肺的代偿能力快速、强大而持久,是代谢性酸碱平衡失调的主要代偿调节机制。

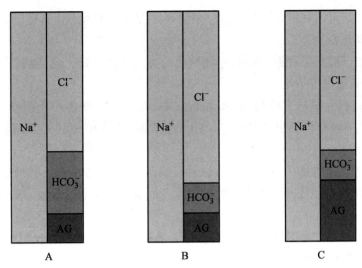

图3-5 正常和代谢性酸中毒时的阴离子间隙示意图
A. 正常情况；B. AG 正常型（血 Cl⁻ 增高型）代谢性酸中毒；
C. AG 增高型（血 Cl⁻ 正常型）代谢性酸中毒

4. 肾的代偿调节 除了肾功能障碍所引起的代谢性酸中毒外,其他原因所引起的代谢性酸中毒,肾均可以发挥重要的代偿调节作用。酸中毒时,肾小管上皮细胞内碳酸酐酶、谷氨酰胺酶等活性增强,肾的排酸保碱能力明显增强。肾的代偿调节作用主要表现为：肾小管排泌 H^+ 和 NH_4^+、重吸收 $NaHCO_3$ 均增加。但由于肾的代偿作用较慢,通常需 3 ~ 5 天才能达高峰,一般不起主要作用。

📧 拓展图片3-1 代谢性酸中毒的诊断思路

(四) 血气指标的变化

由于 HCO_3^- 原发性降低,所以 AB、SB、BB 值均降低,AB < SB,BE 负值增大,pH < 7.35,呼吸代偿使 $PaCO_2$ 继发性下降。

(五) 机体的功能与代谢变化

代谢性酸中毒主要引起心血管系统和中枢神经系统的功能障碍。严重酸中毒时,对骨骼系统、呼吸系统也有一定的影响。

1. 心血管系统 严重代谢性酸中毒,可引起心律失常、心肌收缩力减弱及心血管系统对儿茶酚胺的反应性降低。

(1) 心律失常 代谢性酸中毒所引起的心律失常与血 K^+ 升高密切相关。部分代谢性酸中毒可引起高钾血症,其机制与 H^+-K^+ 交换使细胞内 K^+ 外逸及肾小管上皮细胞排 H^+ 增多、排 K^+ 减少有关。严重高钾血症时可引起心脏传导阻滞、心室颤动甚至心脏停搏。

(2) 心肌收缩力减弱 Ca^{2+} 是心肌兴奋 - 收缩耦联的关键因子。轻度酸中毒可刺激肾上腺髓质释放肾上腺素增多,表现出对心脏的正性肌力作用,心肌收缩力不减弱。但严重酸中毒(pH < 7.20),对心脏表现为明显的抑制作用,使心肌收缩力减弱,心排血量显著减少。H^+ 可通过以下三方面影响 Ca^{2+} 的功能：①H^+能竞争性抑制 Ca^{2+} 与肌钙蛋白钙结合亚单位的结合,影响兴奋 - 收缩耦联；②H^+能影响心肌细胞 Ca^{2+} 内流；③H^+能干扰心肌细胞收缩期肌质网对 Ca^{2+} 的释放,使心肌兴奋受阻。

(3) 心血管系统对儿茶酚胺的反应性降低 H^+ 浓度增加,能降低血管平滑肌对儿茶酚胺的反应性,引起小动脉和毛细血管前括约肌扩张,使大量毛细血管网开放,回心血量减少。阻力血管的扩张,可使血压下降而加重休克。所以,休克时应首先纠正酸中毒,才能有效地改善血流动力学的障碍。

2. 中枢神经系统 代谢性酸中毒时,中枢神经系统功能障碍患者主要表现为疲乏、肌肉软弱无力、感觉迟钝、精神委靡不振,甚至出现意识障碍、昏迷,最后可因呼吸中枢和心血管运动中枢麻痹而死亡。其发生机制可能与下列因素有关。

(1)神经细胞能量代谢障碍 酸中毒时,生物氧化酶类的活性受到影响,使氧化磷酸化发生障碍,ATP生成减少,造成脑组织能量供应不足。

(2)抑制性神经递质 γ- 氨基丁酸(γ-aminobutyric acid,GABA)增多 代谢性酸中毒时,谷氨酸脱羧酶活性增强,GABA 氨基转移酶活性下降,使 GABA 生成增多,在中枢神经系统内大量蓄积,引起抑制效应。

3. 骨骼系统 慢性代谢性酸中毒尤其是慢性肾衰竭时,骨骼缓冲造成了骨质脱钙等病理变化。小儿可表现为骨骼发育受到影响,生长延缓,严重者可发生肾性佝偻病和骨骼畸形;成人则可发生骨软化和纤维性骨炎等。

4. 呼吸系统 代谢性酸中毒时,血中 H^+ 浓度升高,通过外周化学感受器反射性兴奋呼吸中枢,使呼吸加深、加快,严重时表现为库斯莫尔呼吸。

(六)防治原则

1. 治疗原发病 去除引起代谢性酸中毒的发病原因,是治疗代谢性酸中毒的基本原则。例如,临床上重症患者引起代谢性酸中毒最常见的原因是循环血容量不足,只有快速进行容量治疗,纠正组织灌注不足,才是治疗代谢性酸中毒的根本措施。

2. 使用碱性药物 由于肾有排酸保碱能力,一般轻度代谢性酸中毒不使用碱性药物治疗。当发生严重的代谢性酸中毒时,可补充碳酸氢钠等碱性物质。应根据血气分析指标分次补碱,即根据血气测定的碱缺失(BE 负值)程度来补碱。一般按每负一个 BE 值,每千克体重补 $NaHCO_3$ 0.3 mmol。HCO_3^- 浓度升高后会降低或消除代偿性的过度通气,一定程度改善患者的呼吸困难。纠正儿童的慢性代谢性酸中毒则有利于恢复骨骼的生长。

3. 防治低钾血症和低钙血症 酸中毒时,不仅细胞内外钾分布异常,引起高钾血症,而且可使血中游离钙增多。纠正酸中毒后,易发生低钾血症。在酸性条件下,血浆中的结合钙可解离为 Ca^{2+} 和血浆蛋白,使游离钙增多,常常掩盖患者的低钙血症;纠正酸中毒后,血中游离钙在碱性条件下又以结合钙的形式存在,导致血中游离钙降低,发生低钙血症,患者可出现手足搐搦。因此在纠正酸中毒时,应注意防止低钾血症和低钙血症的发生。

4. 血液净化治疗 严重代谢性酸中毒或伴有肾功能障碍时可应用血液净化治疗。

二、呼吸性酸中毒

呼吸性酸中毒(respiratory acidosis)是指血浆中 $PaCO_2$ 原发性增高,而导致 pH 降低的酸碱平衡失调。它也是临床上常见的酸碱平衡失调。

⊜ 临床病例 3-2 呼吸性酸中毒

(一)病因和发病机制

引起呼吸性酸中毒的原因包括 CO_2 排出障碍或 CO_2 吸入过多两个方面,都可导致体内 CO_2 潴留。临床上多以肺通气功能障碍所引起的 CO_2 排出受阻为主,少数患者可见于 CO_2 吸入过多。

1. 通气障碍 ①呼吸中枢抑制:颅脑损伤、脑炎、脑血管意外、麻醉药或镇静药过量等,均可因呼吸中枢抑制而导致肺通气不足,常为急性呼吸性酸中毒;②呼吸道阻塞:严重的喉头水肿和痉挛、气管异物、大量分泌物、水肿液或呕吐物等堵塞呼吸道,可引起急性呼吸性酸中毒,而慢性阻塞性肺疾病(chronic obstructive pulmonary diseases,COPD)、支气管哮喘等,则是临床上慢性呼吸性酸中毒最常见的原因;③呼吸肌麻痹:严重的急性脊髓灰质炎、脊神经根炎、重症肌无力、有机磷中毒、严重低钾血症等,由于呼吸失去动力,可致 CO_2 在体内潴留;④胸廓、胸腔疾病:严重气胸、大量胸腔积液、严重胸部创伤和某些胸廓畸形等,均可影响肺的通气功能;⑤肺部疾病:严重的肺气肿、肺水肿、肺组织广泛纤维化、支气管哮喘等,均可显著损害肺的通气功能;⑥呼吸机通气量过小。

2. 通风不良 某些坑道、深井或密闭的空间因通风不良而含有高浓度的CO_2,机体在这些地方停留时间过长时,便可因吸入过多的CO_2而发生呼吸性酸中毒。

(二) 分类

呼吸性酸中毒按病程可分为急性和慢性呼吸性酸中毒两类。

1. 急性呼吸性酸中毒 常见于急性气道阻塞、心源性急性肺水肿、中枢或呼吸肌麻痹及急性呼吸窘迫综合征晚期等引起的呼吸骤停。

2. 慢性呼吸性酸中毒 一般指$PaCO_2$高浓度潴留持续达24 h以上者,见于气道及肺部慢性炎症引起的COPD及肺广泛性纤维化或肺不张。

(三) 代偿调节

呼吸性酸中毒多是由于呼吸功能障碍所致,故而肺不能发挥代偿调节作用,体内升高的$PaCO_2$(或H_2CO_3)也不能靠碳酸氢盐缓冲系统来缓冲,而主要靠血液中非碳酸氢盐缓冲系统和肾来代偿。

1. 急性呼吸性酸中毒 发病急,肺及血中碳酸氢盐缓冲系统不能有效进行代偿,加上肾的代偿作用又非常缓慢,因此,主要靠细胞内外的离子交换及细胞内缓冲系统的缓冲进行代偿。但这种调节也是十分有限的,患者常表现为代偿不足或失代偿。

(1) H^+-K^+交换 $PaCO_2$原发性升高,CO_2在体内潴留,使血浆H_2CO_3浓度不断升高,解离为H^+和HCO_3^-,H^+与细胞内的K^+进行交换,进入细胞的H^+可被细胞内的蛋白质缓冲,血液HCO_3^-会代偿性升高,以维持HCO_3^-/H_2CO_3比值接近正常。

(2) 红细胞的缓冲作用 血液中的CO_2通过弥散迅速进入红细胞,并在CA的作用下生成H_2CO_3,进而解离为H^+和HCO_3^-,H^+主要被红细胞内的血红蛋白和氧合血红蛋白缓冲,而HCO_3^-则自红细胞逸出,与血浆Cl^-发生交换。其结果是血浆Cl^-浓度降低,同时HCO_3^-浓度有所增加。但这种离子交换和缓冲作用十分有限,一般$PaCO_2$每升高10 mmHg,血浆HCO_3^-仅增高约1 mmol/L,不足以维持HCO_3^-/H_2CO_3的正常比值,所以急性呼吸性酸中毒常呈失代偿状态。

2. 慢性呼吸性酸中毒 与急性呼吸性酸中毒一样,慢性呼吸性酸中毒也能通过细胞内外H^+-K^+交换和红细胞的缓冲作用进行代偿,但其主要的代偿方式是肾的代偿调节。由于$PaCO_2$和H^+浓度升高,肾小管上皮细胞内CA和线粒体中谷氨酰胺酶活性增强,使肾小管上皮细胞的泌H^+和泌NH_4^+都增加,同时对HCO_3^-的重吸收也增多,以达到排酸保碱的目的,但这一作用需要3~5天才能发挥最佳代偿效果。肾的代偿作用十分强大,$PaCO_2$每升高10 mmHg,血浆HCO_3^-浓度可代偿性升高3.5~4.0 mmol/L,而使血中HCO_3^-/H_2CO_3的比值接近20:1。肾的最大代偿极限是使血中HCO_3^-继发性升高到45 mmol/L。

(四) 血气指标的变化

$PaCO_2$原发性升高使pH降低,通过肾代偿后HCO_3^-继发性增高,所以AB、SB、BB值均增大,AB > SB,BE正值增大。值得注意的是,急性呼吸性酸中毒时,由于肾来不及代偿,反映代谢性因素的指标(如SB、BE、BB)可在正常范围之内。

(五) 机体的功能与代谢变化

呼吸性酸中毒对机体的影响与起病的快慢、严重程度和是否伴有低氧血症有关。主要表现为中枢神经系统和心血管系统的功能障碍。

1. 中枢神经系统 当$PaCO_2$超过80 mmHg时,可出现"CO_2麻醉"。早期表现为持续头痛、焦虑不安,进一步发展可有精神错乱、谵妄、震颤、嗜睡、昏迷等。慢性高碳酸血症患者可耐受$PaCO_2$急剧升高至90 mmHg以上时才出现意识障碍。由慢性呼吸衰竭引起的中枢神经系统功能障碍,称为"肺性脑病",其机制详见第十四章。

2. 心血管系统　CO_2 可直接扩张血管,但高浓度的 CO_2 可刺激血管运动中枢,间接引起血管收缩,其强度大于直接的扩血管作用。由于脑血管无 α 受体,故 CO_2 潴留可引起脑血管扩张,使脑血流量增加,导致患者持续性头痛,尤以夜间和晨起更为严重。此外,与代谢性酸中毒相似,呼吸性酸中毒由于 H^+ 增高,可引起心律失常、心肌收缩力减弱及心血管系统对儿茶酚胺的反应性降低等。

(六) 防治原则

1. 治疗原发病　治疗呼吸性酸中毒的目标在于纠正导致肺泡通气量降低的病因,改善可能导致呼吸性酸中毒发生的因素。如解除气道梗阻,引流气胸及积液等。临床上常见的引起慢性呼吸性酸中毒的 COPD 患者以控制感染、解痉、祛痰等措施为主。

2. 保持呼吸道通畅　根据呼吸性酸中毒发生的类型及病情严重程度,适时开放人工气道,包括经口或经鼻气管内插管或气管造口进行人工通气。

3. 谨慎补碱　慢性呼吸性酸中毒患者由于肾的排酸保碱代偿作用,HCO_3^- 浓度可代偿性增高,原则上不主张补碱。盲目补充碱性药物将增加治疗的复杂性。当患者进行通气治疗后,通气障碍一般会很快被纠正,而肾代偿所遗留的碱血症和低钾血症会发生,严重时甚至危及生命。

三、代谢性碱中毒

代谢性碱中毒(metabolic alkalosis)是指血浆中 HCO_3^- 原发性增高而导致 pH 升高的酸碱平衡失调。

🔵 临床病例 3-3　代谢性碱中毒

(一) 病因和发病机制

1. H^+ 丢失过多　细胞内 H_2CO_3 可解离生成 H^+ 和 HCO_3^-。因此,每丢失 1 nmol 的 H^+,必然同时有 1 nmol 的 HCO_3^- 生成,而使血液中 HCO_3^- 原发性增多,导致代谢性碱中毒。H^+ 丢失主要通过以下两个途径。

(1) 经胃液丢失 H^+ 过多　见于剧烈呕吐、胃液引流等,HCl 随胃液大量丢失。胃黏膜壁细胞和肠黏膜上皮细胞均富含 CA,能使 $CO_2+H_2O \longrightarrow H_2CO_3$,$H_2CO_3$ 解离为 H^+ 和 HCO_3^-。H^+ 可与来自血浆中的 Cl^- 合成 HCl,进食时被分泌到胃腔,同时等量的 HCO_3^- 与 Cl^- 交换反流入血,使血液中 pH 升高,称为"餐后碱潮";而酸性食糜进入十二指肠后,在 H^+ 刺激下,肠黏膜上皮细胞与胰腺分泌大量 HCO_3^- 以中和 H^+。当胃液大量丢失时,可引起代谢性碱中毒。发生机制包括:①肠液中的 HCO_3^- 得不到足够的 H^+ 中和而被吸收入血,以致血浆中 HCO_3^- 浓度升高;②胃液中的 Cl^- 丢失可促进肾重吸收 HCO_3^- 增加;③胃液中 K^+ 丢失可促进 H^+ 从细胞外液转移至细胞内液以交换 K^+,并增加肾对 HCO_3^- 的重吸收;④胃液大量丢失可引起有效循环血量减少,肾小球滤过率降低使 HCO_3^- 滤过减少,并通过继发性醛固酮增多刺激肾小管 Na^+ 重吸收、H^+ 分泌和 HCO_3^- 的重吸收。

🔵 拓展图片 3-2　胃液丢失 H^+ 过多引起代谢性碱中毒

(2) 经肾丢失 H^+ 过多　①使用利尿药:长期使用某些利尿药,如呋塞米、依他尼酸等,可抑制髓袢升支对 Cl^-、Na^+ 和 H_2O 的重吸收,致使远曲小管内尿液流速加快,NaCl 含量增高,促进远曲小管和集合管泌 H^+ (主要通过 H^+-ATP 酶)和泌 K^+,从而加强 Na^+ 重吸收,HCO_3^- 大量吸收入血,H^+ 和 Cl^- 则以 NH_4Cl 形式随尿排出,从而发生代谢性碱中毒。②肾上腺皮质激素过多:盐皮质激素过多,可通过刺激集合小管泌 H^+ 细胞的氢泵,促进 H^+ 的排泌;同时也能通过保 Na^+ 排 K^+ 作用而促进 K^+ 的排泌,增强 $NaHCO_3$ 的重吸收,导致低钾性碱中毒。糖皮质激素也有盐皮质激素的活性,但其强度远比醛固酮弱。故临床上由于皮质激素过多引起的代谢性碱中毒,既可见于原发性醛固酮增多症和有效循环血量不足所导致的继发性醛固酮增多症,也可见于库欣综合征晚期等。

2. 低钾血症　由于细胞外液 K^+ 浓度降低,使细胞内液的 K^+ 向外转移,通过 H^+-K^+ 交换,细胞外液的 H^+ 向细胞内转移,造成细胞内酸中毒而细胞外碱中毒。由于肾小管上皮细胞内的 K^+ 减少,引起 K^+-Na^+ 交换减少,H^+-Na^+ 交换增强,其结果是肾排泌 H^+ 增多,重吸收 HCO_3^- 增多,从而发生低钾性代谢性碱中毒,其尿液反而呈酸性,称为反常性酸性尿(paradoxical aciduria)。

3. HCO_3^- 负荷过量 常为医源性,见于 HCO_3^- 摄入过多或临床补碱过多。如消化道溃疡患者服用过多的 $NaHCO_3$,纠正代谢性酸中毒时补碱过多,输入大量库存血时抗凝剂枸橼酸盐可转化为 HCO_3^- 等,均可引起代谢性碱中毒。此外,脱水时,仅丢失 H_2O 和 $NaCl$,可使血中 HCO_3^- 增多,造成浓缩性碱中毒(concentrating alkalosis)。HCO_3^- 补充过多是否导致代谢性碱中毒不仅取决于补碱的量,也与患者的肾功能有关。正常人每天摄入 1 000 mmol 的 $NaHCO_3$,2 周后血浆 HCO_3^- 的浓度只是轻度上升,不易发生代谢性碱中毒,但如果患者同时有肾功能障碍就容易发生代谢性碱中毒,说明肾具有较强的调节 HCO_3^- 的能力。

(二) 分类

按照给予生理盐水后碱中毒能否被纠正,可将代谢性碱中毒分为两类,即盐水反应性碱中毒(saline-responsive alkalosis)和盐水抵抗性碱中毒(saline-resistant alkalosis)。

1. 盐水反应性碱中毒 主要由于胃液丢失过多或长期使用利尿药,在丢失 H^+ 的同时也丢失了 Cl^-,仅用盐水治疗就有效。生理盐水中 Cl^- 浓度高于血浆,故输入等张或 1/2 张(1 瓶生理盐水 +1 瓶 5% 葡萄糖溶液)生理盐水,不仅补充了 Cl^-,也扩充了细胞外液容量,可使碱中毒得到纠正。其机制有:①扩充血容量,稀释血中 HCO_3^-,消除"浓缩性碱中毒";②扩充血容量,肾血管流量增大,排 HCO_3^- 能力增强,经尿排出 HCO_3^- 增多;③补充 $NaCl$ 不仅使血 Cl^- 升高,而且由于流经远端小管的 Cl^- 增多,通过 Cl^--HCO_3^- 交换,可使血浆中过多的 HCO_3^- 经肾排出体外。

2. 盐水抵抗性碱中毒 主要见于盐皮质激素过多、库欣综合征和低钾血症等,由于碱中毒的维持性因素是盐皮质激素的作用及低钾血症,给予生理盐水治疗往往无效。

(三) 代偿调节

1. 血液的缓冲 代谢性碱中毒时,细胞外液 H^+ 浓度降低,碱性物质(OH^-)浓度升高,缓冲体系中的弱酸(H_2CO_3、$HHbO_2$、HHb、HPr、$H_2PO_4^-$)可与 OH^- 发生中和反应。如:

$$OH^- + H_2CO_3 \longrightarrow H_2O + HCO_3^-$$

$$OH^- + HPr \longrightarrow H_2O + Pr^-$$

2. 细胞内外离子交换 细胞外液 H^+ 浓度降低,通过 H^+-K^+ 交换,细胞内液的 H^+ 外移,细胞外液的 K^+ 移入细胞内,可引起低钾血症。

3. 肺的代偿调节 H^+ 浓度降低对呼吸中枢呈现抑制作用,造成呼吸浅而慢,肺泡通气量降低,CO_2 排出减少,使 $PaCO_2$ 和血浆 H_2CO_3 浓度继发性增高,有利于维持 HCO_3^-/H_2CO_3 的比值接近正常,pH 有所降低。呼吸浅慢虽然可以提高 $PaCO_2$,但同时也降低了 PaO_2。当 PaO_2 低于 60 mmHg 时,即可通过外周化学感受器使呼吸中枢兴奋,引起呼吸加深、加快,肺通气量增多,在一定程度上限制了 $PaCO_2$ 的增高。因此,代谢性碱中毒时,肺呼吸虽是主要的代偿方式,但这种代偿调节能力有限,其代偿极限是使 $PaCO_2$ 继发性升高到 55 mmHg。

4. 肾的代偿调节 代谢性碱中毒时,血浆 H^+ 浓度降低,使肾小管上皮细胞内的碳酸酐酶和谷氨酰胺酶活性降低,肾小管产 NH_3、排泌 H^+ 和 NH_4^+、重吸收 $NaHCO_3$ 减少,可使血中 HCO_3^- 浓度有所回落,以维持血中 HCO_3^-/H_2CO_3 比值接近 20∶1。由于肾的代偿作用发生较晚(3~5 天),在代谢性碱中毒的代偿中不起主要作用。

🌐 拓展图片3-3 代谢性碱中毒的诊断思路

(四) 血气指标的变化

代谢性碱中毒时由于 HCO_3^- 原发性增高,以及血液缓冲后 HCO_3^- 浓度进一步增高,所以反映代谢性因素的指标 AB、SB、BB 值均增高,BE 正值增大,pH > 7.45。代偿主要通过呼吸抑制作用,使肺通气量下降,$PaCO_2$ 继发性升高,AB > SB。

(五) 机体的功能与代谢变化

轻度代谢性碱中毒的临床表现往往被原发疾病所掩盖,缺乏典型的症状或体征,而出现一些与碱中毒无直接关系的表现,如低钾血症引起的多尿、口渴等。但严重的代谢性碱中毒,则可出现以下功能代谢障碍。

1. 中枢神经系统功能障碍 严重的代谢性碱中毒,患者可有烦躁不安、谵妄、精神错乱等中枢神经系统兴奋性增高等表现。其发生机制可能为:

(1) GABA 含量减少 血浆 pH 升高时,脑组织内谷氨酸脱羧酶活性降低,GABA 氨基转移酶活性增高,使 GABA 生成减少而分解增强。GABA 含量减少,对中枢神经系统的抑制作用减弱,出现中枢神经系统兴奋症状。但脑脊液中 H^+ 降低,则可抑制呼吸中枢。

(2) 缺氧 代谢性碱中毒 pH 增高,使氧解离曲线左移,血红蛋白与氧的亲和力增高,组织内 HbO_2 不易释放出氧,造成组织缺氧。脑组织对缺氧特别敏感,容易出现中枢神经系统功能障碍。

2. 神经肌肉兴奋性增高 血清钙以游离钙、结合钙两种形式存在,pH 可影响两者之间的动态变化。游离钙能稳定细胞膜电位,对神经肌肉的兴奋性有抑制作用。代谢性碱中毒时,虽然总钙量不一定发生变化,但游离钙会明显减少,使神经肌肉的兴奋性增高。神经肌肉的兴奋性依赖于体液中的各种电解质的浓度和比例,其相互关系如下:

$$神经肌肉兴奋性 \propto \frac{[Na^+]+[K^+]}{[Ca^{2+}]+[Mg^{2+}]+[H^+]}$$

此外,GABA 含量减少也会影响神经肌肉的兴奋性。患者最常见的症状是手足搐搦、面部和肢体肌肉抽动、肌反射亢进、惊厥等。

3. 低钾血症 代谢性碱中毒时常伴有低钾血症,与细胞内外 H^+-K^+ 交换增强和肾小管上皮细胞 H^+-Na^+ 交换减弱、K^+-Na^+ 交换增强,排 H^+ 减少、排 K^+ 增多有关。低钾血症除可引起肌肉收缩乏力或瘫痪外,严重时还可引起心律失常。

(六) 防治原则

代谢性碱中毒的发生及维持需要两方面因素:一是血浆中 HCO_3^- 的升高,二是过量 HCO_3^- 未及时通过尿液排泄。代谢性碱中毒的治疗应着眼于逆转这两方面的因素。

1. 治疗原发病去除诱因 对原发病进行积极治疗并去除诱因,如治疗呕吐的病因、停止或减少胃液的丢失、停止利尿药的使用、减少外源性碱的摄入、纠正低钾血症等。

2. 液体治疗 有细胞外液容量减少的患者(如盐水反应性碱中毒)需要补充 Na^+ 和 Cl^-,治疗的关键是恢复血容量并纠正低钾血症。而盐水抵抗性碱中毒患者几乎没有细胞外液减少,生理盐水不是治疗的关键。为了治疗细胞内液酸中毒和 K^+ 消耗,必须补充 K^+,同时给予能促使 K^+ 保留于细胞内液的阴离子。如果碱中毒是由于有效循环血容量减少伴有细胞外液容量的扩张(如有充血性心力衰竭患者正在使用利尿药),患者需要用 KCl 治疗,不应再补充 Na^+。

3. 对症处理 严重代谢性碱中毒时,可发生手足搐搦、脑血流减少和呼吸抑制,应补充 NH_4Cl。

四、呼吸性碱中毒

呼吸性碱中毒(respiratory alkalosis)是指血浆中 $PaCO_2$ 原发性减少而导致 pH 增高的酸碱平衡失调。

 临床病例3-4 呼吸性碱中毒

(一) 病因和发病机制

肺通气过度是引起呼吸性碱中毒的基本机制。其原因很多,主要包括以下几个方面。

1. 低氧血症和肺疾病 吸入气氧分压过低及外呼吸功能障碍[如肺炎、肺水肿、急性呼吸窘迫综合征(acute respiratory distress syndrome, ARDS)、间质性肺炎等],均可因 PaO_2 降低而反射性地引起呼吸中枢兴奋,使呼吸深快,CO_2 排出增多。

2. 呼吸中枢受到直接刺激　中枢神经系统疾病(如脑血管意外、脑炎、脑外伤及脑肿瘤等),可刺激呼吸中枢引起过度通气;某些药物(如水杨酸、氨等)可直接刺激呼吸中枢使通气增强;患某些肺疾病时,肺牵张感受器、J 感受器受刺激而反射性兴奋呼吸中枢,使呼吸增强,呼出过多 CO_2,导致 $PaCO_2$ 下降。此外,精神性通气过度(如癔症发作或小儿哭闹时),也可出现过度通气。

3. 人工呼吸机使用不当　常因通气量过大而发生急性呼吸性碱中毒。

(二) 分类

呼吸性碱中毒按病程可分为急性和慢性呼吸性碱中毒两类。

1. 急性呼吸性碱中毒　一般指 $PaCO_2$ 在 24 h 内急剧下降而导致 pH 升高,常见于人工呼吸机过度通气、高热和低张性缺氧时。

2. 慢性呼吸性碱中毒　常见于慢性颅脑疾病、肺部疾病、肝疾病、缺氧和氨兴奋呼吸中枢引起持久的 $PaCO_2$ 下降而导致 pH 升高。

(三) 代偿调节

当有效肺泡通气量增大,超过每日需要排出的 CO_2 量时,可使 $PaCO_2$ 下降,血浆 H_2CO_3 浓度降低,pH 升高,引起呼吸性碱中毒。这种由低碳酸血症所致的 H^+ 减少,机体可通过降低血浆 HCO_3^- 进行代偿,包括迅速发生的组织细胞的代偿调节和缓慢进行的肾排酸保碱功能受抑制。

1. 急性呼吸性碱中毒　细胞内外离子交换和细胞内液缓冲,是急性呼吸性碱中毒的主要代偿方式。但这种缓冲作用十分有限,而肾又来不及代偿,故急性呼吸性碱中毒常呈失代偿状态。

肺通气过度时,血浆 H_2CO_3 浓度迅速降低,而 HCO_3^- 相对增高。大约在 10 min 内,细胞内液的 H^+ 外逸,并与 HCO_3^- 结合形成 H_2CO_3,因而可使血浆中 HCO_3^- 代偿性下降,H_2CO_3 浓度有所增加。这些进入血浆的 H^+,主要来自红细胞内的血红蛋白和 H_3PO_4 等非碳酸氢盐缓冲系统,也可来自由于碱中毒糖酵解增强而产生的乳酸。细胞内液的 H^+ 外逸,使细胞外液的 K^+ 内移,可造成血 K^+ 浓度降低。

血浆中相对增高的 HCO_3^-,还可与红细胞内的 Cl^- 进行交换。HCO_3^- 进入红细胞内后,与红细胞内的 H^+ 结合形成 H_2CO_3 并释放出 CO_2。CO_2 可自红细胞内弥散进入血浆,又与 H_2O 结合形成 H_2CO_3,进一步代偿性提高血浆中 H_2CO_3 浓度。由于 HCO_3^-–Cl^- 交换,可造成血浆 Cl^- 浓度的增高。

2. 慢性呼吸性碱中毒　肾的代偿调节是慢性呼吸性碱中毒的主要代偿方式。在低碳酸血症持续存在的情况下,血浆 H^+ 浓度降低,肾小管上皮细胞内的碳酸酐酶、谷氨酰胺酶活性降低,肾可通过抑制其排酸保碱的功能来代偿。因此,肾小管产 NH_3、排泌 H^+ 和 NH_4^+ 减少,肾小管重吸收 HCO_3^- 也减少,使血浆 HCO_3^- 代偿性下降,平均 $PaCO_2$ 每降低 10 mmHg,血浆 HCO_3^- 代偿性下降 5 mmol/L,其最大代偿极限是使血中 HCO_3^- 继发性下降到 15 mmol/L。慢性呼吸性碱中毒往往是代偿性的,可使 pH 恢复至正常范围。

(四) 血气指标的变化

由于 $PaCO_2$ 原发性降低,使 pH 升高,HCO_3^- 代偿性下降,所以 AB、SB、BB 值均降低,AB < SB,BE 负值增大。值得注意的是,急性呼吸性碱中毒时,由于肾来不及代偿,反映代谢性因素的指标(如 SB、BE、BB)可在正常范围之内。

(五) 机体的功能与代谢变化

1. 中枢神经系统功能障碍　急性呼吸性碱中毒时,中枢神经系统的功能障碍除与 GABA 含量减少、氧解离曲线左移导致缺氧有关外,还与低碳酸血症引起的脑血管收缩、脑血流量减少有关。据报道,$PaCO_2$ 下降 20 mmHg,脑血流量可减少 35% ~ 40%。患者易出现头痛、眩晕、易激动、抽搐等症状,严重者甚至意识不清。

2. 神经肌肉兴奋性增高　与游离钙浓度降低有关。

3. 低钾血症　与细胞外液 K^+ 内移及肾排 K^+ 增多有关。

(六) 防治原则

1. **治疗原发病** 去除引起肺通气过度的原因,如治疗感染与发热;纠正细胞外液容量的不足,减轻疼痛。当合并有低氧血症时,应积极合理地纠正缺氧等。

2. **防止医源性过度机械通气** 呼吸性碱中毒是重症患者在人工机械通气时由于呼吸机通气量过高最常见的并发症,应注意常规血气分析,适时降低人工呼吸机的通气量。

3. **吸入 CO_2** 加大无效腔以使患者重复吸入无效腔的空气,或吸入 O_2 和 CO_2 混合气体,亦可应用镇静镇痛药以适当减少通气量。但应注意监测患者的血氧饱和度和临床状况,以免导致低氧血症及相应并发症。

4. **对症处理** 若碱中毒程度严重,pH > 7.55,有发生室性心律失常、抽搐等严重致命性并发症的危险,可使用肌肉松弛药,并应用人工通气调节 $PaCO_2$,使 pH 下降。有明显低钾血症者则应注意补充 K^+。

第四节 混合型酸碱平衡失调

混合型酸碱平衡失调(mixed acid-base imbalance)是指同一患者同时并存有两种或两种以上的单纯型酸碱平衡失调的病理过程。四种单纯型酸碱平衡失调,可以分别组成多种混合型酸碱平衡失调类型。通常将两种酸中毒或两种碱中毒合并存在,使 pH 向相同方向改变的情况,称为酸碱一致性或酸碱相加性的混合型酸碱平衡失调,即代谢性酸中毒合并呼吸性酸中毒,代谢性碱中毒合并呼吸性碱中毒;当患者既有酸中毒又有碱中毒,使 pH 向相反方向改变时,则称为酸碱混合性或酸碱相消性的混合型酸碱平衡失调,如代谢性酸中毒合并呼吸性碱中毒,代谢性碱中毒合并呼吸性酸中毒,代谢性酸中毒合并代谢性碱中毒,后者一般见于 AG 增高型代谢性酸中毒。以上又称为双重酸碱平衡失调(double acid-base imbalance)。但应注意,呼吸性酸中毒和呼吸性碱中毒是不能并存的。这是因为,在同一患者身上,不可能同时存在既有 CO_2 过多又有 CO_2 过少的情况。三重酸碱平衡失调(triple acid-base imbalance)是在 AG 增高型代谢性酸中毒合并代谢性碱中毒的基础上受到呼吸因素的影响而引起的,包括呼吸性酸中毒合并代谢性酸中毒和代谢性碱中毒,或呼吸性碱中毒合并代谢性酸中毒和代谢性碱中毒两种类型。

一、双重酸碱平衡失调

双重酸碱平衡失调可根据呼吸、代谢因素的影响,分为呼吸代谢混合型和代谢混合型酸碱平衡失调。前者可应用四种单纯型代偿公式进行判断,后者只有在计算 AG 后才能判断。

(一) 代谢性酸中毒合并呼吸性酸中毒

1. **病因** 常见于慢性阻塞性肺疾病伴严重缺氧,心搏、呼吸骤停,急性肺水肿,严重低钾血症累及心脏和呼吸肌,药物及 CO 中毒。

2. **特点** 患者血中 HCO_3^- 降低,而 $PaCO_2$ 升高,两者呈反向变化。pH 明显降低,AB、SB、BB 均降低,AB > SB,BE 负值增大,AG 增大,血 K^+ 浓度升高。由于代谢因素和呼吸因素都是酸过多,使血浆 pH 明显降低,患者常伴有严重的高钾血症。机体代偿受到限制,当代谢性酸中毒使 HCO_3^- 减少时,肺不能代偿;而当呼吸性酸中毒使 $PaCO_2$ 升高时,肾也不能代偿。两种酸中毒不能相互代偿,酸碱平衡呈严重失代偿状态,并形成恶性循环,可导致患者死亡的严重后果。

(二) 代谢性碱中毒合并呼吸性碱中毒

1. **病因** 常见于一些危重患者,患者既有引起代谢性碱中毒的病因,如严重呕吐、胃肠引流、大量输入库存血、使用碱性药物、频繁使用髓袢或噻嗪类利尿药等;又有引起呼吸性碱中毒的病因,如机械通气过度、低氧血症、败血症、颅脑外伤、肝疾病、妊娠高血压综合征等。

2. **特点** 患者血中 HCO_3^- 升高,$PaCO_2$ 降低,两者也呈反向变化。pH 显著升高,AB、SB、BB 均升高,AB < SB,BE 正值增大,血 K^+ 浓度降低。由于呼吸因素和代谢因素都是碱过多,使血浆 pH 明显升高,患者

常伴有严重的低钾血症。两种碱中毒不能相互代偿,酸碱平衡呈严重失代偿状态,预后极差。

(三) 代谢性酸中毒合并呼吸性碱中毒

1. 病因　常见于糖尿病、肾衰竭、感染性休克、心肺疾病患者伴有高热或机械通气过度;慢性肝疾病,高氨血症,并发肾功能障碍;水杨酸或乳酸盐中毒,增多的 H^+ 可反射性兴奋呼吸中枢。

2. 特点　患者血中 HCO_3^- 浓度和 $PaCO_2$ 都降低,两者呈同向变化,但不能相互代偿。pH 变化不大,甚至可正常;AB、SB、BB 均降低,AB < SB,BE 负值增大。

(四) 代谢性碱中毒合并呼吸性酸中毒

1. 病因　常见于慢性阻塞性肺疾病或慢性肺源性心脏病患者入院后,在通气状况未改善之前补充 $NaHCO_3$ 或使用机械通气过快、大量使用利尿药等治疗措施后。

2. 特点　HCO_3^- 和 $PaCO_2$ 都升高,并超过了彼此正常代偿范围,两者呈同向变化。pH 变化不大,甚至可正常;AB、SB、BB 均升高,AB > SB,BE 正值增大。

(五) 代谢性酸中毒合并代谢性碱中毒

1. 病因　常见于严重胃肠炎时腹泻合并呕吐、低钾血症和脱水,尿毒症或糖尿病患者合并剧烈呕吐。

2. 特点　由于导致 HCO_3^- 降低和升高的原因同时存在,彼此相互抵消,常使患者血浆 HCO_3^- 和 pH 都在正常范围之内,$PaCO_2$ 也因此没有明显变化,一般只有通过测定 AG 才会发现有酸碱平衡失调的存在。这是因为 AG 增大部分(ΔAG)必须靠消耗等量 HCO_3^- 进行代偿,尽管同时有使 HCO_3^- 增高引起代谢性碱中毒的原因存在,但实测的 HCO_3^- 因代偿消耗而不会明显增高,有时甚至还正常。因此,这种酸碱平衡失调多见于 AG 升高时,既有因 AG 升高引起的 AG 增高型代谢性酸中毒,又有因 HCO_3^- 增多引起的代谢性碱中毒。但近来也发现,有 AG 正常型代谢性酸中毒合并代谢性碱中毒的现象存在,无法用 AG 及血气分析来诊断,需结合病史全面分析。

(六) AG 增高型代谢性酸中毒合并 AG 正常型代谢性酸中毒

1. 病因　严重腹泻时因消化道大量丢失 HCO_3^- 引起 AG 正常型代谢性酸中毒,如果同时出现有效循环血量不足可造成乳酸酸中毒、高白蛋白血症及肾小球滤过率降低,合并 AG 增高型代谢性酸中毒。心力衰竭、休克、糖尿病或肾衰竭患者合并腹泻、低钾血症或大量输入葡萄糖和生理盐水后也可发生 AG 增高型代谢性酸中毒合并 AG 正常型代谢性酸中毒。

2. 特点　体内固定酸增多,AG 升高,HCO_3^- 降低,同时又有含氯的酸性物质增多,使血 Cl^- 升高。

二、三重酸碱平衡失调

(一) 呼吸性酸中毒合并 AG 增高型代谢性酸中毒和代谢性碱中毒

该型的动脉血气变化特点是:$PaCO_2$ 升高,AG 升高(AG > 16 mmol/L),HCO_3^- 浓度一般也升高,血 Cl^- 浓度下降十分明显。

(二) 呼吸性碱中毒合并 AG 增高型代谢性酸中毒和代谢性碱中毒

该型的动脉血气变化特点是:$PaCO_2$ 降低,AG 升高(AG > 16 mmol/L),HCO_3^- 浓度可高可低,血 Cl^- 浓度一般低于正常。

三重酸碱平衡失调发生的机制比较复杂,要判别清楚并不容易,必须在全面了解原发病的基础上,结合血气分析结果,进行综合分析后才能得出正确结论。

第五节　判断酸碱平衡失调的基本方法

拓展知识3-1　酸碱平衡失调判断方法及举例
拓展知识3-2　酸碱平衡分析的碱剩余法和物理化学法

目前,酸碱平衡的分析方法除传统的基于 Henderson–Hasselbalch 方程式的生理学方法外,还有碱剩余法和物理化学法(也称为 Stewart 法)等。根据患者的病史和临床表现,结合血气分析、血清电解质检查、计算 AG 值等,可以对酸碱平衡失调进行综合判断。以下主要介绍通过生理学方法进行酸碱平衡分析的基本步骤和策略。

1. 根据 pH 判断酸碱平衡失调的性质   首先,根据公式 $[H^+]=24 \times PaCO_2/[HCO_3^-]$,对血气参数的准确性进行检验。如果 pH 与 H^+ 不匹配,需重新采样检测。如果 pH < 7.35 为酸中毒,pH > 7.45 则为碱中毒;如果 pH 在正常范围之内,还需观察 $PaCO_2$ 和 HCO_3^- 是否在正常范围内。如果三个参数都在正常范围,说明无酸碱平衡失调;如果 pH 正常,而 $PaCO_2$ 和 HCO_3^- 有一项或两项超出正常范围,则提示存在混合型酸碱平衡失调。

2. 判断原发性酸碱平衡失调   根据病史和(或)Henderson–Hasselbalch 方程式中 pH、$PaCO_2$、HCO_3^- 三个变量之间的关系,综合判断 $PaCO_2$ 和 HCO_3^- 谁是原发改变。主要由于呼吸系统疾病而导致酸碱平衡失调,且 $PaCO_2$ 与 pH 的负相关关系成立,一般认为 $PaCO_2$ 的变化是原发改变;而主要由于肾疾病或休克而导致酸碱平衡失调,且 HCO_3^- 与 pH 的正相关关系成立,一般认为 HCO_3^- 的变化是原发改变。进而判断具体的酸碱平衡失调类型。如果是 $PaCO_2$ 的原发性升高,则为呼吸性酸中毒;如果是 $PaCO_2$ 的原发性下降,则为呼吸性碱中毒。如果是 HCO_3^- 的原发性升高,则为代谢性碱中毒;如果是 HCO_3^- 的原发性下降,则为代谢性酸中毒。也可先假设存在某一种酸碱平衡失调(如呼吸性酸碱平衡失调),进而根据 $PaCO_2$ 和 HCO_3^- 的变化确认或拒绝该假设,得出原发性改变。

3. 计算 AG,确定代谢性酸中毒的类型   如果怀疑存在代谢性酸中毒,可通过计算 AG 确定是 AG 增高型还是 AG 正常型代谢性酸中毒。

4. 根据代偿情况判断单纯型或混合型酸碱平衡失调   根据表 3-5 的代偿公式计算预期代偿值。如果实际变化在代偿范围内,则是单纯型酸碱平衡失调;如果超过代偿范围,则提示存在混合型酸碱平衡失调。如代谢性酸中毒时,如果实测 $PaCO_2$ 值超出了预测值的最大值,说明体内有过多的 CO_2 潴留,则可能合并有呼吸性酸中毒;如果实测 $PaCO_2$ 值小于预测值的最小值,说明 CO_2 排出过多,则可能合并有呼吸性碱中毒。呼吸性酸中毒时,如果实测 HCO_3^- 值超出了预测值的最大值,则可能合并有代谢性碱中毒;如果实测 HCO_3^- 值小于预测值的最小值,则可能合并有代谢性酸中毒。

判断时还需综合考虑代偿反应与病史。尤其对呼吸性酸碱平衡失调而言,由于肾的充分代偿需要 3 ~ 5 天,因此应根据病程选择相应的急性或慢性呼吸性酸碱平衡失调的预期代偿公式。

表 3-5   单纯型酸碱平衡失调常用预测代偿公式

原发失调	原发变化	代偿反应	预计代偿公式	代偿时限	代偿极限
代谢性酸中毒	$HCO_3^- \downarrow\downarrow$	$PaCO_2 \downarrow$	$PaCO_2=1.5 \times HCO_3^- +8 \pm 2$	12 ~ 24 h	10 mmHg
			$\Delta PaCO_2=1.2 \times \Delta HCO_3^- \pm 2$		
代谢性碱中毒	$HCO_3^- \uparrow\uparrow$	$PaCO_2 \uparrow$	$\Delta PaCO_2=0.7 \times \Delta HCO_3^- \pm 5$	12 ~ 24 h	55 mmHg
呼吸性酸中毒	$PaCO_2 \uparrow\uparrow$	$HCO_3^- \uparrow$	急性:		
			$\Delta HCO_3^- =0.1 \times \Delta PaCO_2 \pm 1.5$	几分钟	30 mmol/L
			慢性:		
			$\Delta HCO_3^- =0.4 \times \Delta PaCO_2 \pm 3$	3 ~ 5 天	45 mmol/L
呼吸性碱中毒	$PaCO_2 \downarrow\downarrow$	$HCO_3^- \downarrow$	急性:		
			$\Delta HCO_3^- =0.2 \times \Delta PaCO_2 \pm 2.5$	几分钟	18 mmol/L
			慢性:		
			$\Delta HCO_3^- =0.5 \times \Delta PaCO_2 \pm 2.5$	3 ~ 5 天	15 mmol/L

5. 合理应用 $\Delta AG/\Delta HCO_3^-$ 比值　当代谢性酸中毒导致 AG 增加时,其增加幅度(ΔAG)应与 HCO_3^- 的下降幅度(ΔHCO_3^-)进行比较。理想状态下,血清 AG 的增加与 H^+ 缓冲导致的血清 HCO_3^- 减少相匹配,即 $\Delta AG = \Delta HCO_3^-$。据此,可以计算缓冲前的 HCO_3^- 值(实测 $HCO_3^- + \Delta AG$)并与预期代偿改变进行比较,或者计算 $\Delta AG/\Delta HCO_3^-$ 比值是否为 1。但实际上,H^+ 有 50% 左右在细胞内和骨骼中被缓冲,并不直接影响血浆 HCO_3^- 改变。同时,酸性阴离子作为 AG 的重要组成,其排泄受到肾小球滤过功能的影响,也不能完全反映 H^+ 被缓冲的情况。因此,临床上应根据具体的病因和病情的综合情况对 ΔAG 和 ΔHCO_3^- 的关系进行谨慎判断。

以计算 $\Delta AG/\Delta HCO_3^-$ 比值为例。当比值为 1 时,与单纯的 AG 增高型代谢性酸中毒相一致。当比值小于 1 时,提示存在混合的 AG 增高型代谢性酸中毒和 AG 正常型代谢性酸中毒。如心力衰竭患者合并腹泻,患者在乳酸酸中毒引起 AG 增高型代谢性酸中毒的同时,因体液 HCO_3^- 丢失和血 Cl^- 代偿性升高而合并 AG 正常型代谢性酸中毒。当比值大于 2 时,通常提示 AG 增高型代谢性酸中毒合并代谢性碱中毒或慢性呼吸性酸中毒导致基线 HCO_3^- 水平升高。当比值介于 1 和 2 之间时,单纯的 AG 增高型代谢性酸中毒、AG 增高型代谢性酸中毒合并代谢性碱中毒等均有可能,需根据临床情况进行综合判断。

需要指出的是,评估酸碱平衡失调时不仅要重视原发性和继发性改变的判断,也要注意对可能造成严重后果甚至危及患者生命的酸碱平衡失调进行及时的判断和治疗。例如发现急性呼吸性酸中毒时,要能预测可能存在急性呼吸道阻塞,需要立即进行临床评估和处置,而不能因为判断酸碱平衡失调而延误治疗的时机。同时,酸碱平衡失调的判断并不是一成不变的,随着疾病的发展和治疗措施的影响,原有的酸碱平衡失调可能逐渐被纠正,也可能发生转变或者合并其他类型的酸碱平衡失调。因此,一定要密切结合病史和血气分析的动态改变,及时进行诊断和适当治疗。

拓展知识 3-3　乳酸酸中毒及酮症酸中毒的 $\Delta AG/\Delta HCO_3^-$ 比值

● 本 章 小 结 ●

正常情况下,机体每天摄入和代谢所产生的酸碱物质与其排出量总是处于动态平衡之中。机体主要通过血液和细胞内液的缓冲、肺和肾的调节作用来维持酸碱的平衡。病理情况下,机体可出现酸碱平衡失调。临床上一般是在了解病史的基础上,结合血气分析,对酸碱平衡失调进行判断。血气分析常用的主要指标有:pH、$PaCO_2$、HCO_3^-、碱剩余(BE)和阴离子间隙(AG)等。在分析酸碱平衡失调的过程中,可以用 Henderson-Hasselbalch 方程式阐释这些指标的相互关系:pH 的改变决定于 HCO_3^-/H_2CO_3 的比值,与 HCO_3^- 呈正变、与 $PaCO_2$ 呈反变关系。

酸碱平衡失调有单纯型和混合型两大类。单纯型酸碱平衡失调包括代谢性酸中毒、呼吸性酸中毒、代谢性碱中毒和呼吸性碱中毒。当机体同时并存两种或两种以上的酸碱平衡失调时,称为混合型酸碱平衡失调。

(沈　静　涂自智　周建新)

数字课程学习

⬇ 教学PPT　📝 自测题

第四章

缺 氧

第一节 概 述

缺氧(hypoxia)是组织、细胞因供氧不足或用氧障碍而导致代谢、功能和形态结构异常改变的病理过程。成人在静息状态下每分钟耗氧约 250 ml,剧烈运动时可增加到 10 倍以上,而正常人体内氧储量仅为1 500 ml,因此,一旦呼吸、心搏停止,数分钟内就可能死于缺氧。缺氧既是某些特殊环境(如高原、高空)所特有的医学问题,也是临床多种疾病共有的病理过程,是许多疾病引起死亡的重要原因。

临床上常用血氧指标反映组织供氧和耗氧量的变化,常用的血氧指标有:

1. 氧分压(partial pressure of oxygen,PO_2) 为物理溶解于血液中的氧所产生的张力,又称血氧张力(oxygen tension)。动脉血氧分压(PaO_2)主要取决于吸入气的氧分压和外呼吸功能状态,正常约为100 mmHg;静脉血氧分压(PvO_2)约为 40 mmHg。如 PaO_2 正常,PvO_2 则主要取决于组织摄氧和利用氧的能力。

2. 血氧容量(oxygen capacity of blood,CO_2max) 指 100 ml 血液中的血红蛋白(hemoglobin,Hb)完全氧合后的最大携氧量,取决于血液中 Hb 的量及其与氧结合的能力。在氧分压为 150 mmHg,二氧化碳分压为 40 mmHg,温度为 38℃时,Hb 可完全氧合。此时,每克 Hb 可结合 1.34 ml 氧,血氧容量 =1.34(ml/g)×Hb(g/dl)。正常成人 Hb 约为 15 g/dl,血氧容量约为 20 ml/dl。

3. 血氧含量(oxygen content of blood,CO_2) 指100 ml 血液的实际带氧量,包括物理溶解的和化学结合的氧量。血氧含量取决于血氧分压和血氧容量。正常动脉血氧含量(CaO_2)约为 19 ml/dl,静脉血氧含量(CvO_2)约为 14 ml/dl。动静脉血氧含量差($Da-vO_2$)约为 5 ml/dl,它可反映组织摄取和利用氧的能力。

4. 血氧饱和度(oxygen saturation of blood,SO_2) 是指血液中氧合血红蛋白(HbO_2)占总血红蛋白的百分数。正常动脉血氧饱和度(SaO_2)为 95% ~ 98%,混合静脉血氧饱和度(SvO_2)为 70% ~ 75%。SO_2 主要取决于PO_2,PO_2 与 SO_2 之间的关系曲线呈 S 形,称为氧解离曲线(oxygen dissociation curve)(图 4-1)。此外,SO_2 还受血液 pH、温度、二氧化碳分压(PCO_2),以及红细胞内 2,3-二磷酸甘油酸(2,3-diphosphoglyceric acid,2,3-DPG)

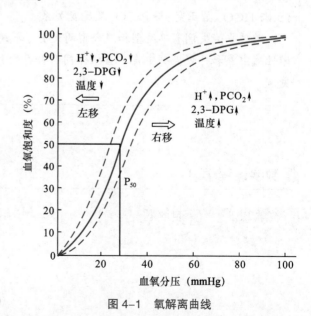

图 4-1 氧解离曲线

的影响。在同一氧分压条件下,血液 pH 下降、温度升高、PCO_2 升高或红细胞内 2,3-DPG 增多时,SO_2 变小,氧解离曲线右移;反之,SO_2 增大,氧解离曲线左移。

5. P_{50} 是指血红蛋白氧饱和度为 50% 时的血氧分压,反映 Hb 与 O_2 的亲和力,正常为 26～27 mmHg。引起氧解离曲线左移的因素均可使 P_{50} 减小,表明 Hb 与氧的亲和力增加,反之亦然。

拓展知识4-1 经皮血氧饱和度(SpO_2)与动脉血氧饱和度(SaO_2)

第二节 缺氧的原因、分类和血氧变化特点

根据缺氧的原因和血氧变化特点,一般将缺氧分为以下 4 种类型(图 4-2)。

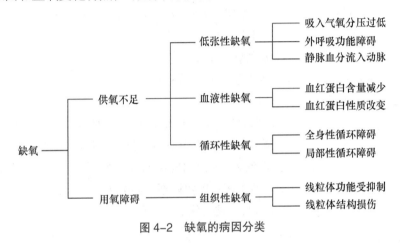

图 4-2 缺氧的病因分类

一、低张性缺氧

低张性缺氧(hypotonic hypoxia)是由于动脉血氧分压降低,血氧含量减少,导致组织供氧不足的缺氧,又称乏氧性缺氧(hypoxic hypoxia)。

临床病例4-1 低张性缺氧

(一)原因

1. 吸入气氧分压过低 多发生于海拔 2 500 m 以上的高原、高空,或通风不良的坑道、矿井,或吸入低氧混合气体及被惰性气体或麻醉剂过度稀释的空气。在高原,海拔越高,大气压越低,吸入气氧分压越低,肺泡气氧分压和 PaO_2 也越低,缺氧越严重(表 4-1)。

表 4-1 不同海拔高度下,大气压、吸入气与肺泡气氧分压、动脉血氧饱和度的变化

海拔高度 /m	大气压 /mmHg	吸入气氧分压 /mmHg	肺泡气氧分压 /mmHg	动脉血氧饱和度 /%
0	760	159	105	95
1 000	680	140	90	94
2 000	600	125	70	92
3 000	530	110	62	90
4 000	460	98	50	85
5 000	405	85	45	75
6 000	355	74	40	70
7 000	310	65	35	60
8 000	270	56	30	50

2. **外呼吸功能障碍** 肺的通气和（或）换气功能障碍,可致 PaO_2 和 CaO_2 降低而发生缺氧,又称呼吸性缺氧(respiratory hypoxia)。常见于呼吸道狭窄或阻塞(如异物阻塞、肿瘤压迫、喉头水肿、支气管痉挛等)、胸腔疾病(如胸腔积液、积血、气胸等)、肺部疾病(如肺炎、肺水肿、肺气肿、肺纤维化等)、呼吸中枢抑制或呼吸肌麻痹等。

3. **静脉血分流入动脉** 多见于某些先天性心脏病,如房间隔或室间隔缺损伴有肺动脉狭窄或肺动脉高压、法洛四联症等,由于右心的压力高于左心,出现右向左的分流,静脉血掺入动脉血中,导致 PaO_2 降低。支气管扩张症肺内动静脉短路开放发生静脉血掺入动脉血,也可导致 PaO_2 降低。

(二)血氧变化特点

低张性缺氧时,PaO_2、CaO_2 及 SaO_2 显著降低。当 PaO_2 高于 60 mmHg 时,氧解离曲线较平坦,PaO_2 降低对 SaO_2 和 CaO_2 的影响不显著;当 PaO_2 降至 60 mmHg 以下时,CaO_2 及 SaO_2 显著减少,导致组织缺氧,发生明显的低张性缺氧。血液中的氧弥散入组织的动力,取决于两者之间的氧分压差。低张性缺氧时,由于 PaO_2 降低,氧向组织的弥散量减少,动静脉血氧含量差一般是减小的。慢性缺氧时,如果组织利用氧的能力代偿性增强,则动静脉血氧含量差也可接近于正常。低张性缺氧时血氧容量一般正常,但慢性缺氧者可因红细胞和 Hb 代偿性增多而使血氧容量增高。

正常毛细血管血液中含有氧合血红蛋白(HbO_2)和去氧血红蛋白(HHb),其中 HHb 浓度约为 2.6 g/dl。低张性缺氧时,血液中 HHb 浓度增高,当毛细血管血液中 HHb 浓度达到或超过 5 g/dl 时,可使皮肤和黏膜呈青紫色,称为发绀(cyanosis)。在 Hb 正常的人,可根据发绀的程度大致估计缺氧的程度。当 Hb 过多或过少时,发绀与缺氧常不一致。例如重度贫血患者,Hb 可降至 5 g/dl 以下,出现严重缺氧,但不会发生发绀。而红细胞增多症患者,血中 HHb 常超过 5 g/dl,出现发绀,但可无缺氧症状。

二、血液性缺氧

血液性缺氧(hemic hypoxia)是由于 Hb 含量减少或性质改变导致的缺氧。其特征是 CaO_2 降低,但 PaO_2 和 SaO_2 均正常,故又称等张性缺氧(isotonic hypoxia)。

(一)原因

1. **血红蛋白含量减少** 见于各种原因引起的严重贫血。

2. **血红蛋白性质改变** 见于一氧化碳中毒、亚硝酸盐中毒等各种导致血红蛋白结合氧减少,或血红蛋白氧亲和力异常增高导致结合的氧不易释放的疾病。

 临床病例4-2 **一氧化碳中毒**

(1)一氧化碳中毒 一氧化碳(CO)与 Hb 的亲和力比氧与 Hb 的亲和力高 210 倍。当吸入气中含有 0.1% 的 CO 时,血液中 50% 的 Hb 与 CO 结合成为碳氧血红蛋白(carboxyhemoglobin,HbCO),从而失去携 O_2 能力。CO 与 Hb 分子中某个血红素结合后,可增加其他三个血红素与氧的亲和力,使与之结合的氧不易释放。此外,CO 还可抑制红细胞的糖酵解,使 2,3-DPG 生成减少,氧解离曲线左移,HbO_2 中的 O_2 不易释放,从而加重组织缺氧。当血液中的 HbCO 增至 10% ~ 20% 时,可出现头痛、乏力、眩晕、恶心和呕吐等症状;增至 50% 时,可迅速出现痉挛、呼吸困难、昏迷,甚至死亡。此时,患者的 PaO_2 不降低,其皮肤、黏膜呈樱桃红色。

 临床病例4-3 **亚硝酸盐中毒**

(2)高铁血红蛋白血症 正常情况下,Hb 中的铁主要以二价铁的形式存在。亚硝酸盐、过氯酸盐及磺胺衍生物等可使血红素中二价铁氧化成三价铁,形成高铁血红蛋白(methemoglobin,$HbFe^{3+}$),导致高铁血红蛋白血症(methemoglobinemia)。高铁血红蛋白中的三价铁因与羟基结合牢固,失去结合氧的能力。若 Hb 分子的 4 个二价铁部分氧化成三价铁,可对 Hb 的四级结构产生影响,使得剩余的二价铁虽能结合氧,但与氧的亲和力增高,不易解离。生理情况下,血液中不断形成极少量的高铁血红蛋白,又不断被血液中的还原型烟酰胺腺嘌呤二核苷酸(reduced nicotinamide adenine dinucleotide,NADH)、维生素 C、还原型谷胱甘肽等还原剂还原为二价铁,所以正常成人血液中的高铁血红蛋白含量不超过 Hb 总量的 2%。当高铁血红蛋白含量超过 Hb 总量的 10%,可出现缺氧表现;达到 30%~50%,则发生严重缺氧,表现为全身青紫、头痛、神志恍惚、意识不清甚至昏迷。

高铁血红蛋白血症最常见于亚硝酸盐中毒,如食用大量含硝酸盐的腌菜,硝酸盐经肠道细菌作用还原为亚硝酸盐,大量吸收入血后,使 Hb 中的二价铁氧化为三价铁,导致高铁血红蛋白血症。当血液中 HbFe^{3+} 达到 1.5 g/dl 时,皮肤、黏膜可呈咖啡色或类似发绀的颜色,称为肠源性发绀(enterogenous cyanosis)。

(3) 血红蛋白氧亲和力异常增高　某些因素可增强 Hb 与氧的亲和力,氧解离曲线左移,氧不易释放。如输入大量库存血,可因库存血中 2,3-DPG 含量低,或输入大量碱性液体导致血液 pH 升高,均会引起氧解离曲线左移,血红蛋白氧亲和力增加,氧不易释放,引起缺氧。

(二) 血氧变化特点

贫血导致的血液性缺氧,由于外呼吸功能正常,PaO$_2$ 正常,SO$_2$ 正常。因 Hb 数量减少,使血氧容量和血氧含量均降低。毛细血管床中的平均血氧分压较低,血管-组织间的氧分压差减小,氧向组织弥散的驱动力减小,使动静脉血氧含量差减小。

CO 中毒或高铁血红蛋白血症,血液中的部分 Hb 与 CO 结合形成 HbCO,或二价铁变为三价铁,不能再结合 O$_2$,因此,体内实际的血氧容量和血氧含量降低,SaO$_2$ 也降低。但由于血氧容量是在体外用氧充分氧合后测得的 Hb 最大携氧量,氧合过程可使 HbCO 解离而恢复 Hb 的携氧能力,因此在体外测定的血氧容量可正常。HbCO 或 HbFe^{3+} 的存在可使氧解离曲线左移,血氧不易释放入组织,使得动静脉血氧含量差减小。

Hb 与氧亲和力增高引起的血液性缺氧由于 Hb 与氧的亲和力较大,结合的氧不易释出所致,其 PaO$_2$ 正常,SO$_2$ 正常,血氧容量和动脉血氧含量不低,甚至还可高于正常,动静脉血氧含量差小于正常。

单纯贫血时,患者皮肤、黏膜呈苍白色;CO 中毒时,患者皮肤、黏膜呈樱桃红色;氧与 Hb 的亲和性增高时,患者皮肤、黏膜呈鲜红色;高铁血红蛋白血症患者,皮肤、黏膜呈咖啡色或类似发绀的颜色。

三、循环性缺氧

循环性缺氧(circulatory hypoxia)是指因组织血液灌流量减少而引起的缺氧,又称低血流性缺氧或低动力性缺氧(hypokinetic hypoxia),其中因动脉血灌流不足引起的缺氧称为缺血性缺氧(ischemic hypoxia),因静脉血回流障碍引起的缺氧称为淤血性缺氧(congestive hypoxia)。

(一) 原因

1. 全身性循环障碍　见于心力衰竭和休克。心力衰竭患者心排血量减少,向全身各组织器官运送的氧量减少,同时又可因静脉回流受阻,引起组织淤血和缺氧。全身性循环障碍引起的缺氧,易致酸性代谢产物蓄积,发生酸中毒,使心肌收缩力进一步减弱,心排血量降低,加重循环性缺氧,形成恶性循环,患者可因心、脑、肾等重要器官严重缺氧、功能衰竭而死亡。

2. 局部性循环障碍　见于动脉硬化、血管炎、血栓形成和栓塞、血管痉挛或受压等。因血管阻塞或受压,引起局部组织缺血性或淤血性缺氧。

(二) 血氧变化特点

循环性缺氧时,动脉血氧分压、氧容量、氧含量和氧饱和度均正常。但因血流缓慢,单位时间内流过毛细血管的血量减少,弥散到组织、细胞的氧量减少,导致组织缺氧;血流缓慢,血液通过毛细血管的时间延长,组织、细胞从单位血液中摄取的氧量相对较多,同时由于血流淤滞,二氧化碳含量增加,使氧解离曲线右移,释氧增加,致使静脉血氧分压和氧含量降低,动静脉血氧含量差增大。

缺血性缺氧时,组织器官苍白;淤血性缺氧时,组织从血液中摄取的氧量增多,毛细血管中去氧血红蛋白含量增加,易出现发绀。

四、组织性缺氧

组织性缺氧(histogenous hypoxia)是指组织、细胞对氧的利用发生障碍,其本质并不是氧的缺乏,但传统仍称为组织性缺氧或氧化障碍性缺氧(dysoxidative hypoxia)。

 临床病例4-4　氰化物中毒

(一)原因

1. 线粒体功能受抑制　线粒体是细胞氧化磷酸化生成 ATP 的主要场所,任何影响线粒体氧化磷酸化的因素都可引起组织性缺氧。例如,氰化物(CN⁻)中毒时,CN⁻与细胞色素 aa₃ 铁原子中的配位键结合,形成氰化高铁 cyt aa₃,使细胞色素氧化酶不能还原,失去传递电子的功能,呼吸链中断,生物氧化受阻(图 4-3)。

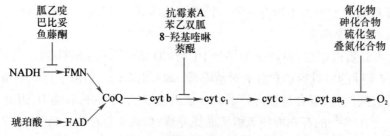

图 4-3　呼吸链及氧化磷酸化抑制剂作用环节示意图

此外,线粒体呼吸酶减少也会影响线粒体氧化磷酸化过程,引起组织性缺氧。例如,维生素 B_1 是丙酮酸脱氢酶的辅酶成分,维生素 B_2(核黄素)是黄素酶的辅酶成分,维生素 PP(烟酰胺)是烟酰胺腺嘌呤二核苷酸(辅酶Ⅰ)和烟酰胺腺嘌呤二核苷酸磷酸(辅酶Ⅱ)的组成成分,它们严重缺乏可影响线粒体氧化磷酸化过程。

2. 线粒体结构损伤　高温、大剂量放射线辐射和细菌毒素等可损伤线粒体结构,引起线粒体功能障碍,氧利用障碍。

(二)血氧变化特点

组织性缺氧时,动脉血氧分压、血氧含量、血氧容量和血氧饱和度均正常。由于组织利用氧减少,静脉血氧分压、氧含量和氧饱和度都高于正常,动静脉血氧含量差减小,皮肤黏膜常呈鲜红色或玫瑰红色。

各种类型缺氧的血氧变化特点见表 4-2。

表 4-2　各种类型缺氧的血氧变化特点

血氧特点	低张性缺氧	血液性缺氧	循环性缺氧	组织性缺氧
动脉血氧分压	↓	N	N	N
动脉血氧含量	↓	↓或 N	N	N
血氧容量	N 或↑	↓或 N	N	N
动脉血氧饱和度	↓	N	N	N
动静脉血氧含量差	N 或↓	N 或↓	↑	↓

虽然可将缺氧分为上述四种类型,但临床常见的缺氧多为两种或多种类型混合存在。如失血性休克患者,既有循环性缺氧,又可因大量失血加上复苏过程中大量输液使血液过度稀释,引起血液性缺氧,若并发肺功能障碍,则又可出现低张性缺氧。

第三节　缺氧时机体的功能与代谢变化

缺氧对机体功能和代谢的影响是广泛的、非特异的,其影响的程度和结果,取决于缺氧的原因,缺氧发生的速度、程度、部位、持续的时间,以及机体的功能代谢状态。CO 中毒时,当半数血红蛋白与 CO 结合而失去带氧能力时,即可危及生命;而贫血时,即使血红蛋白减少一半,患者仍可正常生活。这是因为前者发生速度快,机体代偿功能未能充分发挥;而后者一般发生慢,可通过机体的代偿作用增加组织、细胞对氧的供应和利用。缺氧时机体的变化既有代偿性的,也有损伤性的,两者之间的区别有时仅在于变化程度的不同。轻度缺氧主要引起机体代偿性反应,严重缺氧而机体代偿不全时,可导致组织代谢障碍和各系统功能紊乱,甚至死亡。各种类型缺氧所引起的变化既有相似之处,又各有特点。以下主要以低张性缺氧为例说明缺氧对机体的影响。

一、呼吸系统的变化

PaO_2 降低,可刺激颈动脉体和主动脉体化学感受器,反射性兴奋呼吸中枢,使呼吸加深、加快,肺泡通气量增加,称为低氧通气反应(hypoxic ventilation response,HVR),这是机体对急性缺氧最重要的代偿反应。其意义在于:①呼吸深快可增大呼吸面积,提高氧的弥散,使 PaO_2 和 SaO_2 升高;②呼吸深快,使更多的新鲜空气进入肺泡,从而提高肺泡气氧分压,降低二氧化碳分压;③呼吸深快时胸廓活动度增大,胸腔负压增加,促进静脉回流,回心血量增多,促使肺血流量和心排血量增加,有利于气体在肺内的交换和氧在血液的运输。

急性缺氧时如因过度通气可使 CO_2 排出过多,导致低碳酸血症和呼吸性碱中毒,抑制呼吸中枢,部分抵消了外周化学感受器兴奋呼吸的作用。数日后,通过肾代偿性排出 HCO_3^-,可减弱对呼吸中枢的抑制作用,使外周化学感受器的作用得以充分发挥。严重的急性缺氧可直接抑制呼吸中枢,出现周期性呼吸,呼吸减弱甚至停止。当 $PaO_2 < 30$ mmHg 时,缺氧对呼吸中枢的直接抑制作用超过 PaO_2 降低对外周化学感受器的兴奋作用,即可发生中枢性呼吸衰竭。

慢性缺氧,如在高原停留一段时间或久居高原,通气反应逐渐减弱,这可能是由于外周化学感受器对低氧的敏感性降低之故,是一种慢性适应性反应。

血液性缺氧及组织性缺氧,由于动脉血氧分压正常,呼吸可不显著增强,但如累及肺的呼吸功能,可并发低张性缺氧,使呼吸加快。

二、循环系统的变化

(一)心脏功能变化

1. 心率　急性轻度或中度缺氧时,心率增快,可能与动脉血氧分压降低,兴奋颈动脉体和主动脉体化学感受器有关,也可能与缺氧所致呼吸运动增强,刺激肺牵张感受器有关。严重缺氧可直接抑制心血管运动中枢,并引起心肌能量代谢障碍,使心率减慢。

2. 心肌收缩力　缺氧初期,交感神经兴奋,作用于心脏 β 肾上腺素受体,使心肌收缩力增强。随着缺氧时间延长,由于心肌缺氧可降低心肌舒缩功能,使心肌收缩力减弱。极严重的缺氧可直接抑制心血管运动中枢,造成心肌能量代谢障碍,使心肌收缩力减弱。

3. 心排血量　缺氧初期,由于交感神经兴奋使心率加快、心肌收缩力增强,以及因交感神经兴奋血管收缩和呼吸运动增强而致的回心血量增加,心排血量增加,使器官供血得以改善,是对缺氧有效的代偿。随着缺氧时间延长,心排血量逐渐回降。极严重的缺氧可因心率减慢、心肌收缩力减弱,而出现心排血量降低。

67

4. 心律　严重缺氧可引起窦性心动过缓、传导阻滞、期前收缩,甚至心室颤动,其机制在于缺氧影响心肌的兴奋性、自律性和传导性。久居高原、慢性阻塞性肺疾病和先天性心脏病患者,由于肺血管收缩、肺血管重构导致肺动脉压升高,可使右心室负荷加重,右心室肥大,严重时发生心力衰竭。

(二)血流分布改变

器官血流量取决于血液灌注的压力(即动静脉压差)和器官血流的阻力。后者主要取决于开放的血管数目和血管开放程度。缺氧时,一方面交感神经兴奋引起血管收缩;另一方面组织因缺氧产生乳酸、腺苷、PGI_2 等代谢产物,使缺氧组织血管扩张,这两种作用的综合结果决定该器官的血流量。急性缺氧时,皮肤、腹腔器官因交感神经兴奋,缩血管作用占优势,使血管收缩;而心、脑血管因受局部组织代谢产物的扩血管作用使血流增加。血液的这种重新分布有利于保证重要生命器官氧的供应,因而具有重要的代偿意义。

(三)肺循环的变化

正常肺循环具有以下特点:①流量大,相当于体循环的血流量;②压力低,静息时的肺动脉平均压为 12 ~ 15 mmHg,仅为体循环压的 1/6;③阻力低;④容量大,肺循环血容量约为 450 ml,约占全身血量的 9%。

肺泡缺氧及混合静脉血的氧分压降低都会引起肺小动脉收缩,称为缺氧性肺血管收缩(hypoxic pulmonary vasoconstriction,HPV),是肺循环特有的生理现象,可使血流从缺氧的肺泡转向通气充分的肺泡,有利于维持肺泡通气与血流的适当比例,具有一定的代偿意义。但剧烈的肺血管收缩可导致肺动脉压升高,促使肺水肿的发生。

缺氧引起肺血管收缩的机制较为复杂,是 Ca^{2+} 内流增多、离子通道失衡、氧化应激、交感神经兴奋及血管活性物质分泌失衡等多因素综合作用的结果。慢性缺氧时,长期的肺血管收缩可引起肺动脉压力持久升高和肺血管结构重塑(remodeling),表现为无肌型微动脉的肌化(muscularization),血管壁中胶原和弹性纤维沉积,血管管壁增厚、管腔狭窄,血管硬化、反应性降低,导致缺氧性肺动脉高压(hypoxic pulmonary hypertension,HPH),是肺源性心脏病和高原性心脏病的主要发病环节。其机制是缺氧促进内皮细胞、免疫细胞等释放血管活性物质、细胞因子和炎症介质,在引起血管收缩的同时,引起血管平滑肌细胞、成纤维细胞增殖及细胞外基质产生,共同促进肺血管结构重塑。

📧 拓展知识4-2　高原肺水肿的发生机制

📧 拓展知识4-3　缺氧性肺动脉高压的发生机制

📧 拓展知识4-4　中国肺动脉高压诊断与治疗指南(2021 版)

📧 拓展知识4-5　2022 ESC/ERS 指南:肺动脉高压的诊断和管理

(四)毛细血管增生

慢性缺氧可引起组织中毛细血管增生,尤其是心脏和脑的毛细血管增生尤为显著。毛细血管密度增加,有利于氧向细胞弥散,具有代偿意义。缺氧时毛细血管增生的机制可能是由于缺氧诱导因子 –1 表达,促进血管内皮生长因子(vascular endothelial growth factor,VEGF)产生和释放增多,后者具有较强的促进毛细血管生成的作用。

三、血液系统的变化

缺氧可使骨髓造血功能增强、红细胞增多和血红蛋白氧解离曲线右移,从而增加氧的运输和血红蛋白释放氧,对缺氧具有重要的代偿作用。

(一)红细胞和血红蛋白增多

急性缺氧时,交感神经兴奋,脾等储血器官收缩,将储存的血液释放入体循环,循环血中红细胞数目增多。慢性缺氧时,红细胞增多主要是由骨髓造血功能增强所致。当低氧血流经肾时,刺激肾小管旁间质细胞产生和释放促红细胞生成素(erythropoietin,EPO),促进血红蛋白合成及红细胞生成。适度的红细胞和Hb增多可增加血液携氧能力和组织供氧量,具有重要的代偿意义。但如果红细胞过度增多,则可使血液黏滞度和血流阻力显著增加,以致血流减慢、微循环障碍,甚至导致微血栓形成,并加重心脏负担。

🄴临床病例4-5 **高原红细胞增多症**

(二) 红细胞内2,3-DPG含量增多,血红蛋白氧解离曲线右移

2,3-DPG是哺乳动物红细胞中主要的含磷化合物,在红细胞内糖酵解支路中产生(图4-4),二磷酸甘油酸变位酶(DPGM)催化它的合成,二磷酸甘油酸磷酸酶(DPGP)促进它的分解。红细胞内2,3-DPG的含量受三个因素调节:①糖酵解速度。② DPGM和DPGP活性。③ 2,3-DPG与血红蛋白的结合量。低张性缺氧时,红细胞中2,3-DPG的生成增多,其机制为:①氧合血红蛋白(HbO₂)减少,去氧血红蛋白(HHb)增多。HbO_2的中央空穴小,不能结合2,3-DPG;而HHb的中央空穴大,可结合2,3-DPG(图4-5)。HHb增多,则对2,3-DPG的结合增加,红细胞内游离的2,3-DPG减少,使2,3-DPG对磷酸果糖激酶和DPGM的抑制作用减弱,从而使糖酵解增强,2,3-DPG生成增多。②代偿性过度通气所致呼吸性碱中毒,以及由于去氧血红蛋白稍偏碱性,致使pH增高,pH增高能激活磷酸果糖激酶使糖酵解增强,同时促进DPGM的活性、抑制DPGP的活性,使2,3-DPG合成增加、分解减少。

红细胞内2,3-DPG增多,降低了血红蛋白与氧的亲和力,使氧解离曲线右移,促使HbO₂解离,有利于红细胞释放出更多的氧,但同时又可减少肺毛细血管中血红蛋白与氧的结合。因此,缺氧时,氧解离曲线右移究竟对机体有利还是有弊,取决于吸入气、肺泡气及动脉血氧分压的变化程度。若动脉血氧分压变动范围正处于氧解离曲线平坦段,此时的曲线右移,有利于血液内的氧向组织释放。但若动脉血氧分压降低处于氧解离曲线陡直部分(低于60 mmHg),此时氧解离曲线右移将严重影响肺泡毛细血管中血红蛋白与氧结合,使动脉血氧饱和度下降,则对机体不利。

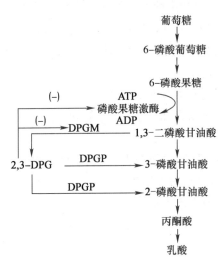

图4-4 2,3-DPG的生成与分解

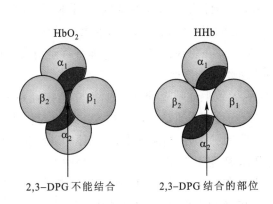

图4-5 2,3-DPG与HHb结合的空穴示意图

四、中枢神经系统的变化

脑组织的能量主要来自葡萄糖有氧氧化,因脑内葡萄糖和氧的储备量少,脑组织对缺氧极为敏感,其中大脑皮质和小脑灰质耗氧最多,对缺氧最敏感。脑的质量仅为体重的2%~3%,而脑血流量却占心排血量的15%,脑的耗氧量占总耗氧量的23%。一般情况下,脑组织完全缺氧15 s,即可引起昏迷几分钟;完全缺氧3 min以上,可致昏迷数日;完全缺氧8~10 min,常致脑组织发生不可逆损害。

急性缺氧可引起头痛、乏力、动作不协调,思维、判断、计算能力减弱,烦躁或欣快、情绪激动和精神错乱等。严重缺氧时,中枢神经系统功能抑制,表现为表情淡漠、反应迟钝、嗜睡甚至意识丧失。慢性缺氧时,精神症状较为缓和,可表现为精力不集中、容易疲劳、轻度抑郁等。缺氧引起脑组织形态学变化主要是脑细胞肿胀、变形、坏死及间质脑水肿。

五、组织、细胞的变化

组织细胞能通过氧感受器(oxygen sensor)感知缺氧,并通过细胞内信号传递和调控相关基因表达,最终表现为一系列功能、代谢和结构的改变,其中有的起代偿作用,有的是损害性改变。目前认为具有氧感受器功能的物质包括某些含血红素的蛋白质、NADPH 氧化酶、氧敏感的钾离子通道、活性氧(ROS)和脯氨酸羟化酶(prolyl-hydroxylase,PHD)等。而低氧诱导因子 -1(hypoxia-inducible factor-1,HIF-1)是介导缺氧基因表达调控最重要的转录因子之一。

1. 缺氧的代偿性变化 轻、中度缺氧时,组织细胞通过增强 EPO、VEGF、磷酸果糖激酶 -L、乳酸脱氢酶 A、葡萄糖激酶等缺氧反应相关基因的表达促进血管新生、红细胞生成、糖酵解、葡萄糖转运等,提高细胞对缺氧的适应。组织细胞磷酸果糖激酶等活性增强,糖酵解过程相对加强,节约用氧;组织中毛细血管增生,扩大血氧弥散范围,增加组织细胞供氧量;肌红蛋白、脑红蛋白等携氧蛋白含量增多,有效增强细胞对氧的摄取、储存能力;细胞内线粒体数目增多,线粒体膜表面积增大,呼吸链中的酶(如琥珀酸脱氢酶、细胞色素氧化酶)含量增多、酶活性增高,使细胞对氧的利用能力增强。组织细胞这种代偿适应性改变对机体适应缺氧是有利的。通过合理的缺氧训练,可提高机体的心肺代偿能力和缺氧适应能力,使训练者获得较好的体育竞技成绩。利用模拟缺氧环境或间歇性缺氧来治疗支气管哮喘、心脑血管疾病和代谢性疾病等也取得了较好的效果。

2. 缺氧的损伤性变化 中、重度缺氧时,组织、细胞可因酸中毒、钙超载和氧化应激等引起细胞膜、线粒体和溶酶体等细胞器及生物膜的结构和功能损伤,最终可引起细胞死亡。细胞膜的损伤表现为细胞膜离子泵功能障碍,膜通透性升高,离子转运失衡,进而引起细胞水肿。线粒体损伤表现为氧化磷酸化功能障碍及线粒体结构损伤,可见线粒体肿胀、嵴断裂崩解、钙盐沉积、外膜破裂和基质外溢等。溶酶体损伤可见溶酶体膜通透性增高、稳定性降低,严重时可见溶酶体肿胀、破裂。

缺氧引起的组织细胞损伤可引起炎症反应,炎症反应又可通过影响微循环加重组织的氧供需失衡,进一步加重缺氧。在急性肺损伤、脓毒血症等全身炎症反应综合征等危重患者中,缺氧和炎症反应常互为因果,共同促进疾病的发展。

缺氧除导致上述呼吸、循环、血液、中枢神经系统等器官和系统功能障碍外,其他如肝、肾、胃肠道、内分泌等功能均可因严重缺氧而受损害。缺氧对机体的影响既可以是广泛的,也可以突出表现在某些系统或器官,如高原肺水肿、高原脑水肿、高原肺动脉高压和高原红细胞增多症等。

📧 **拓展知识4-6** 低氧信号转导的经典文献
📧 **拓展知识4-7** 解读 2019 年诺贝尔生理学或医学奖
📧 **拓展知识4-8** 高原环境对人体的有益影响

第四节 缺氧的防治原则

缺氧的防治原则主要是消除病因和纠正缺氧。纠正缺氧常采用氧疗(oxygen therapy)的方法,一般有常压氧疗和高压氧疗两种方式。常压氧疗是在常压环境下吸入高浓度氧或纯氧(氧分压225～735 mmHg,一般为 300 mmHg 左右)。高压氧疗是在高气压下吸入高浓度氧或纯氧,氧分压超过 750 mmHg。氧疗对各种类型的缺氧均有一定疗效,对不同的缺氧患者可采用不同的氧疗方法。氧疗时应注意避免持续过长时间吸入高压氧所导致的细胞损害、器官功能障碍,即氧中毒(oxygen intoxication)。

🔲 **拓展知识4-9** 氧中毒

一、低张性缺氧

低张性缺氧常由于吸入气氧分压过低、外呼吸功能障碍和静脉血掺杂入动脉血增多等原因,引起 PaO_2 明显降低并导致组织供氧不足。治疗原则是:①消除病因。脱离低氧环境或治疗原发疾病。②纠正缺氧。低张性缺氧患者一般吸入高浓度氧即可有效改善组织氧供,如吸氧可有效减轻急性高原反应、高原肺水肿和高原脑水肿的症状。应当注意,因外呼吸功能障碍导致的低张性缺氧(如 COPD、阻塞性肺气肿、慢性肺心病)同时伴有高碳酸血症时,患者主要依赖低氧兴奋呼吸中枢,应当采取限制性吸氧,即低流量持续鼻导管吸氧,避免因解除低氧性呼吸驱动而抑制呼吸中枢。③纠正全身水、电解质紊乱及酸碱平衡失调,发生高原肺水肿、高原脑水肿,或全身其他器官损伤的,采取相应的对症支持治疗。常压氧疗对由右向左分流所致缺氧的疗效甚微,因为吸入的氧无法使经动静脉短路流入左心的血液氧合。

🔲 **拓展知识4-10** 高原部队人员用氧标准

二、血液性缺氧

血液性缺氧由于 Hb 量或质的改变,使 CaO_2 减少或同时伴有氧合 Hb 结合的氧不易释出,导致组织缺氧。治疗原则是:①病因治疗。贫血患者纠正贫血,恢复红细胞或 Hb;CO 中毒迅速脱离中毒环境;亚硝酸盐中毒可通过催吐、洗胃、导泻等方式清除毒物,或使用亚甲蓝(美蓝)等高铁血红蛋白血症的特效解毒剂。②吸氧,改善缺氧症状。CO 中毒可采用高流量、高浓度给氧,视情况可用呼吸机高频喷射通气给氧或高压氧治疗。③维持水、电解质及酸碱平衡。④密切监护心、肺、脑等器官功能,及时给予相应的对症支持治疗。

🔲 **拓展知识4-11** 2017ACEP 临床决策:急性一氧化碳中毒患者急症科评估和管理要点
🔲 **拓展知识4-12** 食源性急性亚硝酸盐中毒诊断标准及处理原则(WS/T86-1996)

三、循环性缺氧

循环性缺氧的原因是循环血流量减少导致组织细胞氧供减少,其治疗原则是:①根据病因纠正局部或全身循环障碍;②根据缺氧状况采取合适方式吸氧,常规采用鼻导管吸氧减轻全身缺氧状况,缺氧较严重者可采用面罩高流量吸氧;③改善酸中毒及其他对症支持治疗。休克、心力衰竭等全身性循环障碍时,除抗休克、增强心功能外,如出现呼吸肌疲劳和酸中毒需要早期插管和机械通气。

四、组织性缺氧

组织性缺氧主要由于毒物、药物等损伤线粒体结构和功能,影响组织细胞对氧的利用。其治疗原则是:①脱离有毒环境,防止中毒加重;②应用解毒药去除或中和毒物或药物;③及时吸氧改善缺氧状态,必要时行心肺复苏,或在开放气道的前提下吸氧;④其他对症支持治疗。

🔲 **拓展知识4-13** 化学毒剂与有毒化学品中毒急救处置中国专家共识2015

● 本 章 小 结 ●

缺氧是临床多种疾病共有的病理过程,是许多疾病引起死亡的重要原因。大气中的氧通过呼吸进入肺泡,并弥散入血液,与血红蛋白相结合,由血液循环输送到全身,最后被组织、细胞摄取利用。其中任一环节发生障碍都能引起缺氧。缺氧分为低张性缺氧、血液性缺氧、循环性缺氧和组织性缺氧四种类型,缺氧时机体可发生代偿性反应和损伤性改变等系列变化。缺氧对机体的影响与缺氧的原因,缺氧发生的速度、程度、持续时间,以及机体自身的功能代谢状态有关。缺氧的治疗原则主要是消除病因和纠正缺氧。氧疗的关键在于及时和适量。

（高钰琪　陈　建　潘频华）

📥 数字课程学习

📥 教学 PPT　　📝 自测题

第五章

发　热

第一节　概　述

人类和哺乳类动物具有相对稳定的体温。成人正常体温维持在 37.0℃左右,人体体温呈现昼夜周期性波动,但波动幅度一般不超过 1.0℃。人体温度存在性别、年龄差异。女性的平均体温略高于男性 0.2℃,健康老年人的口腔、腋窝温度较健康青年人偏低,但直肠温度无差异。多种生理和病理性因素可以引起体温升高(图 5-1)。

病理性体温升高可分为调节性体温升高和非调节性体温升高(被动性体温升高)。发热(fever)是指在发热激活物的作用下,体温调节中枢调定点(set point,SP)上移而引起的调节性体温升高,并超过正常值 0.5℃。发热时,体温调节功能是正常的,但是调定点上移,使得体温调节在高水平上进行。因此,发热不同于生理性的体温升高和非调节性体温升高。

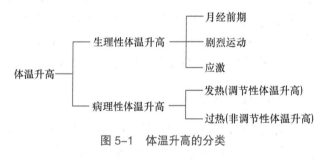

图 5-1　体温升高的分类

📧拓展知识5-1　发热的病理生理学基础

过热(hyperthermia)又称体温过高,是由于体温调节障碍,或产热、散热功能异常,机体不能将体温控制在与调定点相适应的水平而引起的非调节性体温升高,是被动性体温升高,此时,调定点并未发生改变,可见于:①过度产热,如癫痫大发作剧烈抽搐、甲状腺功能亢进症、某些全身性麻醉药(如氟烷、甲氧氟烷、琥珀酰胆碱等)导致的恶性高热等;②散热障碍,如先天性汗腺缺陷症,环境高温妨碍散热(中暑)等;③体温调节中枢功能障碍,丧失调节能力,如下丘脑的损伤、出血、炎症等。过热的病因、发生机制与发热不同,防治原则也不同(表 5-1)。

📧拓展知识5-2　过热综述

📧拓展知识5-3　麻醉与恶性高热

某些生理过程中,如剧烈运动、月经前期、妊娠期也可有体温的轻度上升。此时的体温升高属于生理性的,对机体无明显危害,无需治疗。

发热不是独立的疾病,而是多种疾病所共有的病理过程。由于发热常出现于许多疾病的早期且容易被患者察觉,因此发热是疾病的重要信号。密切观察发热时的体温变化对判断病情、评价疗效和估计预后,都有重要参考价值。

表 5-1　过热和发热的比较

	过热	发热
病因	无发热激活物	有发热激活物
发病机制	调定点无变化	调定点上移
	体温调节障碍或散热、产热障碍	体温调节无障碍
	非调节性体温升高	调节性体温升高
效应	体温可很高,甚至致命	体温可较高,有热限
防治原则	物理降温	针对发热激活物治疗

第二节　发热的病因和发生机制

体温调节的高级中枢位于视前区 – 下丘脑前部(preoptic anterior hypothalamus,POAH),该区含有温度敏感神经元,损伤该区可导致体温调节障碍。POAH 主要参与体温的正向调节。内侧杏仁核(medial amygdaloid nucleus,MAN)、腹中隔(ventral septal area,VSA)和弓状核(arcuate nucleus)主要参与发热时的体温负向调节。体温调节中枢对于体温的调节类似于恒温器,其调定点正常值设置为 37.0℃左右。生理状态下,体温调节中枢接受并整合来自中枢和外周的温度信息,与调定点比较,发出信息调控产热和散热过程,使体温与调定点相适应。发热时,发热激活物作用于产内源性致热原细胞,使其产生和释放内源性致热原(endogenous pyrogen,EP),后者作用于下丘脑体温调节中枢,在中枢发热介质的介导下,体温调定点上移,机体产热增加、散热减少,最终引起体温升高。

一、发热激活物

能激活体内细胞产生和释放内源性致热原的物质称为发热激活物(pyrogenic activator)。发热激活物包括外源性致热原(exogenous pyrogen)和某些体内产物。

拓展知识5-4　发热激活物的相关文献

(一)外源性致热原

来自体外的发热激活物称为外源性致热原,属感染性因素。

1. 细菌及其毒素

(1) 革兰氏阴性菌　大肠埃希菌、伤寒沙门菌、淋球菌、脑膜炎球菌等的菌壁含有脂多糖(lipopolysaccharide,LPS),又称内毒素(endotoxin,ET)。LPS 由 O- 特异侧链、核心多糖和脂质 A 三部分组成,其中脂质 A 是其致热性和毒性的主要成分。内毒素有极强的致热性。给实验动物静脉内注射内毒素后,在其引起发热的同时,血清中可检测出大量 EP。体外实验也证明,内毒素可刺激体外培养的白细胞产生和释放 EP。这表明内毒素致热的主要方式是刺激 EP 的产生和释放。内毒素在自然界中分布极广,是最常见的外源性致热原,且有较强的耐热性(160℃干热 2 h 方能破坏)。临床上输血或输液过程中出现的发热反应,大多是由于污染内毒素所致。

(2) 革兰氏阳性菌　肺炎链球菌、金黄色葡萄球菌、溶血性链球菌等感染是常见的发热原因。革兰氏阳性菌的致热方式包括:①全菌体:给家兔静脉注射活的或加热杀死的葡萄球菌均能引起发热,同时血中 EP 含量增加,表明细菌颗粒被吞噬后可诱生 EP;②外毒素:许多革兰氏阳性菌能分泌外毒素,例如金黄色葡萄球菌产生的中毒性休克综合征毒素 -1(toxic shock syndrome toxin-1,TSST-1),葡萄球菌释放的肠毒素,链球菌产生的致热外毒素 A、B、C 和白喉棒状杆菌释放的白喉毒素等,上述毒素都有显著的致热性;③肽聚糖:是革兰氏阳性菌细胞壁的骨架,亦具有致热性,肽聚糖在体外能激活白细胞产生、释放EP。

📑临床病例5-1　肺炎链球菌导致的肺部感染

2. 病毒　给动物静脉注射流行性感冒病毒、严重急性呼吸综合征(severe acute respiratory syndrome, SARS)病毒、新型冠状病毒、麻疹病毒或柯萨奇病毒(Coxsackie virus)等,均可引起发热,同时血中出现EP。将白细胞与病毒在体外一起培养,也可产生EP。人类的致病病毒多数为包膜病毒(enveloped virus),包膜中的脂蛋白可能是病毒的主要致热性物质。有些病毒包膜组分中含有能凝集人、鸡、豚鼠等多种红细胞的糖蛋白,称为血凝素(hemagglutinin),实验证明血凝素具致热性。

📑临床病例5-2　新型冠状病毒感染病例

3. 真菌　许多真菌感染引起的疾病也伴有发热。如白假丝酵母菌感染所致的鹅口疮、肺炎、脑膜炎,组织胞浆菌、球孢子菌和副球孢子菌引起的深部感染,新型隐球菌所致的慢性脑膜炎等。真菌的致热因素是全菌体及菌体内所含的荚膜多糖和蛋白质。

4. 寄生虫

(1) 疟原虫　疟原虫感染人体后,其潜隐子进入红细胞并发育成裂殖子,当红细胞破裂时,大量裂殖子和代谢产物(疟色素等)释放入血,引起高热。

(2) 血吸虫　发热是急性血吸虫病的主要症状,体温的高低、期限与感染程度及机体免疫状态有关。

(3) 卫氏并殖吸虫　卫氏并殖吸虫病是由寄生在内脏器官的吸虫所引起的一种慢性寄生虫病,患者可出现畏寒、发热、头痛、胸闷、腹痛等症状,发热以低热为主,感染重者可有高热,并持续数周不退。

(4) 其他寄生虫　如丝虫、旋毛虫、阿米巴等感染机体引起的疾病也伴有发热。

5. 其他病原微生物　立克次体、衣原体、钩端螺旋体等致病微生物的胞壁中亦含有LPS,其致热性可能与此有关。此外,尚有许多病原微生物并不产生特异的致热物质,它们引起发热的可能机制之一是其在体内繁殖引起相应的抗原表达或细胞自身抗原的变异,启动免疫反应,使单核巨噬细胞、淋巴细胞等激活,合成、释放EP,进而引起发热。

(二) 体内产物

某些体内产物可激活产EP细胞产生和释放EP,属于非感染性因素。

1. 抗原-抗体复合物　实验证明,抗原-抗体复合物对产EP细胞有激活作用。系统性红斑狼疮、类风湿关节炎等许多自身免疫病都有顽固的发热,抗原-抗体复合物可能是其主要的发热激活物。

📑临床病例5-3　自身免疫病

2. 致炎物和炎症灶激活物　尿酸盐结晶、硅酸盐结晶等在体内不仅可引起炎症,其本身还可激活产EP细胞。此外有实验证明,无菌性炎症灶渗出物中含有某些物质,可激活白细胞释放EP。

组织坏死过程或组织坏死引起的无菌性炎症也可释放某些物质引起发热,见于心肌梗死、脾梗死、肺梗死等,亦见于手术后发热(非伤口感染)。

3. 致热性类固醇　体内某些类固醇代谢产物对人体有致热性。给人肌内注射睾酮的中间代谢产物本胆烷醇酮(aetiocholanolone)可引起发热。将其与人白细胞共同孵育,可诱导EP的产生。

📑临床病例5-4　非感染性疾病治疗过程中继发感染引起发热

二、内源性致热原

在发热激活物的作用下,体内某些细胞产生和释放的能引起体温升高的物质,称为内源性致热原(EP)。可以产生EP的细胞包括单核巨噬细胞、内皮细胞、淋巴细胞、神经胶质细胞、肾小球膜细胞及肿瘤细胞等。目前已明确的EP主要有:

1. 白细胞介素-1(interleukin-1,IL-1)　有IL-1α和IL-1β两种亚型。两者作用于相同的受体,具有相似的生物学活性。在发热激活物的作用下,IL-1由单核巨噬细胞、内皮细胞、星状细胞、角质细胞及肿瘤细胞等多种细胞产生,其受体广泛分布于脑内,在靠近体温调节中枢的下丘脑外侧密度最高。研究表明,IL-1 对体温调节中枢的活动有明显影响。将提纯的 IL-1 导入大鼠的 POAH,能引起热敏神经元的放电频率下降和冷敏神经元的放电频率增加,这些反应可被水杨酸钠(解热药)阻断。IL-1 的致热性很强,给动物静脉注射 IL-1 可引起明显的发热。IL-1 不耐热,70℃ 30 min 即可灭活。

2. 肿瘤坏死因子(tumor necrosis factor,TNF)　有 TNF-α 和 TNF-β 两种亚型。多种发热激活物可诱导巨噬细胞、淋巴细胞等产生和释放 TNF。TNF-α 主要由单核巨噬细胞分泌,TNF-β 主要由活化的 T 淋巴细胞分泌,两者有相似的致热活性。给家兔注射小剂量 TNF-α(50～200 ng/kg 体重)可迅速引起单相热,大剂量(10 μg/kg 体重)可引起双相热。给动物脑室内注射 TNF 可引起明显发热,同时脑室前列腺素 E(PGE)含量升高。另外,TNF 在体内和体外都能刺激 IL-1 的产生。TNF 不耐热,70℃ 30 min 可灭活。

3. 干扰素(interferon,IFN)　是由 T 淋巴细胞、成纤维细胞、自然杀伤细胞(NK 细胞)等分泌的一种具有抗病毒、抗肿瘤作用的蛋白质,是细胞对病毒感染的反应产物,有多种亚型,与发热有关的是 IFN-α 和 IFN-γ。IFN 可引起人和动物发热,其机制与脑内 PGE 含量升高有关。与 IL-1 和 TNF 不同的是,IFN 反复注射可产生耐受性。IFN 可能是病毒感染引起发热的重要 EP。

4. 白细胞介素-6(interleukin-6,IL-6)　是由单核巨噬细胞、淋巴细胞、内皮细胞和成纤维细胞等分泌的细胞因子,ET、病毒、IL-1、TNF、血小板源性生长因子等均可诱导其产生和释放。研究证明,静脉或脑室内注射 IL-6 可引起动物体温升高,布洛芬或吲哚美辛可阻断其作用。虽然 IL-6 的致热作用较 IL-1 和 TNF 弱,但由于它能引起各种动物的发热反应,因此被认为是 EP 之一。

除上述因素外,有人认为由 ET 刺激巨噬细胞产生的巨噬细胞炎症蛋白-1(macrophage inflammatory protein-1,MIP-1)也是一种 EP。另外,有研究表明,睫状神经营养因子(ciliary neurotrophic factor,CNTF)、白细胞介素-2(interleukin-2,IL-2)和白细胞介素-8(interleukin-8,IL-8)等注入动物体内也能引起发热,但这些因子是否属于 EP,尚有待进一步验证。

拓展知识5-5　发热的免疫调节

三、体温升高的机制

(一)体温调节中枢

发热时的体温调节涉及中枢神经系统的多个部位。当致热信号传入中枢后,启动体温正负调节机制,使调定点设置在较高水平。一方面,POAH 释放升温信息传递至效应器,引起产热增加和散热减少,使体温上升;另一方面,MAN、VSA 等通过负性调节释放限制体温上升的信息或其他效应而限制体温过度升高。正负调节综合作用的结果决定调定点上移的水平及发热的幅度和时程。

(二)EP 信号进入体温调节中枢的途径

循环血液中的 EP 进入体温调节中枢的途径目前认为可能有以下三种。

1. 通过下丘脑终板血管器(organum vasculosum of the lamina terminalis,OVLT)　OVLT 位于第三脑室壁视上隐窝上方,紧邻 POAH 的体温调节中枢。此处的毛细血管属有孔毛细血管,通透性较高,EP 可能通过这种毛细血管作用于血管外间隙中的巨噬细胞(Mφ),后者释放中枢性发热介质通过室管膜血脑屏障的紧密连接再作用于 POAH 神经元或 OVLT 区神经元(与 POAH 神经元有联系)(图 5-2)。

2. 通过血脑屏障直接进入中枢　EP 虽然难以透过血脑屏障,但血脑屏障的毛细血管床部位存在有 IL-1、IL-6 和 TNF 等 EP 的可饱和转运机制,推测其可将这些 EP 特异性地转运入脑。另外,EP 也有可能从脉络丛渗入或易化扩散转运入脑,通过脑脊液分布到 POAH 的神经元,引起体温调定点改变。

3. 通过迷走神经　有研究发现,细胞因子可刺激肝巨噬细胞周围的迷走神经,将致热信号传入中枢。切除膈下迷走神经或迷走神经肝支后,腹腔注射 IL-1 或静脉注射 LPS,动物发热程度下降。因此认为,胸、腹腔的致热信号可以经迷走神经传入中枢。

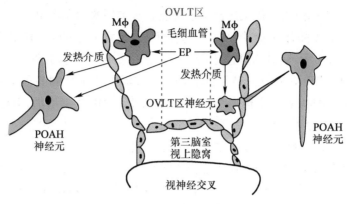

图 5-2 EP 的作用部位

（三）发热中枢的调节介质及作用

大量研究表明，无论以何种途径入脑，EP 本身并不能直接引起体温调定点上移，而需要一些介质的介导方可完成。能介导 EP 调节体温调定点的介质称为中枢性发热介质，包括正调节介质和负调节介质。

拓展知识5-6　发热的中枢调节

1. 正调节介质

（1）前列腺素 E（prostaglandin E，PGE）　不少学者认为，PGE 是重要的中枢性发热介质。主要依据是：①将 PGE_2 注入动物脑室内可引起明显的发热反应，体温升高的潜伏期比 EP 性发热的潜伏期短；②PGE_2 可出现在下丘脑内，在 EP 引起发热时，脑脊液内 PGE_2 含量明显增加；③在体内或体外，IL-1α、IFN 或 TNF 均能诱导下丘脑组织分泌 PGE_2；④环氧合酶（cyclooxygenase，COX，为 PG 合成的关键酶）抑制剂阿司匹林、布洛芬等对 IL-1α、IFN 或 TNF 性发热有解热作用；⑤静脉注射 LPS 可诱导血管周围的小胶质细胞和脑膜的巨噬细胞表达 COX，促进 PGE_2 的合成和释放，后者作用于紧邻的温度敏感神经元，引起调定点升高；⑥ PGE_2 对温敏神经元放电特性的影响与 EP 相似。

虽然上述资料有力地支持了 PGE_2 是中枢性发热介质的观点，但也有一些实验资料对此提出质疑：①PGE 特异拮抗剂能有效抑制脑室内注入 PGE 引起的体温上升，但不能抑制 EP 性发热；②小剂量水杨酸钠虽能抑制 EP 引起的脑脊液 PGE 含量的增多，但未能抑制 EP 性发热；③水杨酸钠注入 VSA 能抑制 PGE 性发热，但其解热作用并非由于阻断 PGE 的合成所致；④IL-1β 引起的发热主要由促肾上腺皮质激素释放激素（CRH）所介导，而不取决于 PGE；⑤MIP-1 引起的发热不依赖 PGE。

拓展知识5-7　PGE 与发热之间的联系

（2）促肾上腺皮质激素释放激素（corticotropin releasing hormone，CRH）　研究发现，有些 EP（如 IL-1β）引起的发热可被 CRH 抗体或 CRH 受体拮抗剂所阻断，但不受 COX 抑制剂的影响，说明室旁核和杏仁核神经元分泌的 CRH 介导发热反应。IL-1α 引起的发热不通过 CRH，而 IL-1β 的作用则由 CRH 介导，提示不同 EP 引起发热在脑内可能存在多种通路和机制。

（3）环腺苷酸（cAMP）　实验发现，给多种动物脑内注射外源性 cAMP（二丁酰 cAMP），可迅速引起发热；静脉内注射 EP 引起家兔发热时，脑脊液中 cAMP 浓度明显增高，而环境高温引起体温升高时不伴有脑脊液中 cAMP 增多；注射茶碱（磷酸二酯酶抑制物）在增高脑内 cAMP 浓度的同时，增强 EP 性发热；相反，注射烟酸（磷酸二酯酶激活物）则在降低 cAMP 浓度的同时，使 EP 性发热减弱。因此认为，cAMP 参与发热的中枢机制，其在 EP 升高调定点的过程中可能起重要作用。

（4）Na^+/Ca^{2+} 比值　实验表明，给多种动物脑室内灌注 Na^+ 溶液可使体温很快升高，灌注 Ca^{2+} 则使体温很快下降；脑室内灌注降钙剂依他酸（EGTA）也可引起体温升高。用 $^{22}Na^+$ 和 $^{45}Ca^{2+}$ 作为标记物灌注猫的脑室发现，在致热原引起发热时，$^{45}Ca^{2+}$ 流向脑脊液，而 $^{22}Na^+$ 则被保留在脑组织中，脑组织局部的 Na^+/Ca^{2+} 比值增高。结果提示,Na^+/Ca^{2+} 比值改变在发热机制中可能起着重要的中介作用。

另有实验表明,用 EGTA 灌注家兔侧脑室引起发热时,脑脊液中的 cAMP 含量明显升高;预先灌注 $CaCl_2$ 可阻止 EGTA 的致热作用,同时脑脊液中的 cAMP 含量不再升高。另外,$CaCl_2$ 对 ET 性发热也有类似的作用,而且脑脊液中 cAMP 含量升高被抑制的程度与体温上升被抑制的程度呈显著正相关。因此有人认为,EP 通过升高下丘脑体温调节中枢内 Na^+/Ca^{2+} 比值,使 cAMP 含量增加,引起体温调定点上移,这是多种致热原引起发热的重要途径。

(5) 一氧化氮(nitric oxide,NO) 作为一种神经递质,广泛分布于中枢神经系统。在大脑皮质、小脑、海马及下丘脑视上核、室旁核、OVLT 和 POAH 等部位均含有一氧化氮合酶(nitric oxide synthase,NOS)。有研究提示,NO 与发热有关,其机制可能涉及三个方面:①通过作用于 POAH、OVLT 等部位,介导发热时的体温上升;②通过刺激棕色脂肪组织的代谢活动,导致产热增加;③抑制发热时负调节介质的合成与释放。

拓展知识5-8 NO 信号通路在发热中的调节作用

2. 负调节介质 发热时,发热激活物作用于产 EP 细胞,产生和释放 EP,EP 在中枢性发热介质的介导下使体温调定点上移,引起体温升高。在体温上升的同时,负调节中枢也被激活,产生负调节介质。现已证实,体内的体温负调节介质主要包括精氨酸升压素、α- 黑素细胞刺激素及脂皮质蛋白 -1 等。

(1) 精氨酸升压素(arginine vasopressin,AVP) 是由下丘脑神经元合成的神经垂体肽类激素,在 VSA 的神经纤维和神经终端中都证实有 AVP 的存在。发热时从上述神经终端有 AVP 的释放,阻断其释放则引起持续的发热。多种动物实验证实,脑内微量注射或经其他途径注射 AVP,均具有解热作用。用 AVP 拮抗剂或受体阻断剂阻断 AVP,可增强致热原的致热效应。由此证明,AVP 是一种重要的中枢体温负调节介质。

(2) α- 黑素细胞刺激素(α-melanocyte-stimulating hormone,α-MSH) 由 13 个氨基酸组成,具极强的解热作用。内源性 α-MSH 能够限制发热的高度和持续时间,如预先给家兔注射 α-MSH 抗血清,阻断内源性 α-MSH 的作用,再给予 IL-1 致热,其发热高度明显增加,持续时间显著延长。在 EP 性发热时,脑内 α-MSH 含量增高,说明 EP 在引起发热的同时,体温负调节介质合成也增加,这可能是热限形成的重要机制。

拓展知识5-9 α-MSH 在发热中的作用

(3) 脂皮质蛋白 -1(lipocortin-1) 是一种钙依赖性膜磷脂结合蛋白,在体内分布十分广泛,但主要存在于脑、肺等器官中。研究发现,糖皮质激素发挥解热作用依赖于脑内脂皮质蛋白 -1 的释放。向大鼠中枢内注射重组的脂皮质蛋白 -1,可明显抑制 IL-1、IL-6、IL-8、CRH 诱导的发热反应,证明脂皮质蛋白 -1 可能是一种发热时体温的负调节介质。

3. 热限 发热时,体温升高很少超过 41.0℃,通常达不到 42.0℃,这种发热时体温上升的高度被限制在一定范围内的现象称为热限(febrile limit)。热限是机体重要的自我保护机制,对于防止体温无限上升而危及生命具有极其重要的意义。有关热限成因的学说很多,但体温的负反馈调节可能是其基本机制。发热一定时间后,发热激活物被控制或消失,EP 及增多的正调节介质被清除或降解,使体温正调节作用受到限制。同时,AVP、α-MSH 等负调节介质产生和释放增多而使负调节作用加强。正、负调节相互作用,共同控制调定点和体温升高。

总之,发热的发生机制比较复杂,有不少细节仍未查明,但主要的或基本的环节已比较清楚。概括起来,多数发热发病学的第一环节是发热激活物的作用。第二环节,即共同的环节主要是 EP。EP 有多种,它们可能以不同结合方式或先后作用于 POAH,或作用于外周靶细胞,继而发挥作用。第三环节是中枢机制,无论 EP 是否直接进入脑内,很可能要在下丘脑通过中枢发热介质引起体温调定点上移。第四环节是调定点上移后引起调温效应器的反应。此时由于中心温度低于体温调定点的新水平,从体温调节中枢发出调温指令至产热器官和散热器官,一方面通过运动神经引起骨骼肌的紧张度增高或寒战,使产热增多;另一方面经交感神经系统引起皮肤血管收缩,使散热减少;由于产热大于散热,体温相应上升直至与调定点新高度相适应。这些基本环节可用图5-3加以表示。

拓展知识5-10　体温调节的新进展

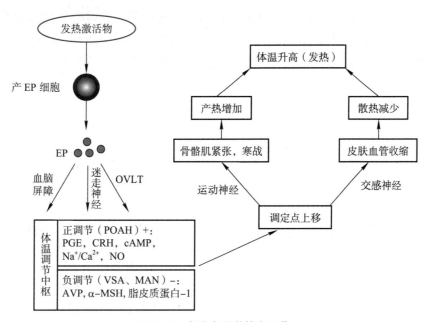

图5-3　发热发病学基本环节

第三节　发热的时相及其热代谢特点

多数发热的临床经过可分为三个时相,即体温上升期、高温持续期和体温下降期。

一、体温上升期

发热初期,患者中心体温开始迅速或逐渐上升,快者约几小时或一昼夜就达高峰,慢者需几天才达高峰,称为体温上升期(effervescence period)。

此期患者的临床表现主要为畏寒、皮肤苍白,严重者出现寒战和"鸡皮"。皮肤苍白是皮肤血管收缩使血流减少所致。由于浅层血液减少,皮温下降并刺激冷感受器,信息传入中枢时自感发冷,严重时出现恶寒。同时经交感神经传出的冲动又引起皮肤竖毛肌的收缩,出现"鸡皮"。寒战则是骨骼肌的不随意周期性收缩,是下丘脑发出的冲动经脊髓侧索的网状脊髓束和红核脊髓束,通过运动神经传递到运动终板而引起的。该种方式可使产热量迅速增加4~5倍,是此期热量增加的主要来源。皮肤温度下降由冷感受器传入信息也是引起寒战的一个因素。

此期的热代谢特点是产热增多,散热减少,产热大于散热,体温上升。

二、高温持续期

当体温上升到与新的调定点水平相适应的高度后,便不再上升,而是波动于该高度附近,称为高温持续期(persistent febrile period)。由于此期体温已与调定点相适应,所以寒战停止并开始出现散热反应。患者自觉酷热,皮肤发红,口唇、皮肤干燥。此期持续时间的长短依不同的疾病而不同,短者数小时(如疟疾),长者可达1周以上。

此期的热代谢特点是中心体温与上移的调定点水平相适应,产热和散热在高水平上保持相对平衡。

三、体温下降期

当发热激活物、EP得到控制和清除,或依靠药物使调定点恢复到正常水平后,机体出现明显的散热反应,称为体温下降期(defervescence period)。

对于已恢复到正常水平的调定点,此时的血温仍偏高,热敏神经元受刺激,发放冲动促进散热;而冷敏神经元受抑制,减少产热。散热反应除血管扩张将深部的体热带到表层发散外,常伴有较明显的发汗反应,通过汗液的蒸发可散发掉大量的体热,使体温下降。但大量出汗可造成脱水甚至循环衰竭,应注意监护,补充水和电解质。

此期的热代谢特点是散热多于产热,体温下降,逐渐达到与正常调定点相适应的水平。

典型发热过程的三个时相如图5-4所示。

不同疾病过程中,发热持续时间与体温变化规律不尽相同。将这些患者的体温按一定时间记录,绘制成曲线图(即所谓热型),可以发现有不同热型。不同的热型可能与致病微生物的特异性和机体反应性有关。

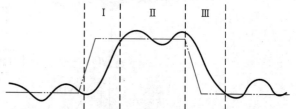

图5-4 典型发热过程的三个时相
Ⅰ.体温上升期;Ⅱ.高温持续期;Ⅲ.体温下降期
--- 调定点动态曲线;〜体温曲线

第四节 发热时机体的功能与代谢变化

发热时可出现多种代谢和功能变化,有些变化是由致热原直接引起的。

一、物质代谢的变化

发热常伴有物质代谢加快、基础代谢率增高,体温升高1.0℃,基础代谢率约升高13%。发热时代谢率增高,一方面是致热原的直接作用,另一方面是体温升高本身的作用。TNF-α和IL-1可直接刺激外周组织使蛋白质、糖原、脂肪分解,引起明显的分解代谢过旺。分解代谢的旺盛引起组织的明显消耗,肌肉消瘦与负氮平衡。糖原大量分解,使血糖升高;代谢率的明显增大,使部分组织相对缺氧,血乳酸升高;脂肪被大量分解,血游离脂肪酸浓度亦升高;维生素,特别是水溶性维生素的消耗明显增大。发热时水的蒸发量明显加大,应注意水分与电解质的适当补充,以免引起脱水。

二、生理功能的变化

1. 中枢神经系统 发热患者多有不同程度的中枢神经系统症状,如头痛、头晕、嗜睡,严重者可出现谵语和幻觉。这些症状可能与致热原的作用有关。将PGE_2导入第三脑室可引起嗜睡、慢波睡眠,脑电图(EEG)呈同步化改变。6个月至4岁的幼儿高热时易出现全身或局部肌肉抽搐,称为高热惊厥(febrile convulsion),多在高热24 h内出现,发病率相当高,约占儿童期惊厥的30%,且可在相当数量的患儿中(约33%)造成脑损伤,如智力滞后甚至癫痫。其发生机制不详,可能与高热时代谢率升高引起脑细胞缺氧,以及致热原和高热作用于神经元,引起异常放电等因素有关。另外有报道,高热惊厥可在部分家族表现为单一基因的常染色体显性遗传。

2. 循环系统 体温每升高1.0℃,心率平均增加18次/min。但在某些疾病可例外,如伤寒,体温40.0℃,心率可仅为80~90次/min。发热时的心率增快可能与交感-肾上腺髓质系统兴奋和血温升高刺激窦房结有关。发热患者的心排血量通常是增加的,这有利于向代谢旺盛的发热机体供应更多的氧和代谢底物。但同时心脏的负荷也加重,在原有心功能低下的患者,发热就可能成为心力衰竭的诱因,特别是有些发热激活物(如内毒素)、EP(如 TNF)可直接造成心肌和血管功能的损害,导致循环功能不全。

3. 消化系统　发热时,消化液分泌减少、胃肠蠕动减慢,导致食欲减退、厌食、恶心等。EP 通过对下丘脑前列腺素(PG)的诱导,也在中枢直接引起厌食、恶心。由于食物在胃肠道停滞,发热患者也常出现腹胀、便秘。由于唾液分泌减少,则出现口干、口腔异味等。

4. 呼吸系统　发热时,血温升高及酸性代谢产物增多,刺激呼吸中枢,使呼吸加快。呼吸加快可增加散热,但也可能引起呼吸性碱中毒。

5. 免疫功能　EP 本身即是一些免疫调控因子。例如,IL–1 可刺激 T、B 淋巴细胞的增殖和分化,增强吞噬细胞的杀菌活性;IL–6 可促进 B 淋巴细胞的分化,并促进肝细胞产生急性期蛋白,诱导细胞毒性 T 淋巴细胞(cytotoxic T lymphocyte,CTL)的生成。IFN 是机体的一种主要抗病毒体液因子,除抗病毒外,还增强 NK 细胞与吞噬细胞的活性。TNF 具有抗肿瘤活性,可增强吞噬细胞的杀菌活性,促进 B 淋巴细胞的分化,并诱导其他细胞因子的生成。一定程度的体温升高也可使吞噬细胞的吞噬活力增强。因此,发热时免疫系统的功能总体表现是增强的。

但持续高热也可能造成免疫系统的功能紊乱,因各种细胞因子具有复杂的网络关系,过度激活将引起它们的平衡关系紊乱。

三、其他

发热患者多数都有急性期反应,除体温升高外,还表现有血浆中急性期蛋白升高,外周血白细胞(特别是中性粒细胞)升高,CRH、ACTH 及肾上腺皮质激素升高,热休克蛋白表达等(详见第六章)。急性期反应是机体整体防御反应的一部分。

🅔拓展知识5–11　发热方式
🅔拓展视频5–1　人体正常体温会不会变化?

第五节　发热的生物学意义及处理原则

一、生物学意义

发热有利有弊。总体来看,一定程度的发热有利于机体抵抗感染,清除对机体有害的致病因素。感染水痘(chickenpox)的儿童服用对乙酰氨基酚(acetaminophen)降温后,结痂时间延长;感染鼻病毒的成年人服用阿司匹林或对乙酰氨基酚解热后,鼻部症状和排病毒时间延长。从机制上看,EP 都是一些具有免疫调节功能的细胞因子,它们可强化机体的特异与非特异免疫反应以及体液与细胞的免疫反应。但另一方面,发热时机体处于一种明显的分解代谢过旺的状态,持续高热必定引起机体能量物质过度消耗,使器官的功能负荷加重。在原有疾病的基础上,发热甚至可能诱发相关器官的功能不全。高热可引起一些代谢旺盛的组织、细胞的病理形态改变,如颗粒变性、线粒体肿胀、内质网扩张等。发热可导致胎儿发育障碍,是一个重要的致畸因素,因此孕妇应尽量避免发热。发热持续时间过长或体温升高过高可导致脱水、谵妄和高热惊厥等危重情况。发热对机体不利的作用是体温升高本身和发热激活物、EP 及中枢发热介质对机体综合作用的结果。因此,在讨论发热的生物学意义时,不能仅限于体温升高本身,还应看到发热激活物和 EP 对其他靶细胞的生物学效应。

二、处理原则

发热是多种疾病所共有的病理过程,处理的关键在于去除引起发热的原发疾病。对于不明原因的发热,应积极寻找发热的原因,不能盲目使用抗生素或急于降低体温,以免掩盖病情,延误诊断。但在下述情况时需及时退热:①体温过高(>39℃),使患者明显不适、头痛、意识障碍和惊厥者;②恶性肿瘤患者(持续发热加重病体消耗);③心肌梗死或心肌劳损者(发热可加重心肌负荷);④妊娠期妇女。

💿拓展知识5-12　重症患者发热的评估指南

1. 病因治疗　发热的病因可分为感染性和非感染性。治疗感染性发热的关键,在于控制感染灶和清除病原体。对于非感染性发热,则针对不同病因,采取对因治疗。

💿拓展知识5-13　儿童物理降温的原则与方法

2. 对症治疗

(1)物理降温　世界卫生组织建议,退热应首选物理降温,如擦浴法、冷敷法、浸浴法、灌肠法等。较常见的擦浴方式包括温水擦浴、乙醇擦浴、中药液擦浴等,其中前两种更为常用。擦浴降温多无明显禁忌,并且可同时清洁皮肤、去除汗液。乙醇擦浴由于乙醇快速挥发,可快速带走热量,同时可扩张血管便于散热。冷敷患者的前额、头顶、下颌下、腋下、腹股沟等处可见较明显的降温效果。当体温过高(如出现高热惊厥)时,头部局部的物理降温有助于保护大脑,冷敷法是简单易行的头部物理降温方法。此外,局部使用降温贴可持续降温,缓解高热患者的不适症状,并改善睡眠情况。络合碘湿敷可用于重度烧伤患者的物理降温,在降温的同时还起到杀菌、减少皮下组织炎症反应、去除腐化表皮的作用。此外,通风、降低室内温度都是可行的物理降温方法。值得注意的是,物理降温的时机很重要。在体温上升期应加强保暖,此时若物理降温可能会诱发患者的寒战反应。

(2)药物退热　根据发热机制,可针对下列三个环节采取解热措施。①干扰或阻止EP的合成和释放,包括抑制或减少EP的产生或发挥作用;②妨碍或对抗EP对体温调节中枢的作用;③阻断中枢发热介质的合成。这些措施可导致上升的调定点下降而退热。目前临床上常用的解热药包括非甾体抗炎药(non-steroidal anti-inflammatory drug,NSAID)和糖皮质激素类药物。此外,一些清热解毒中药也具有很好的退热作用。NSAID虽具有不同的化学结构,但具有相似的作用和不良反应。既往研究证实,NSAID的主要作用机制是抑制环氧化酶,进而抑制十二碳烯酸衍生物(如PGE、白三烯等)的合成。NSAID可使发热者体温降至正常,但对正常体温无影响。NSAID的解热原理包括:作用于POAH及其附近,使中枢神经元的功能复原;阻断PGE的合成。

糖皮质激素可抑制体温调节中枢对致热原的反应,稳定溶酶体膜,减少EP的释放,因而具有较强的退热作用。此外,糖皮质激素具有强大的抗炎作用,可抑制多种病因诱发的炎症反应。其作用机制包括影响花生四烯酸代谢、减少前列腺素生成,抑制一氧化氮合酶和环氧合酶-2表达,抑制多种炎症介质的表达。高热时可使用退热药与物理方法联合退热。

(3)冬眠疗法　人工冬眠疗法是以药物和物理降温相结合的降温方法,降低代谢和耗氧量,同时具有镇静、镇痛、降低机体的免疫反应等作用。冬眠合剂有5种配方,临床上的通用方是氯丙嗪(冬眠灵)50 mg、异丙嗪(非那根)50 mg加入5%葡萄糖溶液或生理盐水中静脉滴注。物理降温方法同上。冬眠疗法可抑制神经兴奋,并造成明显的呼吸抑制作用,故使用期间应密切观察患者的呼吸、心率、体温、脉搏、血压、瞳孔及尿量变化。同时应注意维持血容量,以免血管扩张后血压骤降。

(4)支持治疗　加强对高热或持久发热患者(尤其是老年患者)的护理,注意水、电解质和酸碱平衡,密切监测生命体征。高热时分解代谢增加,应合理膳食、加强营养支持。

退热时大量排汗可导致血容量不足,应特别注意预防脱水和休克的发生。

●━ **本 章 小 结** ━●

　　人类及其他恒温动物的体温在体温调节中枢的调控下维持相对恒定,多种生理和病理性因素可以引起体温升高。发热是指在发热激活物的作用下,体温调节中枢调定点上移而引起的调节性体温升高,并超过正常值0.5℃。发热不是独立的疾病,而是多种疾病共同的重要病理过程,是疾病发生的重要信号。发热在临床上通常经历体温上升期、高温持续期和体温下降期三个时相。不同的疾病可有不同的热型,据此有助于疾病的鉴别诊断。一定程度的发热有利于机体抵抗感染、清除对机体有害的致病因素,但体温升高过多、持续时间较长时则引起机体一系列功能和代谢的改变。治疗时应针对发热的原因和病情权衡利弊,必要时可在治疗原发病的同时,针对发热发病学的基本环节,采取适当的解热措施。

（林　辉　李懿莎）

ℰ 数字课程学习

⤓教学 PPT　　📝自测题

第六章

应　激

第一节　概　述

　　应激(stress)源于物理学术语,20世纪20—30年代,Walter Cannon将应激引入生物医学领域,以描述有害因素(如心理压力、意外事件等)对机体稳态的影响,并主要从交感－肾上腺髓质系统兴奋来阐明其机制。同期加拿大生理学家Hans Selye首次将应激这一名词纳入生物医学教材,用以描述生物机体受到各种有害因素刺激时所出现的一种紧张状态。通过观察创伤、寒冷、高热及毒物等因素作用下,动物下丘脑－垂体－肾上腺皮质轴功能的变化,提出了普遍性适应综合征(general adaptation syndrome,GAS)的概念。Cannon和Selye等的早期研究为应激的神经内分泌变化勾画出了基本框架。随后的近30年内,神经内分泌反应一直是应激研究的中心内容。60—70年代,随着放射免疫技术和细胞分子生物学理论与技术的发展,应激的研究逐步深入至激素和受体水平,以及细胞、亚细胞和分子水平。随着现代医学模式的转变,社会、心理因素与应激及应激相关疾病的关系日益受到广泛关注。21世纪以来,人类基因组计划完成后出现的各种组学、系统生物学研究理念及基因工程动物模型的运用,为深入研究应激机制提供了新的理念和工具。

　　📧 **拓展知识6-1**　Walter Cannon 简介
　　📧 **拓展知识6-2**　Hans Selye 简介
　　📧 **拓展视频6-1**　沃尔特－坎农的研究贡献

一、应激的概念

　　应激是指机体在受到各种内外环境因素及心理、社会因素刺激时所出现的全身性非特异性适应反应,也称为应激反应(stress response)。这些刺激因素称为应激原(stressor)。当强度足够的各种应激原作用于机体时,除引起非特异性反应以适应内外环境的变化外,还可引起某些与应激原性质直接相关的特异性反应,但特异性反应并不属于传统应激的研究范畴。

二、应激原

　　根据应激原的特性和来源不同可分为以下三类。

　　1. **外环境因素**　如高热、寒冷、射线、噪声、强光、低氧、病原微生物及化学毒物等。

　　2. **内环境因素**　如电解质紊乱、贫血、休克、器官功能衰竭及酸碱平衡失调等。

　　3. **心理、社会因素**　如紧张的工作和学习,不良的人际关系,突发的生活事件(离婚、丧偶等)打击,孤独、愤怒、焦虑和恐惧等情绪反应等。

三、应激的分类

根据应激原对机体影响的程度,可将应激分为生理性应激和病理性应激。

1. 生理性应激　不十分强烈的应激原(如体育竞赛、职业竞争、紧张工作、考试等)短时间内作用于机体引起的应激。生理性应激是机体对轻度和短暂的内外环境变化及心理、社会刺激的一种重要的防御性适应反应,有利于调动机体潜能。

2. 病理性应激　指强烈应激原(如休克、大面积烧伤、过度焦虑、事业重挫和丧失亲人等)长时间作用于机体引起的应激。这虽在一定程度上仍具有某些防御代偿意义,但可引起机体自稳态的严重失调,甚至导致应激性疾病(stress disease)的发生,又称为劣性应激(distress)。由于个体的遗传素质、个性特点、神经类型和既往经验等方面的差异,强度相同的应激原在不同个体引起应激反应的程度可能大相径庭。

根据应激原的性质不同,也可将应激分为两种类型:由理化、生物因素引起的躯体应激(physical stress)和由心理、社会因素引起的心理应激(psychological stress)。

第二节　应激的发生机制

一、神经内分泌反应

应激是一种原始反应,原核和低等真核生物(如细菌和酵母等)遭遇明显外环境改变,亦能表现出一系列适应性反应。在高等真核生物,由于各器官系统具有更为精细的功能分化与调控机制,在应激原的作用下,可通过神经内分泌系统作出整体反应。因此,神经内分泌反应是高等真核生物应激的基本反应。应激时,神经内分泌系统的主要变化为蓝斑 – 交感 – 肾上腺髓质系统(locus ceruleus–norepinephrine/sympathetic–adrenal medullary system,LC/NE 系统)及下丘脑 – 垂体 – 肾上腺轴(hypothalamic pituitary adrenal axis,HPA)的兴奋,并伴有其他多种内分泌激素的改变(图 6–1)。

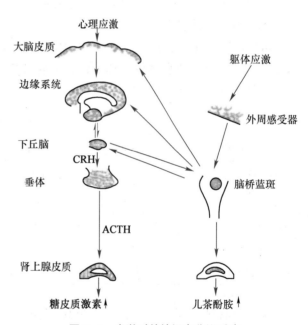

图 6–1　应激时的神经内分泌反应

(一) 蓝斑 – 交感 – 肾上腺髓质系统兴奋

1. 结构基础　LC/NE 系统是应激的快速反应系统,其中枢整合部位位于脑桥蓝斑。蓝斑是中枢神经系统对应激最敏感的部位,其中的去甲肾上腺素能神经元具有广泛的上、下行神经纤维联系。其上行神经纤维主要投射至杏仁体、海马、边缘皮质和新皮质,是应激时情绪变化、学习记忆及行为改变的结构基础;下行神经纤维主要分布于脊髓侧角,调节交感神经张力及肾上腺髓质中儿茶酚胺的分泌。另外,脑桥蓝斑的去甲肾上腺素能神经元还与下丘脑有密切联系,可能是启动下丘脑 – 垂体 – 肾上腺轴活化的关键结构之一。

2. 主要效应　应激时 LC/NE 系统兴奋,可产生中枢和外周效应。

(1) 中枢效应　由于去甲肾上腺素的释放,可引起兴奋、警觉及紧张、焦虑等情绪反应;脑桥蓝斑去甲肾上腺素能神经元与下丘脑室旁核促肾上腺皮质激素释放激素(CRH)神经元之间有神经纤维直接联系,去甲肾上腺素的释放可刺激室旁核神经元上的 α 受体,引起 CRH 释放增多,从而兴奋下丘脑 – 垂体 –

85

肾上腺轴。

(2) 外周效应 主要表现为血浆、组织液和尿液中儿茶酚胺(肾上腺素、去甲肾上腺素和多巴胺等)浓度的迅速升高。

近期研究表明,应激时交感神经与肾上腺髓质系统反应具有应激原选择性,如在直立、中等量失血、运动、盐摄入变化等应激原作用下,交感神经兴奋(去甲肾上腺素释放增多)参与机体血容量的重新分配和血压的稳态调节过程;而在低血糖、窒息、情绪变化等应激原作用时,则以肾上腺髓质系统(肾上腺素释放增加)兴奋为主。这表明在不同应激原作用下,神经内分泌系统中各组成部分分别发挥调节作用,以适应不同的机体需要。

3. 代偿意义

(1) 对心血管的影响 血液和心肌组织中儿茶酚胺含量增多,可使心率加快、心肌收缩力增强,而增加心排血量;收缩外周血管以提升血压;又因心、脑血管与外周血管中α受体分布密度的差异,儿茶酚胺含量增多可引起血液重新分配,以保证心、脑等重要器官的血液灌流。另外,在与格斗及逃避有关的应激反应中,儿茶酚胺含量增多可显著增加骨骼肌的血液灌流。

(2) 对呼吸的影响 儿茶酚胺可扩张支气管而增加肺泡通气量,以满足应激状态下机体对氧的需求。

(3) 对代谢的影响 在胰腺中,儿茶酚胺通过兴奋α受体可减少胰岛素的分泌,通过兴奋β受体可增加胰高血糖素的分泌,以增强糖原分解,升高血糖;并促进脂肪动员,使血浆中游离脂肪酸增加,以保证应激状态下机体的能量供应。

(4) 对其他激素分泌的影响 除抑制胰岛素、促进胰高血糖素的分泌外,儿茶酚胺还可促进ACTH、生长激素、肾素、促红细胞生成素和甲状腺激素等的分泌,以便更加广泛地动员机体各方面的机制来应对应激时机体的各种变化(表6-1)。

表6-1 儿茶酚胺对激素分泌的作用

激素	作用	受体	激素	作用	受体
促肾上腺皮质激素	促进	β α(?)	降钙素	促进	β
胰高血糖素	促进	β α(?)	肾素	促进	β
生长激素	促进	α	促红细胞生成素	促进	β
甲状腺激素	促进	β	促胃液素	促进	β
甲状旁腺激素	促进	β	胰岛素	抑制	α

4. 不利影响 强烈和持续的应激原作用引起交感-肾上腺髓质系统的持续兴奋,可对机体造成明显损害。如内脏血管的持续收缩使内脏器官缺血缺氧,导致胃肠黏膜的糜烂、溃疡、出血;心率增快,心肌收缩力增强,使心肌耗氧量增加,导致心肌缺血;外周小血管的长期收缩使血压升高;儿茶酚胺增多可使血小板数目增多、黏附聚集性增强,白细胞数及纤维蛋白原浓度升高,从而导致血液黏滞度增加,而促进血栓形成。

(二) 下丘脑-垂体-肾上腺轴兴奋

1. 结构基础 下丘脑-垂体-肾上腺轴(HPA)主要由下丘脑的室旁核、垂体和肾上腺皮质组成。室旁核是该轴的中枢部位,其上行神经纤维与边缘系统的杏仁体、海马及边缘皮质有广泛的往返联系;下行神经纤维则通过室旁核释放促肾上腺皮质激素释放激素(CRH)以调节腺垂体促肾上腺皮质激素(adrenocorticotropic hormone, ACTH)的释放,从而调控肾上腺糖皮质激素(glucocorticoid, GC)的合成和分泌。同时,室旁核CRH的释放还受到LC/NE系统的调节。

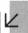

2. 主要效应

(1) 中枢效应　应激时 HPA 兴奋,CRH 分泌增多,可产生明显的中枢效应,如抑郁、焦虑及厌食等情绪和行为变化,学习与记忆能力下降等。此外,CRH 通过反向神经纤维联系,可促进蓝斑中去甲肾上腺素能神经元的活性,使 HPA 与 LC/NE 系统发挥交互作用。

(2) 外周效应　主要由 GC 分泌增多引起(正常成人 GC 分泌量参考值为 25～37 mg/d)。应激时 GC 分泌量迅速增加,如果应激原持续存在,GC 含量可持续升高。如外科手术后,GC 分泌量可增加 3～5 倍,达到或超过 100 mg/d。在应激原消除(如手术完成且无并发症)后,血浆 GC 含量可于 1 天内恢复正常。若应激原持续存在或出现新的应激原(并发症),则血浆 GC 持续升高。如大面积烧伤患者,血浆 GC 高浓度可维持 2～3 个月。因此,临床上判断应激的强度或术后并发症的存在可采用测定血浆皮质醇的浓度和(或)尿中 17- 羟类固醇的排出量。

3. 代偿意义　实验表明,轻微的有害刺激即可导致双侧肾上腺摘除动物死亡;相反,给摘除肾上腺的动物注射 GC,动物抗损伤的能力得以恢复。另外,肾上腺髓质去除(保留皮质)术后动物生存能力明显增强。因此,应激时 GC 分泌增多具有积极的防御代偿意义,主要表现在以下方面。

(1) 促进糖原异生,增加糖原储备;降低骨骼肌组织对胰岛素的敏感性,抑制外周组织对葡萄糖的利用,提高血糖水平,保证重要器官的葡萄糖供应。

(2) 增强儿茶酚胺与胰高血糖素的脂肪动员效应。

(3) 减少儿茶酚胺的降解和维持循环系统对儿茶酚胺的反应性。GC 本身不能引起心肌和血管平滑肌收缩,但儿茶酚胺对心血管系统的正常调节作用依赖于 GC 的存在。

(4) 稳定细胞膜及溶酶体膜。GC 诱导中性粒细胞产生巨皮质素〔macrocortin,又称膜联蛋白 -1 (annexin-1)〕,巨皮质素具有钙和磷脂结合能力,可抑制磷脂酶 A_2 的活性,减少膜磷脂的降解,减少类二十烷酸及其衍生物(花生四烯酸、前列腺素和白三烯)的生成,从而发挥细胞保护作用。

(5) 强大的抗炎作用。近期研究表明,GC 强大的抗炎作用与 GC 通过其相应受体抑制促炎介质表达有关。

4. 不利影响　如果 HPA 持续兴奋,促使 GC 水平持续升高,可对机体造成多种不利影响。

(1) 抑制免疫反应,使患者免疫力下降,容易并发感染。

(2) 抑制某些激素的分泌,产生相应的功能变化。如抑制黄体生成素(luteinizing hormone,LH)和促性腺激素释放激素(gonadotropin-releasing hormone,GnRH)的分泌,可导致性功能减退,月经不调或停经,哺乳期妇女泌乳减少。社会心理应激(如过大的工作压力、恐惧或丧失亲人等)时,这些变化亦可能发生。此外,GC 还可减少促甲状腺激素(thyroid-stimulating hormone,TSH)和促甲状腺激素释放激素(thyrotropin-releasing hormone,TRH)的分泌,而抑制甲状腺功能;抑制生长激素分泌,引起生长发育迟缓和伤口愈合不良。

(3) 引起抑郁症、异食癖及自杀倾向等。

(三) 其他激素的反应

应激时其他激素的变化及其适应代偿意义见表 6-2。

(四) 普遍性适应综合征

20 世纪 30—40 年代,Hans Selye 发现不同强度的多种刺激(如剧烈运动,高热,寒冷,脊髓横断,注射亚致死剂量的甲醛、阿托品、吗啡等)可引起实验动物出现一系列的神经内分泌变化,这些变化具有一定的适应代偿意义,并可导致机体多方面的紊乱与损害,这种反应称为普遍性适应综合征(GAS)。GAS 可分为三个时期。

1. 警觉期(alarm stage)　应激原作用后立即出现,是机体防御机制的快速动员期。神经内分泌改变以 LC/NE 系统兴奋为主,伴有 GC 的分泌增多,使机体处于最佳"应战状态",有利于进行格斗或逃避。本期的

表 6-2 应激时其他激素变化及代偿作用

名称	分泌部位	变化	作用
β- 内啡肽	腺垂体	↑	镇痛,抑制交感 - 肾上腺髓质过度兴奋,抑制 ACTH 及 GC 的过多分泌
胰高血糖素	胰岛 A 细胞	↑	促进糖原异生和肝糖原分解
胰岛素	胰岛 B 细胞	↓	血糖↑
ADH	下丘脑(室旁核)	↑	水重吸收↑,维持血容量,增强抵抗力
生长激素	腺垂体	急性应激↑ 慢性应激↓	升高血糖,保护组织
醛固酮	肾上腺球状带	↑	Na⁺ 重吸收↑,维持血容量

特点是持续时间较短。

2. 抵抗期(resistance stage) 如应激原未被消除,且机体依赖自身的防御代偿能力度过了警觉期,则进入本期。在此期中,以 LC/NE 系统兴奋为主的反应将逐步消退,同时,HPA 轴兴奋,肾上腺皮质开始肥大,GC 分泌进一步增多,增强机体的抗损伤能力,但同时高浓度 GC 会抑制免疫系统,引起胸腺萎缩,淋巴细胞数目减少及功能减退。

3. 衰竭期(exhaustion stage) 如应激原仍未被消除,机体内的 GC 水平持续升高,相反,其受体数目及亲和力下降。机体的能量贮备、代偿和防御机制被耗竭,从而引起内环境严重失调,相继或同时出现一个或多个器官功能不全甚至衰竭而死亡。

GAS 是以 LC/NE 系统和 HPA 为中心的神经内分泌反应为理论基础,对应激时的全身性非特异性反应作出的经典描述。GAS 的提出有利于理解应激反应的基本机制,但 GAS 仅描述了应激的全身性反应特点,而未能顾及应激时器官、细胞、基因水平变化的特征,同时,建立在动物实验模型上的 GAS 不可能对精神心理应激予以足够的阐述。因此,GAS 对应激发生机制的诠释具有局限性。近 20 年来,随着医学模式的转变以及在急性期反应、细胞应激等领域的研究进展为深入认识应激的本质提供了更为丰富的资料。

二、急性期反应

急性期反应(acute phase response, APR)是指在感染、创伤、烧伤、大手术等应激原作用下,机体表现出体温升高、分解代谢增强、血糖升高、负氮平衡及血浆中的某些蛋白质浓度迅速变化等一系列快速的适应性反应。血浆中浓度迅速变化的蛋白质称为急性期蛋白(acute phase protein, APP)(表 6-3)。与 GAS 仅着重描述应激时的神经内分泌变化相似,APR 仅描述了应激时血浆蛋白成分的变化。

表 6-3 几种重要的急性期蛋白

名称	反应时间 (h)	相对分子质量	成人正常参考值(mg/ml)	可能功能
第Ⅰ组:应激时增加达 1 000 倍				
C 反应蛋白	6 ~ 10	110 000	0.068 ~ 8.0	激活补体,结合磷脂酰胆碱
血清淀粉样蛋白 A	6 ~ 10	180 000	< 10	清除胆固醇?
第Ⅱ组:应激时增加 2 ~ 4 倍				
α₁ 酸性糖蛋白	24	41 000	0.6 ~ 1.2	为淋巴细胞与单核细胞膜蛋白,促进成纤维细胞生长
α₁ 抗胰蛋白酶	10	54 000	1.1 ~ 2	抑制丝氨酸蛋白酶活性

续表

名称	反应时间（h）	相对分子质量	成人正常参考值（mg/ml）	可能功能
α₁ 抗糜蛋白酶	10	68 000	0.3 ~ 0.6	抑制组织蛋白酶 G
结合珠蛋白	24	86 000	0.5 ~ 2.0	抑制组织蛋白酶 B、H、L
纤维蛋白原	24	340 000	2.0 ~ 4.0	促进血液凝固及组织修复时纤维蛋白基质的形成
第Ⅲ组：应激时增加<1倍				
血浆铜蓝蛋白	48 ~ 72	132 000	0.20 ~ 0.60	减少自由基产生
补体成分 C3	48 ~ 72	180 000	0.75 ~ 1.65	趋化作用，肥大细胞脱颗粒

应激时，血浆中浓度迅速升高的蛋白质称为正 APP（positive APP，pAPP），如 C 反应蛋白（C reactive protein，CRP）、血清淀粉样蛋白 A 等。而浓度迅速下降的蛋白质称为负 APP（negative APP，nAPP），如白蛋白、前白蛋白、运铁蛋白等。正常血浆中 pAPP 浓度较低。在多种应激原作用下，血浆 pAPP 浓度升高，但升高程度不尽相同。

📖 拓展知识6-3　C反应蛋白发现者的简介

（一）pAPP 的来源

pAPP 主要由肝产生，单核巨噬细胞、血管内皮细胞、成纤维细胞和多形核白细胞亦可产生少量。目前认为，炎症、感染时，活化的单核巨噬细胞释放细胞因子，后者进而刺激肝细胞及其他细胞产生和释放 pAPP。

（二）pAPP 的功能

pAPP 种类繁多，其生物学功能因蛋白质种类不同而各异。

1. 抑制蛋白酶活化　创伤、炎症、感染等应激时，体内蛋白水解酶增多是导致组织细胞损伤的重要原因。pAPP 中的 α₁ 抗胰蛋白酶、抗糜蛋白酶和 α₂ 巨球蛋白等可抑制这些蛋白水解酶的活性，从而减轻组织细胞损伤。

2. 清除异物和坏死组织　创伤、炎症、感染等应激可使血浆中 CRP 浓度迅速增高。一方面，CRP 与细菌的细胞壁结合，发挥抗体样调理作用；另一方面，CRP 激活补体经典途径，促进吞噬细胞功能；另外，CRP 可抑制血小板磷脂酶，减少炎症介质的释放等。血浆 CRP 含量与炎症关系十分密切，因此临床上常测定 CRP 以判断炎症及疾病的活动性。

3. 抑制自由基产生　铜蓝蛋白可促进亚铁离子的氧化（使 Fe^{2+} 转变成 Fe^{3+}），从而减少羟自由基的产生。

4. 其他作用　血清淀粉样蛋白 A 能促进损伤细胞的修复；纤维连接蛋白（fibronectin，FN）能促进单核巨噬细胞及成纤维细胞的趋化性，增加单核细胞膜上 FC 受体和 C3b 受体的表达，并可激活补体旁路，从而增强单核细胞的吞噬功能。

然而，APR 及 APP 对机体也具有一些不利影响，如引起代谢紊乱、贫血、生长迟缓及恶病质等；某些慢性应激患者，血清淀粉样蛋白 A 浓度升高可能导致某些组织发生继发性淀粉样变。

三、细胞反应

在各种理化及生物因素刺激下，生物细胞（从单细胞生物到高等哺乳动物细胞）都会产生一系列代偿性适应反应，称为细胞应激（cell stress），包括特异性反应（与损伤因素的性质相关）和非特异性反应（与损伤因素的性质无关）。在不同应激原作用下，细胞可表现出某些特异性反应，如氧化应激时，细胞抗氧化酶

（如超氧化物歧化酶、过氧化氢酶等）的表达增加；低氧应激时，细胞内的低氧诱导因子-1（hypoxia-inducible factor-1，HIF-1）及其所调控的靶基因的表达增加；遭受重金属刺激时，细胞内金属硫蛋白（metallothionein）表达增加等。与此同时，生物细胞亦可表现出某些非特异性反应，如热休克反应（heat shock response，HSR）、冷休克反应（cold shock response，CSR）。因细胞的特异性反应涉及诸多不同的因素，将在相应病理过程或疾病中加以讨论，本章节仅讨论细胞的非特异反应，特别是 HSR 和 CSR。

（一）热休克反应与热休克蛋白

e 拓展知识6-4 热休克反应和热休克蛋白发现者的简介

1. **概念** HSR 是指生物细胞在热应激时所表现的以基因表达变化为特征的防御性适应反应，新合成或合成增多的这一组蛋白质称为热休克蛋白（heat shock protein，HSP）。随后的研究表明，除热休克外，诸如放射线、重金属、自由基、细胞因子、缺血、缺氧、寒冷、感染、炎症、饥饿及创伤等物理、化学、生物应激原及机体内环境变化都可诱导 HSP 的产生。显而易见，HSP 的表达是与损伤因素性质无关的非特异性反应。因此，HSP 又称为应激蛋白（stress protein，SP）。

e 拓展知识6-5 热休克蛋白调控机制

2. **HSP 的分类和生物学特点** 目前已知，HSP 是一组蛋白质超家族，根据相对分子质量的大小可将其分为 HSP110、HSP90、HSP70、HSP60、小分子 HSP、HSP10 及泛素等多个亚家族，每个亚家族包括 1 个或多个成员。

e 拓展知识6-6 热休克蛋白家族及功能列表

一方面，HSP 广泛存在于单细胞生物（如细菌、酵母）至哺乳动物的整个生物界（亦包括植物）；另一方面，其基因序列与结构在进化上具有保守性，例如人类 HSP90 与酵母 HSP90 的氨基酸序列有 60% 的相似性，与果蝇 HSP90 具有 78% 的相似性。因此，HSP 具有存在的广泛性、结构的保守性及诱导的非特异性的生物学特点。这些特点表明，HSP 是在长期生物进化过程中所保留下来的、具有普遍生物学意义的一类蛋白质。

3. **HSP 的主要生物学功能** HSP 本身不是蛋白质代谢的底物或产物，但其始终伴随着蛋白质代谢的许多重要步骤，因此被形象地称为"分子伴侣"（molecular chaperone）。HSP 作为分子伴侣的主要生物学功能有：

（1）蛋白质折叠（folding） 蛋白质功能的发挥依赖于蛋白质分子的正确折叠并形成一定空间构型。正常状态下，核糖体上新合成的蛋白质多肽链尚未经过折叠，其疏水基团仍暴露在外。HSP 通过其羧基端的疏水区与这些新合成的多肽链结合，并帮助它们在折叠酶的作用下逐步完成正确折叠。如果没有分子伴侣 HSP 的存在，这些蛋白质可通过其疏水基团互相结合、聚集而失去活性。

（2）蛋白质移位（translocation） 细胞器特异性定位的蛋白质需移位至相应细胞器才能发挥正常功能。HSP 在这一过程中发挥重要作用。

（3）蛋白质复性（renaturation） 应激状态下，蛋白质发生变性（denaturation），使之成为未折叠（unfolded）或错误折叠（misfolded）的多肽链，其疏水区域重新暴露在外，并互相结合而形成蛋白质聚集物，对细胞造成严重损伤。此时，细胞内 HSP 会充分发挥分子伴侣的功能，防止这些蛋白质的变性、聚集，并促进已经聚集的蛋白质解聚及复性。

（4）蛋白质降解（degradation） 当蛋白质损伤过于严重，无法再解聚及复性时，HSP 的家族成员泛素（ubiquitin）可与这些受损蛋白质共价结合，再经过蛋白酶体（proteasome）将其降解，以恢复细胞的正常功能。

（二）冷休克反应与冷休克蛋白

寒冷是一种常见的应激原，当冷刺激达到一定强度时，会引起一系列细胞应激反应，称为冷休克反应（CSR）或冷应激（cold stress）。细胞在中度冷应激过程中（在哺乳动物通常指 25~33℃）所诱导表达的一类蛋白质称冷休克蛋白(cold shock protein,CSP)。

研究冷休克蛋白的功能与冷休克反应的机制,对于指导临床上的低温治疗(如心脏外科手术中的低温灌流、移植器官的低温贮藏和脑外伤的低温治疗等)具有重要意义。

第三节 应激时机体的功能与代谢变化

一、代谢变化

应激时机体代谢率升高,表现为分解代谢增强、合成代谢减弱。如大面积烧伤患者每日能量需求高达20 920 kJ(5 000 kcal),远远超过正常人静息时的每日能量需求(约 8 368 kJ)。儿茶酚胺、糖皮质激素、胰高血糖素及某些炎症介质(如肿瘤坏死因子、白细胞介素 –1)的大量释放及胰岛素的分泌减少等是引起应激时代谢变化的主要原因。

应激时,三大物质代谢均发生明显变化(图 6–2)。

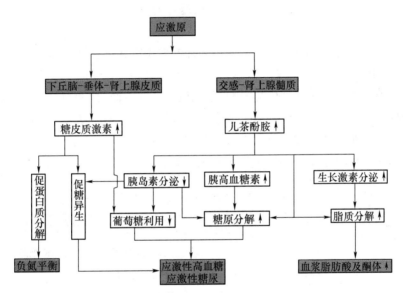

图 6-2 应激时糖、脂质及蛋白质代谢变化

1. 糖代谢 糖原分解及糖异生增强,血糖升高,甚至超过肾糖阈而出现糖尿,称为应激性高血糖和应激性糖尿。严重创伤及大面积烧伤时,这些变化可持续数周,称为创伤性糖尿病。

2. 脂质代谢 脂质分解增加,血液中游离脂肪酸和酮体均有不同程度的增加,机体对脂肪酸的利用亦增加。严重创伤后,机体所消耗的能量有 75% ~ 95% 来自脂质的氧化。

3. 蛋白质代谢 蛋白质分解增强,血浆中氨基酸水平升高,尿氮排出增多,出现负氮平衡。

血浆中氨基酸含量升高可为机体合成 APP 及 HSP 等提供原料,游离脂肪酸和葡萄糖可为机体提供能量,因此上述代谢变化可为机体应对"紧急情况"提供足够的能源,具有积极意义。但持续的应激状态可使机体能源物质大量消耗,导致消瘦、贫血、抵抗力下降和创面愈合迟缓等不良后果。

二、功能变化

(一) 心血管系统

应激时 LC/NE 系统兴奋,儿茶酚胺分泌增多,导致心率加快,心肌收缩力增强,总外周阻力增高及血液重分布等改变。这些改变有利于增加心排血量,升高血压,保证心、脑的血液供应。LC/NE 系统的过度兴奋可引起冠状动脉痉挛,血小板聚集,血液黏滞度升高,而导致心肌缺血及心肌梗死等不利影响。强烈的精神应激可能引起心律失常及猝死。

(二) 消化系统

应激时消化系统的典型变化为食欲减退,其发生与 CRH 分泌增多有关。部分病例可出现进食增加,甚至诱发肥胖症,其机制与下丘脑中内啡肽及单胺类介质(如 NE、多巴胺)水平升高有关。LC/NE 系统的过度兴奋,会引起持续的胃肠血管收缩、缺血,导致胃肠黏膜受损,出现"应激性溃疡"(见本章第四节)。

 临床病例6-1 *应激性溃疡*

(三) 血液系统

急性应激时,血小板数目增加,黏附与聚集性增强,纤维蛋白原和凝血因子 V、Ⅷ浓度升高,引起血液凝固性升高,凝血时间缩短;血浆纤溶酶原、抗凝血酶Ⅲ升高,纤溶酶原激活物增多等,引起血液纤溶活性增强;此外,应激可导致血液黏滞性增加,红细胞沉降率加快等。这些变化具有防止出血和抗感染的作用,但也增加了血栓形成、诱发弥散性血管内凝血(DIC)的风险。

慢性应激时,患者常出现血清铁降低的低色素性贫血,但与缺铁性贫血不同的是,其骨髓中铁含量正常甚至增加,补铁治疗无效。其机制与红细胞的破坏加速有关。

(四) 免疫系统

急性应激时,机体非特异性免疫反应增强,表现为外周血中性粒细胞数目增多、吞噬活性增强,补体系统激活,各种细胞因子释放增多。

机体免疫系统与神经内分泌系统可相互影响、互相调节。一方面,神经内分泌激素通过免疫细胞膜上的受体调节机体免疫反应。如儿茶酚胺和 GC 通过免疫细胞膜上的相应受体可抑制免疫功能。表 6-4 简略概括了应激反应时主要神经内分泌激素对免疫系统的调控作用。另一方面,免疫细胞可释放多种神经内分泌激素,并在局部或全身发挥作用,参与应激反应的调控。

表 6-4　神经内分泌激素对免疫功能的影响

因子	基本作用	具体效应
糖皮质激素	抑制	抗体、细胞因子的生成,NK 细胞活性
儿茶酚胺	抑制	淋巴细胞增殖
β- 内啡肽	增强 / 抑制	抗体生成,巨噬细胞、T 淋巴细胞的活性
血管升压素	增强	T 淋巴细胞增殖
ACTH	增强 / 抑制	抗体、细胞因子的生成,NK 细胞、巨噬细胞的活性
GH	增强	抗体生成,巨噬细胞激活
雄激素	抑制	淋巴细胞转化
雌激素	增强	淋巴细胞转化
CRH	增强	细胞因子生成

(五) 泌尿生殖系统

应激时泌尿系统的主要变化是尿少、尿相对密度升高及尿钠浓度降低。其主要机制是:① LC/NE 系统兴奋,肾素 – 血管紧张素系统激活,导致肾入球小动脉收缩,而降低肾小球滤过率;②醛固酮及血管升压素分泌增加,增加了钠、水重吸收。如应激得到缓解,肾血液灌流恢复,泌尿功能的变化可完全恢复;如应激原强烈且持续存在,由于肾血管持续收缩,可导致肾小管坏死。此外,应激对下丘脑促性腺激素释放激素(GnRH)及垂体黄体生成素(LH)的分泌具有抑制作用,从而引起性功能减退,月经紊乱或闭经,使哺乳期妇女乳汁分泌减少。

第四节 应激与疾病

通常由应激直接引起的疾病称为应激性疾病(stress disease),如应激性溃疡(stress ulcer)。而以应激为条件或诱因,在应激下加重或加速发展的疾病称为应激相关疾病。持续的应激既可对躯体造成损害,亦可导致心理、精神障碍。

一、应激性溃疡

(一)概念

应激性溃疡是指在强烈应激原(如大面积烧伤、严重创伤、脑血管意外等)作用下,机体出现急性胃、十二指肠黏膜损伤(糜烂、溃疡和出血)。强烈应激原作用数小时内可发生应激性溃疡,其发病率可达80%以上。

应激性溃疡病变常较表浅,但少数溃疡可较深甚至穿孔。如应激原的作用逐渐减弱,溃疡可在数日内愈合。溃疡愈合后一般不留瘢痕。

(二)发生机制

1. 胃黏膜防御功能降低 应激时LC/NE系统兴奋,血液重新分布,使胃、肠黏膜血管收缩,血液灌流减少,导致黏膜缺血,黏膜上皮能量代谢障碍。这一方面引起黏膜细胞死亡,破坏黏膜的机械屏障;另一方面引起碳酸氢盐及黏液产生减少,破坏黏膜的化学屏障。GC可抑制胃黏液的合成和分泌,抑制黏膜细胞蛋白质合成,从而降低黏膜细胞的再生能力,削弱黏膜的屏障功能。

2. 胃黏膜损伤因子增强 在发病早期胃酸分泌增加,其他损伤因子如胃蛋白酶原等分泌增多,以及在缺血情况下可产生炎症介质,β-内啡肽合成增多等。

3. 其他因素 应激时,常发生酸中毒,使胃肠黏膜细胞中的HCO_3^-减少,降低黏膜对H^+的缓冲能力;同时,十二指肠液中的胆汁酸、溶血磷脂酰胆碱及胰酶反流入胃,加重胃黏膜损伤;此外,在缺血再灌注时,富含黄嘌呤氧化酶的胃肠黏膜细胞产生大量氧自由基,亦可损伤胃肠黏膜。

二、心身疾病

近年研究发现,某些躯体疾病的发生发展与心理社会因素密切相关,这一类以心理社会因素为主要病因或诱因的躯体疾病称为心身疾病(psychosomatic diseases)或心理生理障碍(psychophysiological disorders)。研究心身疾病的科学称为心身医学(psychosomatic medicine)。例如,在长期精神心理应激原(如噪声、工作紧张、焦虑等)的作用下,高血压的发病率明显上升。其机制与心理社会应激原引起的下述改变有关:①激活LC/NE系统,血管紧张素分泌增多,致使外周小动脉收缩、阻力增加;②增加醛固酮、血管升压素分泌,导致钠、水潴留;③GC分泌增多,增加血管平滑肌对儿茶酚胺的敏感性。

常见心身疾病见表6-5。据统计,在综合医院就诊的初诊患者中,约1/3为心身疾病。随着医学模式的转变,心身医学已受到广泛的重视。

三、应激性心理、精神障碍

(一)应激对认知功能及情绪、行为的影响

心理社会应激可对认知功能及情绪和行为产生明显影响。

通常,良性应激(如度假、职务提升、获奖等)可增强认知功能,使机体保持一定的唤起状态,对环境变化保持积极反应;持续的劣性应激(如离婚、丧失亲人、噪声等)可损害认知功能,如噪声的持续刺激可使儿童学习能力下降。

表 6-5　常见心身疾病

系统	疾病
心血管系统	原发性高血压,冠心病,动脉粥样硬化,神经性心绞痛,雷诺病等
呼吸系统	支气管哮喘,神经性咳嗽,变应性鼻炎,花粉症等
消化系统	消化性溃疡,结肠过敏,神经性呕吐,食管、贲门或幽门痉挛等
泌尿生殖系统	痛经,经前紧张征,月经失调,阳痿,早泄,神经性多尿等
内分泌系统	糖尿病,甲状腺功能亢进症,肥胖症等
皮肤系统	神经性皮炎,皮肤瘙痒症,斑秃,变应性皮炎,慢性荨麻疹等
肌肉骨骼系统	类风湿关节炎,痉挛性斜颈,全身肌痛等
神经系统	偏头痛,痛觉过敏,自主神经功能失调,慢性疲劳综合征等
其他	口腔黏膜溃疡,恶性肿瘤,妊娠高血压综合征等

动物实验证明,慢性精神、心理应激引起中枢兴奋性氨基酸的大量释放,导致海马区锥体细胞萎缩和死亡,引起记忆的改变以及焦虑、抑郁、愤怒等情绪反应。焦虑使人变得冷漠,抑郁可导致自杀,愤怒易导致攻击性行为等消极行为反应。

(二)应激性精神障碍

心理社会应激原能直接导致一组功能性精神疾病的发生发展。应激相关精神障碍的发生与边缘系统(如扣带皮质、海马、杏仁体)及下丘脑等部位关系密切。根据其临床表现和患病的持续时间,可分为以下几类。

1. 急性心因性反应(acute psychogenic reaction)　是指急剧而强烈的心理社会应激原在数分钟至数小时内所引起的功能性精神障碍。患者可表现为伴有情感迟钝的精神运动性抑制,如不言不语,对周围事物漠不关心;也可表现为伴有恐惧的精神运动性兴奋,如兴奋、激越、恐惧、紧张或叫喊,甚至痉挛发作。上述状态一般在数天或 1 周内缓解。

2. 延迟性心因性反应(delayed psychogenic reaction)　又称创伤后应激障碍(post-traumatic stress disorder, PTSD),是指受到严重而强烈的精神打击(如残酷战争,经历恐怖场面、凶杀场面,恶性交通事件或被强暴等),引起延迟出现(遭受打击后数周至数月)的或长期持续存在的精神障碍。临床上 PTSD 的主要表现为"创伤三联征":①病理性再体验(reexperience):反复重演创伤性体验,是 PTSD 最常见也是最具特征性的症状。②病理性警觉性增高(hypervigilance):一种自发性持续高度警觉状态,表现为过度警觉,惊跳反应增强,可伴有注意力不集中、焦虑情绪等。③病理性回避(avoidance)与麻木:表现为长期或持续有意或无意回避与创伤经历有关的事件或情境。除此之外,PTSD 还可合并以下表现,如兴趣范围缩窄,人际关系改变,人生观与价值观改变,乃至人格的改变、抑郁、焦虑、睡眠障碍、自杀倾向、攻击性言行等。

PTSD 的发生发展与精神创伤性事件的强度、个体的易感素质有关。目前研究表明,PTSD 的发生发展机制主要涉及以下两个方面:①前额叶 – 杏仁核 – 海马环路的调节障碍和结构异常。②神经内分泌异常。HPA 轴和肾素 – 血管紧张素系统异常是导致 PTSD 患者高度警觉状态和创伤性记忆的主要原因之一。

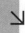拓展知识6-7　创伤后应激障碍研究进展

临床病例6-2　PTSD

3. 适应障碍(adjustment disorders)　是由于长期存在的心理应激,加上患者本人脆弱的心理特点及人格缺陷,而产生的以抑郁、焦虑、烦躁等情感障碍为主,伴有社会适应不良、学习及工作能力下降、与周围接触减少等表现的一类精神障碍。该类精神障碍常常发生在应激事件或环境变化发生的 1 个月内,病情持

续时间一般不超过 6 个月。

📧 临床病例 6-3 PTSD 综合病例

第五节　病理性应激的防治原则

一、排除应激原

当应激原的性质（如理化或生物性应激）十分明确时，应尽量予以排除，如控制感染、修复创伤等。

当应激原为心理社会因素时，应及早采用以下方法来控制应激原，以释放应激。①躯体反应：如体育锻炼或重体力劳动；②语言释放：即通过谈话、哭喊、呻吟或其他方式表达内心的痛苦、失意或挫折感；③应激转移或替换：即通过某种具体的、切合实际的环境来达到应激解除的目的；④松弛训练：通过特定的训练方法达到心身放松的目的。

二、糖皮质激素的应用

GC 释放是一种重要的防御保护机制。给应激反应能力低下（如艾迪生病、年老体弱、严重营养不良等）的患者适当补充 GC，有助于其度过危险期。

三、补充营养

应激时的高代谢率及脂质、糖原和蛋白质的大量分解，会对机体造成巨大消耗。可经胃肠道或静脉补充氨基酸、葡萄糖 - 胰岛素 - 钾（GIK）极化液或白蛋白等，以促进机体合成代谢。

四、应激性溃疡的防治

《应激性溃疡防治专家建议（2018 版）》推荐下列防治原则：

1. 积极处理基础疾病和危险因素，消除应激原　如抗感染，抗休克，纠正低蛋白血症、电解质紊乱和酸碱平衡失调，防治颅内压增高，保护心、脑、肾等重要器官功能等。

2. 加强胃肠道监护　可插入胃管，定期定时监测胃液 pH，并定期监测血红蛋白水平及粪便隐血试验。

3. 尽早采用肠内营养　当患者病情许可时，应尽快恢复肠内营养。持续的食物刺激有助于维持胃肠黏膜完整性，增强黏膜屏障功能。

4. 预防药物选择　临床上常用的预防应激性溃疡的药物包括质子泵抑制剂（PPI）、组胺 -2 受体拮抗剂（H_2RA）、抗酸药、胃黏膜保护剂等。

📧 拓展知识 6-8　应激性溃疡防治专家建议（2018 版）

五、创伤后应激障碍的防治

1. 治疗前评估确定个体化治疗方案。对确诊为 PTSD 的患者，治疗前需对其年龄、性别、生态 - 社会 - 文化 - 种族因素、创伤史、共病情况、有无自杀倾向等进行仔细评估和分析，制订个体化治疗方案。同时应考虑患者的社会支持系统的建立和维持。

2. 尽可能让患者在远离创伤源且熟悉的环境（创伤性事件之前）中进行治疗。

3. 建立和维持良好的医患关系。

4. 药物治疗与心理治疗相结合。

PTSD 确诊患者的首选治疗药物为选择性 5- 羟色胺再摄取抑制药（selective serotonin reuptake inhibitor, SSRI)，其次为选择性 5- 羟色胺与去甲肾上腺素再摄取抑制药(selective serotonin and norepinephrine reuptake inhibitor, SNRI)，在费用或处方限制不能使用 SSRI 和 SNRI 时，可考虑三环类抗抑郁药(如丙米嗪等)作为首选。

　　心理治疗是 PTSD 治疗的有效手段，在确诊 PTSD 后应尽早进行支持性心理治疗。认知和行为治疗是对急性和慢性 PTSD 核心症状的有效疗法，眼动脱敏与再加工(eye movement desensitization and reprocessing, EMDR)、应激转接、图像演练、经颅刺激和生物反馈等对 PTSD 相关的焦虑和回避等有效。

　　5. 一般疗法。除药物治疗和心理治疗外，保证充足的睡眠和休息、合理科学的饮食、适当的文体活动等对 PTSD 的治疗有重要辅助作用。

● 本 章 小 结 ●

　　应激是指在各种内外环境因素及心理、社会因素刺激时机体所表现出的一种全身性非特异性适应反应。强度足以引起应激反应的各种因素称为应激原。应激广泛存在于日常生活及各种疾病状态，可分为生理性和病理性应激。应激时的全身性非特异性反应包括神经内分泌反应和急性期反应，神经内分泌反应主要涉及交感－肾上腺髓质系统和下丘脑－垂体－肾上腺轴的兴奋，而急性期反应主要涉及血浆蛋白质(即急性期蛋白)水平的变化。细胞应激指细胞在受到理化、生物应激因素作用时表现出的一种非特异性反应，包括热休克反应、冷休克反应及机械、渗透应激等。热休克反应时细胞新合成或合成增多的一组蛋白质称为热休克蛋白。热休克蛋白具有"分子伴侣"功能，可帮助蛋白质折叠、移位、复性和降解。应激可导致机体代谢变化及多个器官系统的功能变化。应激原持续存在可导致应激相关疾病，如应激性溃疡、心身疾病及应激相关心理、精神障碍等。病理性应激的处理原则包括及时解除应激、控制应激原、提高全身抵抗力、加强心理护理以及必要的心理和药物治疗。

（张 博 彭 玥）

 数字课程学习

⬇ 教学 PPT　　📝 自测题

第七章

缺血再灌注损伤

第一节 概　　述

一、缺血再灌注损伤的概念

良好的血液循环是组织细胞获得充足的氧和营养物质并排出代谢产物的基本保证,而组织器官血流量减少可导致细胞发生缺血性损伤。再灌注是恢复缺血组织器官的血流量,从而减轻缺血性损伤的根本措施。近年来,随着溶栓疗法、动脉旁路移植术、经皮腔内冠状动脉成形术、器官移植等致力于恢复缺血组织器官血液供应的治疗手段的建立和推广,许多缺血器官在再灌注后结构功能得到恢复,取得了良好的治疗效果。然而,在动物实验和临床观察中发现,恢复血液灌注后,部分动物或患者缺血的组织器官功能障碍和结构损伤进一步加重。这种组织器官缺血后恢复血液供应不仅不能使其功能得到恢复、损伤结构得到修复,反而造成其功能障碍和结构破坏进一步加重的现象,称为缺血再灌注损伤(ischemia-reperfusion injury)。

📧 **拓展知识7-1** 氧反常、钙反常与 pH 反常

二、缺血再灌注损伤的原因

凡能引起组织器官缺血后恢复血液供应的因素都可能成为再灌注损伤的原因,如休克时微循环的疏通、皮瓣移植、冠状动脉痉挛的缓解、体外循环下行开胸直视手术和心搏骤停后心肺脑复苏等。此外,如动脉旁路移植术、经皮腔内冠状动脉成形术、溶栓疗法等血管再通术以及断肢再植术和器官移植术等,这些恢复血液供应的组织器官都可能发生再灌注损伤。

三、缺血再灌注损伤的条件

再灌注损伤是否出现及其严重程度,取决于缺血的时间和程度、组织器官的结构功能和代谢特点及再灌注的条件等因素。

(一) 缺血时间和缺血程度

再灌注前组织缺血时间的长短和再灌注损伤的发生关系密切,缺血时间过短或过长均不易发生再灌注损伤。再灌注损伤也与再灌注前组织缺血程度有关,缺血程度越轻,再灌注损伤越轻;缺血程度越重,再灌注损伤也越重。此外,不同器官、不同种属动物对缺血时间的耐受性不同,动物愈小则耐受缺血时间愈短。

📧 **拓展知识7-2** 缺血再灌注损伤程度与缺血时间长短的关系

（二）组织器官的结构、功能和代谢特点

一般而言,侧支循环丰富的组织不易发生再灌注损伤,多个侧支循环的形成可缩短组织器官的缺血时间并减轻缺血程度。组织缺血前的功能状态也与再灌注损伤的发生有关,如心肌缺血前存在严重心肌肥厚、广泛性冠状动脉病变或严重心脏病患者,易发生再灌注损伤。此外,组织器官对氧的需求程度越高,越容易发生缺血再灌注损伤,如心、脑等。

（三）再灌注的条件

给予缺血组织一定程度的低温、低压、低 pH、低钠、低钙灌流液灌注,可减轻再灌注损伤,而高钠、高钙则加重再灌注损伤。

第二节　缺血再灌注损伤的发生机制

在缺血阶段,没有坏死的组织细胞内酶活性会发生改变,当恢复供氧时,再灌注损伤即可发生。大量实验与临床研究证实,缺血再灌注损伤的发生机制与活性氧大量产生、细胞内钙超载和白细胞活化等有关。

一、活性氧的损伤作用

（一）活性氧的基本概念及种类

活性氧（reactive oxygen species,ROS）是指化学性质活泼的含氧代谢物,包括氧自由基、单线态氧（$^1O_2$）、H_2O_2、NO、脂性过氧化物（LOOH）及其裂解产物脂性自由基（LO·）、脂过氧自由基（LOO·）等。

📱拓展知识7-3　*体内主要活性氧的生物学效应及其清除剂*

1. 氧自由基　自由基（free radical）是外层电子轨道上含有单个不配对电子的原子、原子团和分子的总称,也称游离基。自由基的外层电子轨道的不配对电子状态使其极易发生氧化（失去电子）或还原反应（获得电子）。特别是其氧化作用很强,可引发强烈的氧化应激（oxidative stress）反应,损伤细胞,导致细胞死亡。自由基的种类很多,以氧为中心的自由基称氧自由基。氧自由基包括:超氧阴离子自由基（O_2^-）和羟自由基（·OH）。O_2^-是 O_2 的单电子还原产物,主要来源于线粒体,是体内氧自由基存在的主要形式。在 Cu^{2+} 或 Fe^{2+} 的作用下,O_2^- 与 H_2O_2 反应生成·OH,即 $O_2^- + H_2O_2 \xrightarrow{Cu^{2+} 或 Fe^{2+}} O_2 + ·OH + OH^-$,这就是所谓 Fenton 反应。·OH 是体内最活跃的氧自由基,对机体危害亦最大。

2. 单线态氧（singlet oxygen,$^1O_2$）　是一种能量较高的激发态氧,其氧分子的同一外层轨道中有两个自旋方向相反的电子。这种氧分子在紫外光谱中呈现一条单线,故称为单线态氧。单线态氧的化学性质极其活泼,能迅速氧化许多分子,特别是氧化蛋白质中的发色基团,如色氨酸、酪氨酸、苯丙氨酸、组氨酸、半胱氨酸、胱氨酸等。

3. H_2O_2　本身不是自由基,但在 Cu^{2+} 或 Fe^{2+} 的作用下可生成·OH,或通过均裂生成·OH,这是 H_2O_2 导致氧化应激的主要机制。

4. NO　是 L-精氨酸（L-arginine）在一氧化氮合酶（nitric oxide synthase,NOS）催化下产生的,它有一个不配对电子,故也是一种气体自由基,它还能与其他自由基反应,生成新的毒性更强的自由基,如过氧亚硝酸根（ONOO⁻）、过氧亚硝酸（HOONO）和·OH,见下式:

$$NO + O_2^- \xrightarrow{e^- + H^+} ONOO^- \xrightarrow{H^+} HOONO \longrightarrow ·OH + NO_2$$

过氧亚硝酸根的氧化性很强,能扩散到邻近细胞造成细胞损伤;过氧亚硝酸不稳定,能释放出·OH 和 NO_2。

5. 脂性自由基　是氧自由基与多不饱和脂肪酸作用后生成的中间代谢产物,包括脂氧自由基（LO·）和脂过氧自由基（LOO·）。

（二）缺血再灌注时活性氧增多的机制

缺血期间，组织器官含氧量减少，作为电子受体的氧含量不足，活性氧增加不显著。再灌注为组织细胞提供氧的同时，也提供了大量电子受体，使氧自由基在短时间内爆发性增多。研究证实，再灌注开始的数秒钟后，组织和血液中的活性氧就可增加数倍。此外，体内清除活性氧的能力不足也是原因之一。

1. 线粒体产生活性氧增加　在生物氧化过程中，O_2 接受 1 个电子生成 O_2^-，接受 2 个电子生成 H_2O_2，接受 3 个电子生成 $\cdot OH$，接受 4 个电子生成 H_2O。其反应如下：

$$O_2 \xrightarrow{e^-} O_2^- \xrightarrow{e^- + 2H^+} H_2O_2 \xrightarrow{e^- + H^+} \cdot OH \xrightarrow{e^- + H^+} H_2O$$
$$\searrow H_2O$$

正常情况下，细胞线粒体内 98% 的 O_2 获得 4 个电子还原成水，仅 1%~2% 的 O_2 在线粒体内经单电子还原为 O_2^-。据研究，每天每个线粒体产生的氧自由基可达 10^7 个，但很快被体内自由基清除系统所清除。在组织细胞缺血阶段，电子传递链活性受损，传递电子的效能下降，不能产生足够的电子，H_2O 生成减少，而氧自由基生成增加。当再灌注提供大量氧的时候，就会产生更多的氧自由基。此外，钙超载使线粒体功能受损，线粒体氧化酶系统被抑制，氧经单电子还原生成的氧自由基也会增多。

2. 黄嘌呤氧化酶途径产生活性氧增加　血管内皮细胞中富含黄嘌呤酶类。正常时，黄嘌呤氧化酶（xanthine oxidase，XO）占 10%，其前身黄嘌呤脱氢酶（xanthine dehydrogenase，XD）占 90%，XD 转化为 XO 的过程是 Ca^{2+} 依赖过程。组织缺血时，一方面由于 ATP 减少，膜钙泵功能障碍，细胞内钙超载，激活 Ca^{2+} 依赖性蛋白酶将 XD 转变为 XO，XO 大量增加；另一方面，ATP 代谢为次黄嘌呤，导致缺血组织中次黄嘌呤大量积累。再灌注提供大量的氧，使缺血时积聚的次黄嘌呤在 XO 的作用下生成黄嘌呤，后者再在 XO 的作用下生成尿酸，在这两步反应中，都能产生大量的活性氧（图 7-1）。

3. 白细胞呼吸爆发产生大量氧自由基　白细胞吞噬时耗氧量显著增加，其摄取 O_2 的 70%~90% 经细胞内的还原型烟酰胺腺嘌呤二核苷酸磷酸氧化酶作用形成氧自由基（$NADPH + O_2 \xrightarrow{\text{NADPH 氧化酶}} NADP^+ + H^+ + O_2^-$），用以杀灭病原微生物。组织缺血过程中，大量白细胞向缺血组织趋化、浸润，激活细胞内 NADPH/NADH 氧化酶系统；再灌注时，缺血组织重新获得大量 O_2，激活的白细胞耗氧量显著增加，产生大量氧自由基，称为呼吸爆发（respiratory burst）。

4. 儿茶酚胺的自身氧化　生理情况下，儿茶酚胺的自身氧化是很缓慢的，所以对机体影响并不大。在各种应激包括缺血缺氧条件下，交感 - 肾上腺髓质系统会分泌大量儿茶酚胺，儿茶酚胺继而发挥其重要代

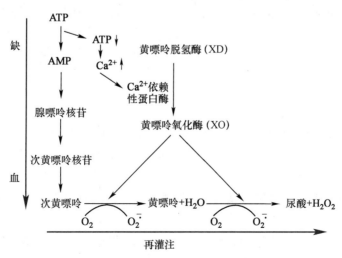

图 7-1　黄嘌呤氧化酶在活性氧生成中的作用

偿调节作用,但组织缺血后恢复血流灌注时,由于大量的氧供应,儿茶酚胺在单胺氧化酶的作用下,自氧化加速,并生成大量 H_2O_2 和 O_2^-。

5. 诱导型 NOS 表达增强　体内存在两种一氧化氮合酶,即内皮细胞型一氧化氮合酶(eNOS)和诱导型一氧化氮合酶(iNOS)。eNOS 存在于内皮细胞,可催化体内 L- 精氨酸合成少量 NO,是维持血管功能的保护因子。iNOS 存在于巨噬细胞、中性粒细胞等细胞中,当受到刺激时,迅速产生大量 NO,对机体有一定的毒副作用。缺血再灌注时白细胞被活化,iNOS 表达上调,导致 NO 大量生成。

6. 体内清除活性氧的能力下降　生物体内两大抗氧化防御系统(酶性抗氧化剂和非酶性抗氧化剂)可以及时清除活性氧。生理情况下,活性氧不断产生又不断被清除,维持着一种动态平衡。在病理条件下,缺氧导致细胞中抗氧化酶活性降低,致氧自由基清除减少,故体内活性氧增多。

📖 拓展知识7-4　体内抗氧化系统及其作用

(三) 活性氧引起缺血再灌注损伤的机制

活性氧活泼的化学特性使其极易与各种细胞结构成分(如与膜磷脂、蛋白质、核酸等)发生反应,造成细胞结构损伤和功能代谢障碍。

1. 膜脂质过氧化　生物膜(细胞膜、线粒体膜、溶酶体膜和内质网膜)是活性氧攻击的主要部位,其主要成分是极性脂质(磷脂、胆固醇)和膜蛋白(酶、受体、离子通道等)。膜磷脂富含多价不饱和脂肪酸,易发生脂质过氧化。膜脂质微环境的稳定是保证膜结构完整和膜蛋白功能正常的基本条件,脂质过氧化的直接后果是其不饱和性改变,继之发生膜流动性降低、脆性增加、膜受体和酶活性改变。严重者可导致细胞结构破坏,细胞内容物外溢,细胞死亡。

(1) 破坏膜的正常结构　质膜脂质过氧化可使细胞膜受体失活、离子通道变构、酶活性改变,从而引起细胞功能和结构变化(图 7-2)。细胞器膜也会受到活性氧的攻击,其结果是:①溶酶体破裂释放溶酶体酶,引起细胞结构损坏;②线粒体肿胀、功能障碍,产能减少;③肌质网 Ca^{2+}-ATP 酶活性降低使摄取的 Ca^{2+} 减少,导致细胞内钙超载。

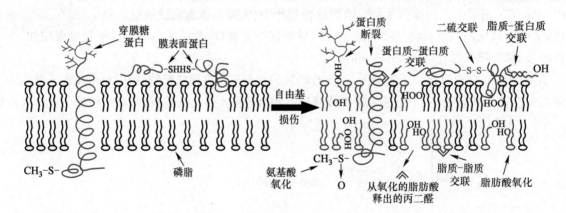

图 7-2　活性氧对膜的损伤作用

(2) 促进其他生物活性物质生成　膜脂质过氧化可激活磷脂酶 A_2,进一步分解膜磷脂,催化花生四烯酸代谢反应,增加多种生物活性物质生成(如前列腺素、血栓素、白三烯等),从而促进再灌注损伤发生。

(3) 细胞信号转导功能异常　脂质过氧化可抑制膜受体、G 蛋白与效应器的偶联,导致细胞信号转导功能障碍。

2. 蛋白质失活　活性氧与蛋白质多肽链上的巯基、氨基酸残基发生氧化反应,引起蛋白质错误折叠、变性、聚合、降解或肽链断裂,从而使酶、受体、离子通道等产生功能障碍。此外,活性氧与脂质发生过氧化反应,破坏酶活性所必需的脂质微环境。

3. DNA 损伤　活性氧对核酸的损伤作用主要是碱基修饰、DNA 断裂和 DNA 交联,造成 DNA 损伤的活性氧主要为·OH 和 NO。活性氧除了对细胞核 DNA 造成损伤,对线粒体 DNA 也具损伤效应。由于线粒体 DNA 是裸露的,不与组蛋白结合,缺乏修复机制,且代谢转换率高,因而极易受到自由基攻击。

4. 细胞间基质破坏　活性氧可使透明质酸降解、胶原蛋白交联,从而使细胞间基质变得疏松、弹性降低。

二、钙超载

各种原因引起的细胞内 Ca^{2+} 含量异常增多并导致细胞结构损伤和功能代谢障碍的现象,称为钙超载(calcium overload)。研究证明,Ca^{2+} 大量进入胞内多发生在再灌注后的最初 2 min 内,并对组织细胞产生损伤作用,且 Ca^{2+} 浓度升高的程度往往与细胞受损的程度呈正相关。

(一) 细胞内 Ca^{2+} 的稳态调节

正常情况下细胞内外 Ca^{2+} 浓度相差悬殊,细胞内 Ca^{2+} 浓度($[Ca^{2+}]_i$)为 $10^{-8} \sim 10^{-7}$ mol/L,细胞外 Ca^{2+} 浓度($[Ca^{2+}]_e$)为 $10^{-3} \sim 10^{-2}$ mol/L,两者相差约 10 000 倍。细胞内的 Ca^{2+} 分布不均匀,约 44% 存在于胞内钙库(线粒体和内质网),50% 存在于细胞核内,5% 存在于细胞膜,细胞质内结合钙占 0.5%,作为第二信使的游离钙仅占细胞内钙的 0.005%。如此大的细胞内外浓度梯度的维持有赖于膜对钙的半通透性和钙转运系统的调节(图 7-3)。正常状态下细胞内 Ca^{2+} 的稳态调节参见第二章第五节。

(二) 缺血再灌注时细胞内钙超载的产生机制

1. Na^+-Ca^{2+} 交换异常　在生理条件下,Na^+-Ca^{2+} 交换蛋白的主要转运方向是顺浓度梯度将 Na^+ 运进细胞,逆浓度梯度将细胞内的 Ca^{2+} 运出细胞,与细胞膜钙泵共同维持细胞内低钙。缺血缺氧时,细胞内 pH 降低(细胞内酸中毒),再灌注使细胞内外形成 pH 梯度差,Na^+-H^+ 交换增强,使细胞内 Na^+ 增加。此外,缺血时,ATP 合成减少,糖酵解引起的代谢性酸中毒及再灌注时的活性氧损伤均导致 Na^+-K^+-ATP 酶活性降低,故细胞内 Na^+ 含量明显升高。胞内 Na^+ 浓度升高导致 Na^+-Ca^{2+} 交换反转,Na^+ 顺浓度梯度运出细胞,而细胞外 Ca^{2+} 大量进入胞液,造成细胞内钙超载。

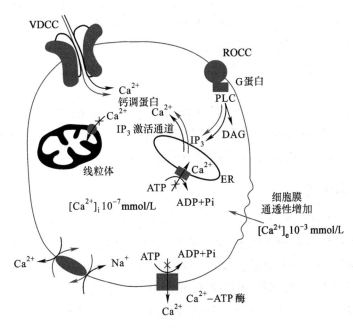

图 7-3　细胞内钙稳态的调控及再灌注损伤时钙超载的机制
→ 示正常钙稳态的调节方向;→ 示再灌注时钙流动方向;× 示再灌注时受损

2. 细胞膜通透性增加　正常生理状态下,Ca^{2+}将细胞膜外板(external lamina)与外层的糖萼(glycocalyx)连接,形成完整的细胞膜,维持细胞内低钙,细胞外高钙。缺血造成细胞膜外板与糖萼分离,使细胞膜对钙的通透性大大增加。当再灌注时,大量产生的活性氧也可以破坏细胞膜和细胞器膜,使Ca^{2+}顺浓度差大量进入细胞质。过高浓度的胞质Ca^{2+}又可激活磷脂酶,使膜磷脂降解,细胞膜通透性进一步增高,形成恶性循环,加速细胞外Ca^{2+}进入细胞内。

3. ATP 依赖性离子泵功能障碍　生理情况下,钙泵逆电化学梯度将Ca^{2+}转运到细胞外,或摄入内质网、线粒体内,细胞膜上其他 ATP 依赖性离子泵,如Na^+-K^+-ATP 酶也参与细胞内Ca^{2+}浓度的调节。缺血再灌注过程中线粒体膜受损,抑制氧化磷酸化作用,使 ATP 合成减少,ATP 依赖性离子泵功能障碍,促进钙超载的发生。在缺血期间,细胞内Ca^{2+}浓度开始升高,再灌注时又随血流恢复带来大量Ca^{2+},使细胞内Ca^{2+}迅速增多,最终导致细胞内钙超载。

4. 儿茶酚胺增多　缺血再灌注时儿茶酚胺大量产生,通过 α 和 β 肾上腺素受体使Ca^{2+}内流增加。其机制为:①通过 β 肾上腺素受体激活腺苷酸环化酶,使 cAMP 生成增加。cAMP 激活蛋白激酶 A (protein kinase A,PKA),PKA 又使 L 型钙通道磷酸化而促进钙内流。②通过 α 肾上腺素受体激活磷脂酶 C (phospholipase C,PLC),产生 1,4,5-肌醇三磷酸(inositol 1,4,5-triphosphate,IP_3),导致内质网和肌质网上钙通道开放,使细胞内钙库释放Ca^{2+}。

(三) 钙超载引起缺血再灌注损伤的机制

1. 破坏线粒体结构和功能

(1) ATP 合成减少　当细胞内Ca^{2+}大量聚集,为了维持胞质内Ca^{2+}稳态,线粒体会从胞质内摄取过量的Ca^{2+},从而造成线粒体基质中Ca^{2+}浓度升高,在线粒体内形成磷酸钙沉积,影响电子传递和氧化磷酸化,导致 ATP 合成减少。

(2) 线粒体通透性转换孔开放　线粒体通透性转换孔(mitochondrial permeability transition pore,MPTP)位于线粒体内外膜交界处,是一个由多种蛋白质组成的复合体。其主要功能是促进线粒体基质中的质子外流和 ATP/ADP 在线粒体与细胞质之间的交换,维持线粒体正常的生理功能。

线粒体钙超载可以导致 MPTP 呈高通透性持久开放状态,MPTP 开放可产生以下后果:①氧化磷酸化脱偶联,线粒体的跨膜电位遭到破坏,ATP 合成终止;②氧自由基大量产生;③线粒体细胞色素 C 释放进入胞质,激活半胱氨酸蛋白酶,诱发细胞凋亡;④线粒体释放其积聚的Ca^{2+},使胞质Ca^{2+}浓度剧烈升高,激活胞质内各种蛋白水解酶和磷脂酶,使细胞膜受损崩解,细胞坏死。

2. 促进活性氧生成　钙超载激活钙依赖性蛋白酶,促使黄嘌呤脱氢酶转变为黄嘌呤氧化酶,致使活性氧增加,损害组织细胞。

3. 激活多种降解酶　Ca^{2+}浓度增高可激活蛋白酶(protease)、磷脂酶(phospholipase)、核酸内切酶(endonuclease)等多种钙依赖性降解酶。磷脂酶可促进膜磷脂水解,造成细胞膜及细胞器膜受损;蛋白酶和核酸内切酶可引起细胞骨架和核酸分解,造成细胞不可逆性损伤。

三、白细胞的损伤作用

缺血再灌注损伤往往伴随一系列炎症反应,主要表现为白细胞聚集并穿过微血管壁,浸润周围组织,同时伴有微血管功能紊乱及局部组织中液体和蛋白质积聚。缺血期代谢产物蓄积、组织细胞碎片等均可触发急性炎症反应,再灌注时大量白细胞随血流进入组织进一步加剧炎症反应。虽然参与炎症反应的细胞包括中性粒细胞、巨噬细胞、内皮细胞、淋巴细胞和血小板等,还包括补体、活性氧和细胞因子等,但是白细胞尤其是中性粒细胞的聚集、浸润是炎症反应发生的关键步骤,它们在再灌注损伤中起着至关重要的作用。

(一) 缺血再灌注时白细胞增多、聚集的机制

1. 趋化因子生成增多　缺血时组织细胞受损,细胞膜磷脂降解,花生四烯酸代谢产物增多,如白三烯、血小板活化因子(platelet activating factor,PAF)、补体和激肽等,具有很强的趋化作用,能吸引大量白细胞浸润缺血组织或黏附于血管内皮细胞。

2. 黏附分子生成增多　正常情况下,微血管内皮细胞仅表达少量黏附分子,故血管内皮细胞和血液中流动的中性粒细胞互相排斥,这是保证微循环灌流的重要条件。缺血再灌注时,血管内皮细胞和白细胞表达大量黏附分子,如整合素、选择素、细胞间黏附分子(intercellular adhesion molecule,ICAM),导致局部白细胞增多、聚集(aggregation),促使白细胞与内皮细胞黏附(adhesion)、滚动(rolling)和穿过血管壁游走(migration)到细胞间隙。

(二) 白细胞聚集引起缺血再灌注损伤的机制

1. 阻塞微循环　研究表明,再灌注后数分钟内,P选择素和ICAM-1表达增加,使白细胞沿内皮细胞表面缓慢滚动,形成不稳定黏附。再灌注4 h后,ICAM-1和整合素表达进一步增加,白细胞和内皮细胞出现牢固黏附。黏附的中性粒细胞释放趋化因子,如白三烯、血栓素A2和血小板活化因子等,加重细胞间黏附,导致机械阻塞,使组织得不到血液供应。恢复血液灌注后,缺血区依然得不到充分血流灌注的现象称无复流现象(no-reflow phenomenon)。无复流现象将加重组织的缺血性损伤,是导致再灌注治疗失败的主要原因,而白细胞黏附、聚集所致的机械阻塞可能是产生无复流现象的主要原因。

2. 释放活性氧　白细胞活化后发生呼吸爆发会产生大量 O_2^- 和 H_2O_2。 H_2O_2 在白细胞髓过氧化物酶(myeloperoxidase,MPO)的作用下,与 Cl^- 作用生成次氯酸: $H_2O_2+Cl^-+H^+ \xrightarrow{MPO} HOCl+H_2O$。 H_2O_2 和次氯酸均可损伤内皮细胞, O_2^- 增加血管壁通透性,导致组织水肿。组织水肿又压迫微血管,使微循环灌注更为减少,形成恶性循环。

3. 释放各种颗粒成分　白细胞活化后将释放许多颗粒成分,包括酶性成分和非酶性成分。

(1) 酶性成分　激活的白细胞能释放20多种酶,其中弹性蛋白酶几乎能降解细胞外基质的所有成分,裂解免疫球蛋白、凝血因子,并能攻击邻近未受损的细胞;胶原酶和明胶酶能降解各种类型的胶原,导致血管通透性增加,加重组织细胞损伤。

(2) 非酶性成分　包括次氯酸和氯胺等,它们能与酶性成分联合作用,增强白细胞的破坏作用,如次氯酸能激活金属蛋白酶,增强弹性蛋白酶、胶原酶和明胶酶的活性。

4. 产生各种促炎细胞因子　白细胞被激活后,释放大量促炎细胞因子,主要为TNF-α和IL-1β。TNF-α作用于巨噬细胞、肥大细胞、淋巴细胞、成纤维细胞、平滑肌细胞和内皮细胞等,产生更多细胞因子,如ICAM、IL-1、IL-2、IL-6和PAF,引起瀑布反应。TNF-α和IL-1β还可以上调黏附分子(如P选择素和β-整合素)的表达。

第三节　缺血再灌注损伤时机体的功能与代谢变化

缺血再灌注损伤表现为再灌注组织器官的结构变化、功能障碍及代谢紊乱,损伤的程度因缺血时间和程度、再灌注条件及组织器官的不同而异。研究发现,缺血再灌注损伤常见于那些依赖氧化供能的组织和器官,如心、脑、肾、肝、肺、胃、肠、骨骼肌等,使细胞功能失调、凋亡或坏死,导致这些组织器官功能障碍。

一、心肌缺血再灌注损伤

(一) 心肌超微结构变化

再灌注损伤可使心肌细胞的超微结构发生严重改变,基膜部分缺损,质膜破坏;肌原纤维出现严重收

缩带,肌丝断裂、溶解;线粒体极度肿胀,嵴断裂、溶解,形成空泡,基质内致密物增多等,严重的结构损伤最终导致心肌细胞死亡。严重的 ATP 不足可能会导致细胞骨架附着力减弱,从而破坏心肌结构的稳定,使细胞骨架的机械力丧失,影响信号转导。此外,细胞器如线粒体的中间丝附着被破坏,也会导致渗透脆性和细胞死亡。

(二) 心肌功能代谢变化

1. 再灌注性心律失常　心肌缺血再灌注过程中出现的心律失常,称为再灌注性心律失常(reperfusion arrhythmia)。其发生率高,且以室性心律失常多见。再灌注性心律失常发生的基本条件是再灌注区内存在可逆性功能损伤的心肌细胞,这种心肌细胞数量越多,心律失常发生率越高。另外与缺血时间长短有关,缺血时间过长或过短,其发生率都很低,当缺血时间介于两者之间时,心肌细胞会出现不同程度损伤,或损伤不均匀,因而易发生心律失常。

再灌注性心律失常的发生与下列因素有关:①缺血心肌和正常心肌电生理特性的差异导致心肌细胞传导性和不应期的暂时不均一,为折返激动提供了电生理基础;②再灌注时产生的儿茶酚胺作用于 α 肾上腺素受体,提高心肌自律性;③再灌注后细胞内外离子分布紊乱,致使心肌细胞膜电位不稳定,易致心房颤动和心室颤动。

2. 慢血流与无复流　冠状动脉阻塞或狭窄被解除后,其远端前向血流明显减慢即为慢血流现象;若其远端前向血流停止,使心肌组织灌注不能维持的现象,即为无复流现象。慢血流和无复流是常见的冠状动脉介入术并发症,在急性心肌梗死及冠状动脉斑块旋切术时发生率更高。有糖尿病病史及梗死前无心绞痛患者的无复流发生风险会增高。

慢血流与无复流的发生是血小板聚集、远端栓塞、冠状动脉微循环痉挛、中性粒细胞栓塞、内皮细胞与组织细胞水肿及氧化应激增加等多种机制共同作用的结果。

 拓展知识7-5　无复流现象的临床意义

 拓展知识7-6　急性心肌梗死急诊经皮冠状动脉介入术后慢血流/无复流的相关因素研究

3. 心肌顿抑和微血管顿抑

(1) 心肌顿抑(myocardial stunning)　是指心肌经短暂缺血并恢复供血后,在一段较长时间内处于"低功能状态",常需数小时或数天才可恢复正常功能的现象。心肌顿抑持续时间与再灌注前心肌缺血的时间长短有关,心肌缺血时间愈长,心肌顿抑持续的时间愈久。心肌顿抑的产生与活性氧生成、钙超载及白细胞聚集有关。心肌顿抑是缺血再灌注损伤引起心脏功能障碍的主要表现,但也有人认为它是一种对心肌的保护措施,通过减少心肌耗氧量而限制心肌坏死的发生。

(2) 微血管顿抑(microvascular stunning)　是指心肌冠状血管经短暂缺血并恢复供血后,在一段较长时间内对扩张血管物质反应迟钝的现象。此时微血管并未坏死,属可逆性损伤。其机制与毛细血管被白细胞堵塞、血管平滑肌反应性降低、心肌间质水肿和内皮细胞功能障碍有关。

 临床病例7-1　心肌缺血再灌注损伤

二、脑缺血再灌注损伤

1. 结构损伤　脑是对缺血、缺氧最敏感、耐受能力最差的器官,也是最容易发生缺血再灌注损伤的器官之一,常见于溶栓疗法、颅脑创伤和手术等。脑缺血再灌注损伤最主要的表现为脑水肿和脑细胞坏死。脑组织的能量储备极少,对缺血、缺氧损伤非常敏感。缺血时,脑组织 ATP 迅速减少,膜上能量依赖的离子泵功能障碍,细胞内高 Na^+、高 Ca^{2+} 等促使脑细胞水肿发生。另外,脑组织富含磷脂,再灌注后活性氧大量生成,发生强烈的脂质过氧化反应,使膜结构破坏,线粒体功能障碍,细胞骨架破坏,细胞凋亡、坏死。

2. 发生无复流　脑大血管再通治疗后普遍存在无复流现象,尤其是脑大血管闭塞时间越长,无复流的发生率越高,它是影响神经功能预后的重要因素。脑缺血再灌注后,随着再灌注时间的延长,脑血流量逐渐减少,而梗死体积逐渐增加。

关于脑无复流的确切发生机制尚不清楚。除与心肌无复流发生相似的机制外,还因脑结构的特殊性,如由内皮、星形胶质细胞、周细胞、平滑肌细胞、细胞外基质中的蛋白质和酶组成的神经血管单元,使得星形胶质细胞尾足出现的肿胀对微循环的压迫也会影响微循环血液灌注,因而也参与脑无复流的发生与发展。

三、肺缺血再灌注损伤

肺缺血再灌注损伤可发生在心肺转流、肺梗死和肺移植术后。光镜下可见肺间质增宽、水肿,炎症细胞浸润,肺泡内较多红细胞渗出。电镜下可观察到肺内毛细血管内皮细胞肿胀,核染色质聚集并靠核膜周边分布,线粒体肿胀,嵴消失等。

四、肠缺血再灌注损伤

肠缺血再灌注损伤常发生于肠套叠、肠扭转外科手术后和各种休克复苏后,其特征为黏膜损伤和屏障功能障碍,病理变化显示广泛上皮与绒毛分离,上皮坏死,大量中性粒细胞浸润,固有层破损,出血及溃疡形成。除影响肠道运动和吸收外,还可导致细菌移位和全身炎症反应综合征的发生。

五、肾缺血再灌注损伤

肾缺血再灌注损伤常见于肾移植、休克治疗后及体外震波碎石等,表现为血清肌酐浓度明显增高,肾小管上皮细胞线粒体高度肿胀、变形,嵴减少,排列紊乱,甚至崩解,空泡形成等,以急性肾小管坏死最为严重,可造成急性肾衰竭或导致肾移植失败。

六、肝缺血再灌注损伤

肝缺血再灌注损伤多发生于休克、肝外科手术中肝蒂血流的阻断,如肝移植、肝分叶切除等,表现为高胆红素血症、凝血功能障碍、氨基转移酶升高和肝功能不全等。光镜下可见肝细胞肿胀、脂肪变性、空泡变性及点状坏死。电镜下可观察到线粒体高度肿胀、变形,嵴减少,排列紊乱,甚至崩解,空泡形成;内质网明显扩张;毛细胆管内微绒毛稀少等。

此外,因心肺脑复苏、休克复苏所致的广泛缺血再灌注损伤可引起多器官功能障碍综合征(见第十九章)。

第四节 缺血再灌注损伤的防治原则

一、消除缺血原因,尽早恢复血流

缺血是再灌注损伤的前提,缺血时间和程度是决定再灌注损伤发生的关键因素。缺血时间越长,再灌注损伤越容易发生。因此,应找到并有效消除缺血原因,尽可能在最短时间内恢复缺血组织器官血液供应,减轻缺血性损伤,避免不可逆性缺血损伤和再灌注损伤的发生。早期、快速和完全地开通梗死相关动脉是改善急性 ST 段抬高心肌梗死(ST-segment elevation myocardial infarction, STEMI)患者预后的关键。

🅔拓展知识7-7 《急性 ST 段抬高心肌梗死溶栓治疗的合理用药指南(第 2 版)》

二、控制再灌注条件

临床实施再灌注时,适当控制血流量可明显减轻再灌注损伤,减少无复流的发生率。采用适当低温、低 pH、低钙、低钠和高钾的液体灌注,可减轻再灌注损伤。低压、低流灌注可减少缺血组织中活性氧的产生,减轻组织水肿及流体应切力等机械损伤;适当低温灌注有助于降低缺血组织代谢率,减少耗氧量和代谢产物的堆积;低 pH 液灌注可减轻细胞内液碱化,抑制磷脂酶和蛋白酶对细胞成分的分解,降低 Na^+-Ca^{2+} 交换的过度激活;低钙液灌注可减轻因钙超载所致的细胞损伤;低钠液灌注有利于细胞肿胀的减轻;适当高钾灌注液可以增加 Na^+-K^+-ATP 酶活性,维持细胞内低 Na^+、高 K^+ 的离子环境,降低心肌细胞兴奋性,从而保护心肌细胞。

三、改善缺血组织的能量代谢

能量代谢障碍是组织缺血再灌注损伤发生的基础之一,因而补充缺血组织能量和促进其能量生成对缺血组织有保护作用。补充糖酵解底物(如葡萄糖、磷酸己糖、磷酸肌酸、L- 谷氨酸盐等),应用外源性 ATP、氢醌、细胞色素等,可以促进细胞能量生成,是治疗再灌注损伤的主要方法。

四、清除活性氧

活性氧损伤是缺血再灌注损伤的重要发病环节,活性氧主要产生于再灌注的早期,因而,一般在再灌注前或即刻给予抗自由基制剂(如 SOD、CAT、GSH-Px、维生素 E、维生素 A、维生素 C 等)。另外,一些中药制剂(如丹参、川芎嗪、三七、虎杖苷、葛根素等)可通过降低体内自由基的水平,而对缺血再灌注损伤发挥较好的防治作用。

五、减轻细胞内钙超载

在再灌注前或再灌注即刻使用钙通道阻滞剂(如盐酸地尔硫䓬、维拉帕米等),可减轻再灌注时细胞内钙超载,维持细胞的钙稳态,减少再灌注性心律失常的发生。

六、抗白细胞疗法

非甾体抗炎药、脂氧化酶和环氧化酶抑制剂、前列环素及抑制中性粒细胞黏附的单克隆抗体均有改善微循环障碍,减轻缺血再灌注损伤的作用。

七、血小板糖蛋白 IIb/IIIa 受体拮抗剂

血小板糖蛋白 IIb/IIIa(GP IIb/IIIa)受体拮抗剂通过阻断纤维蛋白原与 IIb/IIIa 受体的结合而使血小板聚集受到抑制,从而抑制血小板激活、减少微血管物质释放、减少远端微血栓形成等来改善再灌注损伤。临床研究发现,溶栓后或经皮冠状动脉介入治疗(percutaneous coronary intervention,PCI)后应用血小板糖蛋白 IIb/IIIa 受体拮抗剂盐酸替罗非班或依替巴肽,可明显改善内皮细胞功能,降低无复流发生率。

八、启动机体内源性保护机制

1. 缺血预适应(ischemic preconditioning,IPC)　是指组织器官经反复短暂缺血后,会明显增强对随后较长时间缺血及再灌注损伤的抵抗力的现象,它是一种有效的内源性保护机制。其保护作用具有如下特点:①有限记忆性:两次缺血之间的时间间隔为 5~10 min 时具有保护作用,间隔时间过长将丧失记忆性。②保护作用呈双峰分布:初始阶段从数分钟开始,维持 1~3 h;延迟阶段可持续数天或更长。③非特异性:短暂缺血或模拟缺血的其他处理及药物等,均能诱导保护作用。如近年有学者采用药物模拟缺血预适应来防治组织缺血再灌注损伤,即药物预适应(pharmacologic preconditioning)亦收到较好的效果。④普遍性:缺血预适应普遍存在于不同种属和不同器官,因而其应用范围广泛,正受到较多学者的关注。但由于缺血事件的不可预知性,使其应用受到一定限制。

2. 缺血后适应（ischemic postconditioning）　指在缺血后全面恢复再灌注前短暂多次预再灌、停灌处理，可减轻缺血再灌注损伤。其保护效应和分子机制均与缺血预适应（IPC）相似，但由于可在缺血发生后实施，临床可控性强，因而具有更良好的临床应用价值。

缺血后适应的作用机制与抑制再灌注早期氧自由基的产生、钙超载、MPTP 的开放，以及促进 eNOS 的表达、活化再灌注损伤补救激酶（the reperfusion injury salvage kinase，RISK）有关。有临床研究发现，对心肌梗死患者进行溶栓处理之前，用压脉带结扎双上肢 5 min，再灌注 5 min，循环 3 次，实施远程缺血后适应处理；或在急诊 PCI 时采取后适应操作（即扩张球囊 30 s，抽瘪球囊 15～30 s，如此循环多次），可改善心肌组织血流灌注，减少室性心律失常的发生。

● 本 章 小 结 ●

　　恢复缺血器官血流量是防止细胞发生不可逆损伤的重要途径，但有时在恢复缺血组织血液灌注后反而会加重组织、器官的结构损伤和功能障碍。缺血组织在恢复血流灌注后损伤反而加重，甚至发生不可逆性损伤的现象称为缺血再灌注损伤。缺血再灌注损伤的发生机制与活性氧产生增多、细胞内钙超载和白细胞活化等因素有关。心、脑及机体其他组织和器官均可发生缺血再灌注损伤。缺血再灌注损伤的防治应从清除活性氧、降低细胞内钙水平和抗白细胞疗法等入手，调动机体内源性保护机制在减轻缺血再灌注损伤中的作用亦受到广泛关注。

（韦　星　李传昶）

e 数字课程学习

📥 教学 PPT　　📝 自测题

第八章

凝血与抗凝血平衡紊乱

第一节　正常机体凝血与抗凝血平衡

机体凝血与抗凝血之间的动态平衡维系着健康与生命。正常情况下,血液在心血管系统内畅通流动,既不出血,又不形成血栓。一旦血管受损,局部将出现血管收缩,血小板聚集及凝血系统激活,使血液能够及时在损伤部位形成血凝块,封闭伤口,防止血液过多流失。在止血同时,纤溶系统激活,纤溶酶将部分血栓水解,防止血栓形成过多导致血流不畅及组织缺血缺氧。血液在血管内正常流动主要依靠凝血系统、血小板、抗凝血系统和纤溶系统的协同作用及其精细调节。

一、凝血系统

凝血系统由一系列凝血因子(blood clotting factors)组成。绝大多数凝血因子具有蛋白酶解特性,故被称为凝血蛋白酶(coagulation protease)。凝血过程是一系列凝血因子相继酶解激活、反馈增强的过程,故又称凝血瀑布(coagulation cascade)。凝血瀑布反应可分为三大步:①由 FXa、FVa、磷脂(phospholipid,PL)及 Ca^{2+} 形成"凝血酶原激活物"。②凝血酶原激活物将凝血酶原(prothrombin)激活成为凝血酶(thrombin)。③凝血酶将纤维蛋白原(fibrinogen,Fbg)酶切成为可溶性纤维蛋白单体(soluble fibrin monomer,SFM)。在 FXIIIa 及 Ca^{2+} 的参与下,纤维蛋白(fibrin,Fbn)相互交联,形成纤维蛋白多聚体(fibrin polymer),导致血液凝固。凝血酶是凝血系统激活过程中最关键的酶。凝血酶活化后,还可以正反馈激活血小板、FXI、FVIII、FV、FXIII 及 FX 等。凝血过程的启动,传统认为有两条途径:外源性凝血途径(extrinsic coagulation pathway)和内源性凝血途径(intrinsic coagulation pathway)。外源性凝血途径和内源性凝血途径汇合于 FX 的活化,其后的凝血反应过程完全一致,故又称其为共同凝血途径(common coagulation pathway)。

(一)外源性凝血途径

外源性凝血途径由组织因子(tissue factor,TF)启动,故又称组织因子途径。TF 是一种跨膜糖蛋白,存在于大多数组织细胞内。正常生理情况下,直接与循环血液接触的血细胞和血管内皮细胞(vascular endothelial cell,VEC)不表达 TF。当组织损伤或 VEC、单核吞噬细胞活化时,TF 可大量表达并释放入血,与 FVIIa/VII 及 Ca^{2+} 形成复合物,激活 FIX 和 FX,启动外源性凝血途径。目前认为,TF 是最重要的生理性及病理性凝血启动因子,TF 途径是启动凝血过程的最主要途径。

(二)内源性凝血途径

内源性凝血途径由活化的 FXII(又称接触因子)启动,故又称接触因子途径。但 FXII 的活化,只有在血液与带负电荷的异物(玻璃、白陶土、硫酸酯、胶原等)表面接触时才会启动,进而激活 FXI 和 FX,启动内源性凝血途径。FXIIa(FXIIf)还可将纤溶酶原(plasminogen,PLg)激活为纤溶酶(plasmin,PLn)。因此,关于 FXII

在生理性凝血过程中的作用,存在很大争议。目前多数研究认为其在生理性止血中并不发挥主要作用,但是,内源性凝血途径参与病理性凝血过程并发挥凝血放大作用。

总之,凝血过程的启动主要通过 TF 途径。当凝血酶(FⅡa)形成后,正反馈激活 FXI、FⅧ、FV、FXⅢ、FX 等而增强凝血过程的瀑布反应。

📷 **拓展图片8-1** 凝血瀑布反应过程

二、抗凝血系统

体内抗凝血系统包括体液抗凝和细胞抗凝两部分。

(一)体液抗凝

体液中天然抗凝因子主要包括组织因子途径抑制物(tissue factor pathway inhibitor,TFPI)、丝氨酸蛋白酶抑制物(serine protease inhibitor,serpin)、蛋白 C(protein C,PC)系统和肝素(heparin)。

1. 组织因子途径抑制物　主要由 VEC 产生。目前认为,TFPI 是体内主要的生理性抗凝物质,其抗凝机制是:①TFPI 与 FXa 结合,抑制 FXa 活性;②形成 TF–FⅦa–TFPI–FXa 四合体,灭活 TF–FⅦa 复合物。

2. 丝氨酸蛋白酶抑制物　主要有抗凝血酶Ⅲ(antithrombin–Ⅲ,AT–Ⅲ)、肝素辅因子Ⅱ(heparin cofactor–Ⅱ,HC–Ⅱ)等,其中 AT–Ⅲ最重要。这些物质与属于丝氨酸蛋白酶的凝血酶(FⅡa)、FⅦ、FIXa、FXa、FXIa、FXⅡa 等凝血因子的活性中心——丝氨酸残基结合,"封闭"这些因子的活性中心并使之失活,从而产生抗凝作用。

3. 蛋白 C 系统　包括 PC、内皮细胞蛋白 C 受体(endothelial protein C receptor,EPCR)、凝血酶调节蛋白［旧称血栓调节蛋白(thrombomodulin,TM)］、蛋白 S(protein S,PS)、补体 4b 结合蛋白(complement 4b–binding protein,C4bBP)及蛋白 C 抑制物(protein C inhibitor,PCI)。TM 是一种跨膜糖蛋白,既可抑制凝血酶原活化并促使凝血酶灭活,又可通过 PC 系统起抗凝作用。当凝血酶与 TM 在 VEC 膜上形成复合物后,其促凝活性下降,并可将 PC 活化成激活的蛋白 C(activated protein C,APC)。APC 以血浆中游离的 PS 为辅因子,可以灭活 FVa 和 FⅧa,从而控制 FXa 和凝血酶形成,发挥抗凝作用(图 8–1)。当 PC 与 EPCR 处于结合状态时,凝血酶激活 PC 的速率明显增强。PC 系统是凝血酶生成后对凝血系统活化有负反馈作用的一个调节系统。

内毒素、多种炎症介质(如 IL–1β、TGF–β 和 TNF–α)和缺氧等可以下调内皮细胞表面 TM 的表达,从而影响内皮细胞膜上 PC 的活性。PCI 和纤溶酶原激活物抑制物 –1(plasminogen activator inhibitor–1,PAI–1)

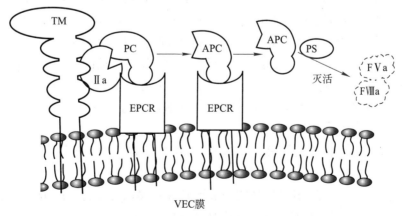

图 8–1　蛋白 C 系统的抗凝作用

VEC:血管内皮细胞;TM:凝血酶调节蛋白;Ⅱa:激活的凝血酶;EPCR:内皮细胞蛋白 C 受体;
PC:蛋白 C;APC:激活的蛋白 C;PS:蛋白 S

可以抑制 APC 的活性,C4bBP 可以抑制 PS 的活性。

此外,APC 还具有抗炎症反应和抑制内皮细胞凋亡的作用。

4. 肝素　主要由肥大细胞和嗜碱性粒细胞产生,在肝、心、肺及肌组织中其含量丰富,但生理情况下血浆中含量甚微。临床上肝素常用于体内、外抗凝,其抗凝机制主要是:①肝素与 AT-Ⅲ或 HC-Ⅱ结合,可以明显增强这些抗凝蛋白质的抗凝活性。肝素可诱导 AT-Ⅲ结构改变,导致其活性增强 1 000 倍以上。②肝素可刺激 VEC 释放 TFPI。

血浆中前列环素(prostacyclin,PGI$_2$)、NO、ADP 酶等活性物质虽不属于抗凝血因子,但可抑制血小板活化,间接参与抗凝作用。

(二) 细胞抗凝

1. VEC 的抗凝作用。

(1) 提供物理屏障　VEC 既可防止循环血液中血小板与内皮下胶原蛋白接触,又可防止 FⅦa/Ⅶ与组织细胞表面的 TF 接触。

(2) 产生及吸附多种抗凝物质　①VEC 可以产生 TFPI、AT-Ⅲ、α$_2$ 巨球蛋白(α$_2$ macroglobulin,α$_2$-MG)和蛋白酶微管连接蛋白(protease nexin-1,PN-1)等。②VEC 表面的肝素及硫酸乙酰肝素(heparan sulfate,HS)等物质可大量吸附 TFPI、AT-Ⅲ和 HC-Ⅱ,并加强它们的抗凝作用。③VEC 膜上表达 EPCR 和 TM。

(3) 抑制血小板活化和聚集　VEC 生成并释放 PGI$_2$、NO、6- 酮 - 前列腺素 E$_1$(6-O-PGE$_1$)等活性物质,有助于抑制血小板活化和聚集。

2. 单核吞噬细胞系统的抗凝作用　该系统可以吞噬、清除血液中凝血酶、凝血酶原复合物、Fbg、Fbn、TF、内毒素及多种促凝物质。

3. 肝细胞的抗凝作用　肝细胞合成主要的抗凝物质如 PC、AT-Ⅲ和 PLg,并且,肝细胞能够将活化的 FⅨa、FⅩa、FⅪa 等灭活。

因此,单核吞噬细胞系统和肝细胞可以发挥非特异性抗凝作用。

三、血小板

血小板不属于凝血因子,但它具有黏附、聚集、释放、收缩及吸附等生理特性,其生理功能主要是止、凝血。此外,正常情况下,血小板还参与维持血管壁的完整性。当血管受损伤时,循环中的血小板便与暴露的内皮下成分发生黏附,并通过黏附和聚集形成血小板血栓,达到封闭伤口和一期止血的目的。血小板的黏附作用主要是通过血小板膜糖蛋白Ⅰb/Ⅸ(glycoprotein Ⅰb/Ⅸ,GPⅠb/Ⅸ)与血管性血友病因子(von Willebrand factor,vWF)和胶原相结合而完成。此外,GPⅨ、GPⅠa/Ⅱa 也可介导血小板与胶原的黏附。血小板的聚集则与 GPⅡb/Ⅲa、Fbg、vWF 和颗粒膜蛋白 -140(granule membrane protein -140,GMP-140)等分子的介导有关。活化的血小板在变形、黏附和聚集时发生释放反应。致密颗粒释放的内容物腺苷二磷酸(adenosine diphosphate,ADP)、Ca^{2+} 和 5- 羟色胺(5-hydroxytryptamine,5-HT)等,以及 α 颗粒释放的内容物血小板第 4 因子(platelet factor 4,PF4)、β 血小板球蛋白(β-thromboglobulin,β-TG)等又可以使更多的血小板激活。α 颗粒释放的内容物中还含有多种凝血因子(FⅠ、FⅤ、FⅩⅢ)。活化的血小板膜磷脂外翻,可提供凝血过程重要的磷脂吸附表面。

凝血酶、胶原、ADP、肾上腺素,血栓素 A$_2$(thromboxane A$_2$,TXA$_2$)、血小板活化因子(PAF)和 5-HT 等均是血小板的激活因子,可加速血小板黏附、聚集等作用。

活化的血小板在参与止、凝血的同时,还有引起血管收缩、激活粒细胞、损伤 VEC 和使血管壁通透性增高等作用,故血小板被激活是血栓形成的重要机制之一。

四、纤溶系统

纤溶系统由纤溶酶原(PLg)、纤溶酶(PLn)、纤溶酶原激活物(plasminogen activator,PA)和纤溶酶原激活物抑制物 -1(PAI-1)等组成。PLn 可以水解 Fbn 和 Fbg,产生纤维蛋白(原)降解产物[fibrin(fibrinogen) degradation products,FDP/FgDP]。FDP/FgDP 碎片具有强大的抗凝作用。PLn 使 Fbn 溶解时,血液可从凝胶状凝固物重新转变成为溶胶物(液态)。

五、凝血与抗凝血平衡调节

凝血与抗凝血平衡主要靠 VEC 和凝血与抗凝血分子调节。

(一) VEC 调节

1. VEC 对促凝与抗凝血作用的调节　VEC 具有促凝和抗凝的双重作用,在调节凝血与抗凝血平衡中起最重要的作用。一般来讲,在生理情况下,VEC 主要表现为抗血栓形成特性;在病理情况下,VEC 主要表现为促进凝血、血栓形成及炎症反应。VEC 的抗凝作用见前面所述,VEC 的促凝作用主要表现在以下两个方面。

(1) 产生及吸附多种凝血物质　①VEC 受损后表达 TF、FV、FXⅢ和 vWF;②VEC 膜可与 FXIa、FIXa、FX、FXa 结合,使这些凝血因子在 VEC 膜上的浓度增加。

(2) 分泌多种黏附分子　VEC 可分泌纤维连接蛋白(fibronectin,FN)和玻璃连接蛋白(vitronectin,VN),介导血小板黏附;还可表达细胞间黏附分子 -1(ICAM-1)和血管细胞黏附分子 -1(vascular cell adhesion molecule-1,VCAM-1),介导 VEC 与白细胞间的黏附。

VEC 发挥促凝或抗凝作用主要取决于刺激因素的性质和数量。有些反应快速而短暂,有些反应缓慢但持久。

2. VEC 对纤溶的调节

(1) 促进纤溶　VEC 可分泌、释放组织型纤溶酶原激活物(tissue-type plasminogen activator,t-PA)及其受体,在细胞膜上表达大量的 PLg 受体和激肽原受体,使 VEC 有很强的促进纤溶作用。

(2) 抑制纤溶　VEC 能合成、分泌 PAI-1,在 VEC 损伤时 PAI-1 产生增多,从而明显抑制纤溶功能。

3. VEC 对血管舒缩活性的调节

(1) 舒张血管　VEC 产生 PGI$_2$、NO,可使血管平滑肌舒张。

(2) 收缩血管　VEC 产生内皮素 -1(ET-1),可使血管平滑肌收缩。

VEC 对血液凝固过程的主要调节作用归纳如图 8-2。

(二) 凝血酶双向调节

凝血酶是促凝血反应最关键的酶。凝血酶可激活血小板。少量凝血酶形成后可正反馈激活 FXI、FⅧ、FV 和 FX,加速凝血反应。特别是激活 FXI 后,可使 FIX 活化而增强、放大凝血瀑布反应。

另一方面,凝血酶还可与抗凝血分子 TM 形成复合物,使凝血酶活性降低,不再裂解 Fbg,不再发挥促凝作用。相反,凝血酶 -TM 复合物可以激活 PC 生成 APC。APC 以血浆中游离的 PS 为辅因子,灭活 FⅧa 和 FVa,从而产生负反馈调节控制 FXa 和凝血酶的形成。此外,凝血酶还可激活 PLg,促进纤溶。

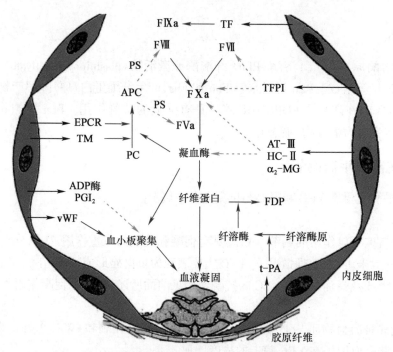

图 8-2　血管内皮细胞对血液凝固过程的生理性调节

"——▶"表示来源或转化途径;"━━▶"表示激活或促进作用;"┈┈▶"表示灭活或抑制作用;APC:激活的蛋白C;AT-Ⅲ:抗凝血酶Ⅲ;EPCR:内皮细胞蛋白C受体;FDP:纤维蛋白降解产物;HC-Ⅱ:肝素辅因子Ⅱ;α_2-MG:α_2-巨球蛋白;PC:蛋白C;PS:蛋白S;TF:组织因子;TFPI:组织因子途径抑制物;TM:凝血酶调节蛋白;vWF:血管性血友病因子;t-PA:组织型纤溶酶原激活物

第二节　凝血与抗凝血平衡紊乱的基本类型

根据临床表现,凝血与抗凝血平衡紊乱的基本类型可分为急性或慢性、局部性或全身性、血栓性或出血性、遗传性或获得性(原发性或继发性)等。

根据血液凝固性变化,可将其分为血栓形成、止/凝血功能降低和弥散性血管内凝血三种类型。

一、血栓形成

在活体心血管系统内,血液成分形成固体质块的过程称为血栓形成(thrombosis)。血栓形成可通过阻塞血管引发一系列疾病,如心肌梗死、缺血性脑卒中、静脉血栓形成及肺血栓栓塞等,这类疾病很常见,且致残率和病死率高。

血栓形成的主要发病机制如下。

1. VEC 损伤　缺氧、理化因素、生物学因素及免疫性因素等都可以引起 VEC 损伤。VEC 损伤是血栓形成最主要的发病机制。VEC 损伤可以使组织因子表达增多,启动外源性凝血途径;暴露内皮下成分(如胶原,vWF 等),接触激活 FⅫ,启动内源性凝血途径,并促进血小板黏附与聚集;此外,还可以使血管壁抗凝机制和纤溶作用减弱,使血管收缩而促进血栓形成。

2. 血液凝固性增高

(1) 遗传性血液高凝状态　FV Leiden 突变(R506Q),凝血酶原突变(G20210A),先天性 AT-Ⅲ、PC、PS 缺乏及高同型半胱氨酸血症等可造成遗传性易栓症(hereditary thrombophilia)。例如,FV Leiden 突变后,突变的 FV 基因编码的 FVa 蛋白能够抵抗 APC 对它的裂解,使 FVa 凝血活性增高,造成血液高凝状态,称

APC 抵抗。抗磷脂综合征(antiphospholipid syndrome,APS)亦可引起 APC 抵抗。血清中高滴度抗磷脂抗体(antiphospholipid antibody,APA)通过抑制 PC 的活化及 APC 的活性,并使 PS 减少,产生 APC 抵抗。这类患者容易反复发生深静脉血栓形成。

拓展知识8-1 FⅤ Leiden 突变

拓展知识8-2 抗磷脂综合征

(2) 获得性血液高凝状态　引起获得性血液高凝状态的因素包括:①凝血因子增多,如应激反应、妊娠及分娩前后等生理情况,外科及内科等许多种疾病或病理过程,使血浆多种凝血因子增多并出现高凝状态。②抗凝血蛋白减少,如严重肝疾病、消化道疾病及口服避孕药引起 AT-Ⅲ 合成减少,肾病综合征、严重烧伤引起 AT-Ⅲ 丢失过多。严重肝疾病、维生素 K 吸收不良等,可引起获得性 PC 缺乏。妊娠、口服避孕药、急性炎症及维生素 K 缺乏,可以引起获得性 PS 缺乏。③血小板活化,如 VEC 损伤、凝血酶作用使血小板活化。

3. 纤溶活性降低　过量或不适当使用抗纤溶药如氨基己酸(aminocaproic acid)、氨甲苯酸(aminomethylbenzoic acid)等,将使机体纤溶活性降低。

4. 血液流变学改变　正常血流是分层的,红细胞和白细胞在血管中轴流动,构成轴流,血小板在其外周;血浆在血管周边流动,构成边流。轴流速度快,边流速度慢。血浆层将血小板与血管内膜分开。如果血流缓慢或有涡流,正常血流分层将消失,血小板就会在血管周边流动,黏附于内膜的可能性大大增加。白细胞也将发生滚动、贴壁和黏附于内皮细胞上。同时凝血因子也容易在局部堆积并被激活,启动凝血过程。涡流或血流缓慢都容易使 VEC 损伤。此外,血液浓缩、血浆黏度增加、红细胞聚集也可使血流变慢,血液淤滞或血栓形成。

拓展知识8-3 血液流变学,轴流与边流

VEC 损伤、血液流变学改变和血液凝固性升高在血栓形成中的作用如图 8-3 所示。其中,VEC 损伤是最主要因素。VEC 损伤可以影响血流和(或)血液的凝固性;反之,异常血流(如血流停滞或涡流)可以引起 VEC 损伤。

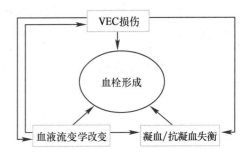

图 8-3　血栓形成的主要影响因素

二、止 / 凝血功能降低

止 / 凝血功能降低是指由先天性或获得性原因引起的,以血液凝固性异常降低为特征的一种病理过程,表现出出血倾向,易出现自发性出血或受伤后出血不止。其主要发病机制如下。

1. 血液凝固性降低

(1) 遗传性血液低凝状态　①遗传性凝血因子减少或缺乏:如 FⅧ缺乏引起血友病 A,FⅨ缺乏引起血友病 B,vWF 缺乏引起血管性血友病(von Willebrand disease,vWD),Fbg 缺乏可分为无或低 Fbg 血症;②遗传性血小板减少及功能缺陷:如有些患者可因遗传因素导致血小板黏附、聚集或释放功能缺陷。

拓展知识8-4 血友病 A 和血友病 B

拓展知识8-5 血管性血友病

(2) 获得性血液低凝状态　①获得性凝血因子减少或活性降低:见于严重肝疾病、维生素 K 吸收不良(如某些新生儿肠道正常菌群尚未建立或应用广谱抗生素破坏了肠道正常菌群)、口服维生素 K 拮抗剂、输入大量库存血、DIC 引起多种凝血因子消耗过多等。②获得性血小板减少及功能缺陷:如再生障碍性贫血、各种感染、电离辐射、某些药物及自身抗体抑制巨核细胞造血干细胞,可使血小板生成减少;免疫因素可导致血小板破坏过多;血液稀释或脾功能亢进可引起血小板分布异常;慢性肾衰竭、严重慢性肝疾病、DIC、慢性骨髓增生性疾病和异常蛋白血症等可使血小板功能缺陷。③病理性抗凝物质的作用:包括抗凝血因子抗体和肝素样抗凝物质的作用。例如血友病 A 患者血浆中缺乏 FⅧ,在反复输入富含 FⅧ 的血浆制剂治疗之后,体内产生了抗 FⅧ 抗体。严重肝疾病、恶性肿瘤及某些自身免疫病患者,其血浆中可能出现肝素样抗凝物质。

📧 拓展知识8-6 严重肝疾病与出血的关系

📧 拓展知识8-7 维生素 K 缺乏与出血的关系

2. 纤溶功能亢进

(1) 先天性或遗传性纤溶亢进 主要有:①先天性循环中 PA 增多,主要是 t-PA 水平增高;②遗传性 α_2- 抗纤溶酶(α_2-antiplasmin,α_2-AP)缺乏症;③先天性或遗传性 PAI-1 结构异常所致活性降低。

(2) 继发性纤溶亢进 最常见于急性 DIC 引起的继发性纤溶亢进。

第三节 弥散性血管内凝血

弥散性血管内凝血(disseminated intravascular coagulation,DIC)是一种继发于多种基础疾病,因凝血系统异常激活,天然抗凝因子及内源性纤溶不足,导致弥散性微血栓形成;可同时或相继发生大量凝血因子和血小板消耗(有时伴有纤溶亢进),从而引起多部位出血、循环衰竭、器官功能障碍及微血管病性溶血性贫血的临床综合征(亦称基本病理过程)。

DIC 发病可呈急性、亚急性和慢性经过。大多数 DIC 发病急,发展快,病情复杂,诊断困难,预后差,病死率高,受到基础研究及临床工作者的高度重视。

一、病因和诱因

(一)病因

引起 DIC 的原发病或病理过程称为 DIC 的病因。DIC 的发生发展与原发病的严重程度有关,更关键的是与促凝物质进入血液的数量、速度和途径有关。重症感染性疾病是 DIC 最重要、最常见的病因,恶性肿瘤列其次,病理产科列第三,手术和创伤位居第四。DIC 的常见病因见表 8-1。

表 8-1 DIC 的常见病因

病因	主要原发病或病理过程
感染性疾病	细菌、病毒、螺旋体、真菌、某些寄生虫等严重感染引起的疾病
恶性肿瘤	主要见于造血系统恶性肿瘤,如急性早幼粒细胞白血病(AML-M3);呼吸、消化、生殖及泌尿系统恶性肿瘤
妇产科疾病	妊娠高血压综合征、胎盘早剥、羊水栓塞、宫内死胎滞留、感染性流产、刮宫术、剖宫产术、葡萄胎、绒毛膜癌、卵巢癌、子宫内膜癌、子宫内膜异位症等
手术及创伤	富含 TF 器官的外科大手术、大面积烧伤、严重冻伤、严重软组织创伤、挤压综合征等
其他	某些毒蛇或有毒动物咬伤,某些昆虫叮咬,输血反应,移植排斥反应等

📧 临床病例8-1 败血症引起 DIC

📧 临床病例8-2 产科并发症引起 DIC

📧 临床病例8-3 严重创伤引起 DIC

(二)诱因

在 DIC 发生发展过程中,病因性疾病是其必备要素。此外,还有其他一些因素虽然不是 DIC 发生所必需的,但它们的存在可以促进 DIC 的发生、发展,这些因素就是 DIC 的诱因(表 8-2)。

表 8-2　DIC 的常见诱因

诱因	作用机制
单核吞噬细胞系统功能障碍	处理及清除活化凝血因子能力降低
肝功能严重障碍	合成凝血、抗凝血及纤溶物质减少,对凝血物质灭活不足,致使凝血与抗凝血平衡发生严重紊乱
妊娠	妊娠 4 个月以后,孕妇血液中的血小板和多种凝血因子明显增多,使血液处于高凝状态,到妊娠末期最为明显
酸中毒	使血液凝固性增加、血小板聚集性增强及内皮细胞损伤
微循环障碍	血浆成分外渗、血细胞聚集、血液黏滞度增加、血流淤滞,甚至可呈淤泥状。引起酸中毒、内皮细胞损伤和组织损伤
应用纤溶抑制剂不当	造成纤溶系统过度抑制,血液黏滞度增高
遗传性血液高凝状态	各种相关基因突变或染色体异常,使抗凝因子数量减少或活性降低,如 APC 抵抗

临床上,有些因素可以是病因,也可以是诱因。例如,重症病毒性肝炎时,因肝细胞严重损害,释放 TF 入血,可以作为病因引起 DIC 发生;又因肝合成抗凝因子减少,可以作为诱因促进 DIC 的发生发展。

二、发生机制

DIC 的发生发展是一种复杂的动态变化过程,其发病机制涉及凝血、抗凝血、纤溶系统及炎症反应等多种力量的平衡失调,此消彼长,因果转化,非常复杂。

DIC 的发病机制主要包括以下内容:

(一) 凝血系统广泛激活

凝血系统广泛激活是 DIC 最重要、最基本的发病机制。凝血系统激活是 DIC 的起始环节,若没有凝血系统广泛激活,就不会发生 DIC。

1. 大量活化的组织因子(TF)释放入血　正常组织(特别是脑、肺、胰腺、前列腺、肾、肝、子宫、胎盘、蜕膜等)和恶性肿瘤组织中含有大量 TF。在严重感染、大面积组织损伤(如严重创伤、挤压综合征、大面积烧伤等)、病理产科、外科大手术、恶性肿瘤或实质性器官坏死等情况下,组织发生严重损伤,大量具有促凝活性的 TF 释放入血。血管内皮细胞、多形核细胞和其他类型细胞也是 TF 的潜在来源。

活化的 TF 与血浆中的 FⅦa/FⅦ构成复合物,启动外源性凝血途径,引起血液凝固,这是 DIC 最重要的发病机制之一。

2. 血管内皮细胞损伤或激活　生物学因素、缺氧、氧化应激、理化因素及免疫性因素等都可以引起血管内皮细胞损伤或激活。其中,严重感染、内毒素血症及细胞因子(TNF-α、IL-1、IL-6、IL-8 等)的共同作用是引起血管内皮细胞损伤或激活最重要的因素。

毛细血管床的内皮细胞为凝血系统激活提供了最重要的界面。血管内皮细胞损伤或激活也是 DIC 最主要的发病机制之一,是大多数 DIC 发生的必要条件。血管内皮细胞损伤或激活后通过四个方面导致 DIC 发生。

(1) 血管壁促凝作用增强　正常(静息)的内皮细胞不表达或低表达 TF,但损伤或激活的血管内皮细胞表达及释放具有促凝活性的 TF 增多,启动外源性凝血途径。

(2) 内皮屏障缺失　使内皮下成分(胶原、vWF、FN、微纤维等)暴露,既有利于血浆 FⅫ接触激活,启动内源性凝血途径;又有利于血小板黏附、聚集,加速血栓形成。

(3) 血管壁抗凝和纤溶功能减弱　血管内皮细胞表达 TFPI、AT-Ⅲ、TM 减少,抗凝力量减弱。血管内皮细胞释放 t-PA 和 PAI-1 比例失调,后者相对增多,使纤溶作用减弱。

(4) 血管收缩 血管内皮细胞分泌内皮素(ET)、血小板活化因子(PAF)增多,收缩血管作用增强;而局部 PGI_2 和 NO 减少,扩张血管作用减弱。血管管径变小,血流阻力增大,流速变慢,有利于血栓形成。

3. 炎症反应及细胞因子的作用 前面已述感染性疾病是 DIC 最重要、最常见的病因。内毒素所致炎症反应产生的大量细胞因子(TNF-α、IL-1、IL-6、IL-8 等)可使:①血管内皮细胞及单核细胞等多种细胞表达 TF 增多;②提高 PAI-1 水平,抑制纤溶过程;③削弱生理性各路抗凝途径。

在凝血系统和炎症反应之间有广泛的交互作用(crosstalk),炎症反应导致凝血系统激活,凝血系统又刺激炎症反应。这种交互作用最重要的界面是毛细血管床的内皮细胞。因此,细胞因子增多也是 DIC 最重要的发病机制之一。

血管内皮细胞、炎症细胞、组织因子及细胞因子的相互作用在 DIC 发病机制中的作用见图 8-4。

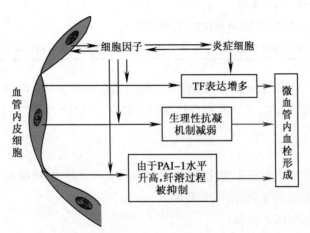

图 8-4 细胞因子在 DIC 发病机制中的作用

PAI-1:纤溶酶原激活物抑制物 -1;TF:组织因子

多种凝血蛋白酶,如凝血酶、FXa 及 FⅦa-TF 复合物,可以通过白细胞、内皮细胞和血小板的蛋白酶激活受体(proteinase-activated receptors,PAR)(PAR-1、PAR-2、PAR-3 及 PAR-4),上调炎症反应。强烈的炎症反应使细胞因子大量产生,促进 DIC 发生发展。

高血糖和高胰岛素血症可明显增强炎症驱使的 TF 基因表达,并使内源性纤溶明显降低,促进血栓形成。

4. 血细胞的大量破坏和血小板激活

(1) 红细胞大量破坏 红细胞含有磷脂和 ADP。磷脂既有直接的促凝作用,又能促进血小板释放反应而间接促进凝血过程;ADP 可使血小板聚集,还可触动血小板释放反应,促进凝血过程。

(2) 白细胞大量破坏或激活 正常单核吞噬细胞内有促凝物质,但静息状态时不表达 TF。内毒素、细胞因子或抗原 - 抗体复合物可使中性粒细胞和单核吞噬细胞激活,合成和释放 TF,并在细胞膜上装配凝血酶原激活物。活化的中性粒细胞释放的 DNA 组蛋白和蛋白质组成的网状结构形成中性粒细胞胞外诱捕网(neutrophil extracellular trap,NET),其促进内皮细胞 TF 活化、血小板聚集,削弱纤维蛋白溶解功能等。激活的中性粒细胞和单核吞噬细胞又可分泌炎性细胞因子,如 IL-1 和 TNF-α 等,反过来加强促凝血活性。

(3) 血小板激活及放大作用 在 DIC 的发生发展中,血小板多起继发性作用。血小板被激活可以明显地促进 DIC 的发生与发展。多种 DIC 起始因素及凝血酶都可激活血小板,促进血小板的黏附、聚集和释放。血小板被激活后,暴露大量的磷脂表面,为 FX 和凝血酶原的激活提供极为有利的条件。血小板聚集后,其 α- 颗粒中的各种血小板因子被释放出来,促进血液凝固。活化的血小板可释放 ADP、5- 羟色胺(5-HT)和血栓素 A_2(TXA_2),这些物质反过来又可进一步激活血小板。活化的血小板可与中性粒细胞或单核细胞结合,通过诱导核因子 -κB(nuclear factor kappa B,NF-κB)激活,刺激这些细胞表达 TF 明显增多。这种细胞间相互作用还可使 IL-1、IL-8、单核细胞趋化蛋白(monocyte chemotactic protein,MCP-1)和 TNF-α 等产物显著升高,从而使血小板在 DIC 发生发展中产生放大作用。

5. 其他促凝物质入血

(1) 急性胰腺炎 急性坏死性胰腺炎时,大量胰蛋白酶入血,可直接激活 FX、凝血酶原和 FXⅡ,还可增强 FⅧ和 FV 活性;胰腺组织坏死时,可有大量 TF 释放入血。

(2) 羊水栓塞 羊水中含有丰富的 TF,故羊水栓塞时可启动外源性凝血途径。此外,羊水还具 FⅧ活性,羊水中的角化上皮细胞、胎脂、胎粪等颗粒物质,进入血液后可通过表面接触而激活 FXⅡ,启动内源性凝血途径。羊水中还含有纤溶酶原激活物,激活纤溶系统,使血液由高凝状态迅速转入低凝状态,而发生严重的产后出血。

(3) 大量带负电荷的异物入血 转移的癌细胞或某些大分子颗粒(如细菌等)进入血液,或体外循环过程中血泵负电荷表面可以激活 FXⅡ,活化 FXI 而启动内源性凝血途径。

(4) 外源性毒素入血 某些蜂毒或蛇毒入血可以直接激活 FX、凝血酶原或直接使纤维蛋白原转变为纤维蛋白。如蝰蛇蛇毒能直接使凝血酶原转变成凝血酶,响尾蛇蛇毒可直接使纤维蛋白原转变为纤维蛋白。

6. 凝血酶的放大作用 在 DIC 发生发展过程中,凝血酶是最关键的酶。凝血酶不仅可放大凝血过程,还可放大炎症反应。其机制是:①激活血小板,使血小板聚集并放大血小板在凝血中的功能;②激活因子 FⅧ、FV、FX 和 FXI,进一步形成凝血酶;③通过蛋白酶激活受体(PAR)激活促炎因子;④激活因子 FXⅢ,使纤维蛋白交联;⑤激活凝血酶激活的纤溶抑制物(thrombin-activatable fibrinolysis inhibitor,TAFI),使血凝块可以抵抗纤溶;⑥增加黏附分子(如 L- 选择素)表达,从而促进白细胞的炎症反应。

(二) 天然抗凝因子途径受损

天然抗凝因子(AT-Ⅲ、PC 系统和 TFPI)是维持凝血与抗凝血平衡的重要力量(见前述"体液抗凝")。DIC 时,这三种途径的功能均受到损害。AT-Ⅲ 和 PC 水平可因合成减少、降解增多及消耗过多而明显降低。促炎细胞因子可以通过减少内皮细胞表面糖胺聚糖(glycosaminoglycan)的合成,从而降低 AT-Ⅲ功能。脓毒症时,可因 EPCR 下调而削弱 PC 通路的功能。

AT-Ⅲ 和 APC 除了具有抗凝特性,还具有抗炎特性。AT-Ⅲ 可以诱导内皮细胞产生前列环素(PGI$_2$),进而抑制血小板活化及聚集,防止中性粒细胞堵塞血管,减少内皮细胞产生细胞因子等。AT-Ⅲ 还可直接与白细胞和淋巴细胞相互作用,阻断这些细胞的活性、移动以及与内皮细胞黏附,从而减轻毛细血管损伤及继发的器官功能障碍。在 DIC 发展过程中,AT-Ⅲ、PC 系统及纤溶系统的成分被消耗。

因此,天然抗凝因子途径受损可使抗凝及抗炎机制减弱,有利于血栓形成。

(三) 凝血因子大量消耗

如果不能及时祛除 DIC 的病因和阻断凝血瀑布反应,广泛的微血栓形成必然消耗大量血小板和凝血因子(如纤维蛋白原、凝血酶原、FV、FⅧ、FX 等),导致血液的凝固性降低乃至出血。

(四) 纤溶功能失调

纤维蛋白溶解存在于每名 DIC 患者。一般来讲,纤维蛋白溶解发挥自稳态作用大于其病理作用。针对凝血酶的不断形成,继发性纤溶是一种适当反应,有利于清除微血栓,恢复血流,防止多器官功能衰竭。但是,必须将纤维蛋白溶解和纤维蛋白原溶解区分开,后者合并有多种凝血因子水解破坏,属于不良反应。纤溶功能失调包括纤溶抑制和纤溶亢进。

1. 纤溶抑制 在 DIC 实验模型,纤溶在开始被激活,随后被抑制。因为在 TNF-α 和 IL-1 的作用下,内皮细胞释放 PAI-1 增多。TAFI 与 PAI-1 一样,具有抑制纤溶的作用,从而增强了微血管内血栓形成。

多数恶性肿瘤患者由于表达高水平的 PAI-1,表现为低纤溶状态。纤溶抑制是恶性肿瘤患者发生 DIC

的主要机制之一。

2. 继发性纤溶亢进　某些 DIC 患者可发生继发性纤溶亢进,主要成因是:①凝血过程中,大量纤维蛋白形成并沉积于脑、子宫、心、肺、脾或前列腺等富含 PA 的器官组织毛细血管壁上,刺激血管内皮细胞释放 PA(主要是 t-PA),引起纤溶亢进;②凝血过程中形成的凝血酶、激肽释放酶和 FⅫa 等具有激活纤溶酶原的作用;③凝血酶在血管内皮细胞膜上的 TM 协同作用下,激活 PC 为 APC,APC 有抗凝及促进纤溶作用;④合并严重肝疾病的 DIC 患者,还可因肝对 t-PA 灭活减少及纤溶抑制物合成减少而引起纤溶亢进。

纤溶亢进发生之后,纤溶酶大量形成并将纤维蛋白/纤维蛋白原水解成 FDP/FgDP。FDP/FgDP 具有强大的抗凝血作用。大量的纤溶酶还可使凝血酶原、FV、FⅦ、FⅧ、FⅨ、FX、FⅫ和 FⅩⅢ等多种凝血因子水解而减少。可见,纤溶酶也是 DIC 发病机制中的另一个关键酶。

🅔 拓 展 知 识 8-8　纤维蛋白及纤维蛋白原的促炎作用

🅔 拓 展 知 识 8-9　凝血蛋白酶上调炎症反应

🅔 拓 展 知 识 8-10　凝血的代谢调制

总之,DIC 是许多因素共同及相互作用,细胞和分子网络调节失衡的结果(图 8-5)。

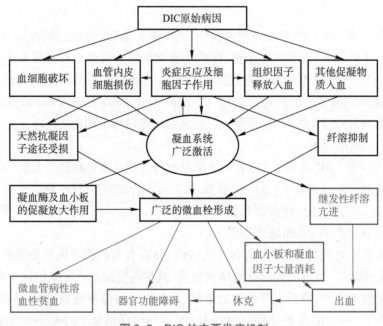

图 8-5　DIC 的主要发病机制

DIC 的发展是动态变化的过程。理论上,若是单个凝血反应过程,依次可分为高凝期、消耗性低凝期及继发性纤溶亢进期。DIC 的病理生理特征可以归纳为血液先处于高凝状态,发生广泛性微血栓形成;然后转入低凝状态,导致多发性出血。但是,实际上在 DIC 病因被清除之前,病因将不断地激活凝血系统,发生无数个不同步的凝血反应,临床上根本缺乏“三个时期”的界限。急性 DIC 的病理生理特征是凝血系统激活、凝血因子消耗及纤溶功能亢进往往同时发生,血栓形成与出血往往同时存在。

三、分型

2001 年,国际血栓形成与止血学会(International Society on Thrombosis and Hemostasis,ISTH)根据评分将 DIC 分为显性 DIC(overt-DIC)和非显性 DIC(non-overt-DIC)两类。但是,国内主要根据 DIC 发生的快慢和代偿情况进行分型。

(一) 按 DIC 发生的快慢分型

按 DIC 临床经过的快慢可分为急性型、亚急性型和慢性型。主要与致病因素的作用方式、强度和持续时间长短有关。当病因作用迅速而强烈,促凝物质入血过多、过快,超过机体代偿能力时,DIC 表现为急性型,属于显性 DIC;相反,病因作用缓慢而持续,促凝物质入血少而慢,机体代偿功能健全,表现为慢性型或亚急性型,属于非显性 DIC。各型主要特点如下。

1. 急性型 在病因作用下,DIC 在几小时或 1～2 天内发生,常见于各种严重感染(特别是革兰氏阴性菌感染引起的感染性休克)、血型不合输血、严重创伤、羊水栓塞、移植后急性排斥反应等。此型临床表现明显,常见严重出血,患者病情迅速恶化,实验室检查结果显著异常。

2. 亚急性型 在病因作用下,DIC 在数天内逐渐形成,常见于恶性肿瘤转移、宫内死胎等患者,表现介于急性型和慢性型之间,以血栓形成为主要临床表现。

3. 慢性型 常见于恶性肿瘤、自身免疫病、慢性溶血性贫血等疾病。病程较长,患者临床症状不明显,常常以某器官功能不全的表现为主,有时仅有实验室检查异常。此类 DIC 往往在尸解后作组织病理学检查时才被发现。在一定条件下,可转化为急性型。

(二) 按 DIC 发生后机体的代偿情况分型

根据 DIC 发生后机体凝血物质的消耗与代偿性生成增多之间的对比关系,可将 DIC 分为失代偿型、代偿型和过度代偿型。

1. 失代偿型 主要见于急性 DIC。凝血因子和血小板的消耗多于机体的代偿生成。

2. 代偿型 主要见于轻症 DIC。凝血因子和血小板的消耗与机体的代偿生成之间呈平衡状态。患者几乎没有临床症状,实验室检查也无明显异常。

3. 过度代偿型 主要见于慢性 DIC 或恢复期 DIC。机体代偿生成的凝血因子和血小板多于消耗。

四、机体的功能与代谢变化

(一) 出血

虽然微血栓形成是 DIC 的基本病理变化,但不易被及时发现。临床上,出血常成为急性 DIC 最早的临床表现。多部位严重出血倾向是急性 DIC 的特征性表现及重要诊断依据之一。出血发生率高达 85.0%～100.0%。DIC 时的出血形式可以多样,有时可出现明显的多部位出血,来势凶猛。其中最常见的是皮肤黏膜自发性出血,如出现皮肤瘀斑、瘀点,牙龈和鼻黏膜出血,甚至皮肤大片紫癜及皮肤黏膜坏死,偶见皮下血肿;也可出现自发性内脏大出血,如呕血和黑便、咯血、血尿、阴道流血及颅内出血等。但有时又以隐蔽或轻微的形式出血,如内脏出血、伤口或注射部位渗血不止等。DIC 出血的临床特点可以归纳为:①不易用原发病或原发病当时的病情来解释出血的原因。②多发性出血。③常合并休克、栓塞、溶血等 DIC 的其他表现。

DIC 时出血的发病机制也是 DIC 发病机制中非常重要的内容。

1. 凝血物质大量消耗 在 DIC 发生发展过程中,各种凝血因子和血小板大量消耗,特别是 Fbg、凝血酶原、FV、FⅧ、FX 和血小板普遍减少。此时,因凝血物质大量减少,血液进入低凝状态。

2. 继发性纤溶亢进 凝血系统激活,凝血酶生成增多,纤维蛋白沉积等,可使血中 PLn 增多,一方面可水解多种凝血因子,造成血液凝固性进一步降低;另一方面还可使 Fbn/Fbg 降解增快,FDP/FgDP 形成增多。FDP/FgDP 具有强大的抗凝作用,可增强抗凝血力量而引起出血。

3. 血管壁损伤 广泛的微血栓形成后,微血管壁因缺血、缺氧和酸中毒导致通透性增高、坏死。当 PLn 将血栓溶解而使血流再灌注时,容易造成出血。

(二) 循环衰竭

急性型 DIC 常伴有循环衰竭,休克的发生率为 50.0%～80.0%;重度及晚期休克又可促进 DIC 发生。

两者互为因果,形成恶性循环。DIC 所致休克的临床特点是:①休克多突然发生,常不能找出明显的休克原因,也不能用原发病解释;②休克常伴有出血倾向,但休克的程度与出血程度不相称;③常早期出现器官功能障碍;④休克常难治,常规的抗休克治疗效果差。

DIC 引起休克发生的主要发病机制如下。

1. 广泛微血栓形成 DIC 时,广泛微血栓形成可直接引起组织器官血液灌流不足及回心血量明显减少。

2. 血管床容量扩大 DIC 时激肽、补体系统被激活。激肽能使微动脉和毛细血管前括约肌舒张,造成外周阻力显著下降;C3a 和 C5a 可使肥大细胞和嗜碱性粒细胞脱颗粒,通过释放组胺而发挥类似激肽的作用。这是急性 DIC 时动脉血压下降的重要原因。由于微动脉和毛细血管前括约肌舒张,使毛细血管开放数增加。此外,DIC 时组织缺氧和酸中毒等可造成微循环淤血。FDP/FgDP 的形成加重了微血管的扩张并致通透性增加。以上变化造成血管床容量扩大,有效循环血量锐减。

3. 血容量减少 广泛或严重的出血,可使循环血量减少;激肽、组胺、缺氧和酸中毒等可使微血管壁通透性增加,促使血管内溶质及水分滤出,导致血容量减少。血容量减少必然导致静脉回流不足,心排血量下降。

4. 心泵功能障碍 DIC 时,由于缺血、缺氧或受毒素作用,可导致心肌收缩力减弱,心排血量明显下降。

(三) 器官功能障碍

广泛微血栓形成是 DIC 的基本病理改变。如果微血栓不能及时被溶解,就会因缺血缺氧导致受累器官实质细胞损伤,出现不同程度的功能障碍,甚至多器官功能衰竭(multiple organ failure, MOF)。如果合并严重出血或休克,更容易造成器官功能障碍。常见的有:肾皮质坏死和急性肾功能不全;肺水肿或肺出血,甚至呼吸衰竭;如肺内微血栓发生急骤且广泛,可引起死亡;脑组织多发性小灶性坏死,严重时可昏迷或死亡;心肌缺血、梗死,心力衰竭或心源性休克;肝受累可出现黄疸、肝衰竭等;胃肠黏膜广泛的小灶性溃疡、消化道出血;急性肾上腺坏死,发生沃 - 弗综合征(Waterhouse–Friderichsen syndrome);垂体坏死,导致希恩综合征(Sheehan syndrome)。

(四) 微血管病性溶血性贫血

DIC 时可伴发一种特殊类型的贫血,即微血管病性溶血性贫血(microangiopathic hemolytic anemia, MAHA),发生率为 7.0% ~ 15.2%。这种贫血常见于慢性 DIC 及某些亚急性 DIC,它除了具有溶血性贫血的一般特点外,周围血中可发现一些形态特殊的异型红细胞或红细胞碎片,如盔甲形、星形、三角形、新月形等,统称其为破碎红细胞(schistocyte)。

DIC 时红细胞可塑性低,脆性高,极易发生破裂而溶血。这种溶血性贫血,多因微血管异常变化而引起,故称为 MAHA。MAHA 主要出现在 DIC 中。此外,还可出现于血栓性血小板减少性紫癜/溶血尿毒症综合征(TTP/HUS)、急性肾衰竭、恶性高血压、广泛性恶性肿瘤转移和血栓性血小板减少性紫癜等疾病中。

MAHA 的发生机制是:DIC 时,微血管中有广泛的纤维蛋白性微血栓形成,纤维蛋白丝在微血管腔内形成细网。当循环中的红细胞流过由纤维蛋白丝构成的网孔时,常会黏着、滞留或挂在纤维蛋白丝上,加上血流不断冲击,引起红细胞破裂(图 8-6)。除了机械因素作用外,红细胞本身的因素也参与形成破碎红细胞的机制。在内毒素诱导的家兔 DIC 模型,可见到红细胞胞质游离钙增加和钙泵活性明显下降,同时红细胞变形性下降,脆性增高,使红细胞受到纤维蛋白网和血流冲击等作用时很容易破碎。部分 DIC 患者可见不到这种破碎红细胞,故没有查出破碎红细胞并不能排除 DIC 的存在。

DIC 患者病死率高达 31% ~ 86%,主要归因于 DIC 本身的严重

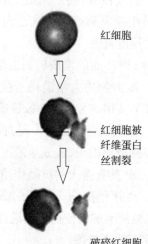

红细胞

红细胞被纤维蛋白丝割裂

破碎红细胞

图 8-6 DIC 时破碎红细胞及其形成机制

性及引起 DIC 的原发病的严重性。器官功能障碍程度、凝血功能障碍程度及年龄增大,均与 DIC 病死率呈正相关。

五、诊断与防治原则

(一)DIC 的诊断原则

DIC 的诊断原则主要包括三项:①存在引起 DIC 的原发病。②存在 DIC 的临床表现。注意:急性、失代偿型 DIC 常有明显的、典型的 DIC 临床表现。但是,慢性、代偿型 DIC 往往没有明显的 DIC 临床表现。③存在 DIC 的实验室检查依据。毫无疑问,存在引起 DIC 的原发病是其诊断的前提。实验室检查主要针对 DIC 发生发展过程中 VEC、血小板数量、凝血、抗凝血及纤溶等变化,进行多指标、同步、动态检测,综合分析判断。这对 DIC 的诊断及防治具有至关重要的意义。

DIC 的病因复杂,临床表现变化多样,实验室检查又大多数缺乏特异性,而且影响实验室检查结果的因素较多,导致各国、各地区对 DIC 的诊断标准有一定差异。

2017 年,中华医学会血液学分会血栓与止血学组制定出中国 DIC 诊断积分系统(CDSS)(表 8-3)。

表 8-3　中国弥散性血管内凝血诊断积分系统(CDSS)

积分项	分数	积分项	分数
存在导致 DIC 的原发病	2	血小板计数(恶性血液病)	
临床表现		$<50\times10^9$/L	1
不能用原发病解释的严重或多发出血倾向	1	24 h 内下降≥50%	1
不能用原发病解释的微循环障碍或休克	1	D-二聚体	
广泛皮肤、黏膜栓塞,灶性缺血性坏死、脱落或溃疡形成,不明原因的肺、肾、脑等器官衰竭	1	<5 mg/L	0
		$5\sim9$ mg/L	2
实验室指标		≥9 mg/L	3
血小板计数(非恶性血液病)		PT 及 APTT 延长	
≥100×10^9/L	0	PT 延长 <3 s 且 APTT 延长 <10 s	0
$(80\sim100)\times10^9$/L	1	PT 延长≥3 s 且 APTT 延长≥10 s	1
$<80\times10^9$/L	2	PT 延长≥6 s	2
24 h 内下降≥50%	1	纤维蛋白原	
		≥1.0 g/L	0
		<1.0 g/L	1

注:非恶性血液病:每日计分 1 次,≥7 分时可诊断为 DIC;恶性血液病:临床表现第一项不参与评分,每日计分 1 次,≥6 分时可诊断为 DIC。PT:凝血酶原时间;APTT:活化部分凝血活酶时间。

拓展知识8-11　DIC 诊断中国专家共识

1. D-二聚体(D-dimer,DD)测定　Fbn 被 PLn 水解产生的 D 碎片以二聚体形式存在(如 DD),而 Fbg 被 PLn 水解产生的 D 碎片是单体,两者抗原性不同,故可以用免疫学方法测定患者血浆中的 DD 含量,它的升高特异性地提示患者体内存在继发性纤溶亢进。

2. 凝血酶原时间(prothrombin time,PT)测定　将组织凝血活酶(兔脑渗出液主要含 TF 和脂质)和 Ca^{2+},加到枸橼酸抗凝血浆中,在 37℃保温,测定血浆凝固时间,即为 PT。PT 主要用于筛选检测外源性凝血系统的 FⅦ、FⅡ、FV、FX 和相关因子的抑制物的试验。

3. 活化部分凝血活酶时间(activated partial thromboplastin time,APTT)　主要反映内源性凝血系统状况。

时间延长提示血浆 FⅧ、FIX 和 FXI 水平降低;时间缩短见于血液高凝状态,如促凝物质进入血液及凝血因子的活性增高等情况。

值得注意的是,某些原发病可以直接影响凝血参数,如肝病相关的凝血异常和血小板减少,容易导致 DIC 假阳性诊断;妊娠相关的高纤维蛋白水平,容易导致 DIC 假阴性诊断。因此,疑难病例应增加其他检测指标。临床上,如合并妊娠、肝病或白血病等特殊疾病或状态,则需有其他相应的 DIC 实验室诊断标准。因此,中华医学会又同时确定了某些疾病合并 DIC 时的实验室特殊诊断标准:①肝病合并 DIC 时,血浆因子Ⅷ:C 活性(即因子Ⅷ凝血活性) < 50%,血小板 < 50×10^9/L,纤维蛋白原 < 1.0 g/L。②白血病并发 DIC 时,血小板 < 50×10^9/L 或呈进行性下降,血浆纤维蛋白原含量 < 1.8 g/L。白血病(尤其是早幼粒细胞白血病)具有高纤溶特性,无论是否并发 DIC,DD 水平均有显著升高。

(二) DIC 的防治原则

由于 DIC 病因、临床表现及严重程度的复杂多样性,对 DIC 治疗进行严格的对照研究是非常困难的。DIC 的防治原则取决于病因和病理生理学改变。一般的防治原则如下所述,但是对于具体患者必须先仔细、全面地考虑到临床各重要方面,再制订出个体化治疗方案。

总的来讲,及时准确的诊断,对原发病进行快速有效的处理,维持重要器官的功能,密切进行临床观察,关心每一位患者,提供 24 h 凝血功能检测服务,以及血液制品和其他必要的药品足量保障等,是成功治疗 DIC 的关键。

1. 积极防治原发病及消除诱因　这是首先要采取的措施,也是防治 DIC 的根本措施。例如,及时有效地控制感染(静脉用抗生素、外科手术或引流),取出死胎甚至切除子宫,挤压伤的清创和抢救休克、肿瘤切除、肿瘤化学或放射治疗等,对防治 DIC 均起决定性作用。

2. 改善微循环及有效维持重要器官功能　防治休克,改善微循环及有效维持重要器官功能是非常有必要的。补充血容量,纠正低血压、酸中毒、缺氧及水电解质平衡紊乱,可以增加微循环的血流量和供氧量。要密切监测肺、心、脑、肾等重要器官功能,以便能够及时采取支持措施,改善这些重要器官的血流和功能。

器官功能障碍是 DIC 致死的主要原因之一。任何治疗 DIC 的措施,目的都聚焦于防治器官衰竭和提高存活率。必要时用人工辅助装置,如血液透析、人工心肺机等。

3. 重建凝血与抗凝血(含纤溶)间的动态平衡　DIC 时,凝血系统、抗凝血系统和纤溶系统的变化往往交错在一起。因此,必须选择性输注凝血因子、血小板、天然抗凝血因子或肝素等,重建凝血与抗凝血(含纤溶)间的动态平衡。

(1) 血液成分治疗　值得注意的是,血液成分治疗不是仅仅根据凝血功能指标异常,而是主要根据患者有活动性出血,需要介入手术(外科、导管)及有出血并发症的风险。对于出血、需要介入手术或存在出血并发症风险的患者,输注血浆、冷沉淀(cryoprecipitate)、纤维蛋白原或血小板是合理的治疗,一般来讲是有效的。新鲜冷冻血浆(fresh-frozen plasma,FFP)可以纠正轻、中度低纤维蛋白原血症。冷凝蛋白质含纤维蛋白原和 FⅧ,其中纤维蛋白原含量比新鲜冷冻血浆中高出 4 ~ 5 倍,特别适用于严重低纤维蛋白原血症患者。如果只是特殊的凝血因子不足,则需要输注纯化的凝血因子。如只有纤维蛋白原水平明显降低,则只补充纤维蛋白原。为了预防已经出现缺血或器官损伤(特别是中枢神经系统损伤)的 DIC 患者发生出血,输注血小板往往是必需的。特别是血小板数量低于阈值水平时,需要立即输注血小板,提升血小板水平至 $(20 \sim 30) \times 10^9$/L,若需要介入手术则应提升至 50×10^9/L。

(2) 恢复天然抗凝血途径功能　由于 DIC 患者的天然(生理性)抗凝功能减弱,恢复天然抗凝血途径功能是一种合理的治疗方法。

1) 应用抗凝血酶 -Ⅲ (AT-Ⅲ):基于成功的临床前期研究,即对脓毒症和(或)感染性休克导致 DIC 的患者进行随机对照 AT-Ⅲ治疗研究,结果证明部分有效,可改善凝血功能指标,缩短 DIC 过程,甚至可以改善器官功能。在烧伤引起 DIC 的小样本随机试验中,AT-Ⅲ降低了 DIC 患者的病死率,减少了多器官功能衰竭,改善了凝血功能指标。AT-Ⅲ适用于严重肝病患者并发DIC。

2) 应用激活的蛋白C(APC):由于DIC发病机制中存在PC系统功能降低,用APC治疗估计是有效的。实验研究发现,连续输注重组人APC 24 μg/(kg·h)治疗DIC疗效显著,APC曾经写进国际脓毒症治疗指南并获得推荐。但是,后续对严重脓毒症及感染性休克进行安慰剂对照治疗实验,APC并不能改善脓毒症预后,并伴随一定的出血风险,目前APC在DIC中的治疗仍在进一步探索中。

3) 应用凝血酶调节蛋白(TM):重组人可溶性TM与凝血酶结合,形成的复合物不仅可灭活凝血酶的凝血活性,还可激活PC为APC,因此它可能是治疗DIC的药物。在第三期随机双盲临床试验中,注射可溶性TM治疗DIC获得显著效果,出血、临床表现及凝血指标的改善均明显好于肝素治疗。

4) 应用组织因子途径抑制物(TFPI):理论上讲,治疗DIC最合理的抗凝剂是直接抑制TF活性。重组TFPI可以灭活FⅦa,重组的线虫抗凝蛋白c2(nematode anticoagulant protein c2,NAPc2)可以有效、特异性地抑制TF-FⅦa-FⅩa三元复合体活性。重组TFPI治疗合并DIC的脓毒症的Ⅱ期临床试验获得较好结果,但是Ⅲ期临床试验没有获得明显降低脓毒症患者人群病死率的结果,所以TFPI的应用还在研究中。

(3) 肝素治疗 肝素治疗DIC的研究已经进行了许多年。实验表明,肝素可以部分抑制DIC时凝血系统激活。同时还具有削弱炎症反应等效应。由于诱发DIC的基础疾病复杂,目前临床试验在诸如缩短DIC进程、止血、预防脓毒症器官功能障碍及降低病死率等方面,肝素的有效性仍存在争议。而且,肝素治疗还存在引起出血的风险,关于肝素的使用问题还存在争论。尽管如此,已经证明使用肝素是有利的情况如下:①慢性DIC,如转移性恶性肿瘤、暴发性紫癜和主动脉瘤(切除前);②大的血管内有血栓栓塞及慢性DIC患者手术前;③急性DIC经过加强血液成分治疗后还未能改善多发性出血,或血栓可能引起不可逆的组织损伤;④超急性DIC(hyper-acute DIC),如血型不符输血、羊水栓塞、感染性流产及暴发性紫癜,可同时使用肝素及血液成分治疗。

(4) 使用纤溶抑制剂 一般来讲,DIC患者不推荐使用纤溶抑制剂,如氨基己酸、氨甲环酸(tranexamic acid)或氨甲苯酸等治疗,因为这类药物可以引起新的静脉血栓形成,或因血凝块溶解不足导致组织再灌注失败。

但是,在部分DIC合并原发性纤维蛋白或纤维蛋白原溶解亢进的病例,如在某些羊水栓塞、急性早幼粒细胞白血病(acute promyelocytic leukemia,APL)、巨大血管瘤、热休克、肝疾病、前列腺转移癌等病例,可以考虑使用纤溶抑制剂。

在以下情况,可谨慎应用纤溶抑制剂:①患者大出血并且经补充血液成分后还继续出血。②出现过度的纤维蛋白溶解或纤维蛋白原溶解(纤溶亢进),即快速的全血凝块溶解或非常短的优球蛋白溶解时间(euglobulin lysis time)。特别要强调,纤溶抑制药物应该在补充缺失的血液成分之后使用,还要进行持续的肝素灌注。

4. 糖皮质激素治疗 炎症系统与凝血系统之间有广泛交互作用,细胞因子是DIC最重要的发病机制之一。因此,对感染、创伤、羊水栓塞、休克等引起的DIC,可以用糖皮质激素治疗,控制炎症反应。糖皮质激素还有抗过敏和抗休克作用。激素的治疗原则是宁早勿晚,短期大量。

5. 其他对症治疗 例如,有些DIC患者活性氧过多,可采取清除氧自由基的措施。

● 本 章 小 结 ●

机体凝血与抗凝血平衡紊乱时,可导致血栓形成、止/凝血功能降低或弥散性血管内凝血(DIC)。血栓形成的发病机制主要与血管内皮细胞损伤、血液凝固性增高及血液流变学改变有关,可造成脑卒中、心肌梗死等缺血性损伤。止/凝血功能降低的发病机制主要是血液凝固性降低及纤溶亢进,可导致出血。DIC是一种临床综合征,其基本病理生理特征是各种因素引起血管内凝血系统广泛激活,有时伴有天然抗凝因子及内源性纤溶不足，导致广泛性微血栓形成；往往同时或相继发生凝血因子及血小板消耗（有时还有纤溶亢进），导致多发性出血。感染性疾病是 DIC 最重要、最常见的病因。微血管内皮细胞损伤或激活，大量组织因子释放入血，炎症细胞激活并炎症介质大量释放，是 DIC 最重要、最常见的发病机制。在 DIC 发生发展过程中，凝血酶及纤溶酶是两大关键蛋白水解酶，血栓形成与出血往往同时存在。急性 DIC 的临床表现主要有出血、休克、器官功能障碍和微血管病性溶血性贫血，表现为危急重症，病死率高，深受关注。

（陈世民　吕　奔）

数字课程学习

⤓教学 PPT　　✎自测题

第九章

休 克

　　休克是在严重失血、失液、感染、创伤等强烈致病因素作用下，有效循环血量急剧减少，组织血液灌流量严重不足，以致机体组织细胞氧输送与利用不足和重要生命器官发生功能、代谢障碍及结构损害的病理过程。患者表现为烦躁、神志淡漠或昏迷，皮肤苍白或发绀，四肢湿冷，尿量减少或无尿，脉搏细数，脉压变小或血压降低。

　　"休克"（shock）一词原意为震荡或打击。自 18 世纪初法国医生 Le Dran 首次用法语 secousseuc 描述休克的全身变化以来，对休克的研究迄今已有 200 多年历史，经历了四个主要发展阶段，即症状描述阶段、急性循环衰竭认识阶段、微循环学说创立阶段及细胞分子水平研究阶段。

　　🅔 **拓展知识 9-1** 休克研究的四个主要发展阶段

第一节　休克的病因和分类

一、病因

许多强烈的病因可引起休克，常见的有：

（一）失血与失液

　　1. 失血　常见于创伤失血、胃溃疡出血、食管曲张静脉破裂出血、异位妊娠、产后大出血和 DIC 等。这种因大量失血而引起的休克，称为失血性休克（hemorrhagic shock）。

　　2. 失液　常见于剧烈呕吐或腹泻、肠梗阻、大汗等导致的体液丢失。大量失液导致有效循环血量锐减而引起失液性休克（dehydration shock）。

（二）烧伤

　　大面积烧伤早期可因大量血浆、体液丢失及疼痛而引起休克，称为烧伤性休克（burn shock），晚期可因继发感染而引起感染性休克。

（三）创伤

　　严重创伤常因疼痛、失血和组织坏死而引起休克，称为创伤性休克（traumatic shock）。

（四）感染

　　病原微生物的严重感染可引起休克，称为感染性休克（infective shock）。感染性休克患者不一定能发现明确的感染灶，其血培养也不一定呈阳性，但患者显示明显的全身中毒症状，故又称为脓毒性休克（septic shock）。事实上，感染性休克、脓毒性休克、败血症休克指的是同一病理过程。

（五）心力衰竭

　　大面积急性心肌梗死、急性心肌炎、心脏压塞及严重的心律失常（心房颤动、心室颤动）和心脏破裂等导致的急性心力衰竭或慢性心力衰竭失代偿后均可引起休克,称为心源性休克。

(六) 过敏

因个体对某些药物(如青霉素)、血清制剂或疫苗过敏,注射后可引起休克,称为过敏性休克(anaphylactic shock)。

(七) 强烈的神经刺激

剧烈疼痛、高位脊髓麻醉或损伤可引起血管运动中枢抑制,阻力血管扩张,循环血量相对不足而导致休克,称为神经源性休克(neurogenic shock)。这种休克的微循环灌流相对正常并且预后较好。

二、分类

因休克由不同病因引起,可按上述病因对休克进行分类。这种按病因分类的方法有利于及时认识并清除病因,是目前临床上常用的分类方法。

尽管引起休克的病因各异,但休克患者都具有有效循环血量减少的共同发病学特点。而有效循环血量的维持是由三个环节决定的:①足够的循环血量。②正常的血管舒缩功能。③正常的心泵功能。各种病因均通过其中的一个或一个以上环节来影响有效循环血量,从而引起休克。因此,常把血容量减少、血管床容量增加、心泵功能障碍这三个环节称为休克的始动环节(图9-1)。将病因与休克的始动环节结合起来进行分类,更有助于认识休克的发病学特点,有利于休克的诊断和治疗。按此方法一般可将休克分为四类。

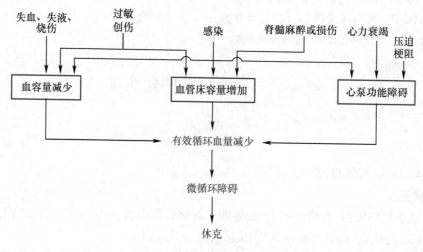

图9-1 休克发生的始动环节

(一) 低血容量性休克

低血容量性休克(hypovolemic shock)指机体血容量减少所致的休克。常见于失血、失液、烧伤、创伤及感染等情况。

大量体液丢失或血管通透性增加,可导致血容量急剧减少,静脉回流不足,心排血量减少和血压下降。低血容量性休克主要包括失血失液性休克、烧伤性休克和创伤性休克。临床上常表现为三低一高,即中心静脉压(central venous pressure,CVP)、心排血量(cardiac output,CO)及动脉血压降低,而外周阻力(peripheral resistance,PR)增高。

(二) 分布性休克

分布性休克(distributive shock)指由于外周血管扩张,血管床容量增加,大量血液淤滞在扩张的小血管内,使有效循环血量减少而引起的休克,又称血管源性休克(vasogenic shock)。机体的血管床总量很大,血管全部舒张开放时的容量远远大于血液量,如肝毛细血管全部开放时,就能容纳全身血量。正常时毛细血管是交替开放的,仅有 20% 左右开放,80% 左右呈闭合状态,并不会因血管床容量远大于血液量而出现有效循环血量不足。感染性休克或过敏性休克时,内源性或外源性血管活性物质使小血管特别是腹腔内脏的小血管扩张,血管床容量明显增加,大量血液淤滞在扩张的小血管内,使有效循环血量减少而导致休克发生。神经源性休克时,严重脑部、脊髓损伤或麻醉等可抑制交感神经活性,使动静脉血管张力难以维持,引起一过性血管扩张,致血管床容量增加,有效循环血量减少及血压下降。

(三) 心源性休克

心源性休克(cardiogenic shock)指由于心肌梗死、心肌病、心肌炎及各种原因引起的慢性心力衰竭导致心泵功能障碍,心排血量急剧减少,使有效循环血量显著下降所引起的休克。

(四)梗阻性休克

梗阻性休克(obstructive shock)指由于急性心脏压塞、张力性气胸、心脏肿瘤、肺栓塞等压迫性或阻塞性病因导致心排血量减少,使有效循环血量显著下降所致的休克。

第二节 休克的发生机制

一、微循环机制

微循环(microcirculation)是指微动脉和微静脉之间微血管的血液循环,是血液和组织进行物质交换的基本结构和功能单位,主要受神经、体液的调节。交感神经支配微动脉、后微动脉和微静脉平滑肌上的 α 肾上腺素受体,兴奋时血管收缩,血流减少。这些微血管壁上的平滑肌及毛细血管前括约肌也受体液因素的影响。如儿茶酚胺、血管紧张素 II、血管升压素、血栓素 A_2(TXA₂)和内皮素(endothelin,ET)等引起血管收缩,而组胺、激肽、腺苷、乳酸、前列环素(PGI₂)、内啡肽、肿瘤坏死因子(tumor necrosis factor,TNF)-α 和 NO 等则引起血管舒张。正常生理情况下,全身血管收缩物质浓度很少发生变化,微循环的舒缩活动及血液灌流主要由局部产生的舒血管物质进行反馈调节,以保证毛细血管交替开放。

拓展图片9-1 正常毛细血管灌流的局部反馈调节

20 世纪 60 年代,以 Richard C Lillehei 为代表的一批学者对休克(主要是失血性休克、内毒素休克)时的微循环变化进行了深入研究,认为各种类型休克的主要病理生理学特点是微循环血液灌流障碍,提出了休克的微循环学说。以失血性休克为例,根据微循环学说,一般将休克病程分为三期:微循环缺血期、微循环淤血期和微循环衰竭期(图 9-2)。

拓展知识9-2 Lillehei 休克微循环研究的经典论文

(一)微循环缺血期

微循环缺血期为休克早期,又称缺血性缺氧期(ischemic anoxia stage)、代偿期(compensatory stage)或非进展期(non-progressive phase)。

1. 微循环变化特点 此期表现为全身小血管(包括小动脉、微动脉、后微动脉、毛细血管前括约肌、微静脉、小静脉等)发生强烈收缩,尤其是毛细血管前阻力血管(微动脉、后微动脉和毛细血管前括约肌)收缩更明显,微血管自律运动增强,而大量真毛细血管网关闭,此时微循环内血流速度减慢,轴流消失,血细胞出现齿轮状运动。因开放的毛细血管数减少,血流主要通过直捷通路或动静脉短路回流,组织血液灌流明显减少。此期微循环灌流的特点是:少灌少流,组织呈缺血缺氧状态(图 9-2B)。

2. 微循环变化机制

(1) 有效循环血量减少 各种病因通过引起血容量减少、血管床容量增加、心泵功能障碍三个始动环节而导致有效循环血量减少。有效循环血量减少导致微循环血液灌流量减少。

(2) 交感神经系统兴奋 各种病因所致的有效循环血量减少都可导致回心血量减少,心排血量下降,

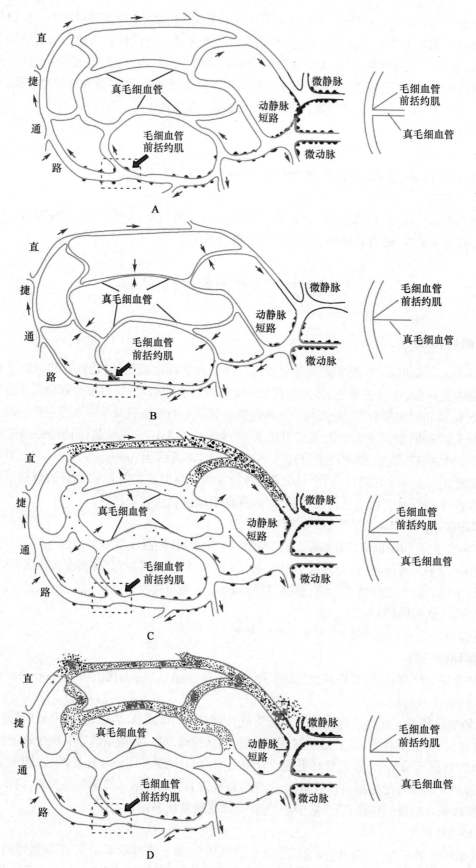

图 9-2 休克各期微循环变化特点

A. 正常微循环；B. 微循环缺血期；C. 微循环淤血期；D. 微循环衰竭期

动脉血压降低,从而抑制减压反射而引起交感神经兴奋。交感神经兴奋导致微血管收缩,使得微循环血液灌流进一步减少。

📧 **拓展图片9-2** 减压反射示意图

(3) 缩血管体液因子释放

1) 儿茶酚胺(catecholamine,CA):Lillehei 等发现,休克时由于交感-肾上腺髓质系统兴奋,CA 大量释放入血。各种休克时血中 CA 含量比正常高出几十倍,甚至几百倍。CA 发挥的主要作用包括:① α 受体效应:致使皮肤、肌肉、腹腔器官和肾的小血管收缩,外周阻力升高,组织器官血液灌流减少。② β 受体效应:致使微循环动静脉短路开放,血液绕过真毛细血管网直接进入微静脉,组织血液灌流量减少。

2) 其他缩血管体液因子:①血管紧张素Ⅱ(AngⅡ):交感-肾上腺髓质系统兴奋和血容量减少,可激活肾素-血管紧张素系统,产生大量血管紧张素,其中 AngⅡ的缩血管作用最强,比去甲肾上腺素约强10 倍。②血管升压素(vasopressin,VP):又称抗利尿激素(ADH),在血容量减少及疼痛刺激时分泌增加,对内脏小血管具有收缩作用。③血栓素 A_2(TXA$_2$):是细胞膜磷脂的分解代谢产物,具有强烈的缩血管作用。④内皮素(ET):不仅存在于血管内皮,也广泛存在于各种组织和细胞中,是很强的缩血管物质,且作用时间持久。⑤白三烯类(LTs)物质:为细胞膜磷脂分解成花生四烯酸后在脂加氧酶作用下生成,也有收缩腹腔内脏小血管的作用。

上述交感神经兴奋和缩血管物质释放既引起小血管收缩,导致组织缺血缺氧,又对各种休克早期有效循环血量的减少发挥重要的代偿作用(图9-3)。

3. **临床表现** 微循环缺血期患者表现为脸色苍白,四肢湿冷,出冷汗,脉搏细速,脉压减小,尿量减少,烦躁不安。由于血液的重新分配,心、脑灌流仍可相对正常,因此患者神志一般清楚,但常显烦躁不安(图9-4)。该期患者血压可骤降(如大失血),也可略降,甚至正常或轻度升高(代偿),但脉压明显缩小。

4. **代偿意义** 微循环缺血期中微血管的收缩具有重要的代偿意义。

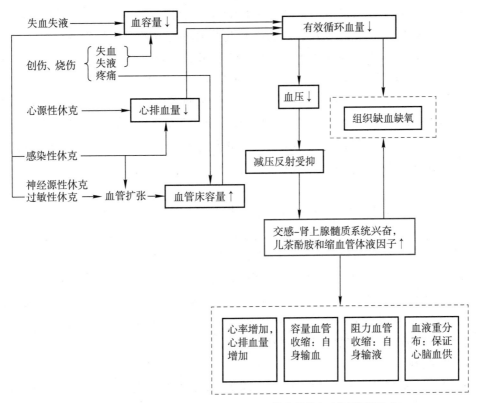

图9-3 不同病因引起休克早期微血管收缩的机制及代偿意义

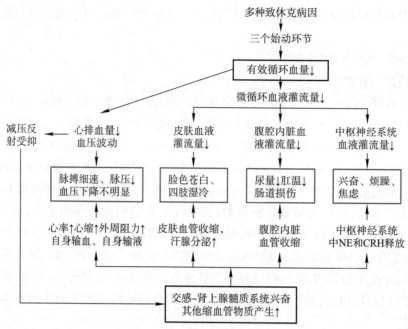

图 9-4　微循环缺血期的主要临床表现
CNS:中枢神经系统;NE:去甲肾上腺素;CRH:促肾上腺皮质激素释放激素

（1）有助于动脉血压的维持　动脉血压的维持主要通过以下三个机制来实现。①回心血量增加:一方面,肌性微静脉和小静脉的收缩及肝、脾等储血器官的收缩能减少血管床容量,迅速而短暂地增加回心血量,起到"自身输血"的作用;另一方面,由于毛细血管前阻力血管比微静脉收缩强度更大,致使毛细血管中流体静压下降,组织液进入血管,起到"自身输液"的作用。有学者测定发现,中度失血的病例,进入毛细血管的组织液每小时可达 50 ~ 120 ml,成人最多可有 1 500 ml 的组织液进入血液。代偿后可导致血液稀释,血细胞比容下降。②心排血量增加:交感神经兴奋和儿茶酚胺的增多可使心率加快,心肌收缩力加强,心排血量增加。③外周阻力增高:全身小动脉的收缩可使外周阻力增高,血压回升。

（2）有助于心脑血液供应　不同器官血管对交感神经兴奋和 CA 增多的反应性不一致。皮肤、骨骼肌、胃肠及肾血管的 α 受体分布密度高,对 CA 的敏感性较高,收缩明显。而冠状动脉主要受 β 受体支配,脑动脉 α 受体分布较少,主要受局部扩血管物质影响,故血管口径无明显改变。只要血压不低于 60 mmHg,心、脑血流量能通过自身调节维持相对正常,使微血管灌流量稳定在一定水平。这种现象称为血液重分布（redistribution）,以保证重要生命器官心、脑的血液供应。

（二）微循环淤血期

如果休克的原始病因不能及时清除,组织缺血、缺氧持续存在,休克将继续发展进入微循环淤血期。此期又称为淤血性缺氧期（stagnant anoxia stage）、休克期或失代偿期（decompensatory stage）。

1. 微循环变化特点　在微循环淤血期,微循环血管的自律运动消失,微动脉、后微动脉和毛细血管前括约肌收缩性减弱甚至扩张,大量血液涌入真毛细血管网。微静脉中由于白细胞黏附、嵌塞,使微循环流出阻力增加,毛细血管后阻力大于前阻力而导致血液淤滞在微循环中。微循环中血液流速显著减慢,红细胞和血小板聚集,白细胞滚动、贴壁、嵌塞,血液黏滞度增加,血液"泥化"（sludge）淤滞。组织呈淤血性缺氧状态,组织灌流量进一步减少,缺氧更为严重（图 9-2C）。

2. 微循环变化机制

（1）扩血管物质生成增多　由于持续性缺血、缺氧,大量扩血管物质在组织中堆积。虽然交感 - 肾上腺髓质系统持续兴奋,其他缩血管物质也可进一步增加,但微血管收缩减弱甚至发生扩张。引起微血管扩张的主要因素有:①酸中毒:组织缺血、缺氧引起 CO_2 和乳酸堆积,血液中 H^+ 浓度增高,致使血管平滑肌对 CA 的反应性降低。②NO 产生:在内毒素及多种炎症因子的刺激下,诱导型一氧化氮合酶(iNOS)表达明显增加,致使 NO 大量产生,引起持续的血管扩张。③局部扩血管物质产生:组织缺血、缺氧导致局部扩血管物质大量产生。如肥大细胞释放组胺;ATP 分解增强,导致其代谢产物腺苷在局部堆积;细胞分解破坏后大量释出 K^+,使细胞外液渗透压增高;激肽系统激活,致使缓激肽生成增多等。

(2) 白细胞黏附于微静脉 在 TNF-α、IL-1 等体液因子的作用下,白细胞和血管内皮细胞膜上的黏附分子表达增多,其中的选择素(selectin)介导白细胞与血管内皮细胞(VEC)的起始黏附,即白细胞在 VEC 上黏附、脱落、再黏附交替进行,称为白细胞滚动(rolling)。白细胞的牢固黏附及向血管外移动是由 β_2 整合素(integrin)(如 CD11/CD18)与其内皮细胞上的配体——细胞间黏附分子 1(ICAM-1)相互作用完成的。白细胞黏附于微静脉,增加微循环流出通路的阻力,导致毛细血管中血流淤滞。

此外,组胺、激肽、降钙素基因相关肽(calcitonin-gene-related peptide,CGRP)等体液因子可导致毛细血管通透性增加和血浆外渗。大量血浆外渗致使血液浓缩,血细胞比容上升,红细胞和血小板聚集,血液黏滞度增加。这些因素可进一步减慢微循环血流速度,加重血液淤滞。

3. 临床表现 微循环淤血期患者的主要表现为:①血压和脉压进行性下降,脉搏细速,静脉萎陷。②大脑血液灌流减少导致中枢神经系统功能障碍,患者表情淡漠,甚至昏迷。③肾血流量严重不足,出现少尿甚至无尿。④微循环淤血,使去氧血红蛋白增多,皮肤黏膜出现发绀或花斑(图 9-5)。

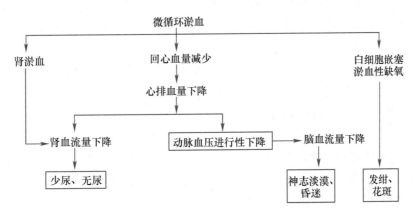

图 9-5 微循环淤血期的主要临床表现

4. 恶性循环形成

(1) 回心血量急剧减少 由于小动脉、微动脉扩张,真毛细血管网大量开放,血液被分隔并淤滞在内脏器官;细胞嵌塞使得静脉回流受阻。这些都导致回心血量急剧减少,有效循环血量进一步下降。

(2) 血浆外渗 由于毛细血管后阻力大于前阻力,血管内流体静压升高,不仅造成自身输液停止,更引起血浆渗出到组织间隙。血浆外渗致使血液浓缩,血液黏滞度增加,红细胞聚集,微循环淤滞加重,有效循环血量进一步减少,因而形成恶性循环。

(3) 心、脑血液灌流量减少 由于回心血量及有效循环血量进一步减少,动脉血压进行性下降。当平均动脉血压小于 50 mmHg 时,心、脑血管对血流的自身调节作用丧失,导致冠状动脉和脑血管血液灌流量减少。

(三) 微循环衰竭期

微循环衰竭期(microcirculatory failure stage)又称难治期(refractory stage),以前认为休克进入此期便不可逆,故又称不可逆期(irreversible stage)。此时采取输血、补液及多种抗休克措施,仍难以纠正休克状态。微循环衰竭期中微循环淤滞和障碍更加严重,但不像由微循环缺血期进入微循环淤血期那样展示明显的微循环变化特征。因此,如何从微循环和临床角度去判断休克不可逆期的出现,一直存在争议。有人把本期包括在休克失代偿期内,认为休克的不可逆期仅仅是休克失代偿期患者临终前的表现。

1. 微循环变化特点　此期微血管发生麻痹性扩张,微循环中可有微血栓形成,血流停止,出现不灌不流状态,组织得不到氧气和营养物质供应,不能进行物质交换。甚至在输血补液治疗后,血压虽可一度回升,但微循环灌流量仍无明显改善,毛细血管中淤滞停止的血流仍不能恢复流动,称为毛细血管无复流现象(no-reflow phenomenon)(图 9-2D)。

2. 微循环变化机制　长期严重的酸中毒、大量 NO 和局部代谢产物的释放及组织缺血、缺氧所致 VEC 和血管平滑肌的损伤可导致微血管麻痹性扩张和 DIC 形成。

(1) 微血管麻痹性扩张　其机制尚不完全清楚。近年来研究发现,微循环衰竭期血管平滑肌细胞(vascular smooth muscle cell,VSMC)内 ATP 减少,H^+ 及 NO 的生成增多,可引起 VSMC 膜上 ATP 敏感性钾通道(K_{ATP})开放,细胞内 K^+ 外流增多,膜超极化,电压门控钙通道(VGCC)受抑制,Ca^{2+} 内流减少,致使血管平滑肌对 CA 失去反应而扩张。

📷 拓展图片 9-3　微循环衰竭期微血管麻痹性扩张的机制

(2) DIC 形成　微循环衰竭期易发生 DIC,其机制涉及:①血液浓缩、血细胞聚集等:使血液黏滞度增高,血液处于高凝状态。②凝血系统激活:严重缺氧、酸中毒或内毒素等损伤血管内皮细胞,促进组织因子大量释放,启动外源性凝血系统;内皮细胞损伤还可暴露胶原纤维,激活因子Ⅻ,启动内源性凝血系统。严重创伤、烧伤时,因组织大量破坏而导致组织因子的大量释放。③血小板活化:凝血系统激活所产生的凝血酶和休克时红细胞破坏释放的 ADP 等可促进血小板的聚集和释放反应,促进凝血过程。休克时内皮细胞的损伤可使 PGI_2 生成、释放减少,同时由于细胞膜磷脂降解成花生四烯酸,使 TXA_2 生成和释放增多。PGI_2 能抑制血小板聚集和扩张小血管,而 TXA_2 则能促进血小板聚集和收缩小血管。

3. 临床表现　微循环衰竭期的临床表现主要有以下几方面。

(1) 循环衰竭　患者出现进行性顽固性低血压,采用升压药难以恢复;脉搏细弱而频速;静脉塌陷,中心静脉压(CVP)下降。

(2) 并发 DIC　微循环衰竭期常并发 DIC。DIC 的发生可使休克进一步恶化。如微血栓可阻塞微循环,导致组织血液灌流停止,加重组织缺血、缺氧;DIC 时的出血使有效循环血量进一步减少;纤维蛋白降解产物的产生使血管通透性增加,血液低凝,血浆外渗进一步加剧。但应当指出,由于休克的原始病因和机体反应性的差异,并非所有休克患者都会发生 DIC。

(3) 重要器官功能障碍　持续性严重低血压及 DIC 可引起组织血液灌流停止,加重细胞损伤,引起心、脑、肺、肝、肾等重要器官功能代谢障碍。缺氧、酸中毒时产生的许多体液因子(如溶酶体酶、活性氧和细胞因子等)亦可引起组织器官损伤。肠道缺血、缺氧引起肠道屏障功能障碍,导致肠道中的细菌和内毒素移位进入血液。上述因素综合作用,导致多器官功能障碍的发生(见第十九章)。

必须指出,由于引起休克的病因及始动环节不同,休克各期的出现并不完全遵循循序渐进的发展规律。上述典型的三期微循环变化常见于失血性休克。其他类型休克虽有微循环障碍,但不一定表现为如此典型的三期变化。如过敏性休克的微循环障碍可能直接从微循环淤血期开始,而严重感染或创伤引起的休克,可较早发生 DIC。

二、细胞分子机制

(一)炎症细胞活化与炎症因子产生

休克时复杂的病理生理变化与炎症细胞的活化及炎症因子的大量产生有关。目前认为,NF-κB 和丝裂原活化蛋白激酶(MAPK)等细胞内信号转导通路的活化在上述过程中发挥了重要作用(见第十九章)。

（二）微血管内皮细胞活化

微血管内皮细胞不仅是血管的衬里,而且具有复杂的生物学功能,如调节血管通透性,调节血管舒缩功能,调节抗凝和促凝活性,表达炎症因子和黏附分子等,在休克的病理生理学中发挥重要作用。微血管内皮细胞膜上存在细菌脂多糖受体和各种炎症因子的受体。休克时,在脂多糖(lipopolysaccharide,LPS)及TNF-α、IL-1、组胺、缓激肽等炎症因子和体液因子作用下,微血管内皮细胞被激活,主要表现为:

(1) 内皮细胞中的微丝发生收缩,使细胞间缝隙加大,毛细血管通透性增加,致使血浆外渗。

(2) 内皮细胞的血管腔表面由抗凝状态转变为促凝状态,即促凝物质(如 TF、vWF、FV、PAF、PAI 等)明显增多,而抗凝物质(如 PGI$_2$、血栓调节蛋白、纤溶酶原激活物等)明显减少。这些改变促进 DIC 的发生。

(3) 缩血管物质与舒血管物质表达异常,导致微血管张力调节失控,在休克早期表现为微血管痉挛,休克晚期表现为血管低反应性甚至麻痹性扩张。

(4) 多种炎症因子(如 TNF-α、IL-1、IL-6、IL-8)和黏附分子(如 ICAM-1、VCAM-1、选择素、整合素)等产生增多,促进白细胞黏附,加重炎症反应。

（三）细胞损伤

休克时的细胞损伤主要表现在以下方面(图 9-6)。

1. 细胞膜的变化　缺血、缺氧导致的 ATP 减少引起细胞膜上 Na$^+$-K$^+$-ATP 酶活性下降,同时由于酸中毒、高钾血症、溶酶体酶、氧自由基及其他炎症介质和细胞因子等损伤细胞膜,引起膜离子转运功能障碍,致使细胞内 K$^+$ 减少,Na$^+$、Ca^{2+} 增多,细胞水肿。组织细胞肿胀可压迫微血管,内皮细胞肿胀可使微血管管腔狭窄,加重微循环障碍。

2. 线粒体的变化　休克时线粒体中 Ca^{2+} 增多,Mg^{2+} 减少,导致线粒体中钙盐沉着。且线粒体发生肿胀,致密结构和嵴消失,线粒体膜破裂。由于线粒体是细胞氧化磷酸化的部位,上述变化可使 ATP 合成减少,细胞能量生成严重不足,进一步影响细胞功能。

3. 溶酶体的变化　休克时缺血、缺氧和酸中毒等可致溶酶体肿胀、空泡形成和溶酶体酶释放。溶酶体酶包括酸性蛋白酶(组织蛋白酶)、中性蛋白酶(胶原酶和弹性蛋白酶)及 β 葡糖醛酸糖苷酶等,其主要危害是导致细胞自溶。溶酶体酶进入血液循环后,还可收缩微血管,破坏血管平滑肌,消化基膜,增加血管通透性;可激活激肽系统和纤溶系统,并促进组胺等炎症介质的释放。因此,溶酶体酶的大量释放可加重休克时微循环障碍,导致组织细胞损伤和多器官功能障碍,在休克发生发展中起着重要作用。

4. 细胞死亡　休克时的细胞死亡主要包括坏死和凋亡。细胞膜损伤导致钙超载,线粒体损伤可使 ATP 产生减少,溶酶体破裂可致细胞溶解,细胞因子及氧自由基可直接损伤细胞。致死量的损伤因素导致细胞发生坏死,而亚致死量的损伤因素常导致细胞凋亡。近年研究发现,休克时还存在细胞焦亡、铁死亡等细胞死亡形式。细胞死亡是休克时器官功能障碍的主要原因。

此外,在休克的细胞分子机制中也存在代偿和失代偿的问题。例如,适度的炎症细胞活化和炎症因子产生是机体的一种代偿反应,可促进机体的免疫功能和病原体的清除,但炎症细胞的过度活化和炎症因子的大量产生则导致休克恶化;当休克病因引起钙超载时,Ca^{2+} 进入线粒体以缓解胞质游离钙浓度的过度升高,这对细胞 Ca^{2+} 稳态的维持是一种代偿机制,但线粒体中 Ca^{2+} 的过度积蓄将影响氧化磷酸化,最终加重细胞损伤。

微循环机制和细胞分子机制从不同的角度对休克的发生发展规律进行了解释,两者互相补充、互相

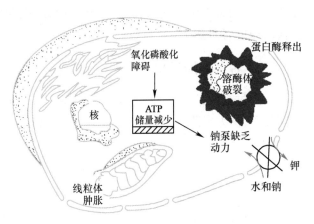

图 9-6 休克时细胞损伤

重叠,不可分割。例如,休克时的微循环障碍可引起炎症细胞活化、炎症因子产生、微血管内皮细胞活化和组织细胞损伤甚至死亡;而炎症因子产生、微血管内皮细胞活化和组织细胞的损伤(如血管内皮细胞的肿胀)也可引起和加重微循环障碍。

虽然各种类型休克都存在微循环障碍和细胞分子水平的变化,但不同类型休克的发病机制又不尽相同,这些机制将在本章后续的各类型休克中讨论。

第三节　休克时机体的功能与代谢变化

一、物质代谢紊乱

休克时物质代谢变化表现为氧耗减少,糖酵解加强,糖原、脂质和蛋白质分解代谢增强,合成代谢减弱。在脓毒性休克时,由于大量促炎细胞因子的释放,分解代谢的增强更为突出,称为"脓毒性自身分解代谢"(septic auto-catabolism)。休克时外周组织(如肌肉组织)不能靠氧化葡萄糖和脂肪获取能量,而主要靠蛋白质分解和支链氨基酸的氧化而获取能量。在肌肉组织蛋白质降解所产生的氨基酸中,支链氨基酸较少而芳香族和含硫氨基酸较多,后两者可在中枢及外周形成假性神经递质。假性神经递质可取代去甲肾上腺素等神经递质而导致血流动力学的改变。休克时可出现高血糖和糖尿,这与血浆中胰高血糖素、皮质醇和 CA 浓度升高及胰岛素抵抗的出现有关。上述变化促进脂肪分解,导致血中游离脂肪酸、三酰甘油、极低密度脂蛋白和酮体增多;同时促进蛋白质分解,使血中氨基酸(特别是丙氨酸)水平升高,尿氮排出增多,出现负氮平衡。

二、水、电解质紊乱与酸碱平衡失调

1. 代谢性酸中毒　休克时的微循环障碍及组织缺氧使线粒体氧化磷酸化受抑制,糖酵解增强及乳酸生成增多。同时,由于肝功能受损不能将乳酸转化为葡萄糖,肾功能受损不能将乳酸排除,结果导致高乳酸血症及代谢性酸中毒的产生。增多的 H^+ 对 Ca^{2+} 具有竞争作用,使心肌收缩力下降和血管平滑肌对 CA 反应性降低,心排血量和血压不易回升;酸中毒可损伤血管内皮细胞和实质细胞,诱发 DIC,激活溶酶体酶,进一步加重微循环紊乱和器官功能障碍。

2. 呼吸性碱中毒　在休克早期,创伤、出血、感染等刺激可导致呼吸加快,通气量增加,$PaCO_2$ 下降,引起呼吸性碱中毒。呼吸性碱中毒发生较早,可发生在血压下降和血乳酸增高之前。如并发休克肺,早期大多出现呼吸性碱中毒,晚期部分患者因通气障碍可出现呼吸性酸中毒。

3. 高钾血症　休克时的缺血、缺氧使 ATP 生成明显减少。后者使细胞膜上的钠泵(Na^+-K^+-ATP 酶)运转失灵,导致细胞内钠水潴留,细胞外 K^+ 增多,引起高钾血症。休克时的酸中毒还可经细胞内外 H^+-K^+ 交换而加重高钾血症。

三、器官功能受损

休克过程中常受损的器官是肺、肾、肝、胃肠、心、脑。如有两个或两个以上重要器官相继或同时发生功能障碍,称为多器官功能障碍综合征(见第十九章)。

第四节 休克的防治原则

一、病因学防治

应积极处理休克的原发病,如止血、补充血容量、控制感染、修复创伤等,从源头上控制休克的发生发展。

二、发病学防治

(一)改善微循环

应采取有效措施改善微循环,提高组织灌流量。

1. 补充血容量 各种休克都存在有效循环血量相对或绝对不足。因此,除了心源性休克外,应及时补充血容量以提高心排血量,改善组织血液灌流。正确的输液原则是"需多少,补多少"。例如,当低血容量性休克发展到第Ⅱ期时,由于微循环淤血,血浆外渗,补充的液体量应大于丢失量;感染性休克和过敏性休克时,血管床容量扩大,虽然无明显的失血、失液,但有效循环血量显著减少,亦应补充血容量。补充血容量应适度,过量输液可导致左心衰竭和肺水肿。可做被动抬腿试验,通过抬高床尾位置来观察患者心排血量的变化,不需补液即可评估是否存在血容量不足。有条件时应动态监测 CVP 和肺动脉楔压(PAWP)。

2. 纠正酸中毒 除休克早期发生呼吸性碱中毒外,休克时常因缺血、缺氧引起的乳酸堆积及肾衰竭而发生代谢性酸中毒。酸中毒是加重微循环障碍、抑制心肌收缩、降低血管反应性、促进 DIC 形成的重要原因。如酸中毒不纠正,将会影响血管活性药的治疗效果。因此须及时补碱纠酸。

3. 血管活性药的使用 根据微循环学说,选用血管活性药的目的是提高组织微循环血液灌流量。虽然交感神经兴奋和缩血管体液因子的释放在休克早期的微血管收缩中发挥重要作用,但它们也是非常重要的代偿机制。因此,在各型休克的治疗中,目前仍然以采用血管收缩药为主,而且血管活性药一般应当在补足血容量的基础上使用。

有时需根据不同情况联合使用血管收缩药和血管扩张药,使两者发挥相辅相成的作用。如心源性休克时可使用某些拟交感药增加心肌收缩力,并加用血管扩张药(如硝酸甘油、硝普钠等)降低外周血管阻力。

4. 防治 DIC 见第八章。

(二)保护细胞功能

改善氧输送和氧代谢是保护细胞的关键,应通过给氧、改善循环和呼吸功能、维持足够的血红蛋白含量以提高氧的输送。此外,还可采用葡萄糖、胰岛素及 KCl(GIK 液)、ATP-MgCl$_2$ 等联合治疗改善细胞能量代谢,采用自由基清除剂、钙拮抗剂等减轻细胞损伤。

(三)抑制过度炎症反应

各种休克时均有大量炎症介质的释放,适当应用炎症介质的阻断剂或其他清除炎症介质的方法对于防治休克具有重要的意义。

三、器官功能支持

休克可导致一个或多个器官的损伤,因此器官支持疗法非常重要。例如,发生休克肾时,应尽早利尿和进行肾替代治疗;发生休克肺时,应行机械通气和给氧,等等。

四、代谢支持

对严重创伤、感染的患者要进行代谢支持以保持正氮平衡。在摄入的营养中,应提高蛋白质和氨基酸的量,尤其是提高支链氨基酸的比例。鉴于从肠道摄食对维持肠黏膜屏障功能极为重要,应尽早给予肠内营养。

上述防治原则是针对各型休克的普遍性防治原则。对于不同类型的休克,防治原则还具有各自的特殊性。这些独特的防治原则将在本章后续各类型休克中讨论。

第五节 失血性休克

临床病例 9-1 失血性休克

失血性休克是由于大量失血引起的低血容量性休克。引起失血性休克的原因很多,主要包括创伤、产科出血、消化道大出血、围手术期出血和动脉瘤破裂出血等。失血性休克是一个全球性的问题,全世界每年有 190 万失血性休克患者死亡,其中 150 万由创伤所致。失血性休克是休克研究的基础模型,其微循环变化基本上遵循典型的三期变化特点,具有"休克综合征"的典型临床表现。由于血容量明显减少,为保证心、脑的血液供应,循环系统出现血流重分配,致使腹腔内脏血液灌流量明显下降,故容易发生急性肾损伤(休克肾);也容易发生肠屏障功能损伤,引起肠源性内毒素血症和感染性休克。

一、发生机制

1. 微循环变化 机体大量失血导致有效循环血量减少,微循环血液灌流不足;交感兴奋和缩血管物质释放进一步加重微循环障碍。

2. 全身炎症反应 创伤、失血等可激活白细胞,使炎症介质产生增多;也可使组织细胞释放损伤相关分子模式(damage-associated molecular pattern,DAMP)如线粒体 DNA 等,从而导致全身炎症反应综合征。

3. 凝血功能障碍 大量失血使血小板和凝血因子丢失,组织损伤及血管内皮损伤使血小板和凝血因子消耗,失血性休克时的低体温使血小板功能障碍,酸中毒使凝血酶原活性降低,缺血缺氧、炎症因子等可使血管内皮细胞保护性的糖萼屏障脱落,脱落成分中的肝素类物质可抑制凝血,大量晶体溶液的输注导致凝血因子稀释,等等。这些因素都可导致失血性休克患者早期出现凝血功能障碍,即凝血病(coagulopathy)(图 9-7)。

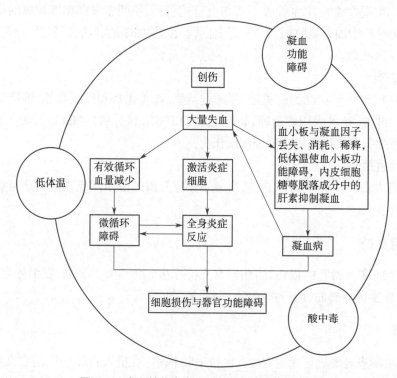

图 9-7 失血性休克发生机制与"致死性三联征"

由于微循环障碍、有氧代谢障碍和凝血功能紊乱,失血性休克患者常出现"致死性三联征",即低体温、酸中毒、凝血功能障碍,三者互相影响,形成恶性循环。

拓展知识9-3 失血性休克最新综述

二、分级

失血性休克可按休克指数或综合评估法进行分级。

1. 休克指数(shock index,SI) 是脉搏(次/min)与收缩压(mmHg)的比值,可用于失血量粗略评估及休克程度分级。SI 的正常值为 0.5~0.8,其数值与失血量呈正相关(表9-1)。

表 9-1 休克指数与失血量和休克程度的关系

休克指数	失血量(%)	休克程度
≥1.0	20~30	轻度休克
≥1.5	30~50	中度休克
≥2.0	50~70	重度休克

2. 综合评估法 可综合心率、血压、尿量、呼吸频率、神经系统症状等对失血性休克程度进行分级(表9-2)。

表 9-2 失血性休克程度分级

休克分级	失血量 ml(%)	心率(次/min)	血压	尿量(ml/h)	呼吸频率(次/min)	神经系统症状
I	<750(15)	<100	正常	>30	14~20	轻度焦虑
II	750~1 500(15~30)	100~120	下降	20~30	20~30	中度焦虑
III	1 500~2 000(30~40)	120~140	明显下降	5~20	30~40	躁动,神志模糊
IV	>2 000(>40)	>140	严重下降	无尿	>35	神志模糊,昏睡

三、防治原则

失血性休克从发生到死亡的平均时间约 2 h,因此,迅速止血和恢复血容量是治疗的关键。失血性休克的治疗可分为 4 期。①急救期:治疗目标为积极控制出血,最大限度维持生命体征平稳,保证血压、心排血量在正常或安全范围,实施抢救生命的策略;②优化调整期:治疗目标为增加组织氧供,优化心排血量、中心静脉血氧饱和度(SvO$_2$)及乳酸水平;③稳定期:治疗目标为防止器官功能障碍,即使在血流动力学稳定后仍应高度警惕;④降阶梯治疗期:治疗目标为撤除血管活性药,利用利尿药或肾替代疗法调整血容量,达到液体平衡,恢复内环境稳定。

1. 容量复苏 应及早进行快速输血,以维持血容量,改善微循环灌流。在院前急救中,如无法获得全血,对活动性出血患者可采用等渗晶体溶液扩容。从恢复血流动力学的效果看,胶体溶液(如白蛋白)更优于等渗晶体溶液。在院内,为防止进一步加重出血,对活动性出血患者不建议采用等渗晶体溶液治疗,而应采用输血治疗。对活动性出血患者,应采用限制性容量复苏策略,以防止出血加重,直至出血已明确得到控制。即对于无脑损伤的患者,在大出血控制之前实施可允许性低血压(将收缩压维持在 80~90 mmHg)。对合并严重颅脑损伤的患者,为维持脑的血液灌流,可将平均动脉血压维持在 80 mmHg 之上。

2. 止血 对于体表出血,可采用敷料压迫止血;对开放性肢体损伤所致的大出血,在外科手术前可用止血带,但应标明使用时间;对活动性出血患者,在抗休克的同时,建议早期手术治疗和介入治疗。

3. 血管活性药与正性肌力药 血管活性药一般应在液体复苏的基础上使用。对于危及生命的极度低血压(收缩压＜50 mmHg)或经液体复苏后不能纠正的低血压,可在复苏的同时使用血管活性药,以尽快提升血压,首选去甲肾上腺素。正性肌力药可在前负荷良好但心排血量不足时使用,首选多巴酚丁胺。

4. 凝血病的处理　开展凝血功能床边快速检测,尽早诊断凝血病;建议早期使用血浆,再根据检验结果判断是否需补充纤维蛋白原和红细胞;对活动性出血患者,可静脉使用氨甲环酸以治疗凝血病;如活动性出血患者在失血前因心脑血管病使用了抗凝血药,则应立即停止这些抗凝血药的使用。

5. 低体温的处理　应尽量保温以减少热量丢失,提高环境温度,采用加热毯等。如体温低于32℃,则可考虑加温输血输液或通过体外膜肺氧合(ECMO)治疗以维持体温。

6. 抗炎治疗　为减轻或阻止全身炎症反应的发生,应尽早开始抗炎治疗,可选用乌司他丁。

　拓展知识9-4　创伤失血性休克诊治中国急诊专家共识

第六节　感染性休克

　临床病例9-2　感染性休克

根据2016年更新的SEPSIS-3国际共识,脓毒症(sepsis)是指宿主对感染反应失调所致的危及生命的器官功能不全。而器官功能不全是指感染后的序贯性器官衰竭评分(sequential organ failure assessment, SOFA)增加≥2分。

　拓展知识9-5　脓毒症与脓毒性休克定义第三次国际共识(SEPSIS-3)

感染性休克又称为脓毒性休克(septic shock),是脓毒症的一种亚型,其临床特征是脓毒症患者经充分的液体复苏后仍存在持续的低血压,需要升压药才能维持平均动脉压在65 mmHg以上,其血乳酸水平＞2 mmol/L。符合这一标准的感染性休克患者病死率超过40%。据统计,2017年全球新发脓毒症4 890万例,死亡1 100万例。在我国,每年因感染性休克死亡的人数约100万人。

　拓展视频9-1　脓毒症的前世今生

一、病因与危险因素

细菌、病毒、真菌、立克次体等病原微生物均可导致感染性休克,其中以革兰氏阴性菌感染最为常见。在革兰氏阴性菌感染时,内毒素或脂多糖(LPS)作为革兰氏阴性菌细胞壁的主要成分发挥重要作用。给动物注射LPS可导致感染性休克类似的表现,称为内毒素性休克(endotoxic shock)。

感染性休克常并发于肺部感染、腹腔感染、泌尿系感染、中枢神经系统感染、皮肤软组织感染、菌血症等基础之上,其中以重症肺炎最常见。病原体以铜绿假单胞菌、鲍曼不动杆菌、金黄色葡萄球菌、肠杆菌、嗜肺军团菌等较为常见。传统观点认为,感染性休克时必定有病原体入血,故习惯性称为败血症休克。但近年来的研究发现,脓毒症患者的血培养阳性率仅为20%~30%。但严重感染时,各种病原体释放的毒素和机体所释放的有害物质引起机体强烈的毒性反应,故目前称为脓毒性休克。

感染性休克是重症患者中最常见的休克类型。在欧洲的一项脓毒症发病率研究(SOAP Ⅱ)中发现,在1 679名ICU休克患者中,感染性休克占62%,心源性休克占17%,低血容量性休克占16%。感染性休克的危险因素包括年龄、身体状态等一般因素,还包括解剖结构的破坏、药物因素、基础疾病状态等(表9-3)。

表9-3　感染性休克的危险因素

一般因素	解剖结构异常或介入治疗	药物因素	基础疾病
年龄＞65岁	中心静脉导管	长期使用抗生素	免疫功能缺陷(如AIDS、酗酒)
营养不良	近期侵入性手术	近期使用类固醇激素	恶性肿瘤或白血病
体温过低或＞38.2℃	血液透析	化学治疗药物	急性胰腺炎、肠道系统疾病

续表

一般因素	解剖结构异常或介入治疗	药物因素	基础疾病
ECOG 身体评分低（＜2）	胆道系统异常	非甾体抗炎药	糖尿病
住院时间长	气管内插管或机械通气	其他	肾衰竭
长期卧床		放射治疗	肝衰竭
心率＞120 次/min			存在易出血的感染灶
SBP＜110 mmHg 或低于基础值的 60%～70%			病毒感染
			器官移植
			中性粒细胞缺乏

注：ECOG，美国东部肿瘤协作组。

二、发生机制

感染性休克的发生机制十分复杂,涉及微循环障碍、失控性全身炎症反应、免疫功能紊乱、凝血功能紊乱等多方面的改变。

1. 微循环障碍　感染性休克通过休克的三个始动环节引起有效循环血量减少和微循环障碍:①病原微生物及其释放的各种毒素刺激炎症细胞,后者产生和释放大量的细胞因子及其他血管活性物质。这些细胞因子及血管活性物质增加毛细血管壁通透性,使血浆大量外渗,血容量减少。②病原体及其毒素诱导多种炎症介质(如 NO、TNF-α、IL-1、PGE_2、PGI_2、IL-2 和缓激肽等)产生增加,引起血管强烈扩张,甚至出现对 α 受体激动剂无反应的"血管麻痹"状态,致使血管床容量增加,有效循环血量相对不足。③细菌毒素及内源性生物活性物质可直接损伤心肌细胞,造成心泵功能障碍。各种感染因素通过这三个始动环节,导致有效循环血量减少、微循环功能障碍及细胞与器官功能损害。

2. 炎症与免疫功能紊乱　感染性休克时,病原体释放内毒素、外毒素等"病原体相关分子模式"(pathogen-associated molecular pattern,PAMP),并刺激机体细胞释放多种"损伤相关分子模式"(DAMP)。这些 PAMP 和 DAMP 刺激炎症免疫细胞产生大量炎症介质,引起全身炎症反应综合征(systemic inflammatory response syndrome,SIRS)。SIRS 可导致循环功能紊乱和器官功能障碍。在激活炎症反应的同时,上述 PAMP 和 DAMP 也对免疫系统产生抑制作用,导致单核巨噬细胞和中性粒细胞的趋化、迁移、吞噬、杀菌能力下降,脾萎缩,T 淋巴细胞的增殖能力下降、凋亡增加等。上述表现称为代偿性抗炎反应综合征(compensatory anti-inflammatory response syndrome,CARS)。CARS 可导致免疫抑制,引起感染加重或播散,使感染性休克进一步恶化。

3. 凝血功能紊乱　感染性休克时,白细胞及血管内皮细胞活化,使组织因子表达增多,启动外源性凝血系统;血管内皮损伤暴露内皮下胶原,激活 FⅫ,启动内源性凝血系统;血小板活化产生黏附和聚集,活化的血小板暴露出磷脂表面,促进凝血反应,引起 DIC。凝血过程中血小板和凝血因子的大量消耗和继发性纤溶亢进又可导致出血。

三、血流动力学特点

绝大多数感染性休克患者表现为心排血量增加、外周阻力降低、皮肤相对温暖、色泽相对正常、少尿、血压下降及乳酸酸中毒等,称为高动力型休克(hyperdynamic shock),又称高排低阻型休克或暖休克(warm shock)。其机制与病原体及其毒素刺激机体产生 TNF-α、IL-1 等细胞因子,以及 NO、PGE_2、PGI_2、缓激肽等扩血管物质使外周血管扩张有关。此外,外周血管扩张还与血管平滑肌细胞膜上的 K_{ATP} 通道被激活、Ca^{2+} 内流减少有关。此时,尽管心排血量增加,但由于动静脉短路开放,真毛细血管网血液灌流量仍然减少,从而导致组织器官灌注不足和细胞代谢的异常。

随着休克的进展,少数患者可出现心排血量减少,外周阻力增高,皮肤苍白、四肢湿冷、尿量减少或无尿、血压下降及乳酸酸中毒,称为低动力型休克(hypodynamic shock),又称为低排高阻型休克或冷休克(cold shock)。其发生与下列因素有关:①感染使交感 – 肾上腺髓质系统兴奋,缩血管物质生成增多;②病原体毒素可直接损伤血管内皮,释放组织因子,促进 DIC 形成;③病原体释放的毒素、血液中 H^+ 浓度增高及某些炎性介质可直接抑制心肌收缩力;④微循环血液淤滞,回心血量减少,致使心排血量下降。

四、防治原则

脓毒症与感染性休克的国际治疗指南于 2004 年首次颁布,以后约每 4 年更新一次,2021 年已是第五次更新。根据 2021 年最新指南,感染性休克的防治包括下述要点。

(一) 早期复苏

感染性休克一经确认,须立即进行液体复苏,在开始的 3 h 内给予至少 30 ml/kg 的平衡盐液。对使用大剂量晶体溶液复苏的患者,可配合使用白蛋白。完成初始液体复苏后,需反复评估血流动力学以指导后续液体复苏。对于需要应用血管活性药治疗的感染性休克患者,平均动脉压的初始目标为 65 mmHg。对于血乳酸水平增高的组织灌注不足患者,宜根据乳酸水平指导复苏,以血乳酸水平降至正常为复苏目标,并以毛细血管再充盈时间(capillary refill time,CRT)的正常化作为辅助指标。

(二) 控制感染

在不显著延迟抗菌药物使用的前提下,对感染性休克患者在使用抗菌药之前需常规留取样本进行微生物培养,以提高诊断致病菌的概率。在确认脓毒症或者感染性休克后建议在 1 h 内尽快启动静脉抗菌药物治疗。首先可经验性使用一种或者一种以上抗菌药物进行广谱治疗,以期覆盖所有可能的病原体(包括细菌及真菌)。一旦微生物学确认,药物敏感试验结果明确及临床症状、体征获得改善,经验性广谱抗菌药物治疗应降阶梯为窄谱抗菌药物治疗。可监测血清降钙素原(procalcitonin,PCT)水平以指导降价梯治疗并缩短患者使用抗菌药物的时间。同时,应尽快明确感染灶,控制感染源。

(三) 血管活性药的使用

选择去甲肾上腺素作为首选升压药,或加用血管升压素以降低去甲肾上腺素剂量。在充分液体复苏且使用升压药物后仍然存在持续性低灌注的患者,建议使用多巴酚丁胺。

(四) 其他支持治疗

对脓毒症导致的急性呼吸窘迫综合征(acute respiratory distress syndrome,ARDS)患者,宜采用小潮气量机械通气(6 ml/kg 预计体重),并将平台压限定在 30 cmH_2O 之下,以避免呼吸机相关性肺损伤。对脓毒症导致的严重 ARDS 患者且 $PaO_2/FiO_2 < 200$ mmHg 者宜采用俯卧位通气。对准备撤机的机械通气患者应进行自主呼吸试验。对于机械通气的患者,宜采用最小化的持续性或者间断性镇静。对感染性休克患者,宜进行规范化的血糖管理,若血糖 > 10 mmol/L(180 mg/dl)则启用胰岛素治疗。对于伴有急性肾损伤的患者,可进行连续或间断的肾替代治疗。对有消化道出血危险因素的感染性休克患者,可使用质子泵抑制药或 H_2 受体阻断药进行应激性溃疡的预防。对于能耐受肠内营养的患者,应尽早进行肠内营养,以支持代谢并减轻肠屏障功能损伤。

ℰ **拓展知识9-6** 脓毒症与脓毒性休克管理国际指南(2021)

第七节　过敏性休克

ℰ **临床病例9-3** 过敏性休克

过敏性休克是由特异性过敏原作用于致敏机体引起的以急性组织血液灌注不足为主的全身性速发型

超敏反应。除休克的表现外,常伴有喉头水肿、气管痉挛、肺水肿等征象。低血压和喉头水肿是致死的主要原因,如不及时抢救,患者可在 5～10 min 内死亡。

一、发生机制

过敏性休克的发生与休克的两个始动环节有关:①血管广泛扩张,血管床容量增大;②毛细血管通透性增高,血浆外渗,血容量减少。过敏性休克属于 IgE 介导的抗原抗体反应,属 Ⅰ 型超敏反应。当变应原(如青霉素或异种蛋白等)进入机体后,可刺激机体产生免疫球蛋白 IgE。IgE 的 Fc 段能持续地吸附在微血管周围的肥大细胞以及血液中嗜碱性粒细胞和血小板等靶细胞表面,使机体处于致敏状态;当同一变应原再次进入机体时,可与上述吸附于细胞表面的 IgE 结合形成抗原 – 抗体复合物,导致上述致敏的肥大细胞、嗜碱性粒细胞和血小板迅速脱颗粒,释放大量组胺、5–HT、激肽、慢反应物质、PAF、前列腺素等血管活性物质。这些活性物质可导致血管扩张及血管通透性增加,血容量和回心血量急剧减少,动脉血压迅速而显著地下降,并引起其他多个系统的变化。

二、功能与代谢变化

致敏原进入人体 0.5 h 内出现的休克为急发型过敏性休克,占 80%～90%;0.5～24 h 发作者为缓发型过敏性休克,占 10%～20%。过敏性休克的临床特征是血压急剧下降到休克水平,出现意识障碍,在数分钟或数小时内出现各种过敏相关症状。对机体各系统的影响主要包括:

1. 呼吸系统　因喉头水肿、痉挛及气管卡他样分泌造成上呼吸道水肿、梗阻,可表现为喘息、呼吸困难、发绀等。

2. 心血管系统　因毛细血管渗漏、血管扩张导致回心血量不足,出现休克、心动过速、晕厥等。

3. 皮肤　表现为潮红、瘙痒、皮疹、水肿等。

4. 消化系统　因胃肠黏膜水肿及肠液分泌增多引起腹痛、腹胀、呕吐、腹泻。

5. 中枢神经系统　表现为烦躁、意识障碍等。

三、防治原则

1. 消除致敏因素　立即停用可疑过敏原或过敏药物,立即脱离过敏环境。

2. 基础生命支持　循环及呼吸功能衰竭是过敏性休克死亡的主要原因。如心搏骤停,应快速实施心肺复苏;迅速稳定循环及呼吸功能;严重喉头水肿者可行气管切开术;保持气道通畅,进行高流量输氧(6～8 L/min);建立静脉通道,快速补充血容量,可快速输注生理盐水 1～2 L;并加强监测,对病情进行动态评估。

3. 药物治疗　首选肾上腺素,立即行肌内或皮下注射,严重者可将肾上腺素稀释于 50% 葡萄糖液中静脉注射。如首次注射后效果不佳,可于 3～5 min 后重复注射。其他常用药物包括糖皮质激素、钙制剂、抗组胺药、升压药(如间羟胺)、氨茶碱等。

🄮 拓展知识9–7　2020临床实践指南:过敏反应的急诊管理

第八节　心源性休克

🄮 临床病例9–4　心源性休克

心源性休克是指心脏泵功能受损、心排血量降低而导致的危及生命的器官低灌注和组织缺氧。主要表现为收缩压 < 90 mmHg,心指数(CI)≤2.2 L/(min·m²),器官低灌注(尿量 < 30 ml/h,四肢发凉),血清乳酸 > 2.0 mmol/L,肺淤血,神志改变等。近 20 年来,尽管血流动力学监测广泛开展及机械循环支持新技术的发展,心源性休克的病死率却未见明显下降,仍高达 40% ~ 50%。

一、病因

心源性休克的病因主要包括大面积心肌梗死、重症心肌炎、心肌病、恶性心律失常及各种心血管疾病引起的慢性心力衰竭等。在上述病因中,以冠心病所致的急性心肌梗死最为常见,约 80% 的心源性休克患者由急性心肌梗死引起。

二、发生机制

心源性休克的病理生理机制复杂,各种不同病因所致心源性休克的发生机制不尽相同。急性心肌梗死所致的心源性休克的发生机制主要涉及以下方面(图 9-8)。

1. 急性心肌梗死导致心排血量下降,进而导致冠状动脉血液灌流减少;冠状动脉灌流减少所致的心肌缺血进一步损害心泵功能,导致心泵功能进行性下降。

2. 急性心肌梗死所致的心排血量减少导致交感神经系统和肾素-血管紧张素-醛固酮系统激活,使肾的血液灌流减少、外周血管收缩、钠水潴留,导致心泵功能进一步下降。

3. 心排血量减少激活全身炎症反应,导致大量炎症介质释放,其中过氧亚硝基、TNF-α、白细胞介素等可抑制心肌收缩力,使心泵功能进一步下降。

4. 心排血量减少导致左室舒张末压(LVEDP)升高,引起肺淤血、肺水肿和缺氧,从而使心泵功能进一步下降。

在慢性心力衰竭所致的心源性休克患者,除了上述类似机制之外,通常有神经-体液机制的过度激活、严重的钠水潴留和心室重塑等改变,这些改变互相影响,形成恶性循环,致使心泵功能进行性下降,从而导致心源性休克。

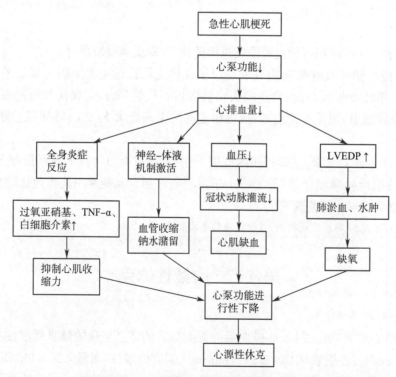

图 9-8　急性心肌梗死所致心源性休克的发生机制

三、血流动力学特点

心源性休克可出现多种血流动力学变化,其共同特点是心排血量或心指数降低,但心室前负荷、血容量及外周血管阻力等可有不同表现。最常见类型为低排高阻型,即心排血量降低,外周阻力升高。低排高阻型在心源性休克患者中约占 2/3。另一种比较常见的类型为低排低阻型,即心排血量降低,外周阻力也降低。低排低阻型心源性休克发生的主要原因是心肌梗死后产生全身炎症反应和血管扩张,NO、TNF-α、白细胞介素等在外周血管扩张中发挥重要作用。

四、防治原则

心源性休克的治疗目的是使心排血量增加,以保证组织器官有效灌注,治疗原则主要包括以下方面。

1. 基础治疗与监测　包括绝对卧床休息、镇痛、氧疗等;除连续检测患者的血压、心率、皮肤温度、神志、尿量等临床常用指标外,还需监测有创和无创动静脉压、心排血量(CO)、右房压(RAP)、肺动脉压(PAP)、肺动脉楔压(PAWP)、心指数(CI)、体循环阻力、肺循环阻力等血流动力学指标。

2. 病因治疗　是心源性休克治疗的关键。对于最常见的急性心肌梗死,需实施冠脉血管再通、急性冠脉旁路手术、全身或冠脉局部溶栓等尽快使冠脉血运重建。临床研究显示,在急性心肌梗死并发心源性休克的患者,急诊行经皮冠脉介入术(percutaneous coronary intervention,PCI)或冠状动脉旁路移植术(coronary artery bypass grafting,CABG)比药物治疗能更好地降低 6 个月后的全因病死率和更好地改善患者的长期预后。对不适合做 PCI 及 CABG 的急性心肌梗死合并心源性休克患者,应行溶栓治疗。但溶栓治疗的效果比 PCI 和 CABG 相对较差。如暂时没有病因治疗的条件,可采用紧急维持生命功能的机械循环支持。

3. 血流动力学支持

(1) 药物治疗　目的在于提高心排血量,升高血压,维持器官灌注。临床最常用的药物是多巴胺、多巴酚丁胺及去甲肾上腺素。对于低心指数而血压尚可维持于 80～90 mmHg 的患者,可首选多巴胺或多巴酚丁胺。而对于已经出现严重低血压(收缩压 < 80 mmHg 或平均动脉压 < 60 mmHg)的患者,可首选去甲肾上腺素。由于这些药物可增加后负荷,使用时要谨慎,且需从低剂量开始。

(2) 机械循环支持　可尽早采用主动脉内球囊反搏术(intra-aortic balloon pump,IABP),有条件的医院可采用左心室辅助装置(left ventricular assist device,LVAD)、体外膜肺氧合(extracorporeal membrane oxygenation,ECMO)等。

📧拓展知识9-8　心源性休克管理指南

───── ● 本 章 小 结 ● ─────

休克是在严重失血失液、感染、创伤等强烈致病因素作用下,有效循环血量急剧减少,组织血液灌流量严重不足,以致机体组织细胞和重要生命器官发生功能、代谢障碍及结构损害的病理过程。各种病因通过血容量减少、血管床容量增加或心泵功能障碍三个始动环节导致休克的发生。休克的发生发展涉及微循环机制及细胞分子机制。根据失血性休克时的典型微循环变化特点,休克可分为微循环缺血期、微循环淤血期和微循环衰竭期。在微循环缺血期,交感神经兴奋和缩血管物质释放具有重要代偿意义,可导致回心血量增加、血压回升和血流重新分布;在微循环淤血期,由于局部扩血管物质产生增多和白细胞黏附于微静脉而导致微循环血流淤滞,血浆外渗,组织血液灌流量进一步减少,血压进行性下降,因而属于失代偿期;微循环衰竭期表现为微血管麻痹性扩张、DIC 形成或多器官功能障碍。各种病因也可通过直接影响机体细胞、分子而导致或加重休克的发生,这包括炎症细胞活化与炎症因子产生、微血管内皮细胞活化及组织细胞损伤。虽然各种类型休克都存在微循环的变化和细胞分子的变化,但不同类型休克也具有各自独特的发病机制。因此,在防治上,除了共同的防治原则,各类型休克的防治也具有各自的独特性。

(肖献忠　孙银平　马朋林)

ⓔ 数字课程学习

⬇ 教学 PPT　　✍ 自测题

第十章

代谢综合征

代谢综合征(metabolic syndrome, MS)是以胰岛素抵抗为共同病理生理基础,出现肥胖、高血压、糖代谢紊乱、血脂紊乱等多种代谢紊乱的症候群。目前研究认为,MS 的核心机制是胰岛素抵抗,产生胰岛素抵抗的原因主要有遗传性(基因缺陷)和获得性(环境因素)两个方面。MS 患者具有糖尿病、心脑血管疾病的危险因素,心血管事件的患病率及死亡风险为非 MS 者的 2~3 倍,有 MS 的非糖尿病者发生 2 型糖尿病(type 2 diabetes mellitus, T2DM)的风险为无 MS 的非糖尿病者的 5 倍。

近年来,世界很多地区 MS 的发生率呈上升趋势。根据国际糖尿病联盟 2005 年公布的数据估计,世界人口的 1/4 存在 MS。随着人们生活水平的提高和生活方式的改变,我国 MS 的发生率明显升高,2010 年我国 60 岁以上人群 MS 的患病率为 58.1%。因此,迫切需要了解 MS 的病因、发生机制、对机体的影响及诊断和治疗,以便实现早期预防、早期诊断和早期干预,这对于减少伴随 MS 的糖尿病、心脑血管疾病危险因素,改善公共卫生状况等具有重要意义。

📧 拓展知识10-1 代谢综合征术语的变迁

📧 拓展知识10-2 代谢综合征的诊断

📧 临床病例10-1 代谢综合征

第一节 代谢综合征的病因和发生机制

一、病因

MS 的病因尚未完全阐明,国际糖尿病联盟(International Diabetes Federation, IDF)认为肥胖是 MS 的始动因素,胰岛素抵抗是中心环节,而遗传倾向、年龄增加、种族、妇女绝经、心肺功能低下及不良的生活方式等是 MS 发生的危险因素,其中不良的生活方式包括吸烟、过量饮酒、西方饮食模式、久坐不动等。总之,MS 的发生一般是复杂的遗传和环境因素相互作用的结果。

二、发生机制

(一) 遗传与环境因素

MS 属于多基因遗传病,常需要多个易感基因共同作用,在环境因素的刺激下才能表现出疾病性状。目前有两个学说试图解释其发生机制。

1. "节俭基因"(thrifty gene)学说 "节俭基因"属于能量储存关联基因,即能在进食时将摄取的能量转化成脂肪存储起来的基因。在饥饿和食物供应不足时,"节俭基因"有利于机体最大限度储存能量,但在食物供给丰富时,这些基因却促进了肥胖的发生。目前研究证实的节俭候选基因包括:胰岛素受体底物-1基因、胰高血糖素受体基因、葡萄糖转运蛋白基因和瘦素受体基因等。

2. "健康与疾病的起源"(developmental origins of health and disease,DOHaD)学说 是"胎源(fetal origins)"假说的延伸和拓展。"胎源"假说认为,妊娠期营养缺乏能使胎儿生长缓慢,启动节俭基因,致出生后易发生MS。DOHaD学说认为,在人类发育早期(包括胎儿、婴儿、儿童时期)经历的不利因素,将会增加成年期患糖尿病、心血管疾病、哮喘、肿瘤、骨质疏松、神经精神疾病等的风险,即胎儿期的宫内营养不良或营养过剩、婴儿和儿童期的严重营养不良均会增加成年期患MS的风险。

(二)内脏脂肪堆积

内脏脂肪堆积是代谢综合征发病的主要病理生理基础。脂肪组织不仅储存脂肪、供应能量,还是体内最大的内分泌器官,能分泌多种脂肪因子(adipokines),参与维持机体的众多生理功能,包括感知自身能量储备和控制自身体积,调节组织胰岛素敏感性,影响糖脂代谢和能量平衡等。正常成年男性脂肪组织占体重的15%~20%,女性脂肪组织占体重的20%~25%。脂肪组织按其分布部位可分为内脏脂肪、皮下脂肪和肌间隙脂肪等。内脏脂肪主要位于网膜、肠系膜和腹膜后部,脂解速率明显高于腹部皮下脂肪,过量脂解产生的游离脂肪酸(free fatty acid,FFA)可由门静脉直接流入肝,危险性更大。内脏脂肪体积异常扩张和功能异常共同导致机体代谢异常的发生。

1. 内脏脂肪体积异常扩张 包括脂肪细胞数量增加和体积增大,其发生主要涉及以下机制:

(1)游离脂肪酸增加 当营养过剩,脂肪细胞储存的脂肪含量超过储存阈值时,前脂肪细胞被激活,开始增殖并向脂肪细胞分化,使脂肪细胞数目增多。若营养继续过剩,游离脂肪酸则从脂肪细胞溢出,不仅对肝、心肌、骨骼肌和胰腺等组织产生脂毒性,还会继续激活前脂肪细胞,形成恶性循环。

(2)病毒感染 病毒SMAM-1、Borna disease virus(BDV)、human adenovirus 36(Ad-36)、human adenovirus 37(Ad-37)等感染动物和人类脂肪细胞后,可增加体内的脂肪细胞数量和脂肪细胞中的脂肪含量。

(3)遗传学缺陷 肥胖是多基因的遗传病,肥胖相关的基因是指人类基因组中编码调节食欲和能量代谢的蛋白质的基因,其在肥胖症的发生中起到至关重要的作用。迄今发现的与肥胖相关的基因或染色体区域已达200多个,遗传对肥胖的影响作用占40%~60%。

2. 内脏脂肪分泌功能异常

(1)分泌功能异常的表现

1)脂联素的分泌减少:脂联素是由脂肪细胞特异性分泌的蛋白激素,具有抗炎、调脂、降糖与胰岛素增敏作用。研究显示,机体腹部脂肪含量越丰富,脂联素含量越低,但其对脂肪代谢的具体调节机制尚不完全清楚。

2)炎性脂肪因子的分泌增加:脂肪组织内的常驻巨噬细胞和迁入的巨噬细胞能分泌TNF-α、IL-6、IL-10、IL-18、IL-12、C反应蛋白和抵抗素等,脂肪细胞能产生抵抗素、TNF-α、IL-6、纤溶酶原激活物抑制物1(PAI-1)等,脂肪组织中的血管内皮细胞可生成ICAM-1、VCAM、选择素和金属基质蛋白酶等。当内脏脂肪增多时,上述因子分泌增加。这些炎性脂肪因子除参与炎症反应外,也影响能量代谢、凝血纤溶过程及血管内皮功能,与高血糖、高血压、动脉粥样硬化等疾病的发生有关。

3)瘦素抵抗:瘦素(leptin)是一种主要由脂肪细胞分泌的蛋白激素,与其受体结合后通过刺激下丘脑饱食中枢而抑制食欲,增加能量消耗;还可抑制胰岛素分泌,促进内脏脂肪分解,从而调节体重。肥胖患者血液中瘦素浓度显著高于正常人,但作用低下,称"瘦素抵抗"。其可能机制包括:①体内存在瘦素抗体或瘦素拮抗剂。②血脑屏障对瘦素的通透性降低。③瘦素与受体结合障碍。④受体后信号转导障碍。肥胖患者还表现为选择性瘦素抵抗,即瘦素不能发挥抑制食欲和减轻体重的作用,但仍具有刺激交感神经活性和促进炎症因子产生的作用。因此,肥胖患者常表现为食欲亢进、体重增加、慢性炎症,甚至出现高血压。

(2) 发生机制

1）脂肪细胞缺氧：由于脂肪组织迅速扩张，血管生长相对不平衡，引起脂肪细胞缺氧，使其释放某些促炎因子，进而扩张血管，增加血流量，促进血管新生。

2）脂肪细胞分泌趋化因子：当脂肪组织扩张时，肥大的脂肪细胞分泌的趋化因子可募集更多巨噬细胞进入脂肪组织，与常驻巨噬细胞一起分泌更多的促炎因子。

3）氧化应激、内质网应激和炎症反应：大量脂肪和葡萄糖的摄入可以引起广泛的炎症反应和氧化应激，包括游离脂肪酸大量氧化导致线粒体生成活性氧（ROS）增多，脂肪组织异常扩张使蛋白质合成的需求增大，破坏内质网稳态，出现错误折叠蛋白，引起内质网应激，从而使各种炎症因子和自由基增加。

（三）胰岛素抵抗

胰岛素抵抗是指胰岛素作用的靶器官对外源性或内源性胰岛素作用的敏感性降低。在疾病的早、中期，机体为了克服胰岛素抵抗，往往代偿性分泌过多胰岛素，引起高胰岛素血症。胰岛素抵抗并非 MS 疾病集结状态的唯一机制。目前发现具有 MS 的人群并不一定都有胰岛素抵抗，而有胰岛素抵抗的人群也不一定都具有 MS。

胰岛素与受体结合后所激发的信号转导途径主要有两条：①磷脂酰肌醇 3 激酶（PI3K）途径，介导胰岛素对其经典靶细胞（肝、骨骼肌和脂肪细胞）发挥代谢调节作用。此外，该途径还参与胰岛素的非代谢性作用，如激活内皮型一氧化氮合酶，进而增加 NO 合成；抑制转录因子 NF-κB、AP-1 和 Egr-1 的活化，发挥抗炎、抗氧化作用。因此，胰岛素信号转导途径的异常不仅表现为糖、脂质和蛋白质代谢紊乱，还表现为内皮功能受损。②通过磷酸化 Shc 蛋白，激活 Ras-MAPK 信号通路，调控基因转录及相应蛋白质的表达，影响细胞生长和分化。

1. 胰岛素抵抗的发生机制　胰岛素抵抗是遗传和环境因素共同作用的结果，以多个水平的缺陷为特征。

（1）受体数量减少和活性降低　主要与不合理的饮食有关。摄入脂肪过多使胰岛素代偿性分泌增加，长时间胰岛素水平过高使胰岛素受体数量减少和活性降低。

（2）受体后信号转导异常

1）胰岛素信号转导途径的分子发生遗传缺陷：磷脂酰肌醇 3 激酶信号途径中任何一个信号分子的基因突变或基因多态性，均可导致胰岛素信号传递异常而影响胰岛素功能。

2）受体后信号分子活化异常：肥胖时，血液中大量的游离脂肪酸和多种脂肪源性细胞因子可抑制受体后信号分子磷酸化或核转位，增强信号分子抑制物活性，从而影响胰岛素的信号转导过程，降低胰岛素的敏感性。

2. 胰岛素抵抗在 MS 中的作用　胰岛素抵抗通过各种直接或间接作用参与 MS 的发生发展。

（1）高血糖　胰岛素能促进全身组织细胞对葡萄糖的摄取和利用，并抑制糖原的分解和糖原异生。当胰岛素抵抗发生时，胰岛素的这些功能被抑制，可导致血糖升高。

（2）脂蛋白代谢异常　三酰甘油增加、极低密度脂蛋白（very low density lipoprotein, VLDL）升高和高密度脂蛋白（high density lipoprotein, HDL）降低是 MS 血脂异常的三大特征。胰岛素能促进脂质的合成与储存，使血中游离脂肪酸减少，同时抑制脂质的分解氧化。胰岛素抵抗时，胰岛素抑制游离脂肪酸释放的作用减弱，导致游离脂肪酸增多和 VLDL 合成增加；脂蛋白酯酶（LPL）活性降低，使 VLDL 分解减少，因而 VLDL 增加，同时富含三酰甘油的脂蛋白增加可使 HDL 减少。

（3）高血压　胰岛素抵抗状态下，高胰岛素血症不仅可以刺激交感神经系统，使心排血量增加、血管收缩，还可促进肾小管对钠的重吸收，刺激血管平滑肌细胞增殖，进而导致血压升高。

（4）血管内皮细胞功能异常　胰岛素抵抗状态下，血糖升高、游离脂肪酸增加、脂肪细胞来源的细胞因子增多等均可损伤血管内皮细胞，使血管舒张功能降低及血管保护作用减弱。

(5) 血液凝溶异常 纤维蛋白原、vWF 和 PAI-1 增加及抗血小板聚集作用降低等共同导致血液的高凝状态。

(6) 心血管和肿瘤等疾病的危险性增加 高胰岛素血症可以通过刺激不同组织细胞上仍然敏感的胰岛素非代谢作用受体后信号途径产生多种不良后果,参与心血管疾病和某些癌症(如乳腺癌)的发生,以及刺激卵巢分泌雄性激素导致多囊卵巢等。

(四) 慢性轻度炎症

很多临床研究显示,在代谢综合征诊断前 10 年就可以检测到亚临床炎症的存在。血液和组织中的炎性细胞因子促进和维持胰岛素抵抗、糖脂代谢紊乱、高血压、动脉粥样硬化等临床异常。

1. 炎性因子产生增加 炎性因子来源于脂肪细胞、肝细胞和巨噬细胞。过度营养物质摄入可诱导氧化应激和炎症反应,激活 NF-κB,从而促进一系列炎症介质的基因转录和蛋白质的合成。

2. 炎性因子的作用

(1) 促进胰岛素抵抗 TNF-α 和 IL-6 等细胞因子可抑制胰岛素分泌,降低胰岛素的敏感性,诱导 B 细胞凋亡。TNF-α 还可抑制脂联素的转录。

(2) 促进心血管疾病的发生 各种炎症因子如 TNF-α、IL-6 等在血管局部引发炎症反应,黏附分子介导单核细胞和 T 淋巴细胞的滚动、黏附、迁移和积聚。同时在内膜下,单核细胞转化为巨噬细胞,摄入氧化低密度脂蛋白(oxidized LDL, ox-LDL),使巨噬细胞转化成泡沫细胞,后者又可刺激内皮细胞表达生长因子,如血小板源性生长因子(PDGF)、成纤维细胞生长因子(FGF)、血管内皮生长因子(VEGF)、转化生长因子 -β (TGF-β)等。这些分子进一步促进平滑肌细胞的增殖,从而导致动脉粥样硬化的发生和发展。

总之,尽管 MS 中的每一种代谢紊乱可能存在多种发生机制,但各种代谢紊乱的发生和发展过程都密切相关、相互影响(图 10-1)。

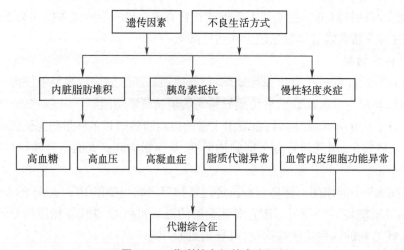

图 10-1 代谢综合征的发生机制

第二节 代谢综合征时机体的功能与代谢变化

对患者而言,多种危险因素聚集的危险大于仅有一种危险因素,而且其效应不是简单相加,而是协同作用。MS 时糖尿病、冠心病和其他心血管疾病的发生风险明显增加。

一、代谢变化

(一) 高血糖、血脂异常和高尿酸血症

1. **高血糖** 正常进食情况下,血糖的维持取决于胰岛素的敏感性和正常分泌。但长期高营养和少运动的生活方式可导致胰岛素抵抗,如果早期胰岛 B 细胞功能正常,可通过代偿性分泌胰岛素增多维持血糖正常;当 B 细胞出现功能降低、对胰岛素抵抗无法进行代偿时,则会出现血糖升高。

2. **血脂异常** MS 患者的血脂异常主要表现为富含三酰甘油的脂蛋白(triglyceride-rich lipoprotein, TRL)升高,即 VLDL 和乳糜微粒(chylomicron, CM)及其残粒升高,高密度脂蛋白胆固醇(high density lipoprotein cholesterol, HDL-C)降低,小而密低密度脂蛋白(small dense low density lipoprotein, sdLDL)增加。血脂异常除了与摄入高热量饮食有关外,还与胰岛素抵抗有关。

3. **高尿酸血症** 尿酸是嘌呤分解产物,主要由肾排泄。高嘌呤饮食使尿酸产生增加,胰岛素抵抗使糖酵解过程及游离脂肪酸代谢过程中血尿酸生成增加,同时通过增加肾对尿酸的重吸收,直接导致高尿酸血症,患者可出现痛风表现,且尿酸肾结石和草酸盐肾结石的发病风险增加。

拓展知识 10-3 中国高尿酸血症相关疾病诊疗多学科专家共识

(二) 胰岛素抵抗、糖耐量受损或 2 型糖尿病

有研究认为,MS 存在于糖尿病诊断的前 10 年,此时常存在空腹高胰岛素血症、糖耐量受损和胰岛素抵抗,亦称糖尿病前期。随病程进展可出现胰岛 B 细胞受损,导致低胰岛素血症、2 型糖尿病。

糖耐量异常是指口服一定量(75 g 无水)葡萄糖后,血糖超过正常水平但是未达到糖尿病诊断标准,这种情况可以说是一种正常人向糖尿病患者的过渡状态,虽然还不是糖尿病,但是将来发生 2 型糖尿病的危险性非常高。据有关研究报道,每年有 5% ~ 8% 这样的患者将发展成为 2 型糖尿病。

2 型糖尿病是最多见的一种全身性代谢性疾病,占糖尿病的 90% ~ 95%,其发病特征是从胰岛素抵抗为主伴胰岛素进行性分泌不足到胰岛素进行性分泌不足为主伴胰岛素抵抗。其最重要的慢性并发症是血管和神经病变。糖尿病大血管病变包括冠心病、脑血管病和周围血管病变。糖尿病微血管病变是糖尿病特异性的,表现为视网膜病变、肾病变和神经病变。这常常是导致成年人肾衰竭和失明的主要原因。

MS 时,高血糖具有双向性作用,短期的高血糖对胰岛素的分泌和葡萄糖的利用有着刺激作用。长期的高血糖则对胰岛素的分泌起抑制作用,称为葡萄糖毒性(glucose toxicity)。长期高血糖是导致糖尿病慢性微血管病并发症的主要原因,也是导致胰岛素分泌和敏感性降低甚至胰岛 B 细胞凋亡的重要因素。

临床病例 10-2 高胰岛素血症

临床病例 10-3 糖尿病并发症

二、器官功能变化

(一) 高血压、轻度炎症、血栓形成前状态

由于血管紧张素原生成增加导致血管张力增加,氧化应激和炎症引起内皮功能障碍,血管收缩因子与血管扩张因子产生失衡,患者常出现轻重不等的高血压。此外,胰岛素促进肾小管重吸收钠,高胰岛素血症和肥胖引起的交感神经张力增加及游离脂肪酸对血管舒张的间接损伤,均促进高血压的发生。此外,由于内脏脂肪组织产生炎症因子和凝血因子增加,纤溶系统功能降低,内皮细胞抗凝血功能减低,患者会出现轻度炎症,并处于血栓形成前状态。

(二) 动脉粥样硬化、睡眠呼吸暂停综合征、心脑血管事件

如果 MS 各组分长期得不到纠正和控制,发生冠心病、脑卒中等心脑血管病的风险显著增加。随着异常代谢指标数量和严重程度的增加,心脑血管病的发生率和病死率也逐渐增加。高血压可增加左心室压力负荷,长期高血糖和高游离脂肪酸还可直接损伤心肌细胞,导致左心室肥大和心肌病,并发内皮功能障

碍与动脉粥样硬化。近年的研究表明,三酰甘油和极低密度脂蛋白胆固醇(VLDL-C)增高、HDL-C减低都是动脉粥样硬化的危险因素。高血压患者动脉粥样硬化发病率明显增高,60%~70%的冠状动脉粥样硬化患者有高血压,高血压患者患动脉粥样硬化较血压正常者高3~4倍。这可能是由于高血压时,动脉壁承受较高压力,引起内皮细胞损伤,VLDL-C易于进入动脉壁,刺激平滑肌细胞增生,进而促进动脉粥样硬化形成。

由于肥胖造成胸壁和腹腔增厚,呼吸时胸廓顺应性降低,膈肌运动受限,肺活量下降,呼吸变浅。咽喉部脂肪肥厚使支气管内空气流动不畅,CO_2无法充分排出,导致机体出现全身乏力、疲倦与嗜睡,甚至发生睡眠呼吸暂停的现象。

(三) 非酒精性脂肪性肝病

非酒精性脂肪性肝病(nonalcoholic fatty liver disease,NAFLD)是指除外酒精和其他明确的损肝因素所致的肝细胞内脂肪过度沉积为主要特征的临床病理综合征,被认为是肝的代谢综合征表现。NAFLD的主要特征为三酰甘油积累所致的肝脂肪变性,可逐渐发展成具有炎症、纤维化和肝损害的非酒精性脂肪性肝炎(non-alcoholic steatohepatitis,NASH),最终发展为肝硬化和肝细胞癌。腹部肥胖和胰岛素抵抗导致外周和肝之间的FFA运输失衡,以及FFA合成、输出和分解代谢失衡,引起肝脂肪变性。在肝FFA增加的基础上,免疫机制触发肝细胞损伤,导致肝星状细胞活化和胶原沉积,最终发展为非酒精性脂肪性肝炎和肝硬化。最近有学者认为应将NAFLD重新定义为代谢(功能障碍)相关脂肪性肝病[metabolic(dysfunction)-associated fatty liver disease,MAFLD],以突出代谢因素在疾病中的作用。

(四) 代谢综合征相关肾损伤

代谢综合征的许多组分都能造成肾损伤,引起或加重慢性肾病(chronic kidney disease,CKD)。其中,肥胖可引起肥胖相关性肾病(obesity-related glomerulopathy,ORG),糖尿病可引起糖尿病肾病,其机制均涉及胰岛素抵抗与肥胖使交感神经活性增强,激活肾素-血管紧张素-醛固酮系统,导致肾小球"三高"(高压力、高滤过、高灌注),引起节段性硬化等肾损伤;胰岛素抵抗与瘦素抵抗等激素反应失调,以及慢性轻度炎症,可刺激TGF-β表达,使系膜细胞增殖,胶原合成增多,促进肾小球硬化和间质纤维化。糖代谢异常还可活化多元醇通路,使蛋白质糖基化终末产物增加,直接损伤血管内皮细胞等。高血压可诱发肾小动脉硬化,引起高血压肾病。脂质代谢异常使脂质沉积于肾小管,引起肾小管萎缩,间质纤维化。代谢综合征相关肾损伤通常表现为肾小球高滤过、eGFR < 60/ml/min 1.73 m^2、蛋白尿和(或)微量白蛋白尿、肾小管功能障碍和组织病理学异常等。

第三节　代谢综合征的防治原则

MS的主要防治目标是预防临床心血管疾病和2型糖尿病的发生。原则上应先启动生活方式治疗,然后是针对各种危险因素的药物治疗,改善胰岛素抵抗是治疗的关键。对可能发生胰岛素抵抗的高危人群,如有糖尿病、高血压、高脂血症的家族史及出生时低体重儿或存在宫内营养不良史者,应注意避免肥胖,尽可能预防胰岛素抵抗的发生。对已出现胰岛素抵抗的人群,应采取不同的方法消除导致或加重胰岛素抵抗的因素,同时对各种代谢紊乱进行个体化治疗。

一、生活方式干预

合理饮食、适当体力活动和体育运动、减轻体重及戒烟是防治MS的基础。

二、药物干预治疗

胰岛素抵抗的根本原因是人体内胰岛素的信号转导出现了问题,所以如果不改善胰岛素的信号转导途径,而单纯刺激胰岛素的分泌,无法从根本上治疗胰岛素抵抗。应针对各种危险因素选用相应的药物,将肥胖症、糖耐量减低和糖尿病、血脂异常、高血压等控制好。

(一) 降血糖药

1. 口服降血糖药 磺脲类可刺激胰岛 B 细胞分泌胰岛素和提高外周组织细胞对胰岛素的敏感性。第 2 代磺脲类药物中格列本脲、格列吡嗪等属长效制剂,可以增加患者用药的依从性。格列喹酮不经肾排泄,是合并轻度肾损害 MS 患者的首选药物。

双胍类药物是一种不刺激胰岛素分泌的增敏剂,能提高胰岛素与其受体的结合力并增强受体后信号转导作用,增强外周组织对胰岛素介导的葡萄糖的利用,促进细胞对葡萄糖的无氧酵解,抑制糖异生,延缓及减少小肠葡萄糖的吸收,同时还可抑制患者食欲,改善脂质代谢和具有血管保护作用,从而达到防治心血管并发症的目的。二甲双胍可改善胰岛素敏感性并降低空腹血糖和餐后血糖,在改善胰岛素抵抗的同时,还伴有降血压的作用,是目前应用最广泛的肥胖患者的一线治疗药或高胰岛素血症的 2 型糖尿病患者的首选药物。

2. 胰岛素降解抑制药 氯喹和羟氯喹能明显改善 2 型糖尿病患者的糖、脂质代谢紊乱和胰岛素敏感性,其作用机制可能与抑制患者的胰岛素酶基因表达从而降低胰岛素降解速度有关。

(二) 降压药

有学者认为对胰岛素抵抗的影响是评价降压药优劣的一项重要指标。在高血压治疗中,不能仅仅满足于将血压降至理想水平,还应充分重视药物对胰岛素水平、胰岛素抵抗的影响,要个体化选择降血压药物。

1. 血管紧张素转化酶抑制药(ACEI)及血管紧张素 II 受体拮抗药 卡托普利能增加靶器官对胰岛素的敏感性,在稳定降压的同时,能明显改善胰岛素抵抗,但其机制尚不明,可能与扩张血管、改善肝及外周组织对胰岛素的敏感性有关。ACEI 所致胰岛素敏感性的提高与三酰甘油水平的下降是平行的。氯沙坦等沙坦类药物不仅降压作用肯定,副作用少,耐受性良好,而且可以降低胰岛素水平,改善胰岛素抵抗。因此,这类药物可作为 2 型糖尿病合并高血压、冠心病、充血性心力衰竭或糖尿病肾病患者的首选药物。

2. 钙通道阻滞药 长效钙通道阻滞药不但能有效降压,还能降低餐后 2 h 血糖及血胰岛素水平,提高组织对胰岛素的敏感性,改善胰岛素抵抗,并可纠正糖、脂质代谢紊乱,阻止动脉粥样硬化。其作用机制可能通过扩张血管,增加组织的血流量,提高受体对胰岛素的敏感性,从而改善周围组织对葡萄糖的利用。

3. 肾上腺素受体阻断药 有研究显示,长期应用肾上腺素受体阻断药可改善脂质代谢,而对糖代谢却无不良影响,还可改善组织对胰岛素的敏感性。选择性 α_1 受体阻断药以哌唑嗪为代表,其优点是不干扰甚至可改善脂质代谢和糖耐量,降压效能较高,可提高机体胰岛素敏感性,改善胰岛素抵抗。小剂量 β 受体阻断药配合限制热量摄入可以减轻高胰岛素血症,但偏大剂量则可导致脂质代谢紊乱,还可加重高胰岛素血症和胰岛素抵抗。

拓展知识10-4 中国高血压防治指南(2018 年修订版)

(三) 脂质代谢调节药

1. 减少脂质合成类调血脂药 贝特类药物能增强脂蛋白脂酶的活性,加速脂蛋白的分解,并减少肝中脂蛋白的合成;促进肝摄取脂肪酸,抑制肝合成三酰甘油;抑制脂肪组织的激素敏感性酯酶,减少脂肪酸的生成。

2. 他汀类调血脂药 他汀类药物不仅可以改善脂质代谢紊乱,而且能提高胰岛素敏感性。

拓展知识10-5 中国成人血脂异常防治指南(2016 年修订版)

(四) 胰岛素增敏药

1. 非噻唑烷二酮类药物 据报道,右旋肌醇和乙酰半胱氨酸均可增加外周胰岛素敏感性。

2. 噻唑烷二酮类药物(TZD) 此类药物为过氧化物酶体增殖物激活受体 γ(PPARγ)的激动剂,可直接增加胰岛素敏感性,包括噻格列酮、罗格列酮、吡格列酮等。

（五）减重药

针对肥胖的减重药应用要慎重选择，一般需除外以下情况方能使用：①儿童。②孕妇、哺乳期妇女。③对减重药物有不良反应者。

1. 食欲抑制药　西布曲明不仅抑制去甲肾上腺素和 5- 羟色胺的再摄取，降低食欲，还可兴奋 β 受体，促进脂质和糖代谢，增加胰岛素受体的敏感性。

2. β 受体激动药　通常认为促进糖原分解的肾上腺素受体主要是 β_2 受体，β_1 受体的作用是引起脂质分解。β_3 受体存在于褐色脂肪组织，受体激动药（CL316243、CGPl2177 等）可促进褐色脂肪的产热过程。

（六）α- 葡糖苷酶抑制药

α- 葡糖苷酶抑制药可抑制 α- 葡糖苷酶活性，而 α- 葡糖苷酶可将小分子复合糖分解为单糖，主要是葡萄糖，然后被吸收。代表药物有阿卡波糖、伏格列波糖、米格列醇等。研究显示，此类药物具有改善胰岛素抵抗的作用，其机制与延缓肠道糖类的吸收、降低餐后血糖和减轻餐后高糖对胰岛 B 细胞的刺激有关，但确切机制有待于进一步研究。

（七）糖基化终产物抑制药

可抑制糖基化终产物（advanced glycation end product，AGE）合成和（或）清除 AGE 的化合物较多，目前已进入临床试验的有噻唑酮衍生物、OPB-9195、盐酸氨基胍等，盐酸氨基胍为目前公认的非酶糖基化终产物抑制药。溴化苯酰甲基噻唑为 AGE 抑制药，而阻断 AGE 受体的药物少见报道。

（八）中药治疗

调脂化瘀方、糖肾胶囊、黄芪注射液等多种中药方剂具有改善胰岛素抵抗的作用。

拓展知识10-6　中国 2 型糖尿病防治指南（2020 年版）

拓展视频10-1　人工合成结晶胰岛素

● 本 章 小 结 ●

代谢综合征是以胰岛素抵抗为共同病理生理基础，出现肥胖、高血压、糖代谢紊乱、血脂紊乱等多种代谢紊乱的症候群。遗传倾向、年龄增加、种族、妇女绝经、心肺功能低下及不良的生活方式等是 MS 发生的危险因素。目前认为，遗传与环境因素、内脏脂肪堆积、胰岛素抵抗、慢性轻度炎症是 MS 的主要发病机制，胰岛素抵抗是中心环节。MS 对机体的影响复杂多样，主要包括代谢变化和器官功能变化两大方面，其中代谢变化主要表现为高血糖、血脂异常、高尿酸血症、胰岛素抵抗、糖耐量受损或 2 型糖尿病，器官功能变化主要表现为高血压、轻度炎症、血栓形成前状态、动脉粥样硬化、睡眠呼吸暂停综合征、心脑血管事件、非酒精性脂肪性肝病和代谢综合征相关肾损伤。MS 的主要防治目标是预防心血管疾病和 2 型糖尿病的发生。原则上应先启动生活方式干预，然后是针对各种危险因素的药物治疗，改善胰岛素抵抗是治疗的关键。

（门秀丽　李传昶）

数字课程学习

⬇ 教学 PPT　　✎ 自测题

第十一章

肿 瘤

　　肿瘤(tumor)是指在各种致癌因素作用下,细胞失去对增殖、分化和死亡的正常调控,导致组织细胞的过度增殖与异常分化而形成的新生物。根据肿瘤的生物学特性及其对机体的危害性的不同,可将其分为良性和恶性肿瘤两大类。良性肿瘤(benign tumor)仅在局部生长,生长速度较慢,一般对机体的影响较小;而恶性肿瘤[malignant tumor,又称为癌症(cancer)]不仅生长速度快,还能侵犯邻近正常组织,或者经淋巴管、血管和体腔转移至身体其他部位,最后导致患者死亡。恶性肿瘤是目前导致人类死亡的主要原因之一。据统计,2020年近1 000万例(或近六分之一)死亡由癌症导致。近年来,随着分子生物学、人类基因组学及肿瘤生物信息学等领域研究的进展,人们对恶性肿瘤有了更全面的认识,在提升早发现、早诊断的同时,一些新的治疗方法和手段也开始在临床应用,使恶性肿瘤患者的生存年限得到了延长。但是,关于恶性肿瘤的病因、发病机制、侵袭和转移、预防与治疗等方面均存在许多尚未解决的问题,需要人们进一步研究和阐明。因此,攻克肿瘤仍然任重而道远。

　　📧 拓展知识11-1　肿瘤的生物学特征
　　📧 拓展图片11-1　肿瘤的十大生物学特征

第一节　肿瘤的病因

　　肿瘤的病因是指能引起肿瘤的始动因素。目前认为,肿瘤的病因主要包括外部环境因素和机体自身因素。外环境中存在多种可能的致癌因素,如化学、物理、生物性致癌因素等;机体自身因素(如遗传、免疫)、激素、精神等也影响肿瘤的发生和发展。肿瘤的发生是体内、外因素相互作用的结果。肿瘤病因学的主要内容就是研究体内、外因素在肿瘤发生发展中的作用及两者的相互作用。

一、化学性致癌因素

　　化学因素是导致肿瘤的主要因素,80%以上的人类肿瘤是由于与外界环境致癌物(绝大多数是化学致癌物)的接触引起的。化学致癌物是指能引起恶性肿瘤发生的化学物。化学致癌物的种类繁多,它们在化学结构、作用方式及作用机制等方面各不相同,但是也存在一些共同点。例如,大多数化学致癌物能够形成亲电子的衍生物而作用于细胞内的核酸和蛋白质;化学致癌物的作用具有时间和剂量效应依赖性,大剂量的致癌物可增加肿瘤的发生率,缩短其潜伏期;不同的化学致癌物共同作用的效应可能是累积的、协同的或者拮抗的;化学致癌物的作用甚至还可垂直传播,即它们造成的细胞遗传物质的改变可遗传到子代。

(一)分类

1. 有机化学致癌物　常见的有机化合物类致癌物有以下几种。

（1）烷化剂（alkylating agents）　具有活泼的烷化基团，能使烷基（甲基、乙基等）转移到核苷酸等细胞内的亲核基团上，形成 DNA 加合物，与多种肿瘤的发生有关。绝大多数环境中的致癌剂在体内代谢活化生成烷化剂，主要代表化合物为亚硝胺类（nitrosamines, NA），一些植物和真菌毒素也属于烷化剂。黄曲霉毒素（aflatoxin, AF）广泛存在于霉变食品中，尤以霉变的花生、玉米及谷类含量最多，其中黄曲霉毒素 B_1（AFB_1）的致癌作用最强，它与人类原发性肝癌的发生关系密切。

（2）芳烷化剂（aralkylating agents）　为一类转移芳香族或多环基团到核苷酸上形成加合物的化合物。多环芳烃类（polycyclic aromatic hydrocarbons, PAH）是最主要的代表化合物。PAH 是迄今已知的致癌物中数量最多、分布最广、与人关系最密切、对人体健康威胁最大的一类化学致癌物，它广泛存在于汽车废气、香烟烟雾、煤烟、焦油及熏烤食物中。

（3）芳基异羟肟胺类（arylhydroxylamines）　为一类转移芳香胺到核苷酸上形成加合物的化合物。芳香胺（aromatic amines, AA）和芳香酰胺是主要的代表化合物，广泛存在于各种着色剂及人工合成染料、杀虫剂、除草剂、塑料和橡胶中。

（4）其他　挥发性有机化合物除上述提到的外，还有危害最大的是苯和甲醛，油漆工及制鞋厂工人患癌症的比例高主要与接触这两种物质多有关。

2. 无机化学致癌物　铬、镉、砷、镍、铍等及其化合物均为人类肯定致癌物，而铅、铁、钴和钨等是可能的致癌物。这些物质可通过职业性接触、环境污染或食物摄入等途径进入人体，诱发肿瘤的发生。矿物纤维石棉可以诱发肺癌和胸膜间质瘤。由于石棉作为建筑保温和防火材料被广泛应用，因此对人体造成的危害比较大。

（二）致癌机制

1. 化学致癌物的激活　极少数的化学致癌物本身即具有亲电子活性，能够与细胞内的蛋白质和核酸的亲核位点形成共价键而致癌，称为直接致癌物（direct-acting carcinogen）；大多数的化学致癌物本身不能与大分子直接作用，需要经过某种形式的代谢活化才具有致癌活性，称为间接致癌物（indirect-acting carcinogen）或前致癌物（procarcinogen）。

2. 化学致癌物与细胞大分子的相互作用　化学致癌物主要作用于 DNA，作用的方式有：

（1）形成 DNA 加合物　化学致癌物可与细胞 DNA 结合，尤其是与 DNA 分子中鸟嘌呤的 N2、N3、N7、O6 和 O8 原子结合，形成 DNA 加合物，影响 DNA 分子中的碱基配对，引起 DNA 的点突变和移码突变等。DNA 加合物的形成是致癌过程中的关键步骤。化学致癌物引起的 DNA 损伤还可发生在磷酸骨架上（如磷酸二酯键断裂），导致染色体重排和缺失。

（2）作用于癌基因和抑癌基因　细胞中的癌基因和抑癌基因是化学致癌物的重要作用靶点。化学致癌物的作用机制是通过点突变、扩增、易位、重排或缺失引起癌基因的活化或抑癌基因的失活而导致细胞癌变。

（3）诱导表观遗传改变　化学致癌物（如镍、镉、砷等）可引起细胞 DNA 的甲基化和组蛋白的乙酰化，导致染色体结构的改变和抑癌基因的表达沉默。例如，镍的致癌性就与其导致 DNA 超甲基化和组蛋白去乙酰化关系密切。

二、物理性致癌因素

约 5% 的人类肿瘤可由物理性致癌因素引起，其中辐射（包括电离辐射和非电离辐射）是主要的物理致癌因素。

（一）分类

1. 电离辐射（ionizing radiation）　电磁辐射（如 X 射线和 γ 射线）和粒子辐射均属于电离辐射。电离辐射主要引起白血病和消化道、肺、肝、膀胱肿瘤及乳腺癌和卵巢癌等。

2. 紫外线（ultraviolet，UV）　紫外线辐射包括 3 种波长的紫外线：UV-A（波长 320～400 nm）、UV-B（波长 280～320 nm）和 UV-C（波长 200～280 nm），其中 UV-B 可被 DNA 直接吸收，引起生物学效应。流行病学研究结果表明，长期日光暴晒和紫外线照射能够引起皮肤癌，而且肿瘤的发生率与累积暴露剂量有关。

（二）致癌机制

电离辐射的致癌机制主要是对 DNA 的直接解离或导致氧自由基的形成。氧自由基可引起 DNA 加合物、DNA- 蛋白质交联及 DNA 双链断裂，使癌基因激活或者抑癌基因失活，导致细胞癌变。紫外线辐射的致癌机制是引起嘧啶二聚体，导致 DNA 损伤，这些损伤如不能及时得到修复，就会发生 DNA 复制错误而引起细胞癌变。

三、生物性致癌因素

生物性致癌因素主要指与肿瘤发生相关的病毒、真菌、寄生虫及其产物（表 11-1）。

表 11-1　生物性致癌因素与人类相关肿瘤

生物性致癌因素	人类相关肿瘤
乙型和丙型肝炎病毒（HBV 和 HCV）	肝细胞癌
人乳头瘤病毒（HPV）	宫颈癌
Epstein-Barr 病毒（EBV）	淋巴瘤和鼻咽癌
幽门螺杆菌（*H. pylori*）	胃癌
人 T 细胞白血病病毒 -1（HTLV-1）	白血病
埃及血吸虫	膀胱癌
肝吸虫	胆管癌

（一）病毒

人类肿瘤的 15% 与病毒感染有关（表 11-1）。DNA 肿瘤病毒和 RNA 肿瘤病毒感染可以直接或间接地诱导肿瘤的发生。

1. 分类

（1）DNA 肿瘤病毒

1）Epstein-Barr 病毒（EBV）：与之有关的人类肿瘤有伯基特淋巴瘤（Burkitt lymphoma，BL）、鼻咽癌、免疫缺陷患者（如 HIV 感染患者）中的 B 细胞淋巴瘤及霍奇金病（Hodgkin disease）等，其中相关性最强的为伯基特淋巴瘤和鼻咽癌。

2）乙型肝炎病毒（hepatitis B virus，HBV）：HBV 感染与人原发性肝细胞癌的发生有密切的关系。在 HBV 阴性的病例中，丙型肝炎病毒（HCV）与原发性肝细胞癌的发生也有密切的关系。

3）人乳头瘤病毒（human papilloma virus，HPV）：有 70 多个亚型，其中 HPV 16 和 HPV18 与宫颈癌密切相关，它们的 DNA 序列已在 75%～100% 宫颈癌病例的癌细胞中发现，病毒的部分 DNA 还可整合到宿主的基因组中。其他的亚型与人类异常疣、尖锐湿疣及传染性软疣等良性肿瘤相关。

（2）RNA 肿瘤病毒　人 T 细胞白血病病毒 -1、2（HTLV-1、2）、HIV、小鼠乳腺肿瘤病毒（MMTV）分别引起成人 T 细胞白血病 / 淋巴瘤（adult T cell leukemia/lymphoma，ATLL）、卡波西肉瘤、人类乳腺癌。

2. 致癌机制

（1）DNA 肿瘤病毒　癌基因可通过激活细胞癌基因、灭活抑癌基因、调节细胞信号转导等引起癌症的发生，病毒癌基因常常作用于与细胞周期调控有关的基因。目前明确的人类 DNA 肿瘤病毒癌基因有 HBV 的 X 基因（*HBx*）、HPV 的 *E6* 和 *E7* 基因、EBV 的潜伏性膜蛋白 1（latent membrane protein 1，LMP1）基因等。

（2）RNA 肿瘤病毒　携带癌基因的 RNA 肿瘤病毒通过转化作用致癌；未携带癌基因的 RNA 肿瘤病毒通过整合到宿主细胞的基因组中，激活邻近的细胞原癌基因，或者因其插入而导致抑癌基因的失活引起肿瘤的发生。而 HTLV 导致 ATLL 的机制很独特，它是通过自身的一个转录因子 Tax 激活引起 T 淋巴细胞增殖的宿主基因转录，导致细胞转化的。

（二）其他生物性致癌因素

1. 寄生虫　如埃及血吸虫感染的患者，其膀胱癌的发生率高于正常人；华支睾吸虫病患者，肝胆管细胞癌的发生率远较一般人为高。

2. 细菌　某些细菌感染亦与肿瘤的发生有关。最明确的是幽门螺杆菌（*Helicobacter pylori*，Hp）感染与人胃淋巴瘤和胃腺癌的高发有关，尤其在胃黏膜相关淋巴样组织（mucosa-associated lymphoid tissue，MALT）淋巴瘤患者中 Hp 的感染率高达 90%。Hp 的致癌机制主要包括：① Hp 感染引起胃上皮细胞增殖和凋亡失衡：Hp 可下调 P53 磷酸化和上调 BCL-2 表达，引起胃上皮细胞增殖并抑制其凋亡，促进胃癌的发生和发展。②慢性 Hp 感染可导致抑癌基因 *p53* 的累积突变，诱导胃癌的发生。③慢性 Hp 感染上调胃黏膜中环氧化酶 -2（cyclooxygenase 2，COX-2）的表达，促进胃癌的发生发展。

3. 菌群失调　微生物在人体生物学功能中发挥着重要作用，与肿瘤（胃癌、宫颈癌、肝癌）等多种疾病状态有关。近年的研究进展认为菌群失调可能参与一些肿瘤的发生。

此外，真菌感染诱导肿瘤与其产生的生物毒素有关，如黄曲霉产生的黄曲霉毒素与肝癌的发生关系密切。

e 临 床 病 例 11-1　转移性胃腺癌

四、机体自身因素

（一）遗传因素

目前研究表明，肿瘤的发生也与遗传因素有关。例如，人群中某些肿瘤具有家族聚集性的特点；暴露于环境致癌因素的个体是否发生肿瘤取决于其肿瘤易感性，有遗传缺陷的个体比正常个体在相同暴露条件下更容易发生肿瘤。

1. 家族聚集性　研究发现，一些家族几代人都连续发生某些肿瘤，如视网膜母细胞瘤（retinoblastoma，Rb）、神经母细胞瘤（neuroblastoma）和肾母细胞瘤（Wilms tumor）等，表明遗传因素确实在肿瘤的发生中起作用。

2. 遗传易感性　肿瘤遗传易感性（genetic susceptibility to cancer）指存在某种遗传变异的个体在相同条件下更容易发生肿瘤的倾向。遗传变异包括生殖细胞突变（germline mutation）或基因多态性改变（gene polymorphic variant）。控制肿瘤遗传易感性的基因称为肿瘤易感基因（tumor susceptibility gene）。大多数肿瘤易感基因是抑癌基因或 DNA 修复基因的异常基因，如视网膜母细胞瘤（Rb）是抑癌基因（*Rb* 基因）异常引起的，非息肉性结肠癌与 DNA 错配修复（mismatch repair，MMR）基因的异常有关。

（二）其他因素

与肿瘤发生有关的机体自身因素还包括免疫因素和激素因素。如先天性免疫缺陷的儿童患肿瘤的概率高出同龄的正常儿童千倍至万倍，临床上观察到肿瘤有自发消退现象，人类肿瘤移植到裸鼠（无胸腺小鼠）体内存活等。雌激素与乳腺癌、子宫内膜癌、卵巢癌、垂体肿瘤等的发生有关。

第二节　肿瘤的发生机制

肿瘤的发生机制即细胞癌变的机制。肿瘤的发生是遗传因素和环境因素之间的独立和相互作用的结果。癌症或癌变的发展有多个阶段，包括启动、促进和进展。启动阶段可能是由于接触致癌物质（砷、苯、二噁英、镍等）或其他环境风险因素引起的，这些因素会导致基因组不稳定或破坏细胞代谢。基因组不稳定可引起核苷酸功能障碍，如碱基取代、碱基丢失、核苷酸缺失、碱基对的插入或扩增，进一步诱发 DNA 断裂、染色体重排或易位,如果损伤不固定,可导致不可逆的细胞突变和持续生长。90% 的实体瘤和 50% 的造血系统癌症与染色体畸变或非整倍体有关。癌变的促进阶段涉及细胞环境的改变,有利于肿瘤细胞的发展。

一、癌基因

(一)概念

癌基因(oncogene)指存在于病毒或者细胞基因组中的在一定条件下能使正常细胞发生转化的一类核苷酸序列。癌基因分为病毒癌基因(viral oncogene, v-*onc*)和细胞癌基因(cellular oncogene, c-*onc*)。病毒癌基因又分为 DNA 病毒癌基因和 RNA 病毒癌基因。DNA 病毒癌基因在细胞基因组中不一定有同源类似物,它们主要发挥转录因子样作用,引起细胞转化。RNA 病毒癌基因是捕获细胞基因组的相关序列,并经过复杂的重排和重组,整合于病毒基因组的、具有转化作用的序列(表 11-2)。

表 11-2　癌基因与人类相关肿瘤

癌基因	染色体定位	产物的作用	相关肿瘤
c-*sis*	22q	编码 PDGF-β(生长因子)	神经胶质细胞瘤等
c-*erbB*	7q12~14	编码 EGF 类受体	乳腺癌等
c-*src*	20q13.3	编码酪氨酸蛋白激酶	造血系统恶性肿瘤
c-*ras*		具有 GTP 结合蛋白活性	
H-*ras*	11p15.2		泌尿系统肿瘤
K-*ras*	12p12.1		肺癌与结肠癌
N-*ras*	1p22		神经母细胞瘤及造血系统恶性肿瘤
c-*raf*	3p25	编码丝/苏氨酸蛋白激酶	肺癌与肾癌
c-*myc*	8q24	DNA 结合蛋白(转录因子)	人类多种肿瘤

细胞癌基因又称原癌基因(protooncogene),是人或者动物细胞中固有的正常基因,本身并没有致癌作用,其产物在细胞的增殖、分化和凋亡等过程中发挥着重要的调控作用。但在致癌因素作用下,原癌基因可被活化,形成具有致癌性的细胞转化基因,诱导正常细胞转化为肿瘤细胞。

(二)原癌基因活化的机制

原癌基因受一定因素激活后可导致其编码的蛋白质产生过多,或产生异常蛋白质,从而引起细胞的恶性转化。原癌基因活化的主要机制有:

1. 基因突变(gene mutation)　各种类型的突变(如碱基置换、缺失、插入等),可通过改变原癌基因编码蛋白的结构而激活原癌基因。

2. 染色体重排(chromosomal rearrangement)　常见于血液系统肿瘤及某些实体瘤,大多数是染色体易位。染色体易位时,原癌基因随染色体易位重排到另一基因附近,丧失原有的自身表达调控信号,而在新的启动子和增强子的驱动下过度表达。此外,染色体重排还可形成新的融合基因,如慢性粒细胞白血病(CML)患者出现的费城染色体。

3. 基因扩增(gene amplification)　指原癌基因通过某种机制在染色体上复制出多个拷贝,导致表达产物增多,使细胞生长不受控制。细胞核内染色体倍数不变,但会出现细胞核型异常,如出现均染区(homogeneously staining region, HSR)或形成双微体(double minute, DM)。

4. 基因低/去甲基化　DNA 甲基化与基因表达成反比,即甲基化程度越高,则基因表达越低;去甲基化可使基因表达增加。某些肿瘤的癌基因的甲基化程度明显降低而被激活。

(三) 癌基因产物的作用

大多数癌基因表达产物是细胞信号转导系统的组成成分,如作为细胞生长因子或细胞生长因子受体,具有蛋白激酶功能、GTP 酶功能,或作为核转录因子或转录调节蛋白,促进细胞的有丝分裂及参与细胞周期的调控等,可从多个环节扰乱细胞的正常代谢、生长和分化,促使细胞恶性转化,并逐步演变为恶性肿瘤(图 11-1)。

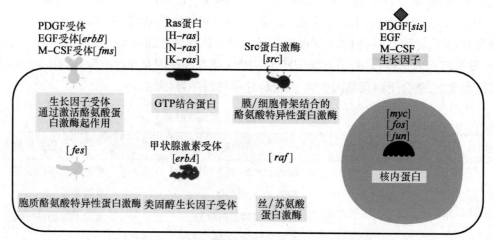

图 11-1 癌基因编码蛋白在细胞内的分布

1. 生长因子样物质 *int-2*、*hst* 和 *fgf-5* 等癌基因编码产物与成纤维细胞生长因子(fibroblast growth factor,FGF)同源,*c-sis* 癌基因编码产物与血小板源性生长因子(platelet-derived growth factor,PDGF)同源等。当癌基因激活时,编码的产物增加,它们与细胞膜上生长因子受体结合,不断刺激细胞增殖。

2. 生长因子受体 如癌基因 V-*erbB* 的产物与表皮生长因子受体(EGFR)有极高的同源性,癌基因 *rit*、*fms*、*ros*、*mas*、*met*、*trk* 分别与 SCF、CSF-1、胰岛素、血管紧张素、肝细胞生长因子(hepatocyte growth factor,HGF)、神经生长因子(nerve growth factor,NGF)受体的基因有不同程度的同源性。这些原癌基因的异常激活使受体表达增多,可以与更多的配体(生长因子)结合,或者大量表达的受体通过自身二聚化,即使在无配体的情况下,也可激活细胞内相关信号通路而促进细胞的生长。

3. 蛋白激酶 如 *src* 癌基因家族成员可编码酪氨酸激酶,*raf* 家族和蛋白激酶 C(PKC)家族可编码丝氨酸/苏氨酸激酶等。这些原癌基因活化后,它们的产物高表达,可使下游信号转导分子磷酸化,从而激活相应的信号通路而致癌。

4. GTP 酶 H-Ras、K-Ras、N-Ras 等蛋白可与 GTP 结合,具备 GTP 酶活性,转化 GTP 为 GDP,传递细胞表面的配体信号到细胞内的效应器上。当其发生突变时,可使 Ras-GTP 长期处于结合状态,对 GTP 向 GDP 的转化产生影响,连续产生细胞增殖信号,从而导致癌症的发生。

5. 转录因子 多种原癌基因(*jun* 家族、*fos* 家族、*myc* 家族、*ets* 家族、*NF-κB* 家族、*erbA*、*bcl-6*、*hox*Ⅱ、*talk-l*、*tal-2* 等)编码的蛋白产物具有转录因子功能。这些癌基因活化后,高表达的产物或与 DNA 直接结合,或形成同源/异源二聚体后再与 DNA 结合,激活细胞生长分化有关的基因表达,促进肿瘤发生。

二、抑癌基因

(一) 概念

细胞内存在一类在控制细胞增殖及分化过程中起着重要的负调节作用,并能潜在抑制肿瘤生长的基因;如果其功能失活或出现基因缺失或突变等异常,可引起细胞恶性转化,导致癌症的发生。此类基因称为抑癌基因（antioncogene）或肿瘤抑制基因（tumor suppressor gene），也称为抗癌基因。

（二）抑癌基因的失活机制

抑癌基因的致癌效应是通过抑癌基因失活（inactivation）的方式表现出来的，抑癌基因的失活机制有突变、缺失和甲基化等。

1. 点突变　这是抑癌基因失活的最常见的方式。如50%以上的人类肿瘤中都存在 $p53$ 基因的点突变。如果 $p53$ 的两个等位基因均发生突变，会引起蛋白表达缺失或失活，造成其抑癌活性的消失；而在某些肿瘤中则存在一种显性负突变（dominant negative mutation）现象，即仅有一个 $p53$ 等位基因发生突变，突变的P53蛋白呈现显性癌基因的特性，并能抑制另一个野生型 $p53$ 等位基因产物的活性，从而启动肿瘤的发生。

2. 等位基因缺失（allelic loss）　可分为纯合子丢失（loss of homozygosity）和杂合子丢失（loss of heterozygosity，LOH），是抑癌基因失活的又一种重要方式。视网膜母细胞瘤中 Rb 基因及肾细胞瘤中 $WT1$ 基因和乳腺癌中 $BRCA1$ 基因，经过两次突变后，导致两个等位基因均丢失，属于纯合性丢失。而LOH在肿瘤中则更为常见。LOH指呈杂合状态的基因位点上的一个等位基因位点的丢失，是抑癌基因的重要特点。

3. 抑癌基因产物失活　其方式包括与癌基因产物结合、与突变型抑癌基因产物结合及与DNA病毒编码的核内致癌蛋白结合。这些结合方式导致抑癌蛋白功能的失活或抑癌蛋白的降解，从而丧失其抑癌活性。如突变型P53蛋白（显性癌蛋白）与野生型P53蛋白结合，人乳头瘤病毒（HPV16和HPV18）癌基因产物E7及腺病毒癌基因产物E1A均能与Rb蛋白结合，使P53和Rb丧失抑癌功能。

4. 高甲基化　甲基化后可增加DNA键之间的连接，使DNA不易解聚，而抑制基因的启动和转录。抑癌基因高甲基化，导致抑癌基因失活而促进肿瘤的发生发展。例如，$p16$ 基因由于启动子区高甲基化而失活，可引起脑部肿瘤、乳腺癌、结肠癌、非小细胞肺癌、头颈部肿瘤等。

（三）重要的抑癌基因

1. Rb 基因　视网膜母细胞瘤（Rb）基因是第一个被克隆的抑癌基因，它通过与E2F转录因子家族成员结合，抑制细胞 G_1 期进入S期时所需基因的转录，使细胞周期阻滞于 G_1 期。Rb还可与E2F的转录激活区结合，而抑制E2F的转录激活功能；Rb-E2F二聚体与组氨酸去乙酰酶结合后，通过组氨酸的去乙酰化修饰而改变染色质的结构，抑制多种E2F下游基因的转录活化。除了作用于E2F外，Rb还与细胞内其他多种调控因子发生作用。Rb 基因的失活除了与儿童视网膜母细胞瘤有关外，还与小细胞肺癌、乳腺癌、前列腺癌、骨肉瘤、软组织肉瘤、食管癌及卵巢癌的发生均有密切关系。

2. $p53$ 基因　P53的主要作用包括在DNA损伤无法修复时促进细胞凋亡，以及作用于细胞周期的检测点而调控细胞周期。例如，P53诱导 $p21$ 基因表达，导致 G_1 期阻滞；当DNA损伤时，$p53$ 转录激活生长阻滞和DNA损伤基因45（GADD45），进而与增殖细胞核抗原（proliferation cell nuclear antigen，PCNA）结合，抑制DNA合成，阻止细胞进入S期；通过作用于细胞分裂周期（CDC）基因2和细胞周期蛋白B1（cyclin B1），达到对 G_2 期的阻滞。

📧 拓展知识 11-2　$p53$ 与肿瘤

3. $PTEN$ 基因　是目前发现的第一个具有磷酸酶活性的抑癌基因，它在多种恶性肿瘤（乳腺癌、前列腺癌、子宫内膜癌、膀胱癌、脑肿瘤、甲状腺癌和非小细胞肺癌等）的早期和进展期均存在不同程度的突变或缺失，是人类肿瘤中突变频率最高的基因之一。PTEN作为脂质磷酸酶，负性调节PI3K/AKT通路，导致细胞 G_1 期阻滞和细胞凋亡；它也可作为蛋白磷酸酯酶而抑制MAP通路。

除上述三个主要抑癌基因外，还有其他一些抑癌基因，见表11-3。

📧 临床病例 11-2　肺癌

📧 临床病例 11-3　乳腺癌

表 11-3　抑癌基因与相关肿瘤

基因	染色体定位	产物的作用	相关肿瘤
Rb 基因	13q14.1	转录因子	视网膜母细胞瘤等
p53 基因	17p13.1	转录因子	人类多种肿瘤
神经纤维瘤病基因			
NF1	17q11.2	GTP 酶活化蛋白（GAP）	神经纤维瘤
NF2	22q12	细胞膜与骨架的连接物	神经鞘瘤
肾母细胞瘤基因			
WT	11p13	转录因子	肾母细胞瘤
结肠癌相关抑癌基因			
APC	5q21	β- 联蛋白（β-catenin）结合物	结肠癌等
DCC	18q21.3	细胞黏附分子	结直肠癌等
MSH2	2p15 ~ 16	修复 DNA	非息肉型多发性结肠癌
MLH1	3p21	修复 DNA	肾癌、肺癌等
乳腺癌相关抑癌基因			
BRCA1	17q12	转录因子	乳腺癌、卵巢癌
BRCA2	13q12	转录因子	乳腺癌
细胞周期相关的抑癌基因			
CIP/WAF1（*p21* 基因）	6p21.2	P21 能与所有的 CDK 结合，使所有的周期蛋白（cyclin）失活	结肠癌、脑瘤、肺癌等
MTS1（*p16* 基因）	9p21	P16 能与游离的 CDK4 结合，使 cyclin D/CDK4 失活	人类多种肿瘤
胰腺癌缺失基因			
DPC4	18q21.1	参与 TGF-β 信号转导	胰腺癌、直肠癌、胆管癌等

三、DNA 修复基因

DNA 损伤的修复过程包括对 DNA 损伤的感受、信号的传递、损伤的修复及终止 4 个步骤，涉及许多基因的产物，它们分别作为损伤的感受器（sensor）、信号传递者（signal transducer）和执行者（effector）来完成这一过程。这些基因均称为 DNA 修复基因（DNA repair gene）。研究发现，DNA 修复基因中的许多基因也是抑癌基因，它们的缺失或功能丧失会导致肿瘤的易感性；这些修复基因的多态性使得不同个体对 DNA 损伤的修复能力不同，导致不同个体呈现出不同的肿瘤遗传易感性。

DNA 修复基因进化上高度保守，而且数量较大。现已克隆出 10 个人类 DNA 修复基因，主要有 *MMR* 基因（其产物能识别和结合新生 DNA 链中的错配碱基）、*NER* 基因（其产物的功能是核酸内切酶、DNA 解旋酶、锌指蛋白，通常将转录链中的致癌物——DNA 加合物或紫外线光合产物切除以保护蛋白质合成）。DNA 损伤修复是一个涉及许多酶和蛋白质的复杂过程，当 DNA 修复基因突变造成修复机制缺陷时，会导致肿瘤易感综合征。

着色性干皮病（xeroderma pigmentosum，XP）患者的细胞内 NER 系统缺陷，不能有效修复因 UV 辐射产生的嘧啶二聚体。XP 患者因日光照射诱发皮肤癌的风险比正常人高 1 000 倍，因此 XP 是一种皮肤癌易感的遗传综合征,而且此类患者体内其他肿瘤(如黑色素瘤、舌鳞癌等)风险也显著增高。遗传性非息肉性结肠癌(hereditary nonpolyposis colon cancer,HNPCC)患者的人 *MMR* 基因家族成员发生胚胎细胞突变,也大大增加了其他相关家族聚集性肿瘤(结肠癌、子宫内膜癌、乳腺癌及其他胃肠道肿瘤)的发病风险。

四、其他基因和酶类

(一)代谢酶基因

不同种族的人群或同一种族人群的不同个体间,代谢酶基因具有明显的多态性,其编码的代谢酶的活性也呈现明显的差异,这就导致不同个体间对某种特定化学致癌物的代谢能力的差异和肿瘤易感性的差异。因此,化学致癌物代谢酶基因也属于肿瘤易感性基因。化学致癌物的代谢酶包括细胞色素P450(cytochrome P450,CYP450)酶系、谷胱甘肽硫转移酶(glutathione S-transferase,GST)、N-乙酰转移酶(*N*-acetyltransferase,NAT)、UDP-葡糖醛酸基转移酶(UDP-glucuronyl transferase)、硫转移酶和环氧化物水解酶等。代谢酶基因的多态性与肿瘤易感性之间的研究结果非常多,但是缺乏一致性。随着研究的深入,代谢酶基因的多态性可能对预测某些肿瘤的高危人群发挥重要作用,为肿瘤的预防、诊断和治疗提供帮助。

(二)凋亡基因、抗凋亡基因

控制细胞凋亡的基因包括促进凋亡基因、抑制凋亡基因和双向调控基因三类。常见的促进凋亡基因有 *Bax*、*Bid*、*P53* 和 *AIF* 等,常见的抗凋亡基因有 *Bcl-2*、*IAP* 等。如促进凋亡基因失活、抑制凋亡基因激活,则细胞凋亡过程减弱,该"死"的细胞不死而得以继续存活,使细胞数目增加,而且这些细胞的染色体脆性增大,基因易发生突变,发生癌变的机会大大增加。

(三)端粒酶

端粒酶(telomerase)是含 RNA 的反转录酶,能够以自身 RNA 为模板合成端粒 DNA,维持染色体末端的端粒序列。端粒酶能延长缩短的端粒而增强体外细胞的增殖能力。端粒酶在正常人体组织中的活性被抑制,在肿瘤中被重新激活,维持癌细胞的分裂、增殖和生存。研究表明,约 90% 的恶性肿瘤细胞中存在端粒酶活性,可见端粒酶活性与癌症的发生密切相关。端粒酶还可影响 DNA 损伤修复相关蛋白的表达,可能在 DNA 的损伤修复中起作用,促进癌细胞的存活和增殖。

五、肿瘤发生的多阶段学说

(一)肿瘤的形成

肿瘤的发生是多因素参与的、多阶段的漫长的过程。肿瘤形成(oncogenesis)的过程分为始发突变、潜伏、促癌和演进。始发突变指在致癌物作用下细胞发生基因突变;如果没有适当的环境,突变发生后不会发展为肿瘤,此时为潜伏期;但是在促癌剂作用下,突变的细胞开始增殖,促癌因子的作用是可逆的,去除了促癌因子,其引起扩增的克隆就会消失;否则,肿瘤在生长过程中逐渐获得越来越强的侵袭力,该过程是演进性的、不可逆的。肿瘤形成往往涉及许多基因的突变,这些突变的发生与累积需要一个十到数十年的渐进的过程,因此,恶性肿瘤通常属于老年性疾病。

(二)肿瘤发生的多阶段学说的实验证据

Vogelstein 等人通过对结肠癌的分子遗传学研究,发现结肠癌的发生发展经历了正常肠黏膜上皮过度增生,早、中、晚期腺瘤,腺癌,转移 6 个阶段,涉及多种基因的改变。正常结肠上皮细胞 5 号染色体上抑癌基因 *APC* 的杂合性丢失或突变后,引起上皮细胞过度增生;增生的上皮细胞内 DNA 甲基化改变,产生早期腺瘤;12 号染色体 *Ras* 癌基因突变后向中期腺瘤转变;18 号染色体抑癌基因 *DCC* 基因缺失可致晚期腺瘤;17 号染色体抑癌基因 *p53* 基因缺失或突变,产生结肠癌;后因转移相关基因的改变,癌细胞发生转移(图 11-2)。

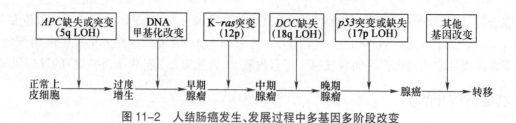

图 11-2　人结肠癌发生、发展过程中多基因多阶段改变

继结肠癌之后,在人类其他肿瘤(如小细胞肺癌、食管癌、胃癌、乳腺癌、卵巢癌等)的研究中也发现有多基因改变,不同肿瘤中基因改变的种类及方式不同。

肿瘤发生的多阶段理论使人们对细胞癌变的机制有了更深刻的认识,并且确定了细胞癌变过程中的一些重要分子靶点。这些知识对指导肿瘤的预防和治疗均有重要意义,如进行高危人群的筛查、建立恶性肿瘤诊断和预后的指标、确定分子治疗的靶点等。

六、肿瘤起源的干细胞学说

肿瘤干细胞(cancer stem cell,CSC;或 tumor stem cells,TSC)是指肿瘤组织中少数具有无限增殖潜能的细胞,能驱动肿瘤的形成和生长。肿瘤干细胞形成可能有多种来源:①正常干细胞由于基因突变发生恶性转化;②成熟体细胞经过重新编程成为多潜能肿瘤干细胞;③肿瘤微环境的变化使肿瘤细胞反分化,呈肿瘤干细胞表型;④体细胞融合细胞诱导细胞上皮 - 间充质转换(EMT),获得肿瘤干细胞表型;⑤炎症或免疫状态改变可能与肿瘤干细胞的形成有关。肿瘤起源的干细胞学说认为,在致癌物的反复作用下,正常干细胞可恶变为 CSC,CSC 除继续保留正常干细胞具有无限增殖力的特性外,还被赋予许多恶性表型,CSC 是肿瘤得以持续生存和发展的重要基础。Michael F Clarke 研究小组于 2003 年在乳腺癌中发现 $CD44^+CD24/low$ 的亚群细胞,在异种移植模型中此类细胞具有干细胞样生长特性,而对应的其他细胞未发现具有干细胞样成瘤特性。该项研究为 CSC 实验开创了先河,随后的研究在脑肿瘤中也分离出了以膜分子 CD133 为表型标志的 CSC,从肝癌组织和患者外周血样本中分离出了表面标志物为 $CD45^-$、$CD44^+$、$CD90^+$ 的肝癌 CSC,并且已有其他肿瘤(如乳腺癌和肺腺癌)的 CSC 的报道。

CSC 假说促使肿瘤治疗靶点的重新评估,CSC 表达的标志物将是更有意义的治疗靶点,CSC 模型对研制和开发新的癌症治疗药物亦具有重要意义。

七、表观遗传修饰与肿瘤的发生

表观遗传修饰与肿瘤的发生发展密切相关,除前面提到的可以通过 DNA 甲基化进行调控外,还可以通过组蛋白修饰、非编码 RNA 调控和染色质结构重构等方式对基因功能和表达水平进行调控,从而影响肿瘤的进展。目前针对表观遗传修饰的药物已经逐渐应用于恶性肿瘤的治疗,常见的药物类型包括 DNA 甲基转移酶抑制剂和组蛋白去乙酰化酶抑制剂等。

拓展知识11-3　p53 与肿瘤的关系

第三节　肿瘤侵袭与转移机制

恶性肿瘤最重要的生物学特征是侵袭(invasion)和转移(metastasis)。侵袭是指恶性肿瘤细胞侵犯与破坏周围正常组织的过程;转移是指恶性肿瘤细胞与原发部位脱离,通过静脉、淋巴或体腔等途径迁移到机体远处特定的组织或器官中继续增殖生长,并形成性质与原发肿瘤相同的继发肿瘤的全过程。肿瘤的侵袭和转移是同一过程的不同阶段,侵袭是转移的前奏,而转移则是侵袭的延续及结果。

一、肿瘤转移的多步骤过程

肿瘤细胞侵袭和转移是多因素和多基因参与、多步骤的较漫长的发展过程,是肿瘤细胞与宿主细胞及细胞外基质等相互作用的结果,而肿瘤细胞本身的生物学特性是启动侵袭、转移的主要因素。肿瘤细胞侵袭和转移的步骤如下(图 11-3)。

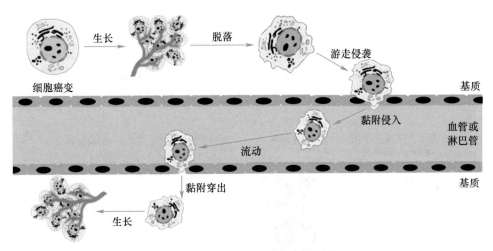

图 11-3 肿瘤细胞侵袭和转移过程

1. 新生血管生成 原发恶性肿瘤细胞不断分裂增殖,当肿瘤体积超过 2 mm³ 时即有新生血管生成,此时肿瘤细胞合成和分泌多种促血管生成物质(如 VEGF、FGF、HGF 等),在肿瘤组织内建立毛细血管网,为肿瘤进一步侵袭、转移打下基础。

2. 肿瘤细胞从原位脱离 肿瘤细胞表面电荷密度增大,使肿瘤细胞间相互排斥力增大;肿瘤细胞内钙含量降低及肿瘤细胞间连接结构(如桥粒和缝隙连接)数量减少,黏附力降低;肿瘤细胞表面的黏附分子(如整合素 $\alpha_5\beta_1$、E- 钙黏着蛋白等)表达减少;一些肿瘤细胞运动性或游走性增加,肿瘤细胞从原位分离脱落。

3. 肿瘤细胞向周围组织侵袭 肿瘤细胞产生多种水解酶,如基质金属蛋白酶(MMP)、纤溶酶原激活物(PA)、纤溶酶和组织蛋白酶等,降解细胞外基质;刺激肿瘤细胞的运动因子[细胞自分泌运动因子(AMF)、HGF 等]增加,肿瘤细胞进行伪足样运动,以及趋化因子层粘连蛋白(laminin, LN)、IL-8 等亦增加,均能促进肿瘤细胞向四周游走而发生侵袭。

4. 肿瘤细胞侵入血管或淋巴管 肿瘤细胞在黏附分子(如整合素 $\alpha_2\beta_1$)介导下与胶原蛋白、LN 等配体相互作用,与细胞外基质及血管基膜发生黏附,并释放蛋白水解酶降解细胞外基质和基膜;肿瘤细胞与血管内皮细胞发生黏附,引起内皮细胞收缩和损伤,肿瘤细胞通过本身运动穿过内皮细胞而进入血管或淋巴管。

5. 肿瘤细胞在血中滞留 进入血液循环的多数肿瘤细胞将被杀死,只有极少数活力高、逃避机体免疫攻击、具有高转移能力的肿瘤细胞存活下来。存活的肿瘤细胞通过自身黏附或与血管内皮细胞和血小板黏附,形成肿瘤细胞血小板聚集体,稳定肿瘤细胞在血管内的停留,刺激肿瘤细胞增生,同时引起内皮细胞收缩,使肿瘤细胞易于迁移至血管外。

6. 肿瘤细胞与远处器官血管内皮细胞黏附和穿出管壁 肿瘤细胞转移的器官特异性与不同器官内皮细胞上所表达的黏附分子不同有关,如 VCAM-1 在肺血管内皮细胞上表达非常丰富,所以表达整合素 $\alpha_4\beta_1$ 的皮肤黑色素瘤和一些淋巴瘤易转移至肺;E 选择素主要分布在肝,因此表达 Sle^x 寡糖的胃癌、结肠癌等易转移到肝。转移性肿瘤细胞在远处器官穿出血管壁、进入基质并在其中运动的机制与肿瘤细胞侵入血管过程相似。

7. 肿瘤转移灶的形成和生长　转移肿瘤细胞侵入继发器官基质,与继发器官细胞接触,通过自分泌、旁分泌或内分泌作用,使转移瘤灶的肿瘤细胞增殖,当转移瘤灶体积超过 2 mm³ 时同样也有新生血管生成,转移灶肿瘤细胞继续生长后也可通过脱落、侵袭、进入循环系统又形成新的转移瘤灶,如此反复发生,远处转移灶数目逐渐增多。

二、细胞分子机制

(一)细胞黏附分子的改变

细胞黏附分子(cell adhesion molecule,CAM)是由细胞合成并定位于细胞表面、促进细胞间及细胞与细胞外基质(extracellular matrix,ECM)选择性黏附的一类蛋白质分子。大多数 CAM 属于跨膜糖蛋白家族,根据其结构特点可分为 5 类(图 11-4)。CAM 及其介导的黏附行为在肿瘤转移过程中发生改变。

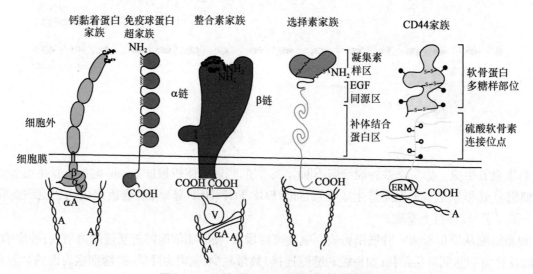

图 11-4　细胞黏附分子家族的结构示意图
α:α 连环蛋白;β:β 连环蛋白;γ:γ 连环蛋白;V:黏附斑蛋白;T:踝蛋白;αA:α- 辅肌蛋白;
ERM:埃兹蛋白 – 根蛋白 – 膜突蛋白;A:肌动蛋白

1. 整合素(integrin)　由 α 和 β 亚基以共价键结合形成异源二聚体,其配体包括多种 ECM 成分,如 I 型和 IV 型胶原、层粘连蛋白(LN)、纤维连接蛋白(fibronectin,FN)等。整合素主要通过识别"精 – 甘 – 天冬氨酸"(GRD)三肽序列与配体特异性结合,通过细胞骨架蛋白或细胞内蛋白激酶 C(PKC)、黏附斑激酶(focal adhesion kinase,FAK)等传递信号,介导细胞间和细胞与 ECM 之间的黏附反应,影响细胞运动。整合素的表达水平或功能异常的变化均可导致细胞黏附行为的改变,其变化随肿瘤侵袭和转移的不同阶段而不同,它与肿瘤的侵袭和转移过程密切相关。

2. 钙黏着蛋白(cadherin)　是一类钙依赖性黏附分子,介导细胞与细胞间的相互黏附。目前已经发现 30 余种钙黏着蛋白,根据其组织分布可分为 E、P、N 三种,其中 E- 钙黏着蛋白对肿瘤转移具有较重要的作用,它通过促进肿瘤细胞间的相互识别及黏附而抑制肿瘤的转移,因此在很多肿瘤组织中呈低表达。随着肿瘤分化程度的降低,E- 钙黏着蛋白的表达强度下降,这是多种上皮源性恶性肿瘤(如乳腺癌、头颈部鳞癌、妇科肿瘤等)发生淋巴结转移的重要原因之一。

3. 免疫球蛋白超家族(Ig-superfamily,Ig-SF)　是一类分子结构中含有免疫球蛋白(Ig)样折叠结构域的同源分子,多数介导钙非依赖性同种和异种细胞间的黏附反应。这类分子中的部分成员(如 ICAM-1、VCAM-1 等)通过与整合素互为配体或受体的方式,与多种类型的恶性肿瘤的转移有关。

4. 选择素（selectin） 是一类以唾液酸化的路易斯寡糖（sialylated Lewis oligosaccharide）或类似结构的分子为识别配体、钙依赖性的黏附分子，主要介导白细胞与血管内皮细胞之间的识别与黏附。根据最初发现的细胞类型的不同（内皮细胞、白细胞和血小板），选择素主要分为 E、L、P 三种。它们均具有一个独特的凝集素样的细胞外结构，识别相应的寡糖基团，而肿瘤细胞表面存在寡糖基团的过度表达，它们与特异的选择素结合后，介导肿瘤细胞与白细胞、血小板及血管内皮细胞间的黏附。

5. CD44 是一类分布极为广泛的高度异质性的跨膜单链糖蛋白，在血细胞、内皮细胞、上皮细胞、软骨细胞、成纤维细胞、多种肿瘤细胞及经抗原刺激的巨噬细胞和 T、B 淋巴细胞上表达。CD44 是多种细胞外基质成分（透明质酸、硫酸软骨素、FN 和胶原等）的受体，主要参与细胞间以及细胞和基质之间的特异性黏附过程。CD44 与肿瘤的转移具有显著相关性，它可促进肿瘤细胞与血管内皮细胞及 ECM 的黏附，在肿瘤的发展和转移中起着重要作用。CD44 还是目前常用的干细胞表面标志物。

（二）细胞外基质的降解

细胞外基质（ECM）主要由胶原（collagens）、非胶原糖蛋白（noncollagenous glucoprotein）、糖胺聚糖（glycosaminoglycan，GAG）、蛋白聚糖（proteoglycan）及弹性蛋白（elastin）等大分子组成，共同构成阻碍细胞移动的天然屏障。一些蛋白酶能水解 ECM，肿瘤细胞发生转移时可产生或诱导其他效应细胞（成纤维细胞、巨噬细胞等）分泌多种蛋白水解酶降解 ECM，而形成局部溶解区，使阻碍细胞移动的天然屏障削弱，构成肿瘤细胞的转运通道，直接导致肿瘤转移的启动。各种蛋白水解酶的表达水平与肿瘤的转移潜能呈正相关。

1. 基质金属蛋白酶（matrix metalloproteinase，MMP） 是一类依赖于锌等金属离子的、具有高度同源性的蛋白水解酶，金属蛋白酶组织抑制剂（TIMP）可特异性地抑制其活性。根据被降解底物的不同，可将 MMP 分为四大类（表 11-4）。不同肿瘤中 MMP 的分布不同，如 MMP-1、MMP-2 和 MMP-3 主要在食管癌和胰腺癌中表达，而 MMP-9 在胃癌、肠癌等多种恶性肿瘤中均高表达。

表 11-4 基质金属蛋白酶的分类

MMP	种类	效应
胶原酶	MMP-1 MMP-8 MMP-13	主要水解 Ⅰ、Ⅱ、Ⅲ、Ⅶ、Ⅹ型胶原和蛋白聚糖
明胶酶（Ⅳ型胶原酶）	MMP-2 MMP-9	主要水解Ⅳ、Ⅴ、Ⅷ、Ⅹ型胶原和弹性纤维
基质溶解酶（SL）	SL-1（MMP-3） SL-2（MMP-10） SL-3（MMP-11）	主要作用于 LN、FN、弹力纤维、胶原和 MMP 自身的激活
膜类基质金属蛋白（MT-MMP）		主要作用于胶原和 MMP-2

2. 纤溶酶及纤溶酶原激活物 纤溶酶（plasmin）由纤溶酶原转变而来，纤溶酶原激活物（plasminogen activator，PA）催化这种转变。纤溶酶除引起血凝块溶解外，还可降解 ECM 中的纤维连接蛋白、层粘连蛋白及蛋白聚糖等，但不能降解胶原和弹力蛋白。PA 有组织型（t-PA）和尿激酶型（u-PA）两种类型。t-PA 促使肿瘤细胞降解 ECM，肿瘤组织匀浆中的 t-PA 水平可作为判断预后的指标之一；肿瘤组织邻近的内皮细胞、成纤维细胞等释放的 u-PA 与肿瘤细胞膜表面的 u-PA 受体（uPA-R）相结合，参与细胞分化、细胞迁移、血管形成、ECM 降解和组织重建等过程，促进肿瘤转移。u-PA 还可促进细胞的黏附、迁移及整合素信号的传递等，因此在肿瘤转移中发挥更为重要的作用。

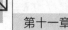

(三) 细胞运动因子

肿瘤细胞的运动能力在侵袭、转移中也起重要作用,尤其是出入循环系统的过程,肿瘤细胞和宿主细胞分泌的生长因子及其受体、ECM 成分等许多因子可以影响肿瘤细胞运动的能力。1986 年,Liotta 等发现人黑色素瘤细胞能产生一种刺激自身运动的因子,称为自分泌运动因子(autocrine motility factor,AMF)。肿瘤细胞除能自行分泌促进生长和运动的因子外,还能刺激宿主细胞分泌趋化因子,促进肿瘤细胞的移动。趋化因子及其受体在肿瘤转移过程中也起重要的作用。

(四) 蛋白激酶系统

1. Rho(ras homologus oncogene)GTP 酶 是一类重要的信号转导分子,是许多膜表面受体(如 G 蛋白偶联受体、酪氨酸激酶受体、细胞因子受体和黏附分子受体)的下游效应蛋白,它具有 GTP 酶活性,在 GTP 结合的活化状态和 GDP 结合的非活化状态之间快速转换,在细胞信号转导过程中发挥"分子开关"的作用,将细胞外信号传至细胞内。某些特定条件下,Rho GTP 酶激活 Rho 相关的激酶(Rho-associated kinase,ROCK)后,激活 MLC 激酶,导致 MLC 磷酸化,影响细胞骨架重塑,促进肿瘤细胞伪足、黏着斑和黏附形成及后缘回缩,从而实现肿瘤细胞向外周转移。

2. 黏着斑激酶(focal adhesion kinase,FAK) 是非受体蛋白酪氨酸激酶,在细胞间及细胞与基质黏附中起关键作用,并且与胚胎发育、细胞生存、增殖、周期调控、凋亡、迁移、侵袭和转移及血管新生等密切相关。FAK 过表达在卵巢癌细胞的浸润和转移过程中起重要作用。卵巢癌分化级别越低、分期越晚、阳性淋巴结数量越多、存在远处转移病灶及整体生存时间越短的,FAK 的过表达越明显。

三、血管新生

肿瘤内血管新生不仅是原发肿瘤生长所必需的,也是肿瘤细胞向远处转移的必备条件之一。肿瘤的生长存在两个阶段,即无血管期和血管新生期。无血管期中,肿瘤细胞通过弥散作用获取氧及营养物质,并运走代谢产物,此时实体瘤的生长直径不超过 2 mm,肿瘤没有转移能力;当肿瘤生长直径达到 2 mm 时,就必须有新生血管形成,由新生血管为肿瘤细胞提供足够的氧及营养物质。

肿瘤细胞本身及宿主细胞分泌的血管新生因子和血管新生抑制因子共同调节肿瘤的血管新生,两者量的比例变化与肿瘤的转移、肿瘤组织血管新生的程度密切相关。血管新生因子在肿瘤血管的形成中起关键作用,研究较多的有血管内皮生长因子(VEGF)、组织因子(TF)、成纤维细胞生长因子(FGF)、MMP、肿瘤坏死因子(TNF)等;内源性的血管新生抑制因子有血管抑素(angiostatin)、内皮抑素(endostatin)、干扰素 α、血小板应答蛋白、肌钙蛋白 I(troponin I)、血小板因子 4 等。外源性抗血管新生制剂可以抑制肿瘤的血管新生,达到治疗肿瘤的目的。

四、循环肿瘤细胞种植与转移形成

循环肿瘤细胞(circulating tumor cell,CTC)是指原发肿瘤或转移灶脱落后释放入外周血中随血液循环的肿瘤细胞。CTC 从肿瘤组织中脱落与肿瘤上皮 - 间质转化(epithelial-mesenchymal transition,EMT)有关。肿瘤细胞在 EMT 过程中,下调表达上皮标志物(如上皮细胞黏附分子、细胞角蛋白和 E- 钙黏着蛋白),上调表达间质标志物(如波形蛋白、N- 钙黏着蛋白等),从而获得某些干细胞特征并增强自身侵袭力。CTC 进入外周毛细血管的机制复杂,肿瘤自身分泌细胞因子在调控其血管内渗特别是形成侵袭性伪足方面发挥重要作用。肿瘤微环境及肿瘤血管生成亦有助于 CTC 的产生。转化生长因子 β(transforming growth factor-beta,TGF-β)可通过诱导肿瘤细胞 EMT 使肿瘤细胞渗入血管内,而阻断 TGF-β 可抑制肿瘤细胞的存活、迁移和转移。另外,TGF-β 还可激活激酶 TAK1,调控血管内皮细胞坏死凋亡,从而帮助肿瘤细胞进入血管。而脱离原发灶入血的 CTC 面临着血流剪应力、失巢凋亡、免疫细胞识别杀伤等三重考验,绝大多数在短期内死亡(如乳腺癌 CTC 半衰期只有 1 ~ 2.4 h),只有极少数(约 0.01%)能转移到血液、淋巴或远处器官,而这些少量的 CTC 很难被检测到,所以也称为肿瘤的"微转移"。因此在外周血中检测到 CTC,则提示可能存在肿瘤的微转移。CTC 的存在正是实体恶性肿瘤远处转移和侵袭的根源。

🄔 **拓展知识**11-4　肿瘤侵袭与转移

🄔 **拓展图片**11-2　中性粒细胞与循环肿瘤细胞促进肿瘤侵袭转移

第四节　肿瘤对机体的影响

一、局部影响

局部肿瘤的压迫、侵袭可造成局部压迫和阻塞症状,引起局部器官的结构破坏和功能障碍,并可伴有出血、感染、疼痛等症状。

二、全身影响

1. 疼痛　肿瘤患者中 70% 左右伴有不同程度的疼痛。肿瘤疼痛的产生是由于肿瘤压迫、侵袭神经及肿瘤治疗(术后、化学治疗、放射治疗)引起的溃疡或纤维化所致。

2. 发热　大多数肿瘤患者伴有发热,肿瘤细胞分泌 TNF 是引起发热的机制。TNF 属内源性致热原,可引起机体发热;肿瘤患者免疫功能下降,可并发各种感染,刺激体内产内源性致热原细胞产生内源性致热原,引起机体发热。

3. 贫血　肿瘤患者发生贫血的机制主要是由于大多数(约 67%)肿瘤患者厌食,造成营养不良,红细胞生成减少;肿瘤患者常伴有消化道癌性溃疡和出血,使大量红细胞丢失;另外,化学治疗导致骨髓造血功能抑制或骨髓造血组织被肿瘤细胞(如白血病细胞)取代,造成红细胞、白细胞及血小板生成减少。

4. 异位激素综合征　某些恶性肿瘤(如小细胞肺癌、胃癌、肝癌、结肠癌、纤维肉瘤、平滑肌肉瘤、横纹肌肉瘤等)属于非内分泌性肿瘤(称为异位内分泌肿瘤),但它们能产生和分泌激素或激素类物质,如 ACTH、PTH、ADH、胰岛素、促甲状腺激素和生长激素等,引起内分泌功能紊乱而出现相应临床症状,称为异位激素综合征。其产生机制可能与肿瘤细胞内基因异常表达有关。如小细胞肺癌可产生 ACTH,引起类似库欣综合征。

5. 恶病质(cachexia)　是指机体严重消瘦、无力、贫血等全身衰竭状态,主要是因厌食、出血、感染、发热、疼痛、机体代谢紊乱、肿瘤细胞增殖消耗大量营养物质及患者巨大心理压力与精神创伤所致。绝大多数晚期肿瘤患者有恶病质,是导致死亡的常见原因。

第五节　肿瘤的防治原则

一、预防

目前确诊的恶性肿瘤患者仍以中、晚期居多,且 5 年生存率低,大多数患者都难以治愈,因此肿瘤的发生重在预防。研究发现,80% 以上的肿瘤是由吸烟、不良饮食习惯、环境污染、药物、辐射和感染等环境因素(外因)引起的,表明肿瘤具有潜在的可预防性。肿瘤的预防涵盖的范围非常广泛,WHO 将其划分为三级:

1. 肿瘤的一级预防　又称病因学预防。肿瘤的发生是环境因素与机体长期作用的结果,针对消除这些致癌因素所采取的措施均属于一级预防。对于一些已知的致癌因素,如环境污染(粉尘、灰尘及重金属污染等)和职业致癌因素(石棉、橡胶、制革及氯气等),可由政府部门用立法手段进行严格控制或消除这些已知的致癌因素。感染因素[如人乳头瘤病毒(HPV)与宫颈癌的发生、乙型肝炎病毒(HBV)和丙型肝炎病毒(HCV)与肝癌的发生、幽门螺杆菌(Hp)感染与胃癌的发生等]可能是最容易达到预防肿瘤目的的作用靶点,切断感染传播途径、接种疫苗(如 HBV 疫苗、HPV 疫苗等)或根治感染(如抗 Hp 三联疗法等)等方式是预防这些感染因素相关肿瘤的有效途径。HPV 疫苗是全球首个把癌症作为适应证列入说明书的疫苗。目前全球上市的 HPV 疫苗有二价、四价、九价三种,"价"代表了疫苗可预防的病毒种类。针对 HPV16 和 18 型的二价疫苗主要预防由 HPV16 和 18 型引起的宫颈癌及癌前病变,适用于 9~25 岁的女性。针对 HPV6、11、16、18 型的四价疫苗可用来预防由 HPV16 和 18 型引起的宫颈癌及癌前病变和 HPV6 和 11 型引起的生殖器疣,适用于 20~45 岁女性。针对 HPV6、11、16、18、31、33、45、52、58 九种亚型的九价疫苗,适用于 16~26 岁的女性,用于预防 HPV 引起的宫颈癌、外阴癌、阴道癌、肛门癌、生殖器疣、持续感染、癌前病变或不典型病变。研究数据显示,九价疫苗能预防 90% 的宫颈癌。

HBV 疫苗都采用重组 DNA 技术,疫苗连续接种 3 剂对于预防 HBV 的传播及继而发展的 HBV 相关的肝癌有很高的免疫源性和有效性。另外,人们正在尝试应用抗 Hp 三联疗法(如奥美拉唑、阿莫西林和克拉霉素组成的三联疗法)根治 Hp 感染来进行胃癌的预防,临床试验结果提示,根除 Hp 可能对预防胃癌有保护作用。此外,改变不良的生活方式和行为干预在肿瘤预防中也具有重要的作用,如禁烟、适量运动、合理营养及饮食等都是非常重要的防癌措施。

2. 肿瘤的二级预防 又称发病学预防,即针对特定高风险人群筛检癌前病变或早期肿瘤诊断,抓住肿瘤治疗的最佳时期,使肿瘤患者得到及时治疗而康复痊愈。二级预防的重要意义在于早期发现、早期诊断和早期治疗,以提高治愈率和生存率。筛查是早期发现肿瘤、提高治愈率和降低病死率的重要手段,目前常见的筛查包括:HPV 感染的检测及宫颈脱落细胞涂片检查筛检宫颈癌,乳腺自检、X 线钼靶摄片和乳腺超声检查筛检乳腺癌,血清甲胎蛋白(AFP)和超声检查筛检肝癌,颈部淋巴结触诊、血清 EB 病毒抗体检测、间接鼻咽镜检查等筛检鼻咽癌,大便隐血、肠道代谢组学检查、直肠指检、结肠镜检查筛检结直肠癌,血清前列腺特异性抗原检测前列腺癌等。我国通过在宫颈癌高发区进行人群二级预防,在全国开展大规模的妇女宫颈癌普查及提高诊治水平,使宫颈癌标化死亡率在近三十年来下降了 83%。这一工作的成功开展说明预防是控制癌症最有效和经济的手段。

3. 肿瘤的三级预防 也称康复预防,主要通过临床治疗,定期复查随诊,防治转移,监测新的病灶,同时对患者进行止痛、康复或姑息治疗以减轻患者痛苦、提高生活质量和延长生命的措施。

此外,为了控制可能引起肿瘤的不利因素,肿瘤预防范畴还应该包括危险因素评估、肿瘤发病登记、人群监测、相关法律法规的制定以及由政府主导的国民健康工程和涉及社会、生产、生活、教育导向、卫生资源等众多癌症控制相关的内容。

二、早期诊断

肿瘤的早期诊断是肿瘤防治的重要内容之一。肿瘤的诊断是一个多学科的综合分析过程,包括临床诊断、影像学和内镜诊断、实验室诊断、病理学诊断及肿瘤分期诊断等。其中,肿瘤的实验室和病理学诊断是肿瘤诊断的重要依据,可靠性、特异性和敏感性高的肿瘤标志物是肿瘤早期诊断的基础。

肿瘤标志物(tumor marker)是指肿瘤本身产生或肿瘤与宿主机体相互作用产生的,在体液、组织或细胞内标志着肿瘤存在及相关生物学特性的物质。理想的肿瘤标志物需具备敏感性高,组织器官特异性强,与病情严重程度、肿瘤大小或分期有关,易于检测,且还能用于评价肿瘤治疗效果、预测复发风险和预后等条件,但令人遗憾的是迄今还未发现完全符合理想条件的肿瘤标志物。

(一)常见的肿瘤标志物

目前研究最多、最详细、在制订治疗方案中被认为最有价值的肿瘤标志物有:癌胚抗原(carcinoembryonic antigen,CEA)、甲胎蛋白(alpha-fetoprotein,AFP)、人绒毛膜促性腺激素(human chorionic gonadotropin,hCG)、雌激素受体(estrogen receptor,ER)和孕激素受体(progesterone receptor,PR)等(表 11-5)。

表 11-5 部分肿瘤标志物与其主要应用范围

肿瘤标志物	主要应用范围
甲胎蛋白（AFP）	肝癌和生殖细胞癌等
癌胚抗原（CEA）	结直肠癌等
癌抗原 125（CA125）	卵巢癌
癌抗原 19-9（CA19-9）	胰腺癌
癌抗原 15-3（CA15-3）	乳腺癌
糖类抗原 242	胰腺癌、结直肠癌
癌抗原 724（CA724）	胃癌
鳞状细胞癌抗原（SCCA）	鳞状细胞癌（食管癌、肺癌、膀胱癌等）
人绒毛膜促性腺激素（HCG）	葡萄胎、绒毛膜癌、睾丸癌、卵巢癌等
雌激素受体（ER）	乳腺癌内分泌治疗的疗效评估和预后判断
孕激素受体（PR）	乳腺癌内分泌治疗的疗效评估和预后判断
降钙素	甲状腺髓样癌等

（二）DNA 和 RNA 作为肿瘤标志物

1. 血清 / 血浆中的 DNA　恶性肿瘤患者血清 / 血浆中 DNA 的含量明显高于正常人，这些 DNA 可能是增殖旺盛的肿瘤细胞释放入循环系统，也可能是随血液转移的肿瘤细胞裂解释放，或者是凋亡或坏死的肿瘤细胞产生而释放的。与病毒相关的肿瘤可以病毒 DNA 作为标志物，如鼻咽癌可以检测患者血清中的 EB 病毒 DNA。线粒体 DNA 作为肿瘤标志物也受到了关注，但其临床应用还需深入探讨。

2. 循环 RNA（circulating RNA）　是存在于血液（包括血浆和血清）、滑膜液等体液中的一种无细胞状态的胞外 RNA，可以作为肿瘤标志物用于肿瘤的早期诊断。近年来研究发现，循环微 RNA（miRNA）具有很强的细胞、组织或肿瘤特异性，在血清、血浆中的稳定性又非常好，是未来很有应用潜力的肿瘤标志物之一。

三、治疗

良性肿瘤和临界性肿瘤以手术彻底切除为主，恶性肿瘤的治疗应根据肿瘤性质、病期和全身状况等制订综合治疗方案。恶性肿瘤的常规治疗主要包括手术切除、化学治疗和放射治疗三种方式。此外，正在发展的肿瘤治疗方式还有生物治疗、分子靶向治疗、免疫治疗和个体化治疗等。

（一）肿瘤的常规治疗方法

恶性肿瘤治疗最理想的效果是清除体内所有的肿瘤细胞；如果不能完全清除，也要将肿瘤细胞数减少到最低程度，以达到较好的治疗效果；如果肿瘤的细胞数不能降低到足够少，肿瘤还会在未来某个阶段复发，复发的时间与残留的恶性肿瘤细胞的数量及肿瘤细胞再生的速度有关。

1. 外科手术治疗　是实体瘤最常用的治疗手段，可用于肿瘤诊断和治疗的各个阶段，包括预防、诊断、根治性手术、姑息性手术、重建或康复性手术等。手术切除是良性肿瘤最有效和效果最好的治疗方法，可以完全清除肿瘤组织而治愈。对于恶性实体瘤，如果已经确定恶性肿瘤的所有组织位点，且可以被完全切除，患者体内没有任何可检测到的微转移灶，则手术切除可能是唯一的治疗手段。手术治疗的成功率与一些因素有关，如肿瘤的诊断越早，癌症扩散和转移的概率越小，则手术的成功率越高；通常除了必须将切除的肿瘤组织送病理检查以确定肿瘤的病理性质以外，手术时也要考虑切除部分邻近的健康组织和附近的淋巴结进行病理检查以确定邻近是否还存在恶性细胞及肿瘤是否有转移情况，这对预测肿瘤患者的预后非常重要。

2. 化学治疗　简称化疗,是多种肿瘤的常规治疗方法之一,也是血液系统肿瘤最常用的治疗手段。临床上使用的化疗药物的种类很多,可分为:①细胞毒性药物:此类药物主要杀伤增殖的肿瘤细胞,包括烷化剂(如氮芥类、乙烯亚胺类、亚硝脲类等)和其他非烷基化的细胞毒性药物(如铂类抗肿瘤药等)。②抗代谢药(antimetabolite):此类药物可剥夺细胞增殖时 DNA 合成或其他生化过程中所必需的关键代谢成分,使肿瘤细胞缺乏必需的"营养"而导致生长停滞。如叶酸类似物及核苷酸类似物(如氟尿嘧啶等)属于此类药物。③抗血管生成药:这类药物主要通过抑制肿瘤组织中上调的血管新生过程而发挥抑瘤作用。④分化诱导剂:主要作用是诱导恶性肿瘤细胞的分化而起作用。分化诱导剂全反式维 A 酸(all-trans retinoic acid, ATRA)是此类药物应用的代表。维 A 酸可诱导急性早幼粒细胞白血病(acute promyelocytic leukemia, APL)细胞分化成熟,降低其生长增殖而发挥治疗效果。然而,目前临床上使用的抗肿瘤药均存在着特异性不够强,毒副作用较大,且程度不同地产生耐药性尤其是多药耐药性等问题。因此,寻找临床治疗效果好且毒副作用小的新型药物十分迫切。

3. 放射治疗　简称放疗,也是恶性肿瘤的常规治疗手段之一,可用于大多数肿瘤的治疗。放疗的主要作用机制是通过射线的细胞毒性作用产生大量的氧自由基而引起肿瘤细胞的凋亡和坏死。不同组织类型的肿瘤及处于不同生长周期的细胞对射线的敏感性不同。射线对生长旺盛的细胞的毒性最强,G_2/M 期细胞比 G_1 或 S 期细胞更敏感。但由于放疗也杀伤分裂旺盛的正常细胞(如造血细胞、消化道上皮及发囊等),容易造成严重的副作用。所以临床上常使用"最大耐受剂量"(maximum tolerated dose, MTD)进行治疗,MTD 是指在大多数患者剂量限定组织中不产生危及生命的、不可逆毒性的剂量。

射频消融术(radiofrequency ablation, RFA)和冷冻疗法(cryotherapy)是近年来放射肿瘤学领域的新的治疗技术,主要是通过温度的极端变化摧毁肿瘤组织。RFA 是在肿瘤的治疗区域内植入特制的针头,通过释放微波而产生热,杀伤肿瘤细胞;冷冻疗法也是将特制的金属针插入恶性肿瘤组织中央,然后通过超速降温而起到组织冷冻的效果,由于水凝结为冰时体积膨胀,使得探针周围一定距离内的肿瘤细胞被杀伤。与手术切除相比,这些治疗手段对机体的损伤显著下降。

(二) 肿瘤生物治疗

肿瘤生物治疗(cancer biotherapy)是指通过调动宿主的天然防御机制或应用生物学物质或生物制剂等刺激机体自身的抗肿瘤生物学反应,从而达到杀伤肿瘤细胞、抑制或消除肿瘤生长的治疗方法。目前肿瘤生物治疗方法发展迅速,主要包括肿瘤疫苗、肿瘤免疫治疗、肿瘤基因治疗、干细胞治疗等,被誉为继手术、化疗和放疗后的第四种手段,在肿瘤治疗中发挥着日益重要的作用。如对于某些难治性或复发性白血病患者,或初治急性白血病,预计非移植难以长期存活患者,可采用骨髓移植即造血干细胞移植达到根治疾病的目的,该方法是通过静脉输注造血干、祖细胞,重建患者正常造血与免疫系统,从而治疗疾病的一种治疗方法。肿瘤免疫治疗目前有免疫检查点抑制剂(immune checkpoint inhibitor)、疫苗和嵌合抗原受体 T 细胞治疗(chimeric antigen receptor-T cell therapy, CAR-T cell therapy)等,它们在停止或缩小肿瘤及延长肿瘤患者的寿命等方面取得了较大成功。

(三) 肿瘤分子靶向治疗

肿瘤分子靶向治疗(molecular targeted therapy)是指在肿瘤分子生物学的基础上,利用肿瘤组织或细胞所具有的特异性(或相对特异的)结构分子作为靶点,使用能与这些靶分子特异结合的某些小分子化合物、多肽、单克隆抗体等作为药物达到直接治疗或导向治疗目的的一类治疗方法。由于这些小分子药物能特异地作用于肿瘤相关分子,而这些分子在正常细胞不表达或表达量很低,故与传统的细胞毒性药物相比,分子靶向治疗的优势就是特异性强,不良反应弱,安全性和耐受性好,所以分子靶向药物是当前抗肿瘤药物研发的趋势。下面简要介绍几种目前临床上常用的肿瘤分子靶向药物的作用机制及其适应证。

1. 单抗类分子靶向药物

(1) 曲妥珠单抗(trastuzumab)　是一种重组的人源化 HER-2 单克隆抗体,它可阻断 HER-2 介导的

PI3K 及 MAPK 信号转导通路,促使细胞周期阻滞及细胞凋亡,还可抑制肿瘤血管生成及通过 ADDC 作用引起细胞裂解等。它可与化疗药物合用或单药治疗 *HER-2* 过度表达的转移性乳腺癌,也可与化疗联合应用于 *HER-2* 过度表达的乳腺癌的术后辅助治疗和术前新辅助治疗;它还可与顺铂或氟尿嘧啶联合治疗 *HER-2* 过度表达的晚期胃癌或胃食管结合部腺癌。

(2) 西妥昔单抗(cetuximab)　是一种重组的表皮生长因子受体(EGFR)人鼠嵌合型单克隆抗体,能与 EGFR 的细胞外区域特异性结合,阻断配体诱导的 EGFR 酪氨酸激酶的活化及触发受体的内吞和降解,阻断 EGFR 介导的信号转导通路,从而抑制肿瘤生长和转移,且对化疗、放疗有协同作用。它可与伊立替康联合用药治疗 K-*ras* 基因野生型、复发或转移性结直肠癌或单独用药治疗不能耐受化疗的晚期结直肠癌;也可与化疗联合用于晚期非小细胞肺癌的一线治疗;此外,还可联合放疗一线治疗晚期头颈部肿瘤。

(3) 利妥昔单抗(rituximab)　是以 CD20 为靶点的人鼠嵌合型单克隆抗体,它能与 B 淋巴细胞表面标志分子 CD20 特异性结合,通过 ADCC 和 CDC 作用启动 B 淋巴细胞溶解的免疫反应。它适用于治疗某些复发、难治 CD20 阳性 B 细胞性非霍奇金淋巴瘤,与 CHOP 或 MCP 等化疗方案联合应用时疗效更显著。

(4) 贝伐珠单抗(bevacizumab)　是重组的人源化单克隆抗体,它可选择性与人血管内皮生长因子(VEGF)特异性结合,抑制 VEGF 与其位于血管内皮细胞上的受体 VEGFR1 和 VEGR2 结合,使 VEGF 失去活性而抑制肿瘤的血管生成,从而抑制肿瘤的生长。它可联合以氟尿嘧啶为基础的化疗来治疗转移性结直肠癌及联合化疗一线治疗局部进展、复发或转移的非小细胞肺癌等。

2. 单靶点酪氨酸激酶抑制剂

(1) 伊马替尼　是一种小分子酪氨酸激酶抑制剂,它能抑制 *bcr-abl* 基因。此药主要治疗 *bcr-abl* 阳性的慢性粒细胞白血病患者,血液学缓解率接近 90%,而细胞遗传学缓解率约 50%。

(2) 吉非替尼和厄洛替尼　这两种都是 EGFR- 酪氨酸激酶拮抗剂,可用于治疗 EGFR 敏感突变阳性的非小细胞肺癌。

3. 多靶点酪氨酸激酶抑制剂

(1) 索拉非尼　是一种能够同时抑制 RAF/MEK/ERK 信号转导通路、抑制 VEGF 和 PDGF 受体的多靶点的抗肿瘤药,可以延长晚期肝癌和肾癌患者的生存期。

(2) 舒尼替尼　是一种新型多受体酪氨酸激酶抑制剂,能阻断 VEGF 和 PDGF 受体,它可以在抑制肿瘤生长的同时阻断向癌细胞供血。它可用于细胞因子疗法无效的晚期或转移性肾癌患者,以及用于伊马替尼治疗无效的晚期胃肠道间质瘤患者。

由于肿瘤的发生机制复杂,针对某一靶点的药物有时很难达到理想的疗效,因此常常需要联合用药或联合其他治疗手段,靶向相同或不同靶点进行治疗。开发靶向肿瘤关键靶点的分子靶向药物,研究设计更安全有效的分子靶向药物,探讨分子靶向药物与其他抗肿瘤药合理结合的方案,是未来分子靶向药物治疗的发展趋势。

(四) 肿瘤的个体化治疗

目前对肿瘤个体化治疗的定义是:根据肿瘤患者的个体遗传基因结构和功能差异,尤其是发生变异的遗传基因信息,因人制宜地优化诊疗措施,从而提高分子诊断的特异性、疗效和预后预测的准确性。

后基因组时代各种先进分子生物学技术的突破发展和各种组学大数据时代生物信息分析技术的出现,使人类开始有能力探明肿瘤患者个体及肿瘤自身存在的异质性,从而能够在此基础上制订切实有效的个体化治疗方案。例如,可根据肿瘤标志物的不同将肿瘤分成不同亚型,对不同亚型的肿瘤患者进行预后评估、疗效甚至治疗相关的毒性反应预测等。临床广泛应用的靶向治疗是个体化治疗的典范。但个体化治疗不能简单理解为针对某一个基因的治疗,而是针对某一个体的系统性综合治疗,即根据患者的身心状况及肿瘤的具体部位、病理类型、侵犯范围和发展趋向,结合细胞分子生物学的改变,有计划地、合理地应用现有的多学科各种有效治疗手段进行治疗,以最适当的经济费用取得最好的治疗效果,同时最大限度地改善患者的生活质量。

个体化治疗过程中要遵循一定的原则。首先,个体化治疗要求医务工作者始终把患者作为治疗的"主体""整体"来看待,具体治疗方案的制订和实施应随患者病情的变化及时调整。其次,肿瘤的治疗过程既要根据基于循证医学的普遍原则进行规范化治疗,同时还要考虑到肿瘤的自身特点、各种临床及实验室检测结果,采用针对性治疗。此外,还要充分考虑治疗毒副作用给患者所带来的痛苦,以及患者在生理、心理、经济等各方面的承受能力,保证患者受益。

● 本 章 小 结 ●

肿瘤是指在致癌因素作用下,细胞失去对增殖、分化和死亡的正常调控,导致组织细胞的过度增生与异常分化而形成的新生物。肿瘤的发生是一个漫长的、多步骤和多因素综合作用的结果。机体内、外存在大量的诱发和促进肿瘤发生的病因,如化学性致癌因素、物理性致癌因素、生物性致癌因素(环境因素)以及遗传背景、免疫、内分泌(机体自身因素)等。环境因素与机体自身因素间的相互作用是肿瘤病因学的主要内容。在各种环境或遗传因素作用下,癌基因通过基因突变、基因扩增、染色体重排及基因低/去甲基化等方式活化,使细胞发生癌变,导致肿瘤发生;抑癌基因发生点突变、等位基因缺失、与癌基因产物结合或者高甲基化而丧失抑癌功能,促进细胞转化。DNA 修复基因和代谢酶基因也直接影响肿瘤的发生,并与肿瘤的易感性密切相关,属于肿瘤易感性基因。肿瘤的侵袭和转移是恶性肿瘤细胞最重要的生物学特征,影响肿瘤转移的重要因素有细胞黏附、细胞运动、细胞外基质降解及新生血管形成等。恶性肿瘤可以造成局部器官结构破坏与功能障碍,甚至影响患者全身的功能和代谢而导致死亡。恶性肿瘤的防治原则是"三级预防",其核心是早期发现、早期诊断和早期治疗。首先应改变生活方式,减少环境致癌物暴露,降低癌症发病率。一旦肿瘤发生,必须尽早诊断和积极治疗。恶性肿瘤的早期诊断是提高生存率的关键,肿瘤标志物的寻找和临床应用是早期诊断的主要内容。手术、放射治疗和化学治疗是恶性肿瘤治疗的常规手段,而生物治疗、分子靶向治疗和为每位患者选择精准个体化治疗是今后肿瘤治疗的发展方向。

(郑 红 汪思应)

e 数字课程学习

⬇ 教学 PPT　　✐ 自测题

第十二章

动脉粥样硬化和高血压

第一节 动脉粥样硬化

动脉粥样硬化（atherosclerosis）是动脉硬化（arteriosclerosis）中最主要的一种疾病。主要累及弹性动脉和较多弹性纤维的肌性动脉，其病变特征是血中脂质在动脉内膜沉积，引起内膜灶性纤维性增厚，病灶深部为坏死组织和细胞外脂质构成的粥样物质。一般以如下 4 种类型的病灶反映动脉粥样硬化病灶的形成和发展过程：从脂肪条纹发展到纤维斑块、粥样斑块（图 12-1），最后形成有并发病变的病灶。动脉粥样硬化病灶对机体的影响主要取决于病灶的稳定性（stability）。不稳定斑块（unstable plaque）是指脂质核较大、病变偏心、纤维帽较薄、炎症细胞浸润较重，在受到外力作用时容易破裂的斑块，又称脆性斑块（vulnerable plaque）。一个体积较小的不稳定斑块如发生破裂，其后果将远比一个体积较大的稳定性斑块更为严重。图 12-1 显示了不稳定斑块的形态学特点。

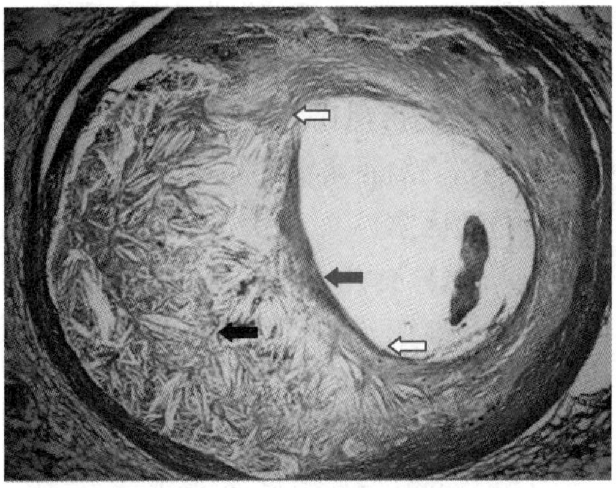

图 12-1　冠状动脉内不稳定粥样斑块
横断面显示粥样斑块向内膜隆起，紫色实心箭头示较薄而不均匀的纤维帽，其下细胞外脂质核体积大，紫色空心箭头示斑块肩部，黑箭头示病灶内梭形胆固醇结晶

📶 拓展图片 12-1　动脉粥样硬化的四期病理改变
📶 拓展视频 12-1　动脉粥样硬化的前世今生

一、危险因素

动脉粥样硬化的发病过程十分复杂，其确切病因尚未完全阐明。许多因素与动脉粥样硬化的发生存在明显相关性，被称为动脉粥样硬化的危险因素（risk factor）。一些国家通过干预危险因素明显降低了心脑血管疾病的发生率。根据危险程度，可将诸多危险因素按表 12-1 进行分类。

（一）血脂异常

与动脉粥样硬化相关的血脂异常主要包括低密度脂蛋白（LDL）、三酰甘油（TG）增高，高密度脂蛋白（HDL）降低，载脂蛋白异常和血脂代谢酶（如脂蛋白脂肪酶、肝脂肪酶和胆固醇酯转移蛋白）异常等。其中在发病中起重要作用的是胆固醇和三酰甘油。

1. LDL 增高　血胆固醇包括极低密度脂蛋白（VLDL）、LDL 和 HDL 颗粒中所携带的胆固醇，LDL 携带胆固醇最多，特别是被氧化修饰的 LDL（oxLDL）具有更强的致病作用。巨噬细胞通过"清道夫受体"（scavenger receptor）无节制地摄入 oxLDL 而形成泡沫细胞。近来研究发现，oxLDL 可导致组织氧化损伤和

表 12-1 动脉粥样硬化发病的危险因素

重要危险因素	尚不确定的危险因素
血脂异常	肥胖、少体力活动
高血压	应激（A 型性格）
吸烟	高同型半胱氨酸血症
糖尿病	绝经后雌激素缺乏
年龄增加	饱和脂肪酸、糖类摄入多
男性	酒精摄入多
有家族史及遗传因素	脂蛋白（a）增多

生成 oxLDL 抗体。在 20 世纪 60 年代之前,高胆固醇血症曾被认为是动脉粥样硬化病灶形成的原因。现在认为,血胆固醇水平增高是最重要的独立起作用的危险因素。大规模的临床试验已证明,纠正高胆固醇血症可明显降低冠心病的发生率和病死率。

2. HDL 降低　HDL 除能将包括动脉壁在内的周围组织中的胆固醇转运到肝进行代谢外,还具有抗 LDL 氧化和促进损伤内皮细胞修复等作用,可以对抗动脉粥样硬化的发生。临床上多用 HDL-胆固醇 (high-density lipoprotein-cholesterol,HDL-C) 水平反映 HDL 含量。临床资料和研究表明,HDL-C 降低是冠心病的危险因素。

3. 三酰甘油增高　高三酰甘油血症也是冠心病的一个独立的危险因素。高三酰甘油血症患者还多伴有小而密 LDL 增多、HDL 降低、胰岛素抵抗、高血压和中心性肥胖,由此增加了高三酰甘油血症的致病性。

(二) 高血压

大量流行病学资料显示,高血压患者的冠心病患病率较正常人高 2 倍,其心肌梗死的发病率和病死率也较血压正常者为高。治疗高血压可以降低脑卒中、冠心病及心力衰竭的病死率。高血压致动脉粥样硬化的机制主要在于血流压力升高对血管内皮细胞结构和功能的损伤。此外,与高血压发病有关的血管活性物质,如肾素、血管紧张素和内皮素水平升高,可能改变动脉壁代谢并引起血管损害。高血压时血脂易于渗入血管内皮细胞,促使动脉粥样硬化病灶形成。近年的研究表明,收缩压增高与舒张压增高是同样重要的危险因素。

(三) 吸烟

流行病学调查显示,吸烟可使心肌梗死和缺血性脑卒中的危险性加倍,从而成为冠心病的一个独立的危险因素。其致病作用可能与吸烟时所产生的尼古丁和 CO 等有害物质被吸入机体有关;吸烟促使儿茶酚胺分泌增加,进而引起心率加快、血压升高和心律失常;吸烟又能促进血浆纤维蛋白原含量增加,使血小板黏附和聚集性增强;吸烟引起的缺氧和尼古丁的直接作用能损伤血管内皮细胞,使血管壁通透性增加,促使血脂进入动脉壁。

(四) 糖尿病

糖尿病患者的动脉粥样硬化性疾病发生率比非糖尿病患者高 2~4 倍,而且发病年龄提前,病情较重,成为糖尿病患者死亡的主要原因。糖尿病患者多有高三酰甘油血症,小而密 LDL 颗粒增多,HDL 降低,高血压,肾病,胰岛素抵抗,凝血和纤溶系统异常,高血糖本身可糖化修饰 LDL,促使泡沫细胞形成。在 2 型糖尿病,胰岛素可直接作用或通过胰岛素样生长因子(IGF)引起血管壁平滑肌细胞(SMC)增生,加速发生动脉粥样硬化。

（五）人造反式脂肪酸摄入过多

反式脂肪酸（trans fat acid，TFA）是所有含有反式双键的不饱和脂肪酸的总称，其双键上两个碳原子结合的两个氢原子分别在碳链的两侧，其空间构象呈线性。顺式键形成的不饱和脂肪酸室温下是液态，如植物油。而反式键形成的不饱和脂肪酸室温下是固态，既可防止油脂变质，延长保质期，又可改善食品的风味和口感。因而，人造 TFA 常用于食品加工中。TFA 影响三酰甘油和胆固醇的代谢，增加血液中 LDL- 胆固醇的含量，同时减少 HDL- 胆固醇的含量。反式脂肪酸不是人体所需要的营养素，对健康无益处，长期食用容易引起血管硬化及粥样斑块，提高罹患冠心病的概率，与阿尔茨海默病及癌症等有一定的相关性。

📧 **拓展知识 12-1** 反式脂肪酸

（六）其他因素

动脉粥样硬化发生的危险性随着年龄增长而增加，如 60 岁人的心肌梗死发病率是 40 岁的 5 倍。女性绝经前同年龄组动脉粥样硬化发生率低于男性，绝经后男女没有差别，与雌激素作用相关。冠心病发生率随着体重指数增加而增加，躯干和腹部脂肪过多的人更易发生冠心病。血中同型半胱氨酸增高时易发生动脉粥样硬化。家系研究表明，具有遗传易感性的个体对脂质代谢紊乱、高血压、糖尿病和肥胖等冠心病危险因素的易感程度明显高于一般人群。遗传和环境因素共同作用会影响动脉粥样硬化的发生。

二、发生机制

100 多年来，动脉粥样硬化病灶形成机制的研究不断深入，形成了几个具有代表性的假说：脂质浸润假说（lipid infiltration hypothesis）、镶嵌假说（encrustation hypothesis）、血栓源性假说（thrombogenic hypothesis）、单克隆假说（monoclonal hypothesis）、干/祖细胞假说、损伤 - 反应假说（response-to-injury hypothesis）和炎症假说（inflammation hypothesis）。其中最有影响力的假说是"损伤 - 反应假说"和"炎症假说"。

📧 **拓展知识 12-2** 动脉粥样硬化历史和有关发病机制假说

（一）损伤 - 反应假说

损伤 - 反应假说是 Ross 于 1973 年提出的。最初认为：机械、LDL 或其他损伤内皮的因素使内皮细胞分离或剥脱（frank desquamation），血小板和单核巨噬细胞黏附，血小板释放的因子促使中膜 SMC 迁移至内膜，并在内膜增殖，之后 SMC 和巨噬细胞荷脂形成泡沫细胞，SMC 合成胶原纤维等基质增多，进而形成斑块。如果内皮损伤是短暂的，内皮细胞通过再生恢复其完整性，内膜稍有增厚；若持续地损伤内膜（如高胆固醇血症），就将形成典型的病灶。

该假说认为，病灶形成的过程是一对矛盾斗争推动而成。一方面是动脉内皮细胞受损，即损伤，产生病灶形成的始动作用；另一方面是以动脉壁 SMC 为主的迁移和增生反应，即抗损伤；若抗损伤作用占优势，就不出现病灶，若损伤作用持续存在，便形成病灶。参与斑块形成过程的动脉壁和血液细胞主要有内皮细胞、SMC、血小板和单核巨噬细胞，这 4 种细胞在病灶形成和发展过程中的作用分述如下：

1. 内皮细胞损伤　动脉内皮细胞形成一个光滑的表面以维持血液正常循环，它不仅具有屏障功能，还具有抗凝血，调节血管张力，表达炎症介质、黏附分子及调节细胞生长等功能。慢性和重复的内皮细胞损伤使其通透性增加，利于血脂渗入；内皮素合成、释放增多，而内皮源性 NO 减少，致血管张力增加和 SMC 增殖；内皮细胞表达黏附分子增加，促使血小板黏附、聚集和释放，易致血栓形成；释放单核细胞趋化蛋白 -1（MCP-1）等增加，促使血液单核细胞附着、内皮下转移，进而形成荷脂巨噬细胞；受损的内皮细胞氧化修饰 LDL 能力增强，形成 oxLDL 增加，经巨噬细胞的清道夫受体无节制地进入细胞内，使巨噬细胞成为泡沫细胞（图 12-2）。

2. 平滑肌细胞表型转变　SMC 是动脉中膜唯一的细胞成分，也是病灶中主要的细胞成分。SMC 在病灶形成过程中起重要作用（图 12-3）。SMC 有收缩表型（contractile phenotype）和合成表型（synthetic phenotype）两种表型，两种表型 SMC 具有明显差别（表 12-2）。动脉粥样硬化斑块内 SMC 属于合成表型。

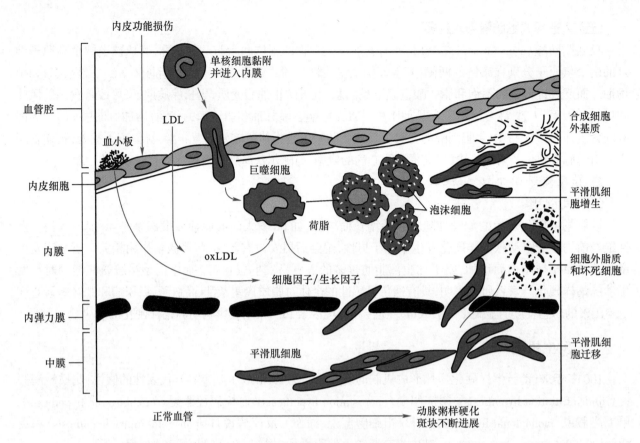

图 12-2 病灶形成过程中细胞间的相互作用

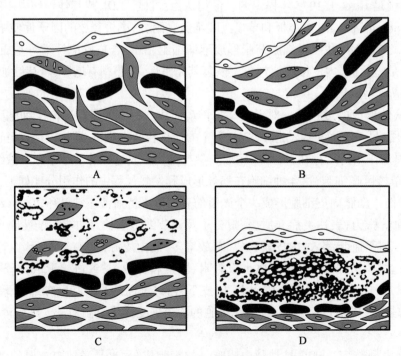

图 12-3 动脉平滑肌细胞在动脉粥样硬化病灶形成中的作用

A. 中膜平滑肌细胞向内膜迁移并在内膜增殖；B. 平滑肌细胞荷脂；C. 荷脂平滑肌细胞坏死碎片和细胞外脂质；D. 斑块形成，平滑肌细胞及其合成的胶原形成纤维帽

表 12-2 两种表型平滑肌细胞的差别

特点 / 类型	收缩表型	合成表型
细胞形态	长梭形	扁圆形
肌丝占细胞内容比例	70%	5% ~ 10%
细胞器占细胞内容比例	5% ~ 10%	70%
敏感的活性物质	内皮素、儿茶酚胺、NO、血管紧张素 II、PGE_2	趋化因子、生长因子
功能特点	收缩和舒张	合成细胞外基质、迁移
存在时期	正常成熟期	胚胎期、损伤修复期

动脉内皮损伤后,在 MCP-1 的作用下,动脉中膜 SMC 向内膜迁移并在内膜增殖和向合成表型转化,SMC 在大量荷脂后形成泡沫细胞;合成表型 SMC 合成和分泌形成斑块成分的胶原,血小板源性生长因子(PDGF)等多种生长因子和趋化因子,通过自分泌方式和旁分泌方式,促使更多的 SMC 迁移和增殖。另外,若病灶纤维帽部位的 SMC 凋亡增多,合成基质减少,则使斑块纤维帽变薄而成为不稳定斑块。

3. 血小板活化 内膜损伤,血小板与内皮下胶原黏附、聚集、释放,促进 SMC 由收缩表型转为合成表型,PDGF 趋化更多的中膜 SMC 向内膜迁移及荷脂形成泡沫细胞(图 12-2)。

4. 单核巨噬细胞激活 在高胆固醇血症时血流慢,单核细胞首先附着于动脉内皮,并进入内皮下层成为巨噬细胞,血管细胞黏附分子(VCAM)-1、MCP-1 和单核细胞克隆刺激因子(M-CSF)起到重要作用。

动脉内皮受损,单核巨噬细胞进入病灶并激活,通过表面清道夫受体摄入 oxLDL 形成泡沫细胞,成为脂肪条纹中的主要细胞。泡沫细胞死亡后,释放溶酶体酶和氧自由基,进一步损伤内皮细胞、SMC 和巨噬细胞本身。死亡细胞的碎屑和细胞外脂质共同构成粥样硬化病灶内的"粥样"部分。

(二) 炎症假说

动脉粥样硬化的炎症假说与损伤 – 反应假说无法截然分开。从组织结构上看,从脂质条纹到纤维斑块和粥样斑块,始终都有各种炎症细胞和大量的炎症介质参与病理变化过程,高胆固醇血症、高血压、高同型半胱氨酸血症、病毒和衣原体感染、自身免疫等都被视为致炎因素。动脉粥样硬化病变的起始点是功能性内皮损伤,继发于机械或各种致炎等因素,称为损伤 – 反应假说。病变过程一旦启动,下一步是炎症级联反应,涉及体液(趋化因子、生长因子)和细胞(增加趋化、黏附和渗透的炎症细胞)机制,每个阶段都有自己的炎性成分和相互作用途径。例如,巨噬细胞还能激活 T 淋巴细胞释放淋巴因子,协同巨噬细胞源性 IL-1 及 TNF-α 诱导邻近的 SMC 凋亡;释放蛋白水解酶,如基质金属蛋白酶(MMP)和组织蛋白酶降解细胞外基质,使纤维帽变薄、变弱,浸润的巨噬细胞释放自由基,对纤维帽造成损伤,促使稳定斑块变为易于破裂的不稳定斑块;趋化生长因子 MCP-1、黏附分子 E- 选择素、ICAM 1 和 VCAM 1 在病变局部和斑块中及循环中增加,趋化和黏附炎症细胞、血小板附着于损伤的动脉内皮下,同时,全身炎症标志物血浆 C 反应蛋白高表达。从脂质条纹到纤维斑块和粥样斑块,始终都有各种炎症细胞和大量的炎症介质参与,并存在变质、渗出和增生这些炎症的基本变化。

拓展知识12-3 炎症假说英文综述

三、对机体的影响

动脉粥样硬化病变程度不同,如果病灶未引起管腔明显狭窄,便无组织和器官受累的临床表现。根据管腔狭窄的程度和累及靶器官的不同,所导致的临床表现也有所不同。

1. 冠状动脉粥样硬化 是动脉粥样硬化致死的最主要原因,斑块的存在及由此伴发的血管痉挛和血栓形成可导致冠状动脉狭窄和心肌缺血,而引起冠心病。

2. 主动脉粥样硬化　其病灶大多数不引起特异症状，但在血压的作用下，管壁向外膨出可形成主动脉瘤，严重的动脉瘤破裂造成的大出血是动脉粥样硬化致死的重要原因。

3. 脑动脉粥样硬化　多发生于中老年人，男性多于女性，可引起不同程度的脑动脉狭窄。脑组织可因长期的供血不足而发生萎缩，大脑皮质变薄。患者可表现为记忆力减退、头晕、头痛和晕厥等症状，严重者有智力减退甚至发生痴呆。脑动脉粥样硬化斑块继发血栓形成可导致脑梗死。脑动脉病灶也可形成小动脉瘤，在血压突然升高时可能破裂造成蛛网膜下腔出血。

4. 其他　斑块导致的肾动脉狭窄可引起肾血管性高血压和缺血性肾病，肾动脉血栓形成会引起肾缺血和（或）梗死。肠系膜动脉狭窄可引起消化不良，肠系膜动脉栓塞表现为剧烈腹痛、腹胀和发热，肠壁坏死时可引起便血、麻痹性肠梗阻和休克。四肢动脉粥样硬化以下肢较为多见，由于血供障碍引起下肢发凉、麻木和间歇性跛行，下肢动脉闭塞可表现为肢体的坏疽。

四、防治原则

（一）动脉粥样硬化的预防

动脉粥样硬化的防治重在预防，通过控制动脉粥样硬化的各种危险因素预防动脉粥样硬化的发生。已发生动脉粥样硬化，应及时治疗，防止病变进展。已发生器官功能障碍者，应积极治疗，防止病变进一步恶化。

一级预防是针对尚无动脉粥样硬化的人的预防措施，要从儿童及青少年开始，针对动脉粥样硬化的危险因素进行有效预防，血压高者特别是有家族性高血压者要及早监测和控制血压。对于超重和肥胖者，除了饮食控制外，适当的体力劳动和体育锻炼是有效的减肥措施和控制体重的良好方法。防止脂质代谢异常，控制人造反式脂肪酸的摄入。戒烟限酒，控制与动脉粥样硬化发病相关的糖尿病等代谢性疾病。改变不良饮食习惯和重视心理平衡的调节等，以消除或减少致病危险因素。

二级预防是针对已患动脉粥样硬化患者采取的措施。做到早期发现、早期诊断并早期治疗。定期复查，注意各器官功能的变化。已发生器官功能障碍者，应积极对症治疗，保护心、脑、肾等器官功能，防治动脉粥样硬化危险因素，减缓病情进展，防止各系统病变进一步恶化。

（二）动脉粥样硬化的治疗

除预防之外，还应在动脉粥样硬化不同时期进行药物或非药物治疗和干预。

1. 调血脂药　①他汀类：能有效降低总胆固醇（TC）和低密度脂蛋白胆固醇（LDL-C），通过调脂作用来减缓动脉粥样硬化的形成，还通过其他的非调脂机制，如改善内皮功能、干预血管平滑肌细胞的迁移和增殖及抗炎作用减缓病情进展。所有冠心病患者无论血脂水平如何，均应给予他汀类药物，根据目标 LDL-C 水平调整用药剂量。他汀类药物包括辛伐他汀、阿托伐他汀、普伐他汀等。他汀类药物整体安全性较高，但是使用时要监测氨基转移酶及肌酸激酶等生化指标。②胆固醇吸收抑制剂：能抑制胆固醇在肠道的吸收。代表药物包括依折麦布和海博麦布。③前蛋白转化酶枯草溶菌素 9（proprotein convertase subtilisin/kexin type 9，PCSK9）抑制剂：能降低 LDL-C，代表药物有依洛尤单抗（evolocumab）和阿利西尤单抗（alirocumab）。④贝特类：能通过激活过氧化物酶体增殖物激活受体 α（pparα）和脂蛋白酯酶（LPL），降低血清 TG、升高 HDL-C 水平，代表药物有非诺贝特和苯扎贝特，苯扎贝特适用于高 TG、高胆固醇血症患者。⑤烟酸类：可有效抑制脂肪组织内二酰甘油酯酶活性，减少脂肪组织中三酰甘油库游离脂肪酸的动员，降低血浆中游离脂肪酸含量，减少肝内 TG 合成。

2. 抗血小板药　研究表明，动脉粥样硬化所致急性发病为粥样斑块破溃，激活血小板导致其聚集，形成急性血栓而致各种急性期疾病的发生。为防止此类情况的发生，可应用抗血小板药：①阿司匹林：抗血小板黏附和聚集，是最常用的口服药，除非有禁忌证，可常规用于二级预防。② ADP 受体拮抗剂：通过阻断血小板的 P2Y12 受体，抑制 ADP 诱导的血小板活化，联合阿司匹林应用，可提高抗血小板疗效。不稳定型心绞痛患者联合使用效果好。此类药物包括氯吡格雷、普拉格雷、替格瑞洛。氯吡格雷可长期用于阿司匹林不耐受的患者。普拉格雷禁用于脑卒中、短暂性脑缺血发作病史和年龄＞75岁者,因其加大出血风险。③血小板糖蛋白Ⅱb/Ⅲa(GPⅡb/Ⅲa)受体阻滞剂:通过抑制血小板聚集而防止血栓形成,包括阿昔单抗、替罗非班、依替巴肽。

3. 溶血栓药和抗凝血药　发生血栓后进行溶栓治疗的患者,常用肝素作为辅助用药。重组组织型纤维蛋白溶酶原激活剂需要静脉应用肝素充分抗凝,而尿激酶、链激酶溶栓后可应用低分子量肝素皮下注射。目前常用低分子量肝素,疗效确切、使用方便。

4. 血管紧张素转化酶抑制药(ACEI)　其对动脉粥样硬化的治疗作用机制尚未清楚,目前认为主要是通过保护血管内皮功能、抑制平滑肌细胞的增殖及预防炎症反应等起作用。

5. 介入及手术治疗　对于重要器官血管的严重动脉粥样硬化,药物治疗效果较差,可考虑血运重建。中、重度冠状动脉狭窄患者,经皮冠状动脉介入治疗或冠状动脉旁路移植,均可以在一定程度上防治病情的复发和加重。

📧 拓展知识12-4 动脉粥样硬化非药物治疗

📧 拓展图片12-2 冠状动脉造影

📧 临床病例12-1 动脉粥样硬化(1)

📧 临床病例12-2 动脉粥样硬化(2)

📧 临床病例12-3 动脉粥样硬化(3)

第二节 高 血 压

一、概述

高血压(hypertension)是指因血压调控障碍,体循环动脉血压持续高于正常水平的病理过程。高血压与正常血压之间并没有明确的统计学或生物学界限,根据大规模的流行病学调查和治疗实验研究,基于长期作用后引起靶器官损害的相对危险性,1999年,世界卫生组织(WHO)–国际高血压学会(ISH)将成人高血压定为收缩压≥140 mmHg(18.6 kPa)和(或)舒张压≥90 mmHg(12.0 kPa)。世界各国人群高血压的患病率均高达10%~20%,我国目前大约有1亿高血压患者,每年新发病者为300万~400万,随着人均寿命的延长和生活水平的提高,我国高血压的发生率有继续上升的趋势。

📧 拓展知识12-5 2017美国ACC/AHA高血压指南

按发病原因可将高血压分为:①原发性高血压(primary or essential hypertension,EH)或称特发性高血压(idiopathic hypertension):为发病原因和机制尚不完全明确,以血压升高为主要表现的一种独立的临床综合征,又称为高血压病。该型高血压患者占总高血压患者的90%~95%。②继发性高血压(secondary hypertension):是指继发于其他疾病(如肾动脉狭窄、肾炎、肾上腺和垂体肿瘤)的血压增高。此型高血压是作为上述疾病的一个症状出现的,又被称为症状性高血压(symptomatic hypertension)。

按病程可将高血压分为:①缓进型高血压(chronic hypertension):又称良性高血压(benign hypertension),约占原发性高血压的95%,多见于中、老年,病程长,进展缓慢,可持续几年甚至几十年。②急进型高血压(accelerated hypertension):又称恶性高血压(malignant hypertension),多见于青壮年,血压显著升高,病情进展快,易出现肾衰竭和高血压脑病等并发症,若不予治疗,多在1年内死亡。

根据高血压患者对盐负荷或限盐的血压反应,可分为盐敏感性、盐不敏感性及中间型高血压。

二、病因

(一)原发性高血压发病的危险因素

虽然对原发性高血压发生机制的研究在近几年有了很大进展,但其病因并未完全清楚。目前较一致的观点是,本病由遗传易感性(genetic predisposition)和多种环境因素的综合作用引起。原发性高血压的危险因素如下。

1. 遗传因素　原发性高血压有明显的遗传倾向,父母血压正常的子女患高血压的概率是3%,而父母均为高血压的子女发生高血压的概率为45%。

2. 钠、钾等电解质作用　饮食中钠盐摄入过多,明显提高高血压的患病率。饲以高盐也可诱发实验动物血压升高。钾的摄入往往与钠的摄入成相反关系,经流行病学调查发现,在不同人群内和人群之间血清钾、尿钾和膳食摄入钾与血压之间呈负相关。

3. 社会心理应激因素　精神压力对血压的升高起十分重要的作用,精神紧张、压力大的职业人群血压水平较高。压力包括外部环境(家庭、经济、社会竞争等)、内部环境(疾病、过度疲劳等)和精神情感方面。动物实验证明,一笼饲养多只大鼠的血压比分笼饲养大鼠的血压高。

4. 胰岛素抵抗(insulin resistance, IR)　是指机体组织细胞对胰岛素作用敏感性和(或)反应性降低,使胰岛素在正常浓度时,促进骨骼肌等外周组织利用葡萄糖的能力下降,引起血浆胰岛素水平代偿性增加,患者表现为高胰岛素血症、糖耐量降低、肥胖、高三酰甘油血症。高胰岛素血症使血管紧张素 II 刺激醛固酮生成和释放增多,导致钠潴留,影响跨膜 Ca^{2+} 转运,使血管 SMC 内钙升高,加强缩血管作用,同时减少前列腺素合成,促使血压升高。近来研究显示,高胰岛素血症可促进内皮素生成和加强内皮素对血管壁的作用,进而增加外周阻力,升高血压。内皮素水平升高也可加重胰岛素抵抗,两者相互促进,形成恶性循环。

5. 其他　有资料显示,在血压正常人群中体重与血压呈正相关,超重是发生高血压的独立危险因素,体重每增加 10%,收缩压相应升高 6.5 mmHg,中心型肥胖的人高血压患病率最高。随着饮酒量的增多,收缩压和舒张压逐渐增加。吸烟和体力活动少也对血压升高有一定影响。

(二)继发性高血压发病的原因

继发性高血压的分类和发病原因见表 12-3。

表 12-3　继发性高血压的分类和常见的发病原因

分类	原发病部位	发病原因
肾性高血压	肾实质	急性肾小球肾炎
		慢性肾小球肾炎
		慢性肾衰竭
		移植肾早期急性排斥反应
		肾素生成增多的肾肿瘤
肾血管性高血压	肾血管疾病	肾动脉狭窄
内分泌性高血压	肾上腺	嗜铬细胞瘤
		原发性醛固酮增多症
		皮质醇增多症
	甲状腺	甲状腺功能亢进症
	甲状旁腺	甲状旁腺功能亢进症
	垂体	肢端肥大症

续表

分类	原发病部位	发病原因
单基因病型高血压		Liddle 综合征
药物性高血压		口服避孕药
		滥用可卡因
其他		主动脉缩窄
		妊娠高血压综合征
		结节性多动脉炎
		颅内压增高

三、原发性高血压的发生机制

机体通过对心排血量（cardiac output，CO）和总外周阻力（total peripheral resistance，TPR）的调节来保持动脉血压在正常水平。CO 主要受血容量和心肌收缩力的影响，多种神经体液因子、细胞因子及其他血管活性物质影响外周血管张力和口径，从而影响 TPR。血压增高正是由上述两个基本机制调节障碍，特别是 TPR 持续增高引起的。

（一）总外周阻力增高

与 TPR 有关的血管主要是细小动脉。细小动脉收缩和血管重塑导致的血管口径减小使 TPR 增高。TPR 增高使心室舒张末期大动脉存留的血量增多，舒张压明显增高（图 12-4）。

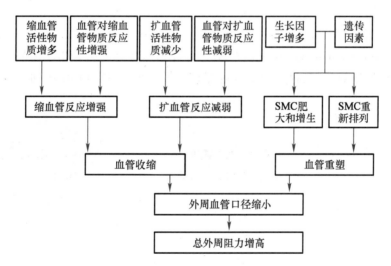

图 12-4　总外周阻力增高的原因

1. 外周血管收缩

（1）缩血管活性物质增多　原发性高血压的发病与下列缩血管活性物质增多有关：①交感神经系统活动增强，交感神经节后纤维释放去甲肾上腺素增多。②肾小动脉收缩导致肾缺血，刺激球旁细胞释放肾素增多，激活肾素 – 血管紧张素系统（renin-angiotensin system，RAS）。血管壁内局部的 RAS 激活，血管 SMC 在各种致高血压的神经体液因子和机械信号作用下生成血管紧张素 II（Ang II），通过旁分泌和自分泌方式在局部起到收缩血管作用，同时 Ang II 刺激血管内皮细胞合成和释放内皮素。③血浆内皮素水平明显升高，产生缩血管效应。

（2）对缩血管刺激的反应性增强　①原发性高血压患者在4℃冷刺激下血压增高的程度明显高于正常人;②给予不伴有血浆肾素和Ang Ⅱ改变的临界高血压患者低于加压量的Ang Ⅱ时,可引起肾血管收缩和阻力增加,而正常人对此无反应,显示原发性高血压患者血管对RAS反应性增强;③自发性高血压大鼠(spontaneously hypertensive rat,SHR)离体动脉条对Ang Ⅱ和去甲肾上腺素等的收缩反应也较遗传背景相同、血压正常的Wistar-Kyoto(WKY)大鼠为强。

（3）扩血管活性物质合成和释放不足　①自发性高血压大鼠和原发性高血压患者血浆降钙素基因相关肽(calcitonin gene-related peptide,CGRP)水平较低,而应用CGRP可有效降低血压。②与RAS相抗衡的是激肽释放酶 – 激肽系统(kallikrein-kinin system,KKS)。在部分原发性高血压患者和自发性高血压大鼠尿内激肽释放酶的水平都显著降低。③原发性高血压患者血浆NO水平明显低于正常人,血管内皮细胞合成或释放NO不足,存在扩血管功能受损。④在胰岛素抵抗和高胰岛素血症时,胰岛素通过血管内皮细胞诱导NO生成的作用减弱。

（4）血管SMC对扩血管物质反应性降低　①血管（尤其是动脉）对扩血管物质（如乙酰胆碱等）的内皮依赖性舒张反应变弱,原因可能是血管的NO不足、cGMP水平下降或一氧化氮合酶(NOS)结构与功能发生改变。②同样剂量心房钠尿肽(ANP)可使正常人血压明显下降,而高血压患者血压无明显降低,可能与高血压患者ANP受体结合位点减少及亲和力下降有关。③离体自发性高血压大鼠动脉条对乙酰胆碱等扩血管物质敏感性亦较WKY大鼠减弱。

2. 血管重塑　作为血管壁对血流动力学、体液和局部内分泌因素改变的一种较长期的适应性反应,血管壁结构和功能出现相应的变化称为血管重塑(vascular remodeling)。血管重塑的主要结果是:小动脉管壁增厚、管腔缩小、对缩血管反应性增强和血管顺应性降低。血管重塑最初被认为是高血压引起的适应性反应或继发性改变,近期研究发现血管结构的某些变化可先于血压的升高,所以血管重塑可能对高血压的发生和发展都起到重要作用。

与TPR有关的血管重塑有非肥厚性血管重塑(vascular non-hypertrophic remodeling)和肥厚性血管重塑(vascular hypertrophic remodeling)两种形式,其形态学改变见表12-4和图12-5。非肥厚性血管重塑并不意味着完全没有增生效应,其过程的实现可能是血管中膜SMC与基质内向性增殖和外向性凋亡的综合效应。

表 12-4　非肥厚性血管重塑和肥厚性血管重塑的区别

区别点	非肥厚性血管重塑	肥厚性血管重塑
主要形态学特征	SMC围绕管腔紧密重新排列	SMC肥大、增生,基质成分沉积
血管外径	减小	不变
血管内径	减小	减小
中膜横截面积	不变	增大
中膜厚度：内径	增大	增大

（1）血管重塑的发生机制　①长时间的高血压灌注,造成对血管的机械牵张刺激持续增强。研究表明,在没有体液因素的参与下,压力负荷可直接调节某些原癌基因（如c-fos、c-myc、c-jun）及一些收缩蛋白基因（如肌球蛋白重链基因等）的表达,导致血管SMC增生与肥大。②血管SMC由收缩表型转化为收缩 – 合成混合表型,对促生长因子反应性增强,使细胞合成代谢增强。某些与细胞生长有关的多肽生长因子［如PDGF、上皮生长因子(EGF)、IGF-1等］和小肽生长因子（如内皮素等）在结合于SMC膜特异性受体后,通过多种信号转导途径增强基因启动子转录活性,引起血管SMC的增殖、分化及细胞间质蛋白质合成增强。③许多扩血管物质（如NO、前列环素和ANP）亦具有抑制动脉SMC增生的作用,例如ANP可抑制由Ang Ⅱ诱导培养的大鼠SMC合成DNA和蛋白质,而在高血压时这些抑制细胞增生的活性物质减少。④自

发性高血压大鼠出生后即发现其主动脉 SMC 已经存在肥大和增生,提示血管重塑可能有遗传因素在起作用。⑤遗传性细胞膜离子转运缺陷造成细胞内 Ca^{2+} 浓度升高,可刺激血管 SMC 增生,进而成为促使血管重塑的重要因素。

(2) 重塑血管对血压的影响 ①血管重塑导致管腔变窄,血流阻力增高。②血管管壁增厚,血管顺应性降低,血管壁扩展性能下降,器官血液灌流量对血压的依赖程度增大,促使血压维持在一个较高的水平。③血管口径缩小,血流速度增加,血流对血管内皮细胞的剪切力增强,加重内皮细胞损伤,受损的内皮细胞释放缩血管活性物质增多,扩血管物质减少。④血管结构的改变可能导致血管 SMC 表型发生变化,非正常表型的血管 SMC 对某些血管活性物质的反应性异常增高,使血管收缩增强。

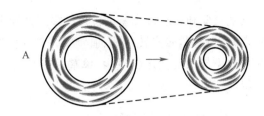

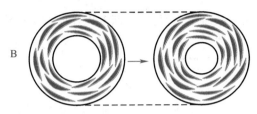

图 12-5 非肥厚性血管重塑(A)和
肥厚性血管重塑(B)示意图

(二) 心排血量增多

心脏每搏输出量增加时射入主动脉的血量增多,动脉管壁承受的张力增大,故收缩压明显升高。CO 增高主要与回心血量增多、心肌收缩力增强和心率增加有关。

1. 回心血量增多 血容量增多时回心血量增加,血容量依赖于体内钠的动态平衡,而肾排钠能力低下又是体内钠潴留造成血容量增加的最主要原因(图 12-6)。

肾排钠减少的主要机制是:①在长期处于应激、脑缺血和高盐饮食时,交感神经系统(sympathetic nervous system, SNS)活性增强使肾血管收缩,肾血流量减少,以致肾小球滤过率(GFR)下降;并通过滤过分数增大,使近端小管对钠、水重吸收增加。②SNS 可直接激活肾素 – 血管紧张素系统,使肾血管收缩,GFR 下降,同时醛固酮释放增加,使远端小管重吸收钠、水增加。③高血压患者和高血压动物血管

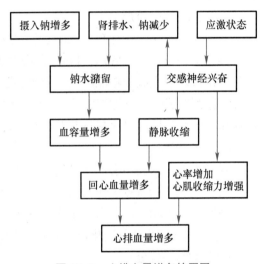

图 12-6 心排血量增多的原因

SMC 的 ANP 受体的结合位点减少和亲和力下降。一些原发性高血压患者血浆中存在 ANP 的自身抗体可中和内源性的 ANP,所以导致机体对 ANP 反应性降低而使肾排钠减少。④盐敏感性高血压患者因内皮功能障碍,不能因盐摄入增多而相应上调 NO 生成,所以肾排钠减少。⑤遗传性缺陷使肾排钠减少,如呈常染色体显性遗传的 Liddle 综合征患者,上皮细胞钠通道蛋白单基因突变导致醛固酮作用增强,远端小管钠重吸收增加,可引起中等程度的盐敏感性高血压。⑥约有半数的原发性高血压患者存在胰岛素抵抗现象,导致代偿性胰岛素分泌增加,胰岛素可使 Ang II 刺激醛固酮生成和保钠作用增强,使体内钠潴留。

长期精神紧张、焦虑和压抑所致的反复的应激状态可使交感神经兴奋性增强,导致作为容量血管的静脉收缩,增加静脉回心血量,进而增加心排血量。

2. 心脏因素 心室收缩射血是形成动脉血压的必要条件,心肌收缩力增强使每搏输出量增多。心率增快时,心室舒张期明显缩短,故心室舒张末期存留在主动脉内的血量增多,引起舒张压升高。心肌收缩力增强的机制是:SNS 兴奋时去甲肾上腺素释放增多,与心肌细胞膜上的 β_1 受体结合,发挥正性变力作用。心率增快的机制是:去甲肾上腺素能使自律性细胞 4 期自动去极化速度加快,产生正性变时作用。心肌收缩力增强和心率增快使心排血量增多和血压升高。

原发性高血压被认为是一种多基因疾病。有高血压家族史的人,常被发现其参与血压调节的多个基

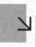

因发生突变和（或）多个基因位点的多态性异常,其中肾素 – 血管紧张素 – 醛固酮系统基因(如编码血管紧张素原、血管紧张素转化酶、血管紧张素受体等基因)变异起到重要作用。基因多态性常常在某种环境因素存在下导致高血压的发生,单基因突变引起高血压的病例极为罕见。目前已成功建立了遗传性高血压大鼠株,几乎 100% 的大鼠发生高血压。

四、对机体的影响

高血压病程长,早期多无任何临床症状,但长期持续的高动力、高阻力循环作用,会逐渐损害靶器官,对机体的影响主要是左心室肥大与心力衰竭、脑血管病、肾功能损害、心脏与周围血管疾病等。

(一) 脑卒中

高血压是脑卒中的首要危险因素,西方国家高血压的并发症主要为冠心病,而在我国主要为脑卒中。高血压性脑卒中是指由高血压引起的脑部血液循环障碍,主要包括短暂性脑缺血发作、脑出血、脑梗死和高血压脑病。根据我国 16 省市 500 余万人群监测,舒张压水平是脑卒中事件发生率和病死率的显著预测因素。

(二) 高血压心脏病

高血压心脏病是慢性高血压的心脏并发症,因左心室长期后负荷增加引起左心室向心性肥大,早期心肌收缩力增加,有助于维持心排血量。心室肥厚使左心室壁顺应性降低和舒张障碍,在舒张功能不全以后可相继出现左心室收缩功能不全。肥厚心肌对冠状动脉的压迫及血管周围组织的纤维化可使血流阻力增加,降低冠状动脉血流的贮备。随着动脉血压的增高,心肌的血供需求与心肌耗氧增加,常会出现心绞痛。高血压心脏病晚期可出现左心室离心性肥大,进而出现左心衰竭,还可能发生严重心律失常和猝死。

(三) 肾衰竭

肾与高血压的关系密切而又复杂,高血压可引起慢性肾损害,而肾生理功能异常又可诱发和加重高血压。高血压造成的肾损害主要表现为肾小动脉硬化引起的细动脉性肾硬化,其发生率和严重程度与高血压持续时间呈正相关。在高血压病程早期,肾小动脉壁可有玻璃样变,一般在 5～10 年后转至中度肾小动脉硬化,严重的肾小动脉硬化可引起进行性肾功能减退,甚至导致肾衰竭。

(四) 动脉粥样硬化

动脉粥样硬化相关内容见本章第一节。

五、防治原则

高血压病因未完全明确,原发性高血压尚无根治方法。预防和治疗原则包括生活方式干预和降压药物治疗。高血压的危害在于长期作用引起心、脑和肾等重要靶器官损害,其结构和功能均可发生不同程度的改变。有效而合理控制血压可以减少靶器官损害的危险。

1. 生活方式干预　循证医学证据表明,保持健康的生活方式对预防和治疗原发性高血压至关重要。生活方式干预包括:戒烟、减轻体重、戒酒或适量饮酒、合理膳食、增加体育锻炼和保持良好的心理状态。生活方式干预不能取代降压药物治疗,但能加强和巩固降血压药物治疗效果。

2. 抗高血压药治疗　高血压治疗的原则是从小剂量开始,逐步降血压,优先选择长效降压药,联合用药和个体化原则。用药过程中,不频繁换药、减药和停药,以维持血压的稳定性。降压药物可分为五大类。①利尿药:包括噻嗪类(如氢氯噻嗪)、袢利尿药和保钾利尿药(如氨苯蝶啶)。噻嗪类应用最多,主要通过排钠、水,减少细胞外容量,降低血管阻力而起降血压作用。利尿药通过利尿排钠作用,减少细胞外液量和回心血量,使心排血量降低而起到降血压作用。②钙通道阻滞药(calcium channel blocker,CCB):包括氨氯地平、硝苯地平、尼卡地平等,选择性阻断电压依赖 L 型钙通道,减少细胞外 Ca^{2+} 内流进入平滑肌细胞,减少心肌兴奋 – 收缩耦联,降低心肌收缩力和扩张血管,使血压下降。③β受体阻断药:包括普萘洛尔、美托洛尔和比索洛尔,通过抑制中枢和周围肾素 – 血管紧张素 – 醛固酮系统,抑制心肌收缩力,降低心率,减少心排血量,起到降低血压的作用。④血管紧张素转化酶抑制剂(angiotensin converting enzyme inhibitor, ACEI):包括卡托普利和依那普利等,通过抑制循环和组织血管紧张素转化酶,减少 Ang Ⅱ 生成,抑制激肽酶使激肽降解减少,组织缓激肽含量增加。⑤血管紧张素受体阻滞剂(angiotensin receptor blocker, ARB):包括缬沙坦、氯沙坦等,能阻断 Ang Ⅱ 的收缩血管、水钠潴留与血管重构生物学效应,从而降低血压。

5 类降压药物均能有效降血压及减少高血压并发症,都可作为高血压初始或维持治疗的第一线药物。一般高血压患者血压应降至 140/90 mmHg 以下,以减少心脑血管并发症。老年人降压标准为 140 ~ 150/90 mmHg。对于合并糖尿病、慢性肾病、心力衰竭或冠心病患者,其目标值为 < 130/80 mmHg。

3. 纠正同时存在的代谢紊乱 肥胖、糖代谢异常、脂质代谢异常与高血压密切相关,降压治疗的同时,必须同步纠正这些代谢紊乱,才能取得良好的治疗效果。

4. 保护靶器官 在降压治疗的同时应采取积极措施保护靶器官。他汀类药物可以通过调脂和保护动脉内皮功能而延缓动脉粥样硬化进展;阿司匹林通过抑制血小板环氧化酶和 TXA_2,抑制血小板在动脉粥样硬化斑块上的聚集,预防血栓事件的发生。对缺血性脑水肿可应用甘露醇等脱水降颅压。

📧 临床病例12-4 高血压(1)
📧 临床病例12-5 高血压(2)
📧 临床病例12-6 高血压与冠心病

● 本 章 小 结 ●

　　动脉粥样硬化发病的主要危险因素是血脂异常、高血压、吸烟和糖尿病,年龄、饮食、遗传、精神和环境因素等也起到重要作用。各种危险因素对动脉内皮细胞的损伤是病灶形成的始动环节,血小板聚集和释放,巨噬细胞浸润并吞噬脂质形成泡沫细胞,中膜平滑肌细胞向内膜迁移、增殖和合成基质增多是机体对内皮损伤的反应。动脉粥样硬化的本质是炎症。它对机体最严重的危害是冠心病。控制各种危险因素可显著降低动脉粥样硬化的发病率和病死率。原发性高血压由遗传易感性和多种环境因素的综合作用所引起,其发病机制与外周血管收缩和血管重塑引起的总外周阻力增高及钠水潴留、心率增加和心肌收缩力增强所致的心排血量增多有关。继发性高血压是继发于其他疾病的血压增高,又称症状性高血压。血压增高对机体的主要影响是脑卒中、高血压心脏病、肾衰竭和动脉粥样硬化。

(王建丽　李传昶)

📧 数字课程学习

⬇ 教学 PPT　　📝 自测题

第十三章

心功能不全

心脏作为循环系统的泵,有很强的心力储备(cardiac reserve),其功能可随机体代谢需要而增加,从而维持机体的生命活动。由于心肌舒缩功能降低或心室充盈受限所致的心脏泵血功能降低,即为心功能不全(cardiac insufficiency)。心功能不全早期通过代偿机制尚能满足日常代谢对心排血量的需要,为心功能不全代偿期。机体处于代偿期时无明显症状,需经心功能专项检查方能发现。若致心功能障碍的病因较重或不断发展,使心脏舒缩功能受损加重或充盈严重受限,在有足够循环血量的情况下,心排血量明显减少到已不能满足日常代谢的需要,导致全身组织器官灌流不足,同时出现肺循环和(或)体循环静脉淤血等一系列临床综合征,即心力衰竭(heart failure),简称心衰。心衰是心功能不全的失代偿期,是各种心脏疾病的严重和终末阶段。

近年来,由于我国人口老龄化加速和心血管代谢危险因素持续流行,心力衰竭的发病率逐渐增高。据推算我国心力衰竭现患人数约 890 万。心力衰竭的防治已成为重大的公共卫生问题。高血压和冠心病是目前心力衰竭的主要病因,心血管代谢相关危险因素是防控的关键,应倡导心力衰竭防治并重以降低其发病率和病死率。

🄴 **拓展知识** 13-1 《中国心血管健康与疾病报告 2022》概述

第一节　心功能不全的病因和分类

一、病因

凡是影响心室射血和(或)充盈的任何结构性及功能性的病变,均可导致心功能不全。心功能不全的病因可归纳为以下几类:

(一) 心肌受损

1. 原发性心肌损伤　冠脉疾病引起的缺血性心肌损伤、心肌炎、遗传性心肌病及心脏毒性药物(如阿霉素)等可造成心肌细胞变性、坏死,导致心肌收缩力降低。

2. 继发性心肌损伤　由糖尿病、甲状腺疾病、严重贫血、呼吸功能障碍及维生素 B_1 缺乏等引起的心肌损害。上述疾病可直接影响心肌代谢,久之可导致心肌变性、坏死。

(二) 心室负荷过度

1. 容量负荷过度　心脏瓣膜关闭不全及全身高动力循环状态(如慢性贫血、甲状腺功能亢进症、左右心之间分流或动 - 静脉瘘等)都可造成心室容量负荷过度(volume overload)。

2. 压力负荷过度　高血压、肺动脉高压、半月瓣狭窄和心室流出道狭窄等都可造成心室压力负荷过度(pressure overload)。

(三) 心室充盈障碍

心包疾病、房室瓣狭窄、限制型心肌病等可使心室充盈受限,导致心排血量降低。其中缩窄性心包炎和心脏压塞虽使心肌舒张受到机械性限制而导致心排血量降低,但心肌自身的舒缩性能多属正常。

二、诱因

大多数不同病因引起的心功能不全经过机体代偿调节,心功能尚能满足日常代谢水平需要,维持在无临床症状的代偿状态;当再有诱因促使心肌损伤和(或)心室负荷加重时,才发展为心力衰竭。据临床流行病学资料显示,60%~90% 的心力衰竭发生都伴有诱因。因此,及时发现和清除心力衰竭的诱因,对预防和控制心力衰竭具有重要意义。

临床上常见的诱因有:感染、心律失常、过度体力消耗或情绪激动、水电解质紊乱与酸碱平衡失调、洋地黄中毒等,其中呼吸道感染是最常见、最重要的诱因。这些因素通过对心肌的直接损伤作用、加重心脏负荷、引起心肌供能与耗能平衡障碍而诱发心衰。另外,年龄也是影响心功能不全的重要因素之一,随着年龄的增长,心力衰竭患病率明显增高。

🄴 拓展知识13-2　心力衰竭的常见诱因

三、分类

从不同着重点切入,心力衰竭有多种分类方法。

(一) 按心功能障碍的发展速度分类

1. 急性心力衰竭(acute heart failure)　大面积心肌梗死、心肌炎等急性严重心肌损伤,突然急剧加重的心脏负荷或严重心律失常等,使原本正常或尚处于代偿期的心功能在短时间内衰竭。

2. 慢性心力衰竭(chronic heart failure)　心功能障碍发病过程缓慢,如高血压、心脏瓣膜病、冠心病、肺源性心脏病等,机体代偿调节可使心功能长时间维持在代偿期。但代偿调节并不能消除心功能障碍的病因,却引起进行性加重的心室重塑,最终进入失代偿状态。

(二) 按心力衰竭时心排血量水平分类

1. 低排血量性心力衰竭(low output heart failure)　心力衰竭发生后机体在静息状态及运动状态时,心排血量均明显低于正常水平。大多数心力衰竭都属于此类。

2. 高排血量性心力衰竭(high output heart failure)　造成心力衰竭的病因如慢性贫血、甲状腺功能亢进症、维生素 B_1 缺乏和动 - 静脉瘘等,首先引起体内高动力循环状态,患者心排血量远高于正常水平。心力衰竭时其心排血量低于心衰前水平,但仍在正常水平或高于正常水平。

(三) 按左室射血分数(left ventricular ejection fraction, LVEF) 分类

1. 射血分数降低性心力衰竭(HF with reduced EF, HFrEF)　LVEF≤40%,即传统概念中的收缩性心衰。各种病因引起心脏收缩功能障碍使射血分数降低,大多数 HFrEF 患者同时存在舒张功能不全。

2. 射血分数保留性心力衰竭(HF with preserved EF, HFpEF)　LVEF≥50% 并伴有左心室充盈压升高,即舒张性心衰。各种病因引起心室僵硬度增大,导致心室充盈受限,常见病因是高血压、糖尿病、心房颤动等。心脏射血分数正常和舒张期充盈减少是其主要特征。

3. 射血分数轻度降低性心力衰竭(HF with mildly reduced EF, HFmrEF)　41%≤LVEF≤49%,并伴有左心室充盈压升高。这些患者通常以轻度收缩功能障碍为主,同时伴有舒张功能不全的特点。

4. 射血分数改善性心力衰竭(HF with improved EF, HFimpEF)　基线 LVEF≤40%,经抗心衰治疗后,第二次测量时 LVEF 比基线增加≥10% 且 LVEF>40%。

(四) 按心力衰竭的发生部位分类

1. 左心衰竭(left heart failure)　主要由于左心室心肌受损或左心室负荷过重导致左心室泵血功能下

降,从肺循环回流到左心室的血液不能充分射入主动脉,在心排血量下降的同时出现肺循环淤血水肿。常见于冠心病、心肌病、高血压及左侧心脏瓣膜病等。

2. 右心衰竭(right heart failure) 主要由于右心室心肌受损或负荷过重,右心室不能将体循环回流的血液充分排至肺循环,导致体循环淤血、静脉压上升而出现下肢甚至全身性水肿。常见于大面积肺栓塞、肺动脉高压、慢性阻塞性肺疾病、右侧心脏瓣膜病及某些先天性心脏病(如法洛四联症)等。

3. 全心衰竭(whole heart failure) 是临床上常见的一类心力衰竭。心肌炎、心肌病或严重贫血等可使左、右心同时受累引起全心衰竭。一侧心力衰竭也可发展波及另一侧而演变成全心衰竭。

(五) 按心力衰竭症状严重程度分类

1. 纽约心脏学会(New York Heart Association,NYHA)心功能分级 1928 年,NYHA 提出按患者胜任体力活动的能力并结合临床表现,将心功能分为四级、心力衰竭分为三度。

(1) 心功能 I 级(心功能代偿期) 一般日常体力活动不受限制,无心力衰竭的症状。

(2) 心功能 II 级(轻度心力衰竭) 体力活动轻度受限,中度日常体力活动时出现乏力、心慌、呼吸困难等心力衰竭症状,休息后症状消失。

(3) 心功能 III 级(中度心力衰竭) 体力活动明显受限,轻度体力活动即出现心力衰竭症状,休息后症状减轻但不能完全消失。

(4) 心功能 IV 级(重度心力衰竭) 不能承受任何体力活动,安静休息时仍有心力衰竭症状。

该分类方法简便易行,在临床被广泛采用。但患者的主观陈述有时与客观检查之间存在较大差距。

2. 心衰分期(2021 年心力衰竭通用定义和分类) 根据心衰发生发展过程,即从心衰的危险因素进展成结构性心脏病,出现心衰症状,直至难治性终末期心衰,可分为四个阶段:

(1) 心衰风险期(阶段 A) 患者存在心衰高危因素,但尚无心脏的结构或功能异常,也无心衰的症状和(或)体征。心衰高危因素包括高血压、冠心病、糖尿病、代谢综合征等。

(2) 心衰前期(阶段 B) 患者从无心衰的症状和(或)体征已发展成结构性心脏病,如左室肥厚、无症状心脏瓣膜病、既往心肌梗死等。

(3) 心衰期(阶段 C) 患者已有基础的结构性心脏病,以往或目前有心衰的症状和(或)体征。即有结构性心脏病伴有症状、体征。

(4) 心衰晚期(阶段 D) 患者有进行性结构性心脏病,虽经积极的内科治疗,休息时仍有症状,且需要特殊干预。因心衰须反复住院,且不能安全出院者。

心衰的阶段划分体现了重在预防的概念。预防患者从阶段 A 进展至阶段 B,即防治发生结构性心脏病;预防从阶段 B 进展至阶段 C,即防止出现心衰的症状和体征,这两者尤为重要。

第二节 心功能不全的发生机制

心功能不全的发生发展过程相当复杂,其发生机制尚未完全阐明;而且临床上不同病因引起的心功能不全及心功能不全的不同发展阶段,其机制侧重点也有所不同;其中神经-体液调节机制激活是关键途径,心室重塑是慢性心功能不全的重要分子基础。病因的持续作用、神经-体液调节机制过度激活与进行性发展的心室重塑可导致心脏结构受损、能量代谢障碍、兴奋-收缩耦联障碍、心肌主动与被动舒张障碍和心室壁舒缩协调紊乱,最终引起心泵功能障碍。

一、神经-体液调节机制激活

任何原因引起心排血量降低或机体代谢需要心排血量增大时,机体通过启动神经-体液调节机制来提高心排血量。神经-体液调节机制包括交感神经系统和肾素-血管紧张素-醛固酮系统激活,以及血浆抗利尿激素、内皮素、钠尿肽等水平升高。它是心功能减退时调节机体代偿适应反应的基本机制,可加快心率、增强心肌收缩力,使心排血量增加,同时也启动心外组织器官的代偿适应反应。但神经-体液调节机制长期过度激活也是导致心功能不全发展的关键途径,可促进心室重塑,加重心肌损伤,使心功能进一步减退从而形成恶性循环。

(一) 交感神经系统激活

1. 激活机制 心肌受损、心脏负荷增加造成心排血量降低,使压力感受器受到的牵张刺激减弱,导致交感神经系统兴奋;持续组织低灌流引起组织缺氧、CO_2 和 H^+ 增多,通过化学感受性反射兴奋交感神经系统。慢性心功能不全同时伴有心室、心房和肺循环大血管壁的容量感受器重塑并对牵张刺激的敏感性降低,使房室和腔静脉淤血所引起的抑制交感兴奋性效应降低,成为导致交感神经系统兴奋性增高的又一原因。

2. 不利影响 交感神经系统过度兴奋产生的不利影响包括:①心率过快导致心肌耗氧量增大,并使舒张期缩短,从而减少冠状动脉灌流量并影响心室充盈;②全身血管广泛收缩,增大心脏前、后负荷,导致心肌耗氧量增大;③过量儿茶酚胺使心肌细胞膜离子转运异常,易诱发心律失常;④激活肾素-血管紧张素-醛固酮系统(renin-angiotensin-aldosterone system,RAAS),引起钠水潴留,增大心脏负荷;⑤外周血管收缩使组织低灌流,引起骨骼肌疲劳等症状;⑥持续增高的去甲肾上腺素(NE)和血管紧张素 Ⅱ(Ang Ⅱ)促进心肌在结构、代谢和功能上发生慢性代偿适应性反应,即心肌重塑。不断加重的心肌重塑是促进心功能障碍进行性发展的重要因素。

近年依照循证医学原则设计的多项临床治疗试验已证实,应用 β 肾上腺素受体阻断剂减轻慢性心功能不全发展过程中交感神经系统持续过度兴奋引起的不良影响,显示出良好的治疗效果。

(二) 肾素-血管紧张素-醛固酮系统激活

1. 激活机制 交感兴奋性增高可通过:①肾血管收缩使肾灌流量降低,肾入球小动脉受到的牵张刺激减弱,激活肾素分泌;② NE 激活肾小球旁器 $β_1$ 肾上腺素受体,促进肾素释放;③近端小管对 Na^+ 重吸收增加,到达远端小管致密斑的 Na^+ 量减少,激活致密斑感受器,使肾素分泌增加。循环 RAAS 激活,血浆 Ang Ⅱ 和醛固酮(ALD)水平增高(图 13-1),对增加回心血量、提高心排血量和维持动脉血压具有积极代偿意义。

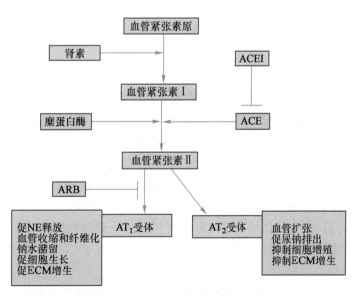

图 13-1 心力衰竭时肾素-血管紧张素系统的激活及其作用
ACE:血管紧张素转化酶;ACEI:血管紧张素转化酶抑制剂
ARB:血管紧张素受体阻滞剂;ECM:细胞外基质

2. 不利影响　循环RAAS过度激活引起心肌重塑不断加重并最终使心功能走向恶化。Ang Ⅱ增加心室前后负荷,使心肌耗氧量增加;Ang Ⅱ促进心肌细胞肥大和成纤维细胞增殖引起心肌重塑;醛固酮除了引起水钠潴留外,也是引起心室纤维化改变的重要因素。

20世纪80年代以来的研究证实,心肌、肾、脑和血管壁等多种组织器官都能表达肾素-血管紧张素系统(RAS)的组分,生成的Ang Ⅱ在组织局部发挥作用。研究发现,人心肌的糜蛋白酶可替代血管紧张素转化酶(angiotensin converting enzyme, ACE),将Ang Ⅰ水解为Ang Ⅱ。心肌局部Ang Ⅱ的主要作用包括:①促进心交感神经末梢释放NE,在提高心肌舒缩功能的同时也增大心肌耗氧量;②引起冠状血管收缩、促进血管重塑;③促进心肌细胞肥大、心肌间质纤维化、激活心肌重塑。

近年来我国心功能不全患者整体RAAS阻滞剂使用率呈上升趋势,包括血管紧张素受体-脑啡肽酶抑制剂(angiotensin receptor-neprilysin inhibitor, ARNI)、ACE抑制剂(ACEI)、血管紧张素受体阻滞剂(ARB)及醛固酮受体拮抗剂(MRA)等,可明显降低再住院率和死亡率。

(三)其他体液活性物质的变化

心肌受损和超负荷可引起心肌组织中多种体液活性物质的变化,如抗利尿激素、内皮素、肿瘤坏死因子α(TNF-α)等释放增多,这些细胞因子促进心肌重塑,也参与了心功能不全的发生机制。

B型钠尿肽(BNP)是钠尿肽家族成员,主要由心室肌细胞分泌,具有利尿排钠、扩张血管及对抗RAAS作用。心肌细胞首先合成含有134个氨基酸的前BNP原(preproBNP),其被切去N端26个氨基酸后形成BNP原,后者释放入血进一步被内肽酶切割形成含C端32个氨基酸的BNP和含76个氨基酸且无生物活性的N末端BNP原(NT-proBNP)。心衰时心室负荷和心室壁应力增加引起血浆中BNP及NT-proBNP水平增高,其增高程度与病情严重程度呈正相关,是临床上用于心衰诊断、评定进程和判断预后的重要指标。

(四)神经-体液调节机制激活引起的代偿反应

1. 心脏本身的代偿　包括心率加快、心脏紧张源性扩张、心肌收缩力增强和心室重塑。其中心率加快、心脏紧张源性扩张和心肌收缩力增强属于功能性调节,可以在短时间内被动员起来;而心室重塑是伴有明显形态结构变化的综合性代偿,是心脏在长期负荷过重时的主要代偿方式。

(1)心率加快　心排血量是每搏量与心率的乘积。在一定范围内,随着心率加快可使心排血量增加2~2.5倍,尤其在每搏量低而且相对固定时,心率加快是维持心排血量的快速代偿反应,并贯穿于心功能不全发生发展的全过程。然而心率过快(成人超过160次/min)使心肌耗氧量增大,并使舒张期显著缩短从而影响心室充盈量和冠状动脉灌流,引起心排血量下降和心肌缺血。用药物减慢心功能障碍者过快的心率有助于改善心功能。

(2)心脏紧张源性扩张　根据Frank-Starling定律,肌节初长度在1.7~2.2 μm范围时,心肌收缩力和每搏量随心脏前负荷(心肌纤维初长度)的增大而增加。心肌受损或超负荷激活神经-体液调节机制,引起容量血管收缩,回心血量增加使心室舒张末期容积扩大,肌节被拉长(不超过2.2 μm),使粗肌丝与细肌丝更接近最佳重叠状态,增强心肌收缩力,代偿性增加每搏量。这种伴有心肌收缩力增强的心脏扩张称为紧张源性扩张,有利于将心室内过多的血液及时泵出,是急性心力衰竭的重要代偿方式。慢性心力衰竭时,心室扩张在一定限度内也可增加心肌收缩力。但心脏紧张源性扩张的代偿能力有限,当肌节初长度超过2.2 μm时,心肌收缩力反而下降,每搏量减少。长期容量负荷过重引起心力衰竭时,心室明显扩大,肌节过度拉长并伴有心肌收缩力减弱,这种代偿失调后的心脏扩张称为肌源性扩张。心室容积扩大可使室壁应力增加,导致心肌耗氧量增多;舒张末期压力增高可导致肺淤血与水肿;同时影响冠状动脉灌流,这些均可加重心肌损伤。

(3)心肌收缩力增强　心肌收缩力指心肌不依赖于前后负荷而能改变其收缩强度和速度的内在特性,其受神经-体液因素及某些药物的影响。在心功能损害的急性期,交感神经系统兴奋,心肌收缩力增强对于维持心排血量和血流动力学稳态是十分重要且最为经济的代偿方式,然而心肌收缩力增强的同时伴有耗氧量的增加。在慢性心力衰竭患者血中 NE 显著升高,但心肌组织中 NE 含量却明显减少,心肌 β 肾上腺素受体减敏,导致儿茶酚胺的正性变力作用显著减弱。

(4) 心室重塑　是心室在长期负荷增加时,通过改变心室的代谢、功能及结构而发生的慢性适应性反应。

2. 心脏以外的代偿

(1) 增加血容量　神经－体液调节机制激活可增加血容量。一定程度的血容量增加可提高心排血量,但长期过度增加可加重心脏负荷。

(2) 血液重分布　保证重要器官的血液灌流,但外周器官长期供血不足可导致器官功能减退,如肾、肝功能不全。

(3) 红细胞增多　心泵功能障碍引起循环性缺氧可促进骨髓造血功能,使血红蛋白及红细胞的生成增多从而改善供氧。但红细胞过多可使血液黏滞度和血流阻力增加,加重心脏负荷。

(4) 组织细胞利用氧的能力增强　表现为细胞线粒体数量增多、表面积增大、细胞色素氧化酶活性增强及肌红蛋白含量增多等,借此来克服缺氧带来的不利影响。

二、心室重塑

心脏由心肌细胞(约占心肌体积 70%)、非心肌细胞(包括心脏成纤维细胞、血管平滑肌细胞及内皮细胞等)和细胞外基质(extracellular matrix, ECM)组成。心室重塑(ventricular remodeling)是心室在持续机械负荷过重、神经－体液调节机制过度激活状态下,通过改变其结构、代谢和功能而发生的慢性代偿适应性反应。心脏的结构性适应既有心肌细胞量的变化(心肌细胞肥大),也伴随着质的变化(细胞表型改变);同时非心肌细胞及 ECM 也发生明显变化,导致心肌质量增加、心壁增厚、心室容积扩大和心室形状改变。上述变化是渐进性过程,早期对改善心排血量降低具有一定代偿意义(图 13-2)。

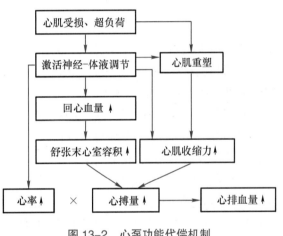

图 13-2　心泵功能代偿机制

但由于其结构、代谢、功能的进行性变化,重塑心肌最终走向失代偿。

(一) 发生机制

心功能不全时神经－体液调节机制激活、细胞因子表达变化及机械负荷增加可激活相应受体或力学感受器,通过不同的信号转导通路导致相应基因表达发生改变。目前认为,c-myc 和 c-fos 等多种原癌基因都参与心室重塑。心室重塑过程中心肌基因表达发生多位点动态改变,使心肌结构和功能蛋白的分子表型(molecular phenotype)发生变化;同时一些在胚胎发育阶段表达而在出生后已静止的基因被诱导重新表达,这些改变称为心肌分子重塑(molecular remodeling),其决定了心室重塑属于病理性生长,对心泵功能产生代偿效应的同时,也带来许多不利影响。

(二) 主要表现

1. 心肌肥大(myocardial hypertrophy)　在细胞水平是指心肌细胞体积增大,在组织水平表现为心肌质量增加。临床上可用无创性方法检测心室壁厚度,因此心肌肥大又称心室肥厚(ventricular hypertrophy)。

长期超负荷引起的心肌肥大有两个基本类型:①向心性肥大(concentric hypertrophy):长期压力超负荷(如高血压或主动脉狭窄)使收缩期心室壁应力增大,合成的心肌肌节呈并联排列,心肌细胞增粗,心室壁明显增厚,心腔容积正常或缩小,使室壁厚度与心腔半径之比增大。②离心性肥大(eccentric hypertrophy):长期容量超负荷(如二尖瓣或主动脉瓣关闭不全)使舒张期心室壁应力增大,合成的心肌肌节呈串联排列,心肌细胞明显增长,心腔容积增大;心腔增大又使收缩期心室壁应力增大,进而刺激肌节呈并联排列,引起心室壁增厚。室壁厚度与心腔半径之比基本保持正常。

 拓展图片13-1　心肌肥大

2. 心肌细胞表型改变　表型(phenotype)改变即由于合成蛋白质的种类变化导致心肌细胞"质"的改变。在机械负荷过重、神经 - 体液变化等刺激下,某些在成年个体心脏已处于静止状态的胚胎期基因被激活,致使胎儿型蛋白质(如胎儿型肌球蛋白重链、轻链,肌钙蛋白T,肌钙蛋白I和磷酸肌酸激酶)表达增多;而另一些成年型基因的表达则受到抑制,如 β_1 肾上腺素受体、兴奋性G蛋白、胞膜L型钙通道、肌质网(sarcoplasmic reticulum,SR)钙释放通道及钙泵,从而使细胞不同部位(包括细胞膜、线粒体、肌质网、肌原纤维及细胞骨架)发生在蛋白质分子水平的变化。

3. 细胞外基质重塑及非心肌细胞增生　ECM是存在于细胞间隙、肌束之间及血管周围的纤维、结构性糖蛋白及蛋白多糖的总称,其中最主要的是纤维状的Ⅰ型及Ⅲ型胶原。Ⅰ型胶原是与心肌束平行排列的粗大胶原纤维的主要成分;Ⅲ型胶原主要包绕心肌细胞并构成心肌细胞之间及肌束之间纤细的侧向连接,其伸展及回弹性较好。它们与少量的其他胶原(Ⅳ、Ⅴ、Ⅵ型)组成三维网络,使心肌细胞、血管及神经末梢能有序组合,并通过细胞表面的ECM受体将机械力和信号转导从单个细胞传遍心肌,从而维持心肌收缩和舒张的协调性与顺应性。

神经 - 体液调节机制激活促使心脏成纤维细胞分化为肌成纤维细胞(myofibroblast,MyoFb),同时刺激内源性间质干细胞迁移、分化,为心肌梗死后形成瘢痕提供MyoFb;因缺血、压力超负荷而浸润到心肌的循环单核细胞也在免疫炎症失调的微环境下分化为MyoFb(骨髓衍生的肌成纤维细胞),并在心肌间质纤维化中起关键作用。这些MyoFb一方面表达促生长因子(如 TGF-β_1、Ang Ⅱ)及其受体使其增殖,表达 α- 肌动蛋白使其能迁移、收缩;另一方面分泌大量不同类型的胶原及ECM其他成分,同时又合成降解胶原的基质金属蛋白酶(MMP)及组织MMP抑制剂,通过对胶原合成与降解的调控,使胶原网络的生物化学组成(如Ⅰ型与Ⅲ型胶原的比值)和空间结构都发生改变。心室重塑早期在胶原降解增强的同时,Ⅲ型胶原增多较明显,有利于肥大心肌肌束组合的重新排列及心室的结构性扩张。而重塑后期常以粗大的Ⅰ型胶原增加为主,可提高心肌的抗张强度,防止在室壁应力过高时心肌细胞侧向滑动造成室壁变薄和心腔扩大。然而随着胶原量的增多,特别是Ⅰ型与Ⅲ型胶原的比值增大,心肌的僵硬度增大而顺应性降低,使心肌收缩力下降。

(三) 不利影响

心室重塑过程中,心肌肥大本身可产生某些不利影响,如向心性肥大可致心肌缺血及舒张功能异常,离心性肥大可致功能性房室瓣反流及收缩功能异常。心肌细胞表型改变是导致肥大心肌舒缩功能降低的主要机制;肥大心肌的微血管密度和线粒体数目不能随心肌细胞体积增大而成比例增加,造成血液和能量供给不足;过度的非心肌细胞增生及ECM重塑不仅因降低室壁顺应性而影响心肌舒缩功能,而且影响心肌细胞之间的信息传递和舒缩的协调性。此外,冠状动脉周围的纤维增生和管壁增厚使冠脉循环的储备能力和供血量降低,妨碍心肌细胞与毛细血管之间的物质交换。因此,重塑心肌在结构、代谢和功能上与正常心肌相比存在较大差异,发展到一定程度即走向失代偿,使心肌总体舒缩功能开始进行性降低。

(四) 代偿意义

心室重塑可在两方面发挥代偿作用:①心肌肥大使心肌收缩蛋白总量增多,心肌总体收缩功能提高,增加心排血量和射血速度;②心壁增厚可降低室壁应力,从而降低心肌耗氧量。室壁应力是决定心肌耗氧量的重要因素,可依据 Laplace 定律($S = Pr/2h$)进行计算。式中 S 为室壁应力,P 为心室内压,r 为心腔半径,h 为心壁厚度。心肌肥大伴有不同程度的心壁增厚时,可使室壁应力尽可能维持正常,从而减轻心肌耗氧量增加的程度。例如,向心性肥大主要适应克服增大的射血阻力,需提高心室内压,心壁增厚可减轻或避免因心室内压增高而引起的室壁应力增大。而离心性肥大主要适应过量的容量负荷,需扩大心室容积,即心室半径增加。伴随心室容积扩大发生的心壁增厚,则可维持 $r/2h$ 基本正常,从而保持舒张期室壁应力相对稳定。

三、心泵功能障碍的发生机制

心脏通过不断的收缩 – 舒张周期推动体内的血液循环(图 13-3)。正常的心脏结构是心泵功能的物质基础,充足的能量供给是心脏收缩 – 舒张周期的动力,起搏点冲动引起的心肌胞质 Ca^{2+} 浓度周期性快速升降是心肌兴奋 – 收缩耦联的主要调控环节。当病因的持续作用、神经 – 体液调节机制过度激活和心室重塑对心脏结构、心肌能量代谢、兴奋 – 收缩耦联、主动与被动舒张及心室壁舒缩协调产生严重影响时,心脏泵血功能下降,最终发生心力衰竭。

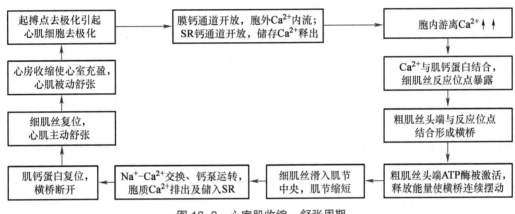

图 13-3　心室肌收缩 – 舒张周期

(一) 心脏结构受损

心肌原发性损害可引起心肌细胞死亡及纤维化等结构改变,长期超负荷时的心室重塑引起心肌细胞、组织和心室水平的结构改变,这些都将导致心肌收缩力降低。

1. 心肌细胞数量减少　可由于坏死或凋亡所致,但更多情况下是两者综合作用的结果。

(1) 心肌细胞坏死　严重心肌缺血、心肌炎和心肌病可造成心肌细胞坏死;心肌病变继发产生的各种损伤性因素,如 TNF-α 和氧自由基过多等也可导致心肌细胞坏死;心肌病变引起心肌纤维化时,ECM 过量增生限制了心肌细胞与毛细血管之间的物质交换,严重时可导致心肌细胞变性、萎缩,甚至坏死。当心肌梗死面积达到左心室壁的 20% 时即可引起心力衰竭。

(2) 心肌细胞凋亡　亚致死性的缺血、缺氧、炎症、氧自由基等能激活心肌细胞的凋亡通路,由病因激活的神经 – 体液调节机制(儿茶酚胺、Ang Ⅱ和 TNF-α 等)也能导致心肌细胞凋亡。在多种心力衰竭动物模型和心力衰竭患者(如急性心肌梗死、扩张型心肌病)的心脏中都证实有细胞凋亡现象的存在,而凋亡也是造成老年心脏心肌细胞数量减少的主要原因。在心功能不全代偿期,细胞凋亡可致心肌肥厚与后负荷不匹配,使室壁应力增大并进一步刺激重塑与凋亡。在衰竭期,心肌细胞凋亡及坏死可致室壁变薄,心室进行性扩大。

2. 心肌结构改变　在细胞水平,心肌过度肥大(尤其是增粗)时,线粒体增大增多的幅度落后于肌原纤维增多的幅度,肌节不规则叠加,加上显著增大的细胞核对邻近肌节的挤压,导致肌原纤维排列紊乱。细胞骨架中的微管密度增加并平行于肌原纤维排列,使肌丝滑行的阻力增大,心肌收缩力降低。在组织水平,重塑晚期的心肌结构紊乱加剧,心肌细胞肥大、萎缩与死亡共存,间质胶原含量增加,使间质与心肌比值增大,发生心肌纤维化。这种心脏不均一性改变是心肌收缩力降低及心律失常的结构基础。

3. 心室扩张　心室腔扩大并使其构型趋于球形是衰竭期心室的突出表现之一。与代偿期的离心性肥大不同,此时心腔扩大而室壁变薄,心壁整体收缩合力降低。其发生机制包括:①心肌细胞数量减少;②细胞骨架改变引起肌丝重排,心肌细胞体积不变而长度增大;③胶原降解增强,导致心肌细胞之间发生侧向滑动与错位。心室扩张不仅明显增大室壁应力从而增加耗氧量,也增大心室前后负荷,并造成房室瓣关闭不全,加重心功能障碍,形成恶性循环。

(二)心肌能量代谢障碍

心肌的收缩和舒张、肌质网和胞膜对 Ca^{2+} 的转运及细胞内外离子浓度梯度的维持等均需要能量,因而能量代谢障碍无疑影响着心肌的舒缩功能。心肌能量代谢过程可分为能量生成、储存和利用三个环节,其中任何环节发生障碍都是导致心力衰竭的重要机制。

1. 心肌能量生成障碍

(1)心肌缺血缺氧　心脏是机体高耗能器官之一,其所消耗能量主要由有氧代谢提供。当心肌供血、供氧减少时便会影响到心肌的能量生成。冠状动脉粥样硬化、痉挛、血栓形成等病变是导致心肌缺血的主要原因;肥大心肌中毛细血管密度降低,同时从毛细血管到心肌细胞中央的弥散距离增大使其相对缺氧;心动过速、前后负荷过重在影响冠状动脉灌流的同时,也增加心肌耗氧量;严重贫血患者即使冠状动脉灌流正常,心肌也处于明显缺氧状态。

(2)线粒体功能障碍　维生素 B_1 严重缺乏会造成焦磷酸硫胺素减少,丙酮酸脱氢酶活性降低,导致乙酰辅酶 A 产生减少,影响三羧酸循环;严重心肌缺氧、钙超载和大量氧自由基生成等,都能造成心肌线粒体损伤;心室重塑过程中心肌细胞线粒体增生较肌原纤维缓慢,使肥大心肌中线粒体比例降低;重塑心肌中由于基因表型改变使线粒体内细胞色素氧化酶含量相对减少、酶活性降低等,都可造成重塑心肌产能障碍而使心肌能量缺乏。

2. 心肌能量转化储存障碍　心肌中能量主要储存形式是磷酸肌酸(creatine phosphate,CP)。心肌线粒体中生成的 ATP 经肌酸激酶(creatine kinase,CK)催化将高能磷酸键转给肌酸生成 CP。CP 透过线粒体膜进入胞质,在用能部位再经 CK 催化又将高能磷酸键转给 ADP 生成 ATP,供耗能部位消耗。随着心室重塑的发展,CK 同工酶谱发生变化,高活性的成人型 CK 减少,而低活性的胎儿型 CK 增加,使肥大心肌的能量转化储存发生障碍。

3. 心肌能量利用障碍　研究发现衰竭心肌肌球蛋白头端的 ATP 酶活性降低,可能与衰竭心肌中肌球蛋白、肌钙蛋白 T(TnT)和肌钙蛋白 I(TnI)发生同工型转换有关,即低活性的胎儿型蛋白增多。肌球蛋白 ATP 酶活性降低导致重塑心肌中收缩单位数量增多而做功效率低下,这是肥大心肌收缩能力降低的重要机制。酸中毒抑制肌球蛋白 ATP 酶活性是造成心肌收缩力降低的另一重要原因,在心肌缺血导致的心功能降低中起着不可忽视的作用。

(三)心肌兴奋-收缩耦联障碍

心肌细胞去极化引发胞质 Ca^{2+} 浓度瞬变,将心肌电活动与机械活动耦联称为兴奋-收缩耦联。任何影响 Ca^{2+} 转运、分布、结合的因素均可使心肌兴奋-收缩耦联发生障碍,影响心肌舒缩功能(图 13-4)。

1. 胞外 Ca^{2+} 内流障碍　心肌细胞收缩过程需依赖细胞外液 Ca^{2+} 内流。心肌细胞在兴奋产生动作电位过程中,细胞外 Ca^{2+} 经细胞膜上 L 型钙通道内流,内流的 Ca^{2+} 触发雷诺丁受体(RyR)释放肌质网内储存的 Ca^{2+},使胞质游离 Ca^{2+} 浓度迅速升高,引起细胞收缩。重塑心肌中的基因表达改变使肥大心肌细胞膜 L 型钙通道蛋白表达减少;重塑心肌组织中 NE 含量减少、心肌 β 肾上腺素受体减敏和心肌 G 蛋白功能障碍等变化,都使胞膜钙通道对交感神经系统调节的反应性降低,造成胞外

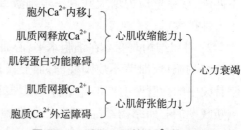

图 13-4　重塑心肌的 Ca^{2+} 转运异常

Ca^{2+} 经 L 型钙通道进入胞质减少;酸中毒时 H$^+$ 可降低 β 肾上腺素受体对 NE 的敏感性,使 Ca^{2+} 内流受阻;高钾血症时 K$^+$ 与 Ca^{2+} 竞争,可阻止 Ca^{2+} 内流,导致胞质 Ca^{2+} 浓度降低,抑制心肌收缩力。

2. 肌质网 Ca^{2+} 转运功能障碍　肌质网通过摄取、储存和释放 Ca^{2+} 来调节心动周期中的胞内 Ca^{2+} 浓度,从而调控兴奋－收缩耦联。心力衰竭时,肌质网 Ca^{2+} 转运功能障碍主要发生在 Ca^{2+} 摄取和释放两个环节。

(1) 肌质网 Ca^{2+} 摄取能力减弱　能量代谢障碍使 ATP 减少,肌质网钙泵活性减弱,以及重塑心肌钙泵蛋白表达明显下调,均可导致肌质网从胞质摄取 Ca^{2+} 的能力下降。肌质网 Ca^{2+} 摄取能力减弱不但引起心肌舒张功能降低,还可造成肌质网 Ca^{2+} 储存量减少。尽管肌质网 Ca^{2+} 储存能力没有明显减弱,但因肌质网 Ca^{2+} 摄取减少,致使肌质网 Ca^{2+} 储存量减少。心肌收缩时从肌质网释放的 Ca^{2+} 减少,抑制心肌收缩力。

(2) 肌质网 Ca^{2+} 释放量减少　心肌肌质网上由 RyR 介导的 Ca^{2+} 释放是兴奋－收缩耦联过程中 Ca^{2+} 的主要来源。重塑心肌肌质网 RyR 蛋白表达下调,使肌质网 Ca^{2+} 释放功能下降,抑制心肌收缩力;心衰时肌质网 Ca^{2+} 储存量减少,造成心肌细胞去极化时由肌质网释放进入胞质的 Ca^{2+} 量减少;伴有酸中毒时,Ca^{2+} 与肌质网中钙储存蛋白结合更紧密,也使肌质网 Ca^{2+} 释放量下降,心肌收缩力降低。

3. 肌钙蛋白功能障碍　重塑心肌肌钙蛋白表型改变,使肌钙蛋白与 Ca^{2+} 的亲和力降低。酸中毒时心肌细胞中 H$^+$ 增多,可竞争性抑制 Ca^{2+} 与肌钙蛋白亚单位结合,抑制心肌兴奋－收缩耦联,降低心肌收缩力。

(四) 心肌主动与被动舒张功能障碍

1. 主动舒张功能障碍　心脏主动舒张是耗能过程,主要发生于舒张早期。心肌细胞复极化时,细胞内 Ca^{2+} 大部分被肌质网钙泵回收,10%~20% 经胞膜上 Na$^+$–Ca^{2+} 交换体和钙泵排出胞外,使胞质 Ca^{2+} 浓度迅速降低。心肌能量代谢障碍使 ATP 生成不足,钙泵活性降低;同时重塑心肌钙泵蛋白表达明显下调也可导致 Ca^{2+} 复位延缓,使胞质 Ca^{2+} 浓度不能迅速降低并与肌钙蛋白解离,引起心肌主动舒张功能下降。此外,重塑心肌对交感神经系统调节的反应性降低使受磷蛋白磷酸化减弱,对钙泵抑制作用增强,也可引起肌质网 Ca^{2+} 摄取能力下降。

2. 被动舒张功能障碍　心室被动舒张功能障碍指心室顺应性(ventricular compliance)降低,见于舒张晚期。心室顺应性是以心室内单位压力改变所引起的心室容积改变来表示($\Delta V/\Delta P$),其倒数($\Delta P/\Delta V$)即僵硬度(stiffness)。心室顺应性取决于心肌自身结构所决定的被动伸展性能和心室壁厚度。心肌损伤和慢性心功能不全时的心室重塑均可引起心肌纤维化及心壁增厚,导致心肌顺应性降低,僵硬度增大。特别是重塑心肌间质中粗大、抗张强、弹性差的 I 型胶原增多,而纤细、抗张弱、弹性高的 III 型胶原减少,导致心肌被动扩张阻力增大,舒张功能降低。心肌顺应性降低影响心肌的舒缩能力,尤其对舒张功能的影响更甚。

(五) 心室壁舒缩协调障碍

心室肌细胞受起搏点调控基本同时收缩,形成方向指向半月瓣的喷射向量,推动心室的回心血液冲入动脉。冠状动脉粥样硬化使部分心壁缺血,心肌收缩力减弱;心肌梗死区丧失收缩功能;心壁梗死区伸展、变薄,甚至形成室壁瘤,使这部分心壁抗张能力降低;传导阻滞造成心室壁各部位心肌舒缩不同步等病理改变,都可造成心室壁舒缩在时间上和(或)空间上的不协调,致使心室喷射向量的合力降低和(或)方向偏移(图 13-5),导致每搏量减少。最严重的心室壁舒缩不协调是心室颤动,使心脏射血严重减少甚至为零,成为心源性猝死的重要原因。

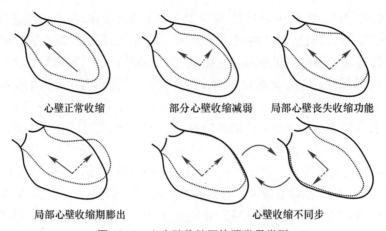

心壁正常收缩　　　部分心壁收缩减弱　　局部心壁丧失收缩功能

局部心壁收缩期膨出　　　　　心壁收缩不同步

图 13-5　心室壁收缩不协调常见类型
实线为舒张末期心腔容积,虚线为收缩末期心腔容积;实线箭头示心室
收缩期指向流出道的射血向量,虚线箭头示心室收缩期分流的射血向量

第三节　心功能不全时机体的功能与代谢变化

心力衰竭时由心泵功能障碍和神经 – 体液调节机制过度激活引起的血流动力学异常,可影响多个器官系统的功能和代谢,其主要表现为低排血量综合征(也称为心脏前向衰竭,forward failure)和静脉淤血综合征(又称心脏后向衰竭,backward failure)。

一、低排血量综合征

(一)心脏泵血功能降低

心力衰竭时心排血量减少,射血后心室残余血量增多,反映心脏收缩和舒张功能的指标均有明显的降低。

1. 心排血量及心指数降低　心排血量和心指数(CI)是评价心脏泵血功能的重要指标。心泵功能障碍的早期即心功能代偿期,主要表现为泵功能储备减少,使机体承受负荷的能力降低。心泵功能障碍发展到失代偿期,每搏量显著降低,这时需依赖升高的充盈压和增快的心率来尽量满足机体对心排血量的需要。发展至严重心力衰竭时,经机体最大代偿,心排血量仍难满足静息状态下机体的需要,心室功能曲线趋于低平(图 13-6)。此时多数患者心排血量 < 3.5 L/min,CI < 2.2 L/(min·m²),同时反映心泵功能的其他指标如每搏量、每搏功和每分功等均显著降低。

2. 收缩和(或)舒张功能指标降低　心室收缩和(或)舒张功能降低是心功能不全的本质。射血分数(ejection fraction,EF)是每搏量占心室舒张末期容积(ventricular end diastolic volume,VEDV)的百分比,

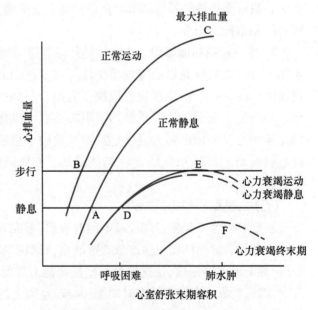

图 13-6　正常与心力衰竭时的心室功能曲线
正常运动时,心室舒张末期容积(VEDV)变化不大而心室做功明显增强(由 A 点到 B 点),最大作功能力显著提高(C 点)。中度收缩性心力衰竭时,依靠 VEDV 增大对心功能的代偿调节满足静息时对心室做功的需要(由 A 点到 D 点),最大作功能力显著降低(E 点)。重度收缩性心力衰竭时,心室最大作功能力已不能满足静息状况机体的需要(F 点),因 VEDV 显著增高发生肺水肿

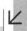

能较准确敏感地反映心肌收缩能力的变化,也是反映左心室重塑的临床指标。特别是超声心动图技术的普及,使其测取无创、便捷。心力衰竭时心室功能曲线向右下移位,并且低平,此时心室舒张末期容积增大(图 13-6),每搏量正常或降低,因而 EF 降低。

经心导管测取心动周期中心室内压(P),再经微分演算获取心动周期中心室内压变化微分即速率($\mathrm{d}p/\mathrm{d}t$),以等容收缩期心室内压上升最大速率($+\mathrm{d}p/\mathrm{d}t_{max}$)反映心室肌收缩能力,以等容舒张期心室内压下降最大速率($-\mathrm{d}p/\mathrm{d}t_{max}$)反映心室肌舒张能力。$+\mathrm{d}p/\mathrm{d}t_{max}$ 和 $-\mathrm{d}p/\mathrm{d}t_{max}$ 受前、后负荷的影响都较小,是反映心肌收缩及舒张功能的常用敏感指标,心力衰竭时两者有不同程度的降低。

3. 心室舒张末压升高和心室舒张末期容积增大　心泵功能障碍使收缩末期心室残余血量增多,加上舒张能力降低、心室充盈受限及机体代偿调节使回心血量增多等因素综合影响,在心衰早期即可观察到心室舒张末压(ventricular end diastolic pressure,VEDP)和(或)VEDV 增高(图 13-6)。临床上常经漂浮导管测量肺毛细血管楔压(pulmonary capillary wedge pressure,PCWP)反映左心室舒张末压(left ventricular end diastolic pressure,LVEDP);经心导管测量中心静脉压(central venous pressure,CVP)反映右心室舒张末压(right ventricular end diastolic pressure,RVEDP)。

4. 心率加快　心功能不全时交感神经系统激活引起心率加快。心肌收缩力降低使每搏量减小,机体更大程度依赖加快心率来维持心排血量。因而静息状态持续过快的心率,既是心功能降低时机体代偿机制启动的标志,也是心功能不全的临床体征。如前所述,持续过快的心率会对心功能造成不利影响,因而临床需对其给予干预。

(二) 血压变化

血压改变与心功能不全的严重程度及发生速度有关。急性严重心力衰竭时(如大范围心肌梗死、重症心肌炎、严重心律失常等),机体来不及充分发挥代偿调节,随着心排血量的显著减少导致血压急剧降低,甚至引起心源性休克。急性轻度心功能不全时心排血量减少程度较轻。慢性心功能不全时虽心排血量明显降低但经机体充分代偿,显著提高外周血管阻力,因而血压并无明显降低。应注意的是,血压维持正常并不意味着组织器官灌流量正常。

(三) 器官血流重分配

器官血流量取决于灌注压(血压)及灌注阻力(阻力血管的收缩程度)。心泵功能障碍引起交感神经系统兴奋时,由于阻力血管的收缩程度不一导致器官血流量重新分配。肾、腹腔器官、骨骼肌和皮肤血流量显著减少将导致其功能障碍。长期如此,不仅使生活质量降低,同时加重机体自稳态紊乱,又成为促使心功能不全的发展因素。

器官血流重分配引起部分器官血液灌注不足,最初主要发生在体力活动时。由于骨骼肌血流量减少,心衰患者早期即出现易疲劳及体力活动受限。严重心功能不全时,在静息状态下即有明显的器官血流重分配,出现组织器官持续低灌流的表现,如尿量减少、消化不良、低蛋白血症、皮肤温度降低等。

二、静脉淤血综合征

慢性心力衰竭常以显著的静脉淤血及组织水肿为突出表现,其主要机制是心排血量减少和循环血量增多。心泵收缩功能障碍造成收缩末期心室剩余血量增多,舒张功能障碍使充盈速率和幅度减小,二尖瓣狭窄和心包疾病使心室舒张受限等因素,均可导致舒张末心室内压增高使充盈阻力增大,引起静脉回流受阻而发生静脉系统淤血。心泵功能障碍激活的交感神经系统和 RAAS 使肾小球滤过率降低及肾小管重吸收钠水增多,导致循环血量增多。心衰时由于心肌收缩力降低,循环血量增多所致的前负荷增大不仅不能使每搏量相应增加,反而使心室舒张末压随着循环血量增多而进行性升高,促进静脉淤血的发展。

(一) 体循环静脉淤血

🅔 临床病例 13-1　右心功能不全

右心衰竭及全心衰竭时有明显的体循环淤血症状和体征,主要表现为明显的下肢水肿(心性水肿),肝淤血肿大,胃肠道淤血引起消化不良和食欲减退,颈静脉充盈或扩张等。静脉淤血所致的毛细血管流体静压升高是引起心性水肿的主要发生机制。因下肢受重力作用的影响,毛细血管静水压升高更为明显,故心性水肿以下肢出现早、程度重为特点。此外,大量钠水潴留对血浆蛋白的稀释效应,肠道吸收功能和肝功能障碍使血浆蛋白生成减少而导致的低蛋白血症,以及心室内压增高引起的淋巴回流障碍等,也在心性水肿的形成和发展中发挥一定作用。

(二)肺循环淤血

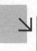 **临床病例13-2　左心功能不全**

左心衰竭时有明显的肺循环淤血。严重左心衰竭发展为全心衰竭时,由于右心衰竭导致部分血液淤积在体循环,肺淤血反而减轻。肺淤血严重时可出现肺水肿,两者共同的临床表现是呼吸急促而费力,即呼吸困难(dyspnea)。尤其在体力活动时呼吸困难加重,成为体力活动受限的主要原因。呼吸困难的发生机制主要包括:肺淤血、肺间质水肿和肺泡表面活性物质被水肿液稀释及合成障碍,导致肺顺应性降低;支气管黏膜水肿及小气道分泌物增多,导致气道阻力明显增大;肺淤血及间质性肺水肿使肺泡毛细血管旁J感受器受到刺激,引起反射性浅快呼吸。心力衰竭引起的呼吸困难有以下几种表现形式。

1. 劳力性呼吸困难(dyspnea on exertion)　指体力活动时出现呼吸困难,休息后消失。劳力性呼吸困难是左心衰竭患者早期出现的症状。其机制为:①体力活动时肌肉收缩,挤压静脉使回心血量增加,加重肺淤血;②体力活动时心率增快,舒张期缩短,左心室充盈减少,肺淤血加重;③体力活动增加机体耗氧量,但左心衰竭不能相应提高心排血量使缺氧加重,刺激呼吸中枢,出现呼吸困难。

2. 夜间阵发性呼吸困难(paroxysmal nocturnal dyspnea)　指夜间平卧入睡后因突感胸闷憋气而被惊醒,迫使患者坐位喘息有所缓解,常伴有咳嗽及咳泡沫样痰。其发生机制是:①平卧位使下肢和腹腔淤血及水肿液回流增多,加重肺淤血;②平卧位因内脏挤压使膈肌上移,导致肺活量减少,加重缺氧;③夜间入睡后迷走神经紧张性增高使小支气管收缩,气道阻力增大;④入睡后大脑皮质受抑制,对传入冲动的敏感性降低,需肺淤血程度较为严重时方能使患者感到呼吸困难而惊醒。

3. 端坐呼吸(orthopnea)　指静息时已存在呼吸困难,平卧位时呼吸困难加重,患者被迫保持半卧位或端坐位。端坐呼吸的发生机制主要与平卧位时淤血及水肿液回流增多以及膈肌上移引起肺活量减小有关。

急性左心衰竭时,由于肺毛细血管内压急剧升高,毛细血管壁通透性增大,血浆渗出到肺间质和肺泡引起急性肺水肿(pulmonary edema)。患者表现为突发严重呼吸困难,可出现强迫坐位、面色灰白、发绀、大汗、烦躁、频繁咳嗽、咳粉红色泡沫样痰等症状和体征。

第四节　心功能不全的防治原则

心力衰竭的治疗目标是改善生活质量、降低住院率和病死率及延长寿命。心衰防治应强调预防,在心衰未发生时针对病因或危险因素采取一级预防措施,防止心衰发生;对尚无心衰症状患者应预防心肌损伤的发生和发展,延缓病情进展;已出现心衰症状患者需缓解症状,提高生活质量,改善预后。

一、防治原发病

采取积极有效措施防治原发病。对于急性心肌梗死患者应争取尽早再灌注治疗。有明显缺血证据并有条件的冠心病患者可选择介入治疗或冠状动脉旁路移植等血运重建方式恢复心肌血供。对于高血压患者应积极控制血压,射血分数降低的心衰合并高血压患者应将收缩压降至130 mmHg以下。早期发现和治疗心脏瓣膜病有助于延缓心衰发生。先天性心血管畸形宜早期行矫正手术。治疗心肌炎与心肌病、控制糖尿病和血脂异常等均可减少心衰的发生。

二、消除诱因

绝大多数心功能不全由代偿状态发展为心力衰竭都有诱因的作用。对于心功能不全突然加重的情况,诱因往往起重要作用。从临床治疗的角度,控制和消除诱因比治疗其病因更容易。因而消除诱因是控制心力衰竭发生、发展的重要环节,包括控制感染、治疗心律失常、纠正电解质紊乱和酸碱平衡失调等。

三、调整神经-体液系统失衡及抗心室重塑

1. β受体阻滞剂　可防治交感神经对衰竭心肌的恶性应激,减轻儿茶酚胺的毒性作用,延缓和逆转肾上腺素能受体介导的心室重塑。β受体阻滞剂应从小剂量开始,逐步增加以避免其负性肌力作用。常用β受体阻滞剂有美托洛尔、比索洛尔和卡维地洛。如果β受体阻滞剂已达到推荐剂量或最大耐受剂量,窦性心率仍≥70次/min,可加用伊伐雷定。伊伐雷定是窦房结起搏电流特异性抑制剂,可以减慢心率,降低心血管死亡和因心衰住院率。

2. 血管紧张素转化酶抑制剂(ACEI)　抑制RAAS,延缓心室重塑,缓解心衰症状,降低心衰患者死亡率。ACEI适用于所有慢性心衰患者,是慢性心衰药物治疗的基石,只要没有禁忌证或不能耐受,均需终身应用。一般从小剂量开始,尽早使用,逐步加量至最大耐受量。ACEI可引起血管源性水肿,收缩压低、肾功能不全或血钾水平高的患者需慎用。ACEI的另一不良反应是与缓激肽积聚相关的咳嗽。常用ACEI有卡托普利、依那普利、培哚普利、贝那普利等。

3. 血管紧张素受体阻滞剂(ARB)　阻断AngⅡ与其AT_1受体结合,延缓心衰发生发展,且血管源性水肿和咳嗽的不良反应较少。对不能耐受ACEI者可用ARB替代。虽然ARB治疗效果与ACEI基本相当,但临床上心衰治疗仍以ACEI为首选。常用ARB包括氯沙坦、坎地沙坦、缬沙坦。

4. 血管紧张素受体-脑啡肽酶抑制剂(angiotensin receptor-neprilysin inhibitor,ARNI)　是近年研发的新型心衰治疗药物,是指联合应用ARB类药物和脑啡肽酶抑制剂。脑啡肽酶可降解包括利钠肽、缓激肽、血管紧张素Ⅰ和Ⅱ在内的多种肽类,阻断脑啡肽酶可防止内源性利钠肽的降解。对于NYHAⅡ或Ⅲ级且能够耐受ACEI或ARB的射血分数下降性心衰患者,推荐以ARNI替代ACEI或ARB,以进一步降低发病率和病死率。ARNI可引起低血压、肾功能不全和血管源性水肿。目前已批准临床应用的ARNI有沙库巴曲/缬沙坦。

5. 醛固酮受体拮抗剂(MRA)　具有抗心肌ECM重塑,改善舒张功能的作用,已广泛应用于心力衰竭的临床治疗。醛固酮在心肌细胞外基质重塑中起重要作用,心衰患者醛固酮生成及活性明显增加,MRA可以降低心衰患者死亡和住院风险。临床上常用的MRA有螺内酯和依普利酮。对于HFrEF心衰患者,可在使用RAAS抑制剂和β受体阻滞剂的基础上加用MRA。

6. 钠-葡萄糖共转运蛋白2抑制剂(sodium-glucose cotransporter-2 inhibitors,SGLT2i)　是一种新型的口服降血糖药。根据现有研究,对于有症状的慢性HFrEF患者,无论是否合并2型糖尿病,SGLT2i能有效降低心衰患者住院和心血管死亡风险。常用药物包括达格列净、恩格列净和卡格列净。

7. 维立西呱(vericiguat)　是一种可溶性鸟苷酸环化酶(sGC)刺激剂,可直接刺激sGC并增加sGC对内源性NO的敏感性,使cGMP合成增加,修复受损的NO-sGC-cGMP通路,进而发挥抗炎、抗心肌纤维化和心室重塑的作用。近年研究显示,对于已接受ARNI/ACEI/ARB、MRA、β受体阻滞剂和SGLT2i药物治疗的终末期HFrEF或近期发生心力衰竭失代偿的HFrEF患者,口服维立西呱可能会带来额外临床获益。

四、改善心脏泵血功能

1. 减轻心脏负荷　低盐饮食和使用利尿药可消除体内过量潴留的钠水,减轻心脏前负荷和静脉淤血症状。对有体液潴留的心衰患者均应给予利尿药治疗。临床使用的利尿药包括噻嗪类利尿药(氢氯噻嗪)

和袢利尿药(呋塞米)。利尿药常见不良反应主要有低钾、低镁和低钠血症,因此应用利尿药有效者需补钾,纠正低钾、低镁和低钠血症,防止低钾诱发心律失常;对伴低钠血症的心衰患者可选用血管升压素拮抗剂托伐普坦,其具有排水不排钠的特点。使用静脉扩张剂(如硝酸甘油)扩张静脉系统,减少回心血量,可以降低心肌氧耗,改善泵血功能。合理使用动脉扩张剂(如硝普钠)适当降低动脉压,可以降低心脏后负荷,增加心排血量。动脉扩张剂的使用要适量,否则血压过低,将严重影响冠状动脉灌注量。

2. 改善心肌代谢 除补充能量底物等一般措施外,近来主张增强心肌对丙酮酸的氧化能力和改善线粒体功能,从而改善心肌的能量代谢,并有利于恢复心肌内的 H^+ 浓度平衡,减少氧自由基的生成。曲美他嗪可以增加葡萄糖氧化供能,改善左心室功能,在近年国内外更新的冠心病治疗指南中获得推荐,心衰伴冠心病患者可考虑应用。

3. 改善心肌舒缩功能 对收缩性心力衰竭患者,可以应用正性肌力药物增强心肌收缩力,包括洋地黄类与非洋地黄类药物。洋地黄类药物通过抑制衰竭心肌细胞膜 Na^+-K^+-ATP 酶,使细胞内 Na^+ 水平升高,促进 Na^+-Ca^{2+} 交换,提高细胞内 Ca^{2+} 水平,发挥正性肌力作用。洋地黄类药物适用于慢性心衰已应用利尿药、ACEI 或 ARB、β 受体阻滞剂和醛固酮受体拮抗剂、LVEF≤45% 且持续有症状的患者,伴有快速心室率的心房颤动患者尤为适合。非洋地黄类正性肌力药物包括肾上腺素受体兴奋剂(多巴胺、多巴酚丁胺)和磷酸二酯酶抑制剂(米力农)。对舒张性心力衰竭患者,可考虑应用 β 受体阻滞剂或钙通道阻滞剂。

4. 心脏再同步化治疗(cardiac resynchronization therapy,CRT) 心衰患者心电图 QRS 波时限延长 >120 ms 提示可能存在心室收缩不同步。对左右心室显著不同步的心衰患者,CRT 可恢复正常的左右心室及心室内同步激动,减轻二尖瓣反流,增加心排血量,改善心功能。CRT 适用于窦性心律、经标准和优化药物治疗 3～6 个月仍持续有症状的心衰患者。对心功能 Ⅱ～Ⅳ 级伴左右心室激动不同步及 QRS≥150 ms 的患者,CRT 能显著改善生活质量,提高运动耐量,降低因心衰住院率和全因死亡率。CRT 应严格掌握适应证,选择适当治疗人群。有研究表明,带有除颤功能的心脏再同步起搏器(cardiac resynchronization therapy defibrillator,CRT-D)不仅可以缓解临床症状,还可以降低心力衰竭患者的病死率。预期使用植入式心脏复律除颤器患者同时具有 CRT 指征者植入 CRT-D 可以进一步改善临床预后。

五、其他治疗

1. 植入式心脏复律除颤器(implantable cardioverter defibrillator,ICD) 严重心力衰竭患者致死性室性心律失常发生率明显升高,ICD 可以降低这些患者的病死率。ICD 可用于严重心衰患者猝死的一级预防,也可用作心衰患者猝死的二级预防。ICD 适应证的选择主要根据心脏性猝死的危险分层、患者的整体状况和预后因人而异。心脏性猝死的高危人群,尤其是心肌梗死后或缺血性心肌病患者,推荐 ICD 治疗。

2. 辅助或替代衰竭心脏 近年来,随着生物医学工程技术的发展,主动脉内球囊反搏(IABP)、体外膜肺氧合(ECMO)、心室机械辅助装置、人工心脏、心脏移植等技术的应用,使心力衰竭的防治已经展现出令人振奋的前景。目前研究显示 IABP 可有效改善心肌灌注,降低心肌耗氧量和增加心排血量。ECMO 可以部分或全部代替心肺功能,明显改善心衰患者预后。心室机械辅助装置分为左心室辅助装置(LVAD)、右心室辅助装置(RVAD)和双室辅助装置(BiVAD)。心室机械辅助装置可作为心脏移植的过渡或替代。对适合心脏移植的患者在等待心脏移植过程中可置入 LVAD 或 BiVAD,以改善症状,降低因心衰恶化住院和过早死亡的风险;但装置和置入费用昂贵,临床应用受限。心脏移植可作为终末期心衰的一种有效治疗方式,主要适用于严重心功能损害或依赖静脉正性肌力药物而无其他可选择治疗方法的重度心衰患者。心脏移植可改善终末期心衰患者运动耐量和生活质量,显著提高生存率。除了供体心脏短缺外,心脏移植的主要问题是移植排斥,这是术后 1 年死亡的主要原因,长期预后受免疫抑制剂并发症影响。联合应用 3 种免疫抑制剂可将心脏移植患者 5 年生存率提高到 70%～80%。

e 拓展知识13-3 《2022 年 AHA/ACC/HFSA 心力衰竭管理指南》解读——从新指南看治疗进展

拓展视频 13-1 中国心脏电生理学发展历程

· 本 章 小 结 ·

　　心功能不全指各种病因引起心肌舒缩功能降低或心室充盈受限,导致以心排血量减少、不能满足机体代谢需要为特征的循环功能障碍。心肌受损、心室负荷过重及心室充盈受限是心功能不全的病因,病因严重时可直接引起急性心力衰竭。多数情况下,上述病因引起的血流动力学平衡紊乱可激活神经－体液调节机制,使心脏动用心力储备并发生心室重塑以改善心泵功能,同时心脏外组织也产生代偿适应反应。但这些代偿机制均具有双重性,在改善心泵功能的同时也对心肌代谢、结构和功能产生不利影响,引起心室重塑的进行性发展。病因的持续作用、神经－体液调节机制过度激活与进行性发展的心室重塑,最终导致心脏结构受损、能量代谢障碍、兴奋－收缩耦联障碍、心肌主动与被动舒张障碍和心室壁舒缩协调紊乱,使心排血量降低到不能满足日常代谢水平需要,出现全身组织灌流减少、肺循环和(或)体循环静脉淤血综合征。慢性心功能不全是渐进性过程,各种病因引起的进行性过度心室重塑是其主要病理学特征。

（王新凤　李传昶）

e 数字课程学习

↓ 教学 PPT　　✐ 自测题

第十四章

呼吸功能不全

机体通过呼吸不断地从外界环境中摄取氧并排出代谢所产生的二氧化碳。呼吸包括三个基本过程：①外呼吸：指肺通气（肺与外界的气体交换）和肺换气（肺泡与血液之间的气体交换）；②气体运输：指气体在血液中的运输；③内呼吸：指血液与组织细胞间的气体交换及细胞内生物氧化的过程。

📶拓展图片14-1　呼吸的基本过程

正常人在静息时，动脉血氧分压（PaO_2）为 80～100 mmHg，PaO_2 随年龄及所处的海拔高度而异，成人在海平面时的正常范围为：$PaO_2=[(100-0.33×年龄)±5]$ mmHg；动脉血二氧化碳分压（$PaCO_2$）极少受年龄的影响，为 36～44 mmHg。

📶拓展知识14-1　常见的肺功能检查及意义

各种病因影响外呼吸功能，导致肺功能的储备下降，静息时虽能维持较为正常的动脉血氧分压，但在体力活动、发热等因素致呼吸负荷加重时，PaO_2 降低伴有或不伴有 $PaCO_2$ 升高，并出现相应的体征与症状，称为呼吸功能不全（respiratory insufficiency）。当外呼吸功能严重障碍，以致机体在海平面、静息状态下吸入空气时，PaO_2 低于 60 mmHg，伴有或不伴有 $PaCO_2$ 高于 50 mmHg，出现一系列临床表现，称为呼吸衰竭（respiratory failure）。呼吸功能不全涵盖外呼吸功能障碍从轻到重的全过程，而呼吸衰竭是呼吸功能不全的严重阶段。

常见的呼吸衰竭的分类方法有：①按发病机制和血气变化的不同，分为换气功能障碍型和通气功能障碍型。前者仅有 PaO_2 降低，$PaCO_2$ 正常或偏低，故又称低氧血症型呼吸衰竭（hypoxemic respiratory failure）或 I 型呼吸衰竭；后者同时伴有 $PaCO_2$ 的升高，故又称高碳酸血症型呼吸衰竭（hypercapnic respiratory failure）或 II 型呼吸衰竭。②根据呼吸衰竭发生快慢和持续时间长短，分为急性和慢性。急性呼吸衰竭发病急速，机体往往来不及进行代偿，如急性呼吸窘迫综合征（acute respiratory distress syndrome，ARDS）；慢性呼吸衰竭发生缓慢，持续时间较长，在早期或轻症时机体一般可以代偿，只有失代偿时才发生严重的病理生理变化。③根据原发病变部位不同，分为中枢性和外周性。中枢性呼吸衰竭多由颅脑或脊髓病变所引起，外周性呼吸衰竭常由呼吸器官或胸腔的疾病所致。

第一节　呼吸功能不全的病因与发生机制

一、病因

呼吸衰竭是外呼吸功能障碍引起的临床综合征。从呼吸中枢到外周气道和肺泡的病变，凡可严重阻碍呼吸运动和肺内气体交换者（图 14-1），皆可引起呼吸衰竭。常见的呼吸衰竭病因见表 14-1。

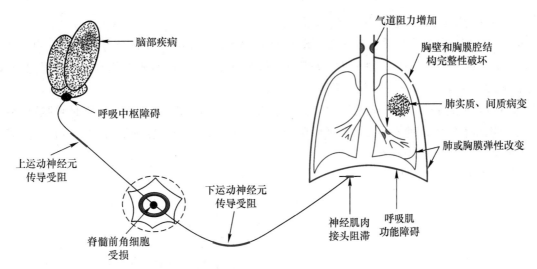

图 14-1　呼吸衰竭常见的病变

表 14-1　呼吸衰竭常见的病因

分类	病因
神经肌肉系统疾病	脑部疾病(脑外伤、脑肿瘤、脑炎、脑水肿等) 镇静药或麻醉药的过量使用直接或间接抑制呼吸中枢,脊髓及外周神经损害(脊髓颈段或高位胸段损伤、脊髓灰质炎、脊神经根炎及多发性外周神经炎等),肌肉疾病(肌营养不良症、重症肌无力、低钾血症和呼吸肌疲劳等)
胸部和胸膜病变	外伤(多发性肋骨骨折、胸部严重创伤等),胸腔积液与气胸,胸膜粘连与纤维化,严重的胸廓畸形等
呼吸道阻塞性疾病	呼吸道狭窄或阻塞(喉头水肿、支气管异物、纵隔肿瘤压迫等),呼吸道病变(慢性支气管炎、慢性阻塞性肺气肿、支气管哮喘等)
肺部疾病	肺水肿、肺不张、肺炎、广泛性肺纤维化等
肺血管性疾病	肺栓塞、肺淤血等

另外,不同年龄组常见的易致呼吸衰竭的病因有所差别:①新生儿:以新生儿呼吸窘迫综合征、颅脑损伤及新生儿肺炎等为多见;②婴幼儿:常由异物吸入、溺水、重症肺炎、哮喘持续状态、脑炎或脓毒症等引起;③成人:多为慢性阻塞性肺疾病(chronic obstructive pulmonary diseases,COPD)、ARDS、肺水肿、肺栓塞及胸腹手术后并发肺部感染等所致。

二、发生机制

肺通气和肺换气是外呼吸的两个基本环节。呼吸衰竭由肺通气功能障碍和(或)肺换气功能障碍所致。而肺换气功能障碍又包括弥散障碍、肺泡通气血流比例失调和肺内解剖分流增加。

(一)肺通气功能障碍

肺通气是指通过呼吸运动使肺泡气与外界气体进行交换的过程。肺通气量包括肺泡通气量和无效腔通气量,其中无效腔通气量约为30%,当肺通气量下降或无效腔通气量增加,使有效的肺泡通气量不足时,就可导致呼吸衰竭的发生。肺通气功能障碍包括由肺泡扩张受限所致的限制性通气不足和由呼吸道阻力增加而引起的阻塞性通气不足。

1. 肺通气功能障碍的类型

(1) 限制性通气不足　正常吸气时肺泡扩张是吸气肌收缩的主动过程,而呼气则是肺泡弹性回缩和胸廓复位的被动过程,前者较后者易发生障碍。限制性通气不足(restrictive hypoventilation)指的是因吸气时

肺泡扩张受限制而引起的肺泡通气不足,其原因有:

1) 呼吸肌活动障碍:呼吸肌舒缩的正常活动有赖于呼吸中枢、神经冲动的传导及呼吸肌自身性能的完整。因此,中枢或外周神经的器质性病变与麻醉药或镇静药过量所致的呼吸中枢抑制和神经阻滞,以及呼吸肌本身收缩力的减弱,均可使呼吸肌活动障碍而致限制性通气不足。

近年来,呼吸肌疲劳在呼吸衰竭发病中的作用引起了人们的注意。呼吸肌(特别是膈肌)疲劳是指由于长时间呼吸困难和呼吸运动增强而引起的呼吸肌收缩力和(或)收缩速度降低,常见于 COPD 患者。

📖 **拓展知识**14-2 呼吸肌疲劳

2) 胸廓和肺的顺应性降低:顺应性指单位压力变化所引起的容量变化,为弹性阻力的倒数,常用来表示胸廓和肺的可扩张性。如弹性阻力大,则顺应性小,胸廓和肺就难以扩张;反之亦然。

胸廓的顺应性降低常因严重的胸廓畸形、胸膜粘连增厚或纤维化所致。

肺的顺应性降低多见于:①肺的弹性阻力增加,如严重的肺纤维化(石棉沉着病、硅沉着病或弥漫性肺间质纤维化等)、肺不张、肺水肿、肺实变或肺叶(肺段)的广泛切除;②肺泡表面活性物质减少。

肺泡表面活性物质是由肺泡Ⅱ型上皮细胞合成和分泌的一种由90%脂质和10%蛋白质组成的混合物,其中脂质主要成分是二棕榈酰磷脂酰胆碱,具有免疫功能及降低肺泡液 – 气界面表面张力、预防呼气末肺泡塌陷的作用。肺泡表面张力的作用是使肺泡回缩。根据拉普拉斯(Laplace)定律,肺泡的回缩力(P)与表面张力(T)成正比,与肺泡半径(r)成反比,则 $P = 2T/r$,可见肺泡的半径愈小,表面张力愈大,其回缩力也就愈大。正常情况下,吸气末时,肺泡表面积增大,表面活性物质的分布密度下降,则使其降低表面张力的作用减弱,肺泡易于回缩;呼气末时,肺泡表面积减小,表面活性物质的分布密度增加,则使其降低表面张力的能力增强,有利于肺泡的再次扩张。所以,肺泡表面活性物质的减少是使肺弹性阻力增加,肺顺应性降低,肺泡难以扩张的重要因素,这是造成 ARDS 时肺不张的重要机制之一。

肺泡表面活性物质减少的机制为:①合成与分泌减少:如Ⅱ型肺泡上皮细胞的发育不全(早产儿、新生儿)。肺泡Ⅱ型上皮细胞合成与分泌表面活性物质是个需要能量的过程,任何造成肺组织缺血、缺氧的原因,都可损害Ⅱ型上皮细胞,从而使表面活性物质生成减少。②消耗与破坏过多:肺过度通气、肺水肿及肺部炎症等可使肺泡表面活性物质消耗、破坏过多或被过度稀释。

近年来,有关肺泡表面活性蛋白(surfactant protein,SP)在呼吸衰竭,特别是 ARDS 中的作用,受到了人们的重视。SP 根据其结构分为 SP-A、SP-B、SP-C 和 SP-D。SP 的主要功能是促进肺泡表面活性物质吸附于气 – 液面,并扩展成单分子膜,从而有利于表面活性物质发挥作用。

📖 **拓展知识**14-3 肺泡表面活性物质及其在肺部疾病病理生理学中的作用

3) 胸腔积液或气胸:胸腔大量积液时,肺严重受压,而造成肺扩张受限;开放性气胸时,胸内负压消失,在回缩力的作用下,导致肺塌陷,从而发生肺限制性通气障碍。

(2) **阻塞性通气不足** 由于呼吸道狭窄或阻塞,使气道阻力增加引起的通气障碍,称为阻塞性通气不足(obstructive hypoventilation)。

气道阻力是指气体流动时气体分子之间和气体与呼吸道内壁产生摩擦而形成的阻力。影响气道阻力的因素有气道的内径和长度、气道壁表面光滑程度、气道平滑肌张力、气流性质(层流、湍流)、气体密度与黏度及肺容积水平,其中以气道内径最为重要。当气流为层流时,根据泊肃叶(Poiseuille)定律 $R = 8\eta L/\pi r^4$ 可知,气道阻力(R)与气体黏滞度(η)、气道的长度(L)成正比,与气道的内半径(r)四次方成反比。当气流为湍流时(如气道口径或其方向突然发生改变、变形),气流阻力比层流时明显增加(图 14-2)。一般认为,气流阻力与气道内径的五次方成反比。管壁痉挛(如支气管哮喘)、肿胀或纤维化,管腔被黏液、渗出物或异物等阻塞,管壁外的肿瘤压迫等,都可使气道内径变小或不规则,发生湍流,而致气道阻力增加。

生理情况下,成人的气道阻力呼气时略高于吸气时,平静呼吸时气道总阻力的 80% 以上来自大气道,

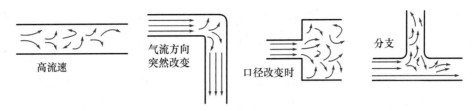

高流速　　　气流方向突然改变　　　口径改变时　　　分支

图 14-2　湍流形成示意图

而外周小气道(直径小于 2 mm)阻力仅占总阻力的 20% 以下。小气道病变的早期难以在气道总阻力上反映出来,其病变常悄悄发展而不被觉察,待症状明显时,往往已成为不可逆的病理变化,故有人将小气道称为肺的"沉默区"(silent zone)。所以,准确检测小气道阻力的改变,是能否早期诊断肺部疾病的关键因素之一。

根据气道阻塞的部位不同,可分为中央性气道阻塞和外周性气道阻塞。

1) 中央性气道阻塞:指从环状软骨下缘至气道分叉处的气道阻塞,又称上气道阻塞。上气道阻塞往往为急性发作,情况十分危急。按照阻塞的位置不同,可分为胸外和胸内气道阻塞。

① 胸外气道阻塞:是指梗阻部位位于环状软骨下缘至胸骨柄以上的气管阻塞。正常情况下(图 14-3),围绕胸腔外上气道的压力在整个呼吸周期均为大气压,吸气时气道内压下降,跨壁压增加,趋向于缩窄胸腔外气道。在有可变型胸外阻塞(如气管软化、声带麻痹)的情况下,吸气时,由于文丘里(Venturi)效应(此效应使气体流过凸面时会造成压力降低)和湍流形成,可致阻塞下端的气道内压显著降低,跨壁压明显增加,气道狭窄更为严重,吸气气流明显受阻;相反,呼气时,气道内压大于大气压,由于病变部位尚可活动,而使阻塞减轻(图 14-4)。临床表现为吸气性呼吸困难。

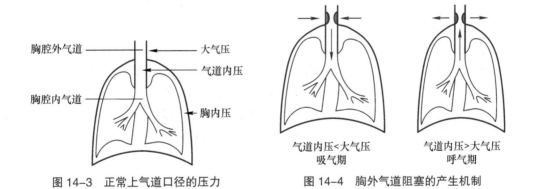

胸腔外气道　　　大气压
　　　　　　　气道内压
胸腔内气道
　　　　　　　胸内压

气道内压<大气压　　　气道内压>大气压
吸气期　　　　　　　呼气期

图 14-3　正常上气道口径的压力　　　图 14-4　胸外气道阻塞的产生机制

② 胸内气道阻塞:指梗阻部位位于胸骨柄以下至气管分叉处的气道阻塞。围绕胸腔内上气道的压力为胸内压。吸气时胸内压相对于管腔内压力为负压,跨壁压趋向于使胸内气道扩张;呼气时,胸内压相对于气道内压为正压,跨壁压趋向于使胸内气道缩窄。当存在可变型胸内气道阻塞(如气管软化等),用力呼气时,胸内压增加而压迫气道,使病变处气道口径更加狭窄(图 14-5)。临床表现为呼气性呼吸困难。

另外,也有一些中央气道的病变部位僵硬固定,呼吸时的跨壁压变化不能引起阻塞区气道壁的收缩或扩张(如气道狭窄、甲状腺肿、瘢痕形成等)。这种阻塞无论发生在胸腔外还是胸腔内的气道,吸气与呼气时气流均明显受限,且下降程度相似。

2) 外周性气道阻塞:又称为小气道阻塞,常发生于内径小于 2 mm 的细支气管,包括从终末细支气管到呼吸性细支气管。小气道阻塞常见于 COPD 患者,表现为明显的呼气性呼吸困难,其发生机制可用小气道狭窄在呼气时加重和呼气时等压点(isobaric point,IP)移向肺泡端来解释。

① 小气道狭窄在呼气时加重:由于小气道无软骨支撑、管壁薄,与管周围的肺泡结构紧密相连,胸内

压及周围弹性组织的牵引力均可影响其内径。吸气时,胸内压下降,肺泡扩张,管周弹性组织被拉紧,管壁受牵拉而使管径增大;呼气时,胸内压增高,肺泡回缩,管周弹性组织松弛,对小气道的牵拉力减小,管径变小。故外周小气道阻塞患者出现明显的呼气性呼吸困难。

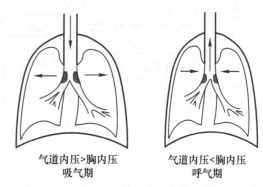

气道内压>胸内压 吸气期

气道内压<胸内压 呼气期

图 14-5 胸内气道阻塞的产生机制

② 呼气时等压点移向肺泡端:呼气时,胸内压升高,均匀地作用于肺泡和胸内气道,构成压迫气道的力量;而气道内压、管壁硬度和周围弹性组织的牵张力,是抵抗胸内压对气道压缩的力量。用力呼气时,肺泡内压、气道内压大于大气压,推动肺泡气沿气道呼出。在此过程中,气道内压从肺泡到鼻、口腔进行性下降。因此,在呼出的气道上必定有一点气道内压与胸内压相等,这一点就称气道内压与胸内压的等压点。从等压点到肺泡的上游端,气道内压大于胸内压,气道不被压缩;从等压点到鼻、口腔的下游端,气道内压小于胸内压,气道受压。用力呼气时,正常人的等压点位于有软骨支撑的较大气道,其下游端不致被压缩。而慢性支气管炎、肺气肿时,由于细支气管狭窄,气道阻力异常增加,气体流过狭窄的气道耗能增加,使气道内压迅速下降;或由于肺泡壁弹性回缩力减弱,使胸内压增高,从而使等压点移向肺泡端。当等压点移

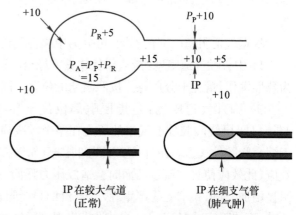

IP 在较大气道 (正常)

IP 在细支气管 (肺气肿)

图 14-6 呼气时等压点理论示意图

P_P:胸膜腔内压力;P_A:肺泡内压力;P_R:肺泡弹性回缩力

至无软骨支撑的膜性气道时,就可导致小气道的动力性压缩而闭合(图 14-6)。

近年来,睡眠过程中出现的低通气与呼吸障碍和睡眠时的低氧血症日益引起人们的重视。睡眠呼吸疾病一般指睡眠状态下的上气道阻塞性呼吸疾病(如阻塞性睡眠呼吸暂停综合征和肥胖低通气综合征等),广义上还包括呼吸疾病在睡眠状态下的特殊或特定的表现。阻塞性睡眠呼吸暂停综合征患者,因为频发呼吸暂停与低通气,引起血氧饱和度下降,患者夜间频繁觉醒,白天嗜睡,睡眠不解乏,注意力难以集中,常见于有重度鼾声的患者。睡眠时的间断低氧血症与高血压、心脏性猝死、COPD 及糖尿病等的发生发展有着密切的关系。

2. 肺通气功能障碍时的肺功能变化 当阻塞性通气不足发生时,患者的残气量(residual volume,RV)和功能残气量(functional residual volume,FRV)明显增加,肺总量(total lung capacity,TLC)也会升高,肺活量(vital capacity,VC)通常会减少;同时,患者的用力肺活量(forced vital capacity,FVC)轻度降低,第一秒用力呼气量(forced expiratory volume in one second,FEV1)占用力肺活量的比值(FEV1/FVC,一秒率)下降明显。当限制性通气不足发生时,患者的 RV、FRV、TLC 和 VC 都显著减少,同时因为 FVC 和 FEV1 均降低,FEV1/FVC 反而接近正常。

3. 肺通气功能障碍时的血气变化 无论是上述哪种类型的通气障碍,O_2 的吸入和 CO_2 的排出均受阻,肺泡气氧分压降低,肺泡气二氧化碳分压增高,使流经肺泡毛细血管的血液得不到充分的交换。同时,限制性通气不足时为克服弹性阻力,阻塞性通气不足时为克服气道阻力,都使呼吸肌做功明显增强,O_2 耗量和 CO_2 生成量也随之增多。诸因素都导致 PaO_2 降低和 $PaCO_2$ 升高。因此,肺通气功能障碍引起的呼吸衰竭为低氧血症伴高碳酸血症型。如为单纯性通气不足,$PaCO_2$ 的升高与 PaO_2 的降低呈一定比例关系,这常见于脊髓灰质炎引起的神经肌肉疾病,或麻醉药过量所致的呼吸衰竭。

拓展图片14-2 肺泡毛细血管膜结构示意图

(二) 弥散障碍

弥散是指肺泡气通过肺泡毛细血管膜(呼吸膜)与肺泡毛细血管血液之间进行气体交换的物理过程。气体的弥散速率取决于下列因素:①呼吸膜两侧的气体压力差。②呼吸膜的面积与厚度。③气体的弥散能力(气体的相对分子质量和在液体中的溶解度)。④血液和肺泡接触的时间。

弥散障碍(diffusion disorder)指的是由于呼吸膜面积减小、呼吸膜异常增厚或弥散时间明显缩短所引起的气体交换障碍。

1. 弥散障碍的主要机制

(1) 呼吸膜面积减小 正常成人呼吸膜面积为 $60 \sim 100 \ m^2$,平静呼吸时,只需 $35 \sim 40 \ m^2$ 的面积参与气体交换。因此,肺换气面积的储备量很大。只有当弥散面积减小一半以上时,才可能因呼吸膜面积过小而发生弥散障碍型呼吸衰竭。呼吸膜面积减小常见于肺叶切除、肺实变、肺不张和肺水肿等。

(2) 呼吸膜厚度增加 呼吸膜非常薄,平均厚度小于 $1 \ \mu m$,由肺泡上皮细胞、毛细血管内皮细胞及两者共有的基膜所构成。当肺水肿、肺间质纤维化及肺透明膜形成时,因弥散距离增加而导致弥散障碍。

正常情况下,血液流经肺泡毛细血管的时间,在静息时大致为 $0.75 \ s$,在剧烈运动时约为 $0.34 \ s$。而完成气体交换的时间,O_2 只需 $0.25 \ s$,CO_2 更短,仅需 $0.13 \ s$。呼吸膜面积减小或厚度增加的患者,虽然弥散速度减慢,一般在静息时仍可在正常的接触时间内完成气体交换,而不出现血气的异常,但是在体力负荷增加或情绪激动等使心排血量增加和肺血流速度加快时,血液和肺泡气接触时间则明显缩短,就易出现气体交换不充分。

拓展图片14-3 血液通过肺泡毛细血管时的血气变化

2. 弥散障碍时的血气变化 单纯的弥散障碍主要影响 O_2 由肺泡弥散到血液的过程,导致低氧血症,一般无 $PaCO_2$ 的升高。这是由于 CO_2 虽然相对分子质量比 O_2 大,但在水中的溶解度却比 O_2 大 24 倍,故 CO_2 的弥散系数是 O_2 的 21 倍,CO_2 的弥散速度(弥散系数与分压差的乘积)通常比 O_2 约大 1 倍,CO_2 弥散障碍很少发生。因而,血液中的 CO_2 能较快地弥散入肺泡,甚至可因低氧血症发生代偿性过度通气,而使 $PaCO_2$ 低于正常。弥散障碍主要针对氧气弥散而言,由于一氧化碳(CO)与氧分子有类似的特性,所以临床上采用 CO 气体测定弥散功能,弥散功能障碍表现为肺一氧化碳弥散量(diffusion capacity for carbon monoxide of lung,D_LCO)下降。

(三) 肺泡通气血流比例失调

肺泡与血液之间的气体交换,不仅取决于足够的肺泡通气和有效的气体弥散,还取决于肺泡通气量与肺血流量的比例配合,即通气血流比例。

正常人平静呼吸时,平均肺泡通气量(V_A)为 4L/min,平均肺血流量(Q)为 5 L/min,通气与血流的比例(V_A/Q)为 0.8。由于受重力影响,气体和血流的分布在肺内各部分并不均匀。直立体位时,肺通气量和肺血流量自上而下都是递增的,但以血流量的增幅更为明显,因而 V_A/Q 比例于肺上部可高达 3.0,而肺底部仅为 0.6。但是通过自身调节机制,使总的 V_A/Q 保持在生理比例(0.8)。

拓展图片14-4 正常肺通气血流比例示意图

1. V_A/Q 比例失调的基本形式 当肺部病变时,由于部分肺泡的通气量不足或血流量减少,使肺泡的通气血流比例失调(ventilation perfusion ratio mismatch),而引起气体交换障碍,这是呼吸衰竭发生的最常见机制。V_A/Q 比例失调可表现为如下两种基本形式。

(1) 部分肺泡通气不足——V_A/Q 比例降低 部分肺泡因阻塞性或限制性通气障碍而引起严重通气不足,但血流量未相应减少,V_A/Q 比例下降,造成流经该部分肺泡的静脉血未经充分氧合便掺入动脉血中。因为如同动静脉短路,故称功能性分流(functional shunt)。正常成人也存在功能性分流,但仅约占肺血流量的 3%,严重 COPD 时可以增至肺血流量的 30% ~ 50%,从而严重影响换气功能。

（2）部分肺泡血流不足——V_A/Q 比例升高　肺动脉分支栓塞或炎症、肺动脉收缩和肺毛细血管床的大量破坏，可使流经该部分肺泡的血液灌流量减少，而该部分肺泡的通气相对良好，使 V_A/Q 比例明显升高。这使该部分肺泡内的气体未能与血液进行有效的气体交换，而增加了生理无效腔。生理无效腔包括解剖无效腔（指不参与气体交换的气管及支气管管腔容积）和肺泡无效腔（指有通气而无血流灌注的肺泡容量）。无效腔样通气（dead space like ventilation）指的就是有通气的肺泡血流相对减少，以至于这些肺泡内的气体得不到充分的利用。正常人生理无效腔气量与潮气量之比低于 30%，严重肺疾病时可高达60% ~ 70%。

2. V_A/Q 比例失调的血气变化　无论是部分肺泡通气不足引起的功能性分流增加，还是部分肺泡血流不足引起的无效腔样通气增大，均主要引起 PaO_2 降低，而 $PaCO_2$ 可正常、降低或升高。这主要与健全肺泡的代偿功能，以及氧与二氧化碳解离曲线的特性有关。

（1）当部分肺泡通气不足时，流经该处的血液得不到充分的气体交换，使血液 PaO_2 降低，$PaCO_2$ 升高。健全肺泡代偿性地增加通气量，使流经健全肺泡的血液氧分压升高。但由于氧解离曲线 S 形的特点，即PaO_2 达 100 mmHg 时，血氧饱和度已高达 95% 以上，已处于 S 形曲线上端的平坦段。此时，即使健全肺泡因通气加强进一步提高了氧分压，但血氧含量的增加也极少，因此无法代偿通气不足肺泡所造成的低氧血症。

（2）当部分肺泡血流不足时，流经此处的血液虽能得到充分的氧合，但 PaO_2 与血氧含量的增加很少；而其他部分肺泡因血流量增加，使该部分的 V_A/Q 比例明显低于正常，流经该处的血流量虽多却不能充分氧合。总的结果是造成 V_A/Q 比例失调时 PaO_2 和氧含量都明显降低。

由于二氧化碳解离曲线的特性，当 $PaCO_2$ 在 37.5 ~ 60 mmHg 范围内，血液 CO_2 含量与 $PaCO_2$ 几乎呈直线关系，因此代偿性通气增强的肺泡，血中的 CO_2 可得以大量排出，使 $PaCO_2$ 保持在正常水平；甚至可因代偿过度，而致 $PaCO_2$ 低于正常；只有在严重障碍和代偿不足时，$PaCO_2$ 才会高于正常。

📨拓展图片14-5　氧和二氧化碳解离曲线

（四）肺内解剖分流增加

生理情况下，肺内也存在解剖分流（anatomic shunt），即有一小部分静脉血经支气管静脉和肺内动静脉吻合支直接流入肺静脉，以及心内最小静脉直接流至左心，其分流量占心排血量的 2% ~ 3%。这部分血液未经氧合即流入体循环动脉血中。解剖分流增加的原因为：支气管扩张时伴有支气管血管扩张，肺小血管栓塞时肺动脉压增高导致的肺内动静脉短路开放，以及 COPD 时支气管静脉与肺静脉之间形成的吻合支等，都使相当多的静脉血掺入动脉血中。

由解剖分流增加所引起的换气障碍，其血气变化也仅有 PaO_2 降低。鉴别功能性分流与解剖分流的一个有效方法是吸入纯氧，若吸入纯氧 30 min 能提高 PaO_2，则为功能性分流；而对解剖分流，则吸入纯氧无明显提高 PaO_2 的作用。肺泡通气血流比例失调的各种情况见图 14-7。

临床呼吸衰竭的发病机制中，单纯的通气不足、单纯的弥散障碍及单纯的肺内分流或无效腔气量增加的情况较少，常常是几个因素共同或相继发生作用。如 COPD 发生呼吸衰竭的机制为：①支气管炎症、分泌物堵塞等引起气道狭窄或阻塞，而有明显的阻塞性通气不足。②呼吸肌疲劳所致的呼吸动力减弱，肺组织的炎症、间质和肺的纤维化累及胸膜，引起肺和胸廓的顺应性降低，导致限制性通气不足。③肺泡的纤维化、炎症等引起呼吸膜损伤，弥散面积减小和弥散距离增加，导致弥散障碍。④由于部分肺泡的通气减少或丧失，造成功能性分流增加。由于毛细血管床的破坏，血管的重建使部分肺泡的肺血流明显减少，造成无效腔样通气增加，从而导致 V_A/Q 比例失调。⑤由于动静脉吻合支的开放等，引起真性分流显著增多。

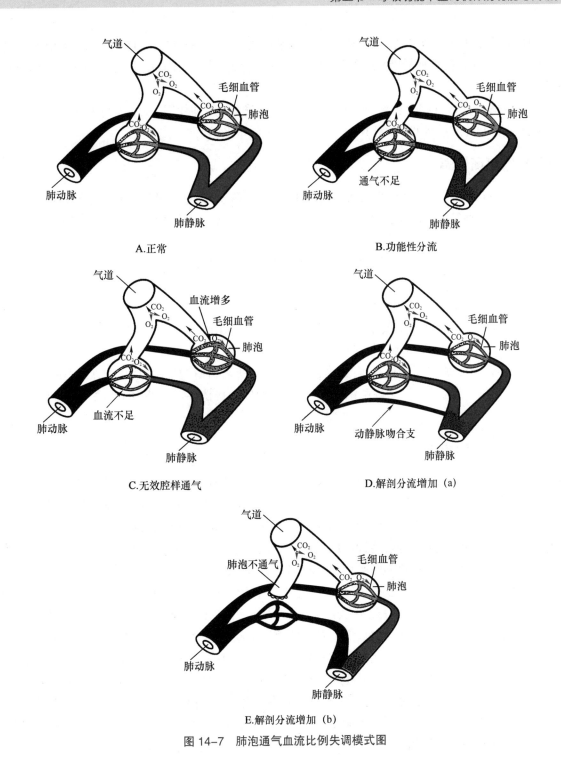

图 14-7 肺泡通气血流比例失调模式图

第二节 呼吸功能不全时机体的功能与代谢变化

无论是通气障碍还是换气障碍引起的呼吸衰竭,其直接效应必然是血液气体的变化,即低氧血症和伴或不伴高碳酸血症。低氧血症和高碳酸血症是机体发生功能和代谢变化的基础,它们对机体的影响主要取决于发生速度、严重程度、持续时间和机体本身的功能状态。

缺氧往往是造成急性呼吸衰竭最严重的死亡原因之一。一旦呼吸骤停,体内所储备的氧在数分钟内被耗尽,如不及时采取给氧措施,可在短时间内导致死亡。PaO_2 的高低决定低氧血症的程度,PaO_2 在

60 mmHg 时,血氧饱和度达 90% 左右,仍能满足组织细胞的供氧。PaO_2 继续下降,根据氧解离曲线的特点,血氧饱和度则开始明显降低而导致机体组织细胞的缺氧。因此,常以 PaO_2 低于 60 mmHg 作为判断呼吸衰竭的标准之一。

CO_2 潴留常发生于慢性呼吸衰竭。因为机体对 CO_2 有较大的缓冲作用,一般认为 $PaCO_2$ 高于 100 mmHg 为危险水平,不过机体呼吸停止后,需 10～15 min 才达到此水平。

一、酸碱平衡失调

呼吸衰竭可引起单纯型酸碱平衡失调,但更多的是混合型酸碱平衡失调,甚至三重酸碱平衡失调。

1. 呼吸性酸中毒　由于限制性通气不足、阻塞性通气不足,以及严重的通气血流比例失调,CO_2 排出受阻,血浆中 H_2CO_3 原发性增加,发生高碳酸血症。

2. 代谢性酸中毒　严重的低氧血症使组织细胞缺氧,无氧代谢加强,乳酸等酸性代谢产物增多,引起 pH 下降。如呼吸衰竭合并肾功能不全,可引起代谢性酸中毒。此外,导致呼吸衰竭的原发病(如感染、休克)或病理过程,也均可导致代谢性酸中毒。

3. 呼吸性碱中毒　常见于低氧血症型呼吸衰竭患者(如 ARDS),因严重缺氧造成肺过度通气,CO_2 排出过多,$PaCO_2$ 明显下降,而发生呼吸性碱中毒。

4. 代谢性碱中毒　常见于慢性高碳酸血症型呼吸衰竭患者,往往在治疗过程中,因过多过快排出 CO_2(如人工呼吸机使用不当),使血浆中碳酸浓度迅速纠正,而体内代偿性增加的 HCO_3^- 来不及排出,从而发生代谢性碱中毒。

二、呼吸系统的变化

呼吸困难往往是呼吸衰竭在临床上最先出现的症状,主要表现为呼吸频率和节律的改变。

低氧血症和高碳酸血症是呼吸衰竭的基本病理生理变化,因此,一方面 PaO_2 降低作用于颈动脉体与主动脉体外周化学感受器,当 PaO_2 低于 60 mmHg 时,反射性引起呼吸加快、加深;当 PaO_2 进一步下降低于 30 mmHg 时,则直接抑制呼吸中枢,这种作用大于反射性兴奋作用而使呼吸抑制。另一方面,$PaCO_2$ 升高作用于中枢化学感受器,反射性增强呼吸运动;但当 $PaCO_2$ 超过 80 mmHg 时,反而抑制甚至损害呼吸中枢,使呼吸变浅、变慢。此时呼吸运动主要依靠 PaO_2 降低对外周化学感受器的刺激。

不同病因所致的呼吸衰竭,其呼吸节律的变化也不同。当呼吸中枢功能障碍时,主要表现为呼吸节律的紊乱,如潮式呼吸(陈－施呼吸)、间歇呼吸、抽泣样呼吸或叹气样呼吸等,其中以潮式呼吸最为多见。其机制可能是缺氧时呼吸中枢兴奋性降低,因而正常浓度的 CO_2 不能使其兴奋,故呼吸活动减慢、减弱,甚至暂停;当 CO_2 浓度逐渐增加后,呼吸中枢逐渐兴奋,呼吸活动逐步加强,而促进 CO_2 排出,CO_2 降低又使呼吸中枢转为抑制。如此周而复始,形成周期性的异常的呼吸运动。由肺顺应性降低或呼吸肌疲劳引起的限制性通气障碍,通过刺激牵张感受器或肺毛细血管旁感受器(J 感受器),反射性引起呼吸变浅、变快。当阻塞性通气不足时,由于气流阻力大,患者呼吸深而慢;根据气道阻塞部位的不同又表现为吸气性呼吸困难或呼气性呼吸困难。

拓展图片14-6　异常呼吸节律示意图

三、循环系统的变化

慢性呼吸衰竭常伴有循环功能障碍。

呼吸衰竭早期,一定程度的缺氧和 CO_2 潴留,可兴奋交感神经和心血管运动中枢,促使心率加快,心肌收缩力加强,外周血管收缩以致血压升高。同时,通过体内血流重新分配,保证心脑血液供应,这对急性呼吸衰竭有一定的代偿意义。但严重的缺氧和 CO_2 潴留,可直接抑制和损害心血管运动中枢,使心率减慢,心肌收缩力下降,并直接损害心肌;同时,由于 CO_2 浓度升高直接扩张血管,可导致血压下降,甚至发生休克。

呼吸衰竭通常会累及心脏,多表现为右心衰竭。右心衰竭常在呼吸功能不全引起的慢性肺源性心脏病基础上发生,主要发病机制如下。

🄔临床病例14-1 慢性肺源性心脏病

1. **肺动脉高压**　其形成的主要机制为:①肺血管收缩:缺氧使肺血管收缩,高碳酸血症和酸中毒增加肺血管对缺氧的敏感性,使肺血管收缩更为显著,从而加重右心负荷;②肺小动脉重建:长期缺氧刺激肺血管内皮细胞和平滑肌细胞产生、释放生长因子,促使肺血管内皮细胞、平滑肌细胞和成纤维细胞增生、肥大,同时胶原蛋白与弹性蛋白合成增加,导致肺血管壁增厚、硬化,管腔变窄,引起持久与稳定的肺动脉高压;③肺毛细血管床减少:原发性肺疾病引起肺血管壁增厚、狭窄,肺毛细血管内皮细胞肿胀,微血栓阻塞,使毛细血管床大量破坏和减少,肺血管阻力增加。

低氧性肺动脉高压的发病机制,尚未完全明了。其中,舒/缩血管活性物质的平衡紊乱,如 NO、CO 等舒血管的气体小分子产生不足,内皮素 –1、血管紧张素Ⅱ及尾紧张肽(urotensin)等缩血管活性物质产生增加,是其重要的机制之一。

2. **心肌受损、心脏负荷加重**　低氧血症和高碳酸血症以及由此引起的酸中毒和细胞内外离子分布异常(如高钾血症)均可直接损害心肌,降低心肌收缩力。长期缺氧使循环血液中红细胞生成增多,血液黏滞度增加,血流阻力加大,而致心脏负荷过重。

3. **心室舒缩活动受限**　呼吸困难时,用力吸气可使胸内压降低,限制右心收缩;而用力呼气则使胸内压升高,心肌舒张和心室扩张受限制,而妨碍心脏的舒张。

四、中枢神经系统的变化

中枢神经系统对缺氧和 CO_2 增高十分敏感。急性呼吸衰竭时缺氧是造成中枢神经系统变化的主要原因,一般认为,当 PaO_2 下降但还在 60 mmHg 以上时,中枢神经系统的症状较轻;当 PaO_2 降至 40~50 mmHg 时,就会出现一系列精神神经症状,如失眠、头痛、神志恍惚、表情淡漠、记忆障碍、精神错乱、惊厥、昏迷等;当 PaO_2 降至 20 mmHg 时,可造成中枢神经系统不可逆性损伤,甚至危及生命。

慢性呼吸衰竭时,CO_2 潴留和缺氧都是主要的危害因素,尤其是前者。当 CO_2 蓄积使 $PaCO_2$ 超过 80 mmHg 时,轻者出现表情淡漠、头痛、头晕、烦躁不安、记忆力下降等,重者表现为定向力丧失、肌肉震颤、嗜睡、木僵甚至昏迷等中枢神经系统功能障碍,即所谓"二氧化碳麻醉"。这种由慢性呼吸衰竭引起的中枢神经系统功能障碍,有人称之为肺性脑病(pulmonary encephalopathy),其发病机制与高碳酸血症、酸中毒和低氧血症所致的脑水肿、脑细胞功能障碍有关。

1. **高碳酸血症的作用**　CO_2 及 H^+ 可直接作用于脑血管,使脑血管扩张,脑血流量增加,造成血管性脑水肿;提高毛细血管通透性,导致间质性脑水肿。不伴有 pH 下降的单纯性高碳酸血症,可不出现二氧化碳麻醉,如肺源性心脏病患者,尽管 $PaCO_2$ 高达 150 mmHg,但神志仍然清醒,这说明单位时间内 $PaCO_2$ 的升高比其绝对值的改变更为重要。

生理情况下,脑脊液的 pH 较血液低(7.33~7.40),缓冲作用也较弱。高碳酸血症时,由于 CO_2 是脂溶性的,能自由通过血脑屏障,使脑细胞产生 H^+ 增加,pH 下降。由于血脑屏障对 HCO_3^-、H^+ 的通透性较低,血液中 HCO_3^- 不易进入脑脊液,使脑脊液的 pH 比血液 pH 更低。H^+ 从脑脊液进入脑细胞,使细胞内酸中毒,影响细胞功能代谢,严重时脑细胞变性坏死,从而产生精神神经症状。

2. **低氧血症的作用**　缺氧使脑细胞的能量代谢发生障碍,ATP 生成减少,细胞膜钠泵功能降低,不能维持正常的膜电位,如钠泵失灵,引起细胞内钠、水增多,导致细胞毒性脑水肿。缺氧又与二氧化碳蓄积一样可扩张脑血管,引起血管性脑水肿;同时无氧酵解增加,加重酸中毒,缺氧和酸中毒共同损伤血管内皮细胞,增加毛细血管通透性,出现脑间质水肿。脑水肿导致颅内压增高,颅内压增高使脑血管受压,进而使脑缺氧加重,形成恶性循环。

五、肾功能的变化

呼吸衰竭常合并肾功能不全。轻者尿中可出现蛋白、红细胞、白细胞和管型,重者表现为少尿、氮质血症和代谢性酸中毒等肾衰竭症状。一般认为其机制主要是缺氧和高碳酸血症反射性引起肾血管收缩,使肾血流量严重减少,肾小球滤过率降低。

六、胃肠道的变化

呼吸衰竭的晚期,常伴发上消化道出血,其机制为:①缺氧、二氧化碳蓄积和酸中毒,引起胃黏膜糜烂坏死,从而降低或破坏胃黏膜的屏障作用,导致弥漫性渗血;②二氧化碳潴留,增强胃壁细胞碳酸酐酶的活性,使胃酸分泌过多,参与溃疡的形成。

第三节　急性呼吸窘迫综合征

急性呼吸窘迫综合征(acute respiratory distress syndrome,ARDS)是在多种原发病过程中,因急性肺损伤(acute lung injury,ALI)引起的急性呼吸衰竭,以进行性呼吸困难和顽固性低氧血症为特征。

📧 **临床病例 14-2**　急性呼吸窘迫综合征

1967 年 David G Ashbaugh 首次报道了 ARDS 病例,以严重创伤为主,表现为急性起病、低氧血症和肺顺应性下降,胸片显示患者的肺部从斑片状浸润很快进展到肺实变,常规呼吸支持治疗效果差。为了强调 ARDS 的动态发病过程及进行早期诊断,1994 年召开的美欧共识会议明确 ARDS 的定义,以急性低氧血症为特征,即氧合指数(动脉血氧分压/吸入气氧浓度,即 PaO_2/FiO_2)≤200 mmHg,正面胸部 X 线片显示为双侧浸润而不伴有左心房高压;同时提出氧合指数≤300 mmHg 为急性肺损伤。2012 年的柏林定义重新修订 ARDS 的诊断标准:①明确诱因下 1 周内出现的急性或进行性呼吸困难;②双肺出现浸润影,不能完全用胸腔积液、肺叶/全肺不张和结节影解释;③呼吸衰竭不能完全用心力衰竭和液体负荷过重解释;④低氧血症($PEEP \geqslant 5\ cmH_2O$),按照氧合指数的大小将 ARDS 分为轻(300~200 mmHg)、中(200~100 mmHg)、重(≤100 mmHg)三型。自此,该定义和标准一直沿用至今。

📧 **拓展知识 14-4**　急性呼吸窘迫综合征定义的更新

📧 **拓展视频 14-1**　急性呼吸窘迫综合征的昨天、今天和明天

一、病因

临床上引起 ARDS 的原因很多。凡能引起肺泡毛细血管膜损伤的因素,均可成为 ARDS 的原因。可分为直接原因和间接原因两大类。

1. 直接肺损伤因素　常见的为严重肺部感染(细菌性、病毒性或真菌性)、胃内容物吸入与淹溺、肺挫伤(创伤、车祸等直接引起的肺损伤)、脂肪栓塞、肺栓子清除或移植后的再灌注性肺水肿、吸入有毒气体(氯气、光气、H_2S、SO_2 和 NO_2 等)。

2. 间接肺损伤因素　常见的为肺外严重感染所致的脓毒症、严重胸外创伤伴休克、急性重症胰腺炎、多次大量的输血及药物过量(如海洛因、阿司匹林、巴比妥盐)等。

二、发生机制

(一)急性肺损伤(肺泡毛细血管膜损伤)的机制

ARDS 的发生机制非常复杂,目前认为在感染或者损伤之后,机体的肺或者全身出现损伤反应通路的

活化和失调、炎症及凝血/抗凝血平衡紊乱从而导致 ARDS 的发生。ARDS 的肺损伤部位主要是肺泡毛细血管膜,其机制尚未完全阐明。直接肺损伤或者间接肺损伤因素可激活不同的细胞如肺泡上皮细胞、血管内皮细胞、巨噬细胞等,产生促炎细胞因子、趋化因子或黏附分子,趋化和募集单核细胞、中性粒细胞、T 细胞等到肺间质或肺泡腔,导致炎症反应失控和凝血途径激活;趋化至肺组织的活化中性粒细胞还释放自由基、蛋白酶等生物活性物质,加重炎症反应,从而介导肺泡上皮细胞和血管内皮细胞的损伤。

1. 肺泡上皮细胞损伤 在大量炎症因子和生物活性物质的刺激下,肺泡上皮细胞间的紧密连接破坏、表面糖萼脱落,细胞发生死亡,上皮与血管内皮之间的基膜层裸露,液体通过受损的上皮屏障涌入肺泡腔,同时肺泡上皮细胞的钠/氯转运受损,阻碍肺泡腔的液体清除,导致水肿的发生,水肿液中蛋白质含量明显升高,在裸露的基膜上形成透明膜。Ⅱ型肺泡上皮细胞的受损导致表面活性物质减少,引起肺不张。肺泡上皮细胞死亡后释放的损伤相关分子模式(DAMP)进一步促进炎症反应,加重肺泡上皮细胞和血管内皮细胞的损害。

2. 血管内皮细胞损伤 血管内皮细胞在各种炎症因子和生物活性物质的作用下,细胞间的紧密连接受损、糖萼损伤,黏附分子和趋化因子表达增加,中性粒细胞黏附游走,血管内皮细胞的通透性增加,加重水肿。同时,血管内皮细胞表面的抗凝血分子如血栓调节蛋白和蛋白 C 受体等发生剪切,而凝血因子如组织因子等表达上调,促进微血栓形成,导致小血管阻塞,引起肺微循环障碍,促进肺泡上皮细胞和血管内皮细胞的损伤。

(二) 急性肺损伤致呼吸衰竭的机制

ARDS 时肺泡上皮细胞和血管内皮细胞损伤介导的肺泡毛细血管膜屏障功能障碍可导致弥散障碍、无效腔样通气和分流增加、限制性通气不足等,从而引起呼吸衰竭的发生。

1. 弥散障碍 由于肺泡毛细血管膜受损,微血管内皮细胞与肺泡上皮细胞的通透性增高,引起肺间质和肺泡水肿(非心源性肺水肿)及肺透明膜形成,导致气体弥散障碍。

2. 通气血流比例失调

(1) 无效腔样通气 肺微血管的栓塞或 DIC、肺微血管的收缩使部分肺泡有通气而无血流灌注或少灌注。

(2) 功能性分流 炎性分泌物和水肿液堵塞小气道,以及炎性介质(如白三烯)使支气管痉挛,致通气阻力增加。肺泡Ⅱ型上皮细胞的损伤、水肿液的稀释及肺泡过度通气消耗过多,使肺泡表面活性物质减少,造成肺萎陷、肺不张,从而导致肺泡通气量减少。由于部分肺泡通气不足,流经这些肺泡的静脉血未能充分氧合,功能性分流增加。

(3) 肺内解剖分流 肺小血管的收缩与栓塞,使肺循环阻力增大,在某些活性物质的作用下,肺内动静脉吻合支大量开放,从而使解剖分流明显增加。

ARDS 时,由于肺不张与肺内解剖分流的明显增加,造成顽固性的低氧血症,即使吸入纯氧也难以奏效。

3. 通气障碍 主要为限制性通气不足,由肺顺应性降低所致。机制为:①肺间质与肺泡水肿,使肺泡壁增厚,肺的扩张受限;②肺泡表面活性物质减少,使表面张力增加,肺泡萎陷;③ ARDS 后期的肺泡上皮细胞增生和纤维化。

ARDS 时的血气变化:早期因过度通气,主要表现为 PaO_2 降低与 $PaCO_2$ 下降,出现呼吸性碱中毒;重度 ARDS 的晚期,因广泛的肺部病变,肺总通气量降低,可出现 PaO_2 降低和 $PaCO_2$ 升高。

(三) 呼吸窘迫的机制

在原发病的基础上,突然发生进行性的呼吸困难和呼吸频率增加是 ARDS 早期的主要表现,其机制为:①肺顺应性降低,弹性阻力增高,呼吸肌做功增加,耗能增多,使患者感觉呼吸费力;②肺水肿、肺充血和肺淤血刺激肺泡毛细血管旁 J 感受器,使呼吸变浅快;③ PaO_2 进行性降低,晚期还可因 $PaCO_2$ 的升高刺激化学感受器,使呼吸困难更为显著。

第四节　慢性阻塞性肺疾病

慢性阻塞性肺疾病(chronic obstructive pulmonary diseases,COPD)是一种以进行性发展的不完全可逆的通气气流受限为特征的慢性肺部疾病,在吸入支气管舒张剂后,第一秒用力呼气量占用力肺活量的比值低于70%,即存在气流受限。多种慢性肺部疾病如慢性支气管炎(慢支)、阻塞性肺气肿和部分气道阻塞不可逆的支气管哮喘患者肺功能检测被发现有不完全可逆的气流受限时,可以诊断为COPD。虽然COPD是呼吸系统的疾病,但对全身的影响不容忽视,具有较高的致残率和致死率,且因其常见、多发及发病呈持续上升趋势而被世界卫生组织高度关注。

一、病因

COPD的病因目前并不清楚,与慢支和阻塞性肺气肿发生有关的因素都可能参与COPD的发病。已经发现的危险因素可分为环境因素与个体易患因素两类。环境因素主要包括吸烟(尤其是二手烟)、空气污染(尤其是空气中污染粉尘)、吸入职业粉尘和化学物质、呼吸道感染等。个体易患因素包括遗传因素、气道反应性增高、性别、肺发育或生长不良、α-抗胰蛋白酶活性低或缺失等。

二、发生机制

COPD的发生机制并不十分清楚,目前多认为是各种环境因素和个体易患因素长期相互作用的结果。COPD早期,吸入物如烟、职业粉尘等所致的氧化应激损伤使小气道上皮发生重编程,即气道的基底细胞向鳞状上皮细胞和杯状细胞分化,继而引起分泌细胞和纤毛细胞的丢失,此时小气道的微环境类似上气道,固有免疫的防御功能发生改变,黏液分泌异常,从而导致上皮屏障功能和黏液纤毛转运系统发生障碍。

随着COPD的进展,上皮屏障功能障碍和黏液纤毛转运系统障碍使小气道的微生态失调,吸烟诱发的免疫抑制即分泌型IgA的缺失促进病原微生物的入侵,中性粒细胞、巨噬细胞、淋巴细胞等免疫细胞随之浸润小气道甚至肺组织引起慢性炎症,逐渐累及小气道的上皮、固有层、平滑肌及外膜,诱发气道重塑。蛋白酶-抗蛋白酶的失衡如蛋白酶增多或者抗蛋白酶不足参与肺气肿的发生。气道浸润的巨噬细胞释放的基质金属蛋白酶和中性粒细胞释放的弹性蛋白酶等破坏细胞外基质,使弹性蛋白减少,而紊乱的胶原蛋白增多,导致气道重塑,形成肺气肿,加重COPD。

个体因素中,遗传易感性、气道反应增高及肺或个体发育不良者可能对环境因素更加敏感,α-抗胰蛋白酶活性低或缺失者由于抵抗蛋白酶损伤的力量减弱,在环境因素的作用下更容易发生肺损伤。

三、慢性阻塞性肺疾病致呼吸功能不全的机制

COPD是引起慢性呼吸衰竭的最常见原因,其机制涉及:①各种危险因素导致呼吸道黏液纤毛转运系统受损,气道壁腺体增生、肥大、化生以及气道炎症损伤和重塑致气道壁肿胀、气道痉挛、管腔狭窄和黏液增多等,均可导致阻塞性通气不足;②肺组织结构受损导致肺组织弹性回缩力下降,引起限制性通气不足;③肺泡结构受损导致呼吸膜面积减小,肺泡炎症引起呼吸膜厚度增加,从而出现弥散障碍;④肺血管重塑及肺毛细血管减少导致部分肺泡低灌流,无效腔样通气增加,也由于部分肺泡通气不足,导致功能性分流增多,从而引起通气血流比例失调,发展成呼吸功能不全。

第五节　呼吸衰竭的防治原则

呼吸衰竭是呼吸功能不全的严重阶段,其基本病理生理改变为低氧血症,伴有或不伴有高碳酸血症,

以及由此而引起的一系列并发症。呼吸衰竭总的治疗原则是病因治疗,通畅呼吸道,纠正缺氧,呼吸支持,加强一般支持治疗及重要器官功能的监测与支持。

一、病因治疗

积极治疗原发病是防治呼吸衰竭的关键,应针对不同病因采取适当的治疗措施。同时要积极抗休克、抗感染,及时消除引起呼吸衰竭急性加重的诱因。

二、通畅呼吸道

对任何类型的呼吸衰竭,通畅呼吸道是最基本、最重要的治疗措施。头部后仰,托起下颌,清除气道分泌物和异物,使用支气管扩张药解除支气管痉挛等是最基本的方法,必要时行气管插管或气管切开术建立人工气道。对于肿瘤、气管软化等引起的大气道阻塞,可考虑气道介入方法(射频消融、冷冻、球囊扩张、支架植入等)通畅呼吸道。对于缺氧伴有 CO_2 潴留的患者,也可酌情使用呼吸兴奋药。对于 ARDS 患者,为防止呼气末肺泡萎陷,主张早期应用呼气末正压通气。

三、氧疗

通过增加吸入气氧浓度来纠正患者缺氧状态的治疗方法即为氧疗。呼吸衰竭患者应该给予合适的氧疗,这不仅可以缓解组织缺氧,还可以缓解因为缺氧引起的肺血管收缩,减轻肺动脉高压和肺心病等并发症。

确定吸氧浓度的原则是在保证 PaO_2 迅速上升至 60 mmHg 或外周血氧饱和度(SPO_2)达 90% 以上的前提下,尽量降低吸氧浓度。对于 I 型呼吸衰竭,患者缺氧主要是弥散功能障碍所致,较高浓度氧疗(> 35%)可以快速缓解低氧血症而不会引起 CO_2 潴留。而对于 II 型呼吸衰竭,应尽量给予低浓度、低流量的氧(吸入气氧浓度一般 < 35%),其目标是使 PaO_2 > 60 mmHg,但不致 $PaCO_2$ 明显升高。如在给氧时出现 $PaCO_2$ 进行性上升,则须人工通气以促进 CO_2 的排出。因为当 $PaCO_2$ 超过 80 mmHg 时,会直接抑制呼吸中枢,此时呼吸的兴奋主要依靠低氧血症对外周化学感受器的刺激来维持机体的通气;如缺氧完全纠正则反而会抑制呼吸,使 $PaCO_2$ 更高。

氧疗的方式:鼻导管或鼻塞给氧、面罩给氧、经鼻高流量氧疗、气管内给氧、机械通气等。其中经鼻高流量氧疗(HFNC)近年来不断发展,逐渐部分替代传统鼻面罩氧疗和无创通气,已应用于各种呼吸衰竭的治疗。

此外,对 COPD 患者可采用长期(程)氧疗(每天吸氧 15 h 以上)。长期(程)氧疗可降低患者的肺动脉压,减轻右心负荷,并改善生活质量,提高生存率。

四、呼吸支持技术

呼吸支持技术(respiratory support technique)是指恢复呼吸功能不全患者有效通气并改善其氧合的各种技术的总称,包括建立人工气道、呼吸机辅助通气、气管内吹气、液体通气、俯卧位通气、体外膜肺氧合(extracorporeal membrane oxygenation, ECMO)等技术。呼吸机辅助通气根据是否建立人工气道分为无创通气和有创通气两种形式,是呼吸功能不全时最常用的呼吸支持技术。

1. 人工气道的建立与有创通气　主要目的是解除气道梗阻,清除气道内分泌物,防止误吸,实施有创正压机械通气。人工气道建立的方式有经鼻气管插管、经口气管插管、气管切开置管。加强人工气道的管理是预防人工气道相关感染的重要措施。

建立人工气道后常常需要有创通气,有创通气无漏气,通气效果可靠,但容易发生呼吸机相关性肺损伤、呼吸机相关性肺炎等并发症,要严格掌握适应证。

2. 无创通气　早期主要应用于睡眠呼吸暂停综合征,近年来由于无创呼吸机性能的显著进展,已扩展到各种急、慢性呼吸衰竭的治疗,已成为慢性阻塞性肺疾病急性加重合并呼吸衰竭、急性心源性肺水肿的首选呼吸支持方式。目前临床上常采用翻身床、翻身器或者人工徒手的方式使患者取俯卧位机械通气,即俯卧位通气(prone ventilation),发现其可以明显改善肺氧合功能。其原理可能是俯卧位时胸膜腔的压力梯度减小,使背侧肺部重新开放,气体分布更加均匀;水肿液向腹侧重新分布,背侧萎缩的肺泡因而复张;由于因肺不张及肺水肿向腹侧转移,背侧通气增加,在灌注不变的情况下,背侧肺通气增多,可改善通气血流比例,从而减少肺内分流;俯卧位减轻心脏对肺的压迫,有利于膈肌运动并方便肺引流等。故 PPV 能最终改善氧合,有效降低吸入气氧浓度和呼气末正压。

3. 体外膜肺氧合(ECMO)技术 简称膜肺,是抢救垂危患者生命的新技术。ECMO 的本质是一种改良的人工心肺机。ECMO 运转时,血液从静脉引出,通过膜肺吸收 O_2,排出 CO_2。经过气体交换的血,在泵的推动下可回到静脉(V–V 通路),也可回到动脉(V–A 通路)。前者主要用于体外呼吸支持,后者因血泵可以代替心脏的泵血功能,既可用于体外呼吸支持,又可用于心脏支持。当患者的肺功能严重受损,对常规治疗无效时,ECMO 可以承担气体交换任务,使肺处于休息状态,为患者的康复获得宝贵时间。同样,当患者的心功能严重受损时,血泵可以代替心脏泵血功能,维持血液循环。

五、监测与支持全身重要器官的功能

需注意纠正水、电解质紊乱及酸碱平衡失调,加强营养支持,严密监测并维持心、肝、肾、脑等重要器官功能,预防肺栓塞,防治上消化道出血等严重并发症。

⊕拓展知识14–5 呼吸功能不全临床诊疗常规

● 本 章 小 结 ●

呼吸功能不全是指由于外呼吸功能障碍,致使动脉血氧降低,伴有或不伴有动脉血二氧化碳升高的病理过程。呼吸衰竭是呼吸功能不全的严重阶段。从呼吸中枢至外周呼吸系统的各种病变凡可严重阻碍呼吸运动和肺内气体交换者,均可致呼吸衰竭。呼吸衰竭的基本发病机制包括限制性和阻塞性通气不足所致的通气障碍、呼吸膜面积减小与厚度增加所致的弥散障碍、部分肺泡通气不足和(或)部分肺泡血流不足而发生的肺泡通气血流比例失调以及解剖分流增加等。呼吸衰竭的基本病理生理改变为低氧血症或伴高碳酸血症。临床上可出现酸碱平衡失调、呼吸困难、肺动脉高压与肺源性心脏病及肺性脑病。急性呼吸窘迫综合征(ARDS)是临床上危重的病理过程,以进行性呼吸困难和顽固性低氧血症为特征,其基本病理改变为肺泡毛细血管膜的急性损伤导致急性非心源性肺水肿及透明膜形成。众多的炎症细胞、炎症介质和细胞因子参与 ARDS 发病过程。慢性阻塞性肺疾病(COPD)是一种常见的以不完全可逆的通气气流受限为特征、进行性发展的慢性肺部疾病。因通气不足常导致低氧血症并多伴有高碳酸血症。呼吸衰竭的防治要点是在积极防治原发病的基础上,通畅呼吸道,改善呼吸功能,纠正缺氧和二氧化碳潴留,维护重要器官功能和防治并发症。

(张华莉 潘频华)

⊕数字课程学习

⬇教学 PPT ✎自测题

第十五章

肝功能不全

　　肝是人体内最大的腺体,由肝实质细胞(肝细胞)和非实质细胞组成,肝非实质细胞包括肝星状细胞(hepatic stellate cell,HSC)〔又称贮脂细胞(lipocyte,fat-storing cell)〕、窦内皮细胞(sinusoidal endothelial cell,SEC)、库普弗(Kupffer)细胞及肝相关淋巴细胞(liver-associated lymphocytes,LAL)等。肝具有分泌、排泄、合成、生物转化及免疫等多种生理功能。各种致肝损害因素作用于肝后,一方面可引起肝组织变性、坏死、纤维化及肝硬化甚至肝癌等结构的改变;另一方面还能导致上述各种功能障碍,出现黄疸、出血、继发感染、肾功能障碍、顽固性腹水及肝性脑病等一系列临床综合征,称为肝功能不全(hepatic insufficiency)。肝衰竭(hepatic failure)一般是指肝功能不全的晚期阶段,临床上以肝肾综合征和肝性脑病表现为主。

第一节　肝功能不全的病因和分类

一、病因

(一)感染

　　1. 肝炎病毒　传播广泛,容易流行,我国是病毒性肝炎高发区,尤其是乙型病毒性肝炎。目前已发现7种病毒可能引起肝炎或与肝疾病有关,即甲型肝炎病毒(HAV)、乙型肝炎病毒(HBV)、丙型肝炎病毒(HCV)、丁型肝炎病毒(HDV)、戊型肝炎病毒(HEV)、己型肝炎病毒(HFV)和庚型肝炎病毒(HGV),其中前5种病毒常见,其主要特点见表15-1。肝细胞被肝炎病毒感染后,可引起机体的细胞免疫和体液免疫反应。这些免疫反应既可以杀灭肝炎病毒,也可以攻击被感染的肝细胞,造成肝细胞损伤。一般认为,T淋巴细胞介导的细胞免疫反应是引起肝细胞损伤的主要原因。

　　2. 其他　某些细菌及阿米巴滋养体可引起肝脓肿;某些寄生虫(如华支睾吸虫、血吸虫等)可累及肝,

表15-1　5种肝炎病毒的主要特点

	HAV	HBV	HCV	HDV	HEV
家族	微小核糖核酸病毒族	嗜肝DNA病毒	B组虫媒病毒	缺陷RNA病毒	杯状病毒科/α超家族
形状	二十面体	球状	球状	球状	二十面体
基因型	单链RNA	部分双链DNA	单链RNA	单链RNA	单链RNA
抗体	anti-HAV	anti-HBs,HBe	anti-HCV	anti-HDV	anti-HEV
	IgG,IgM	HBc,IgG,IgM			
传播途径	经口	经血、性、母婴	经血、性、母婴	经血	经口

造成肝损害。

（二）药物

肝在药物代谢中起着十分重要的作用,大多数药物在肝内经生物转化而被排出体外。许多药物本身或其代谢产物对肝具有明显的毒性作用,可造成肝的损害和病变。应指出,临床上以正常剂量应用某一种药物时,一般不会引起肝损害,但两种或两种以上药物合用时,常可出现肝病变,甚至造成严重的后果。药物引起的肝损害一般有以下三种类型。

1. 肝细胞毒损害　许多药物可引起肝实质细胞坏死、脂肪变性,其中异烟肼、氟烷和对乙酰氨基酚等造成的肝细胞坏死最受重视;而甲氨蝶呤和四环素等可引起脂肪肝,其原因可能与抑制肝内蛋白质合成,使极低密度脂蛋白减少,肝分泌三酰甘油受阻有关。

2. 肝内胆汁淤积　分为肝细胞 - 毛细胆管型胆汁淤积和毛细胆管型胆汁淤积。肝细胞对胆汁的排泌有赖于胞膜运载胆盐的受体、细胞内转运过程、Na^+-K^+-ATP 酶、离子交换、细胞膜等结构及功能的正常。许多药物及其代谢产物(如氯丙嗪)可通过上述多个环节产生毒性作用,引起肝内胆汁淤积。

3. 混合性肝损害　兼有肝细胞毒损害和胆汁淤积的双重特点。

 拓展知识 15-1　引起肝损害的常见药物

（三）酒精

酒精性肝病在发达国家是中、青年人死亡的主要原因之一,其病死率与恶性肿瘤、心血管系统疾病相近。在我国,随着生活水平的不断提高,酒精性肝病的发病率近年来呈上升趋势,应引起高度重视。

肝是乙醇的主要代谢器官,进入体内的乙醇被肝细胞线粒体和细胞质中的乙醇脱氢酶系统氧化为乙醛,部分乙醇也可被微粒体中乙醇氧化酶系统氧化为乙醛,乙醛再经肝细胞线粒体内的乙醛脱氢酶氧化为乙酸。乙醇本身及其衍生物均能导致肝损伤,尤其是乙醛对肝细胞具有很强的毒性作用,主要表现为:使线粒体的结构及功能发生改变,造成三羧酸循环障碍;抑制蛋白质的合成与分泌;抑制脂肪酸在线粒体内的氧化,而使脂肪酸堆积,从而形成脂肪肝;刺激肝细胞外基质的合成,促进肝纤维化的形成,最终可发展为肝硬化。

（四）营养因素

长期营养缺乏,如合成胆碱所必需的蛋白质缺乏,使肝内与中性脂肪合成的磷脂减少,可引起肝细胞脂肪堆积、变性,而发生脂肪肝,最后形成肝硬化。但也有学者认为,营养不良与脂肪肝并无直接关系,而长期营养缺乏对肝病的发生、发展可能有促进作用。另外,随食物一起摄入的毒物(如亚硝酸盐、黄曲霉毒素、毒蕈等)也可促进肝病的发生。近年来随着人们生活水平的提高,由于营养过剩使脂肪在体内过多堆积而发生超重和肥胖,是造成脂肪肝不可忽视的因素。

（五）遗传代谢障碍

遗传代谢障碍性肝病通常是指遗传性酶缺陷所致物质代谢紊乱引起的疾病,主要表现有肝结构和功能改变,常伴有其他器官的损害。如肝豆状核变性(Wilson 病),是铜代谢障碍的常染色体隐性遗传病,由于肝合成铜蓝蛋白障碍,而使铜不能被分泌到胆汁中,过量的铜在肝沉积导致肝硬化;含铁血黄素沉着症也是一种遗传性疾病,主要由于含铁血黄素在体内沉积引起肝损害。遗传代谢障碍性肝病的种类较多,按物质代谢类别可分为糖代谢病、脂质代谢病、氨基酸代谢病、金属元素代谢病、肝卟啉代谢病、胆红素代谢病及血浆循环蛋白酶代谢病等类型,它们能引起肝炎、脂肪肝和肝硬化。

（六）免疫功能障碍

机体的免疫功能状态对肝病的发生、发展起着非常重要的作用。一些研究证实,严重免疫抑制状态可诱发感染 HBV 或 HCV 的患者出现肝衰竭。另外,肝损害后的免疫激活也可促进肝病的发生、发展。而自身免疫性肝炎是机体自身免疫反应过度造成肝组织损害,与其他自身免疫病一样,病因不清,临床上有波动性黄疸、高 γ 球蛋白血症、循环中存在自身抗体及女性易患等特点。

二、分类

肝功能不全在临床上根据病情经过,可分为急性和慢性两种类型。

1. 急性肝功能不全　起病急骤(又称为暴发性肝衰竭),其特征为进行性发展迅速,发病数小时后出现黄疸,很快进入昏迷状态,有明显的出血倾向并常伴发肾衰竭。病毒及药物等所致的急性重型肝炎是急性肝功能不全的代表病。

2. 慢性肝功能不全　病程较长,进展缓慢,呈迁延性过程。临床上常因上消化道出血、感染、碱中毒、服用镇静药等诱因的作用使病情突然恶化,进而发生昏迷。慢性肝功能不全多见于各种类型肝硬化的失代偿期和部分肝癌的晚期。

第二节　肝功能不全时机体的功能与代谢变化

一、物质代谢障碍

(一) 糖代谢障碍

肝通过糖原的合成与分解、糖酵解、糖异生和糖类的转化来维持血糖浓度的相对稳定。肝功能不全时,由于糖原合成障碍、糖异生能力下降及因肝细胞坏死使肝糖原储备减少,患者空腹时易发生低血糖。另外,因糖原合成障碍,少数患者在饱餐后可出现持续时间较长的血糖升高,即糖耐量降低。其发生的主要原因是:肝内糖代谢限速酶葡糖激酶活性降低,致使肝内糖利用障碍;血中有生长激素、胰高血糖素等胰岛素对抗物存在,也可使糖的利用速度减慢。

(二) 脂质代谢障碍

肝在脂质的消化、吸收、运输、分解和合成等过程中均发挥重要的作用。胆汁酸盐有助于脂质的消化和吸收,肝功能不全时,由于胆汁分泌减少引起脂质吸收障碍,患者可出现脂肪泻、厌油腻食物等临床表现。

肝通过合成极低密度脂蛋白和高密度脂蛋白,将其合成的三酰甘油、磷脂及胆固醇分泌入血。当肝功能障碍时,由于磷脂及脂蛋白的合成减少使肝内脂肪输出障碍而出现脂肪肝。肝对胆固醇的形成、酯化及排泄起重要作用,胆固醇在肝合成的卵磷脂 – 胆固醇酰基转移酶的作用下,生成胆固醇酯,从而提高胆固醇的转运能力。肝功能不全时,因胆固醇酯化发生障碍,往往有血浆胆固醇酯 / 胆固醇的比值下降;由于肝将胆固醇转化为胆汁酸的能力下降,使血浆胆固醇总量升高。

(三) 蛋白质代谢障碍

肝是合成蛋白质的主要场所,除合成其本身的结构蛋白质外,还合成多种蛋白质分泌到血浆中而发挥不同的作用。

在肝功能不全时,伴随血浆白蛋白浓度的下降,出现血浆胶体渗透压的降低,导致腹水形成;由于缺少造血原料导致贫血;凝血因子合成减少,造成出血倾向;应激时由于急性期蛋白的产生不足,使机体的防御功能下降。

拓展知识15–2　肝合成与分泌的主要蛋白质

(四) 维生素代谢障碍

肝在维生素的吸收、储存和转化方面均起着重要的作用。脂溶性维生素的吸收需要有胆汁酸盐的协助,维生素 A、D、E、K 等主要储存在肝,肝还参与多种维生素的代谢过程(如胡萝卜素转化为维生素 A,维生素 D_3 在 C25 位上的羟化等)。因此,肝功能不全时维生素代谢障碍较为常见,尤其是维生素 A、K、D 的吸收、储存及转化异常,造成体内缺乏,患者分别出现暗适应障碍(夜盲症)、出血倾向及骨质疏松等变化。

二、能量代谢障碍

肝是糖、脂质和蛋白质氧化供能的重要器官。糖的主要功能是被氧化而释放能量。肠道吸收的葡萄糖经门静脉入肝,一部分在肝转变为肝糖原储存,需要时分解成血糖;另一部分到体循环即为血糖。血糖随血液流至全身组织细胞氧化供能。而脂肪能释放出比糖更多的能量,肝是脂肪氧化的主要器官。此外,肝又是体内分解及转化各种氨基酸最强的器官,大多数氨基酸在肝中氧化分解。因此,当肝功能不全时会发生明显的能量代谢障碍。

三、胆汁代谢障碍

胆汁是由肝细胞不断生成和分泌的,肝功能不全时,可发生高胆红素血症和肝内胆汁淤积。

(一) 高胆红素血症

胆红素是一种脂溶性的有毒物质,对脂溶性物质有很强的亲和力,容易透过细胞膜造成危害,尤其对富含脂质的神经组织影响很大,可严重干扰神经系统的功能。肝对胆红素具有强大的处理能力,不仅表现在它有很强的摄取和经胆汁排出的能力,还体现在能使胆红素与葡糖醛酸或硫酸等结合的能力,从而降低胆红素的脂溶性。肝功能不全时,肝细胞对胆红素的摄取、结合及排泄功能障碍,其中排泄障碍更为突出,出现高胆红素血症(hyperbilirubinemia),血中以酯性胆红素增多为主,患者常伴有皮肤、黏膜及内脏器官等黄染的临床表现,称为黄疸(jaundice)。

(二) 肝内胆汁淤积

肝内胆汁淤积(intrahepatic cholestasis)是指肝细胞对胆酸摄取、转运和排泄功能障碍,以致胆汁成分(胆盐和胆红素)在血液中潴留。血清胆盐含量增高,一般伴有黄疸,但也有少数患者不伴有黄疸。由于小肠内胆盐浓度下降,可引起脂肪和脂溶性维生素吸收不良,并促进肠源性内毒素的吸收,发生内毒素血症等变化。肝内胆汁淤积的发生可能与以下多个环节功能障碍有关:肝细胞对胆汁酸的摄取、胆汁在肝细胞内的转运、胆小管的通透性、胆小管内微胶粒的形成等。

四、激素代谢障碍

肝是许多激素代谢的主要场所。当肝功能不全时,必定造成内分泌功能紊乱,出现一系列临床表现。如胰岛素是通过肝产生的特异性谷胱甘肽胰岛素转氢酶水解而灭活的,故肝细胞损害,可使胰岛素降解障碍,出现高胰岛素血症,从而影响糖代谢。性激素主要是在肝代谢的,其中雄性激素在肝有两个主要代谢途径:① 60%～70% 的睾酮在肝降解后经尿排出;②形成两种有活性的代谢物,即经还原酶作用被还原的双氢睾酮和经芳香化酶作用转变而来的雌激素。因此,当肝功能不全时,性激素灭活减弱,又因外周芳香化酶活性增高,使雄激素向雌激素转化,而导致雌激素水平明显升高,女性患者可出现月经失调、闭经、不孕等,男性患者常有性欲减退、睾丸萎缩、乳房发育等表现。此外,雌激素过多引起小动脉扩张,患者可出现蜘蛛痣、肝掌。若醛固酮及血管升压素灭活减弱,可出现钠水潴留,对腹水的形成及加重起重要的作用。

拓展知识15-3 主要在肝代谢的激素

五、凝血功能障碍

肝病发生凝血功能障碍十分常见,临床上常表现为自发性出血,如鼻出血、皮下出血等。其发生原因可能与以下因素有关。

(一) 凝血因子合成减少

绝大多数凝血因子是在肝合成的,如因子Ⅰ、Ⅱ、Ⅶ、Ⅷ、Ⅸ、Ⅹ、Ⅺ,其中因子Ⅱ、Ⅶ、Ⅸ、Ⅹ为维生素 K 依赖性凝血因子。当肝功能不全时,因维生素 K 的吸收、储存障碍使维生素 K 依赖的凝血因子明显减少。由于一些凝血因子的半衰期较短,所以凝血功能障碍一般出现较早。

(二) 抗凝血因子减少

血管内皮具有三种抗凝机制,即以蛋白 C 为主体的蛋白酶类凝血抑制机制、以抗凝血酶Ⅲ为主的蛋白酶抑制物类抑制机制以及以组织因子途径抑制物 TFPI 为主的抗凝机制。其中蛋白 C、抗凝血酶Ⅲ等抗凝血因子主要在肝合成,肝功能障碍可使这些抗凝物质明显减少,导致凝血与抗凝血平衡紊乱。因此,急性肝衰竭和少数失代偿性肝硬化时易发生 DIC。DIC 时,大量微血栓的形成使凝血因子和血小板被消耗,致使血浆中凝血因子消耗性减少。

(三) 纤溶蛋白溶解功能异常

肝病患者纤溶亢进发生机制可能是 α_2- 抗纤溶酶生成减少,以及肝作为单核巨噬细胞系统,清除纤溶酶原激活物的功能减退。

(四) 血小板数量及功能异常

临床上许多肝功能不全患者血小板数目明显减少,其发生机制较为复杂。一般认为,血小板减少可能主要与以下因素有关:骨髓抑制、脾功能亢进、发生 DIC 使其消耗过多。血小板功能异常主要表现为释放障碍、聚集性缺陷和收缩不良。

六、生物转化功能障碍

人体内常存在一些对机体有一定生物学效应或毒性的物质(包括激素、神经递质等内源性物质和药物、毒物等外源性物质),需要及时清除以保证各种生理活动的正常进行,这些物质在排出体外之前,常要对其进行生物转化,使它们转变为无毒或毒性小的溶解度较高的水溶性物质,以便于从胆汁或尿中排出体外。肝是体内生物转化过程的主要场所。肝功能不全时,由于其生物转化功能障碍,可造成上述物质在体内蓄积,从而影响机体的正常生理功能。如对胆红素的转化障碍会出现黄疸;若从肠道吸收的氨、胺类、γ- 氨基丁酸等毒性代谢产物不能在肝进行生物转化而蓄积于体内,可引起中枢神经系统功能障碍,甚至发生肝性脑病;许多药物是在肝代谢的,因此肝病患者血中药物的半衰期会延长,易发生药物中毒。

七、免疫功能障碍

肝具有重要的细胞和体液免疫功能,尤其作为消化系统的第二道防线,可防止肠道内细菌、内毒素等有害物质的入侵,从而维持机体的内环境稳定。当肝功能不全时,由于库普弗细胞功能障碍及补体水平下降,常常伴有免疫功能低下,易发生肠道细菌移位、内毒素血症及感染等。

八、水、电解质紊乱及酸碱平衡失调

(一) 水肿

严重肝功能不全患者常有体液的异常积聚,称为肝性水肿(hepatic edema)。早期主要表现为腹水形成,随着病情的进一步加重,可出现尿量减少、下肢水肿。肝性水肿的发生机制可能与下列因素有关:①假小叶形成使肝静脉回流受阻,肝血窦内压升高,导致体液滤出过多。另外,假小叶的形成致使门静脉压、肠系膜静脉压及肠系膜毛细血管内压升高,组织液生成增多,当超过淋巴回流的代偿能力时,淋巴液便从肝及肠道表面渗入腹腔形成腹水。②低蛋白血症使血浆胶体渗透压下降,导致组织液的生成增多。③醛固酮和血管升压素灭活减少,可引起钠水潴留。④肝功能不全患者一旦形成肝肾综合征,会加重钠水潴留。

(二) 低钠血症

肝功能不全时虽然伴有高醛固酮血症,但低钠血症仍较常见,往往是病情危重的表现。若血钠浓度低于 125 mmol/L,则提示预后不良。其发生原因可能如下:长期限盐饮食,钠摄入不足;血管升压素活性增加,使肾小管及集合小管对水重吸收增多;长期使用利尿药或大量放腹水导致钠丢失过多。由于细胞外液低渗状态,水分可以从细胞外液向渗透压相对较高的细胞内转移,使脑细胞肿胀,而引起各种中枢神经系统症状。

(三) 低钾血症

重症肝功能不全患者易发生低钾血症,主要是由于食欲减退、厌食等导致钾摄入不足,以及因醛固酮增多,经尿排钾增加所引起。血钾降低,使细胞外 H^+ 进入细胞内,出现代谢性碱中毒,从而促进氨在肠道的吸收,可诱发或加重肝性脑病。

(四) 碱中毒

肝功能不全时可发生各种酸碱平衡失调,其中最常见的是呼吸性碱中毒,其次是代谢性碱中毒。肝功能不全时常合并低氧血症、贫血及高氨血症,这些因素均可导致过度通气,从而引起呼吸性碱中毒。代谢性碱中毒发生的原因主要与尿素合成障碍、血氨升高、利尿药应用不当及低钾血症没有得到及时纠正等医源性因素有关。

九、器官功能障碍

肝功能不全时,除上述肝功能减退外,还常伴有全身各系统症状,其中中枢神经系统(肝性脑病)和泌尿系统(肝肾综合征)的并发症最严重(详见本章第五节)。

第三节　肝功能不全的分期

肝功能不全的分期是粗略评判肝储备功能的方法。在急性肝功能不全时,由于处于急性肝损伤阶段,肝损伤程度和修复速度是决定该阶段的两个主要分期要素;而在慢性肝功能不全时,由于疾病处于相对静止状态,在病情活动或者有诱发因素的作用下损害肝的储备功能,因此,病情活动和诱因主要影响慢性肝功能分期。

一、急性肝功能不全

急性肝功能不全时,由于短期内大量肝细胞死亡,很快出现肝功能不全的表现,分为急性暴发型、亚急性重型和慢性重型肝功能不全。急性暴发型患者肝组织损伤速度快且严重,在组织来不及修复的状态下出现肝功能不全,又称暴发性肝衰竭,预后差。慢性重型患者尽管肝损害严重,但修复的肝组织尚能补充部分肝功能不足,肝功能处于损失和修复的脆弱平衡中,患者预后相对较好,易发展为肝硬化。亚急性重型肝功能不全则介于两者之间。

二、慢性肝功能不全

1. 肝功能不全代偿期　临床上判断肝功能不全的代偿期以尚未存在肝功能不全的相关临床表现和并发症为依据。处于肝功能代偿期时,尽管肝储备功能不足,但尚能维持有效的肝细胞功能,如体现肝合成功能的血浆白蛋白水平、凝血因子水平均接近于正常。

2. 肝功能不全失代偿期　指在慢性肝损害的基础上合并一种或多种肝功能不全的相关临床表现或并发症,如高胆红素血症、凝血酶原时间延长、低白蛋白血症、腹水、肝性脑病、肝肾综合征和肝肺综合征等。肝功能失代偿可分为有诱因或肝负荷增加的失代偿和无诱因的失代偿。

(1) 有诱因或肝负荷增加的失代偿　由于各种诱因导致肝损伤或肝负荷增加,超过肝的代偿能力而出现失代偿表现,去除诱因后失代偿多可逆转。临床上可见于:①肠道局部因素致肝负荷增加的失代偿:如高蛋白质饮食、便秘、上消化道出血等原因导致肝负荷增加。②全身因素致肝负荷增加的失代偿:大量利尿、放腹水、严重呕吐或腹泻导致脱水、电解质紊乱及酸碱平衡失调,感染,肝毒性药物的使用或病毒活动等原因,导致肝损伤而降低肝贮备功能。

(2) 无诱因的肝功能失代偿 为各种慢性肝损伤的终末阶段,多为不可逆的失代偿,多需肝移植治疗。

拓展知识 15-4 常用的肝功能不全的评分分级方法

第四节 肝 纤 维 化

一、概述

肝纤维化(hepatic fibrosis)是指各种病因引起反复或持续的肝细胞发生炎症及坏死等变化,进而刺激肝中胶原蛋白等细胞外基质(ECM)的合成与降解平衡失调,导致肝内纤维结缔组织异常沉积的病理过程。许多慢性肝病,特别是慢性病毒性肝炎的临床及病理演变的过程中,肝纤维化是慢性肝病发展到肝硬化的必经阶段。肝纤维化时,纤维结缔组织主要在门管区和肝小叶内广泛增生和大量沉积,但尚未形成小叶内间隔。若肝纤维化持续发展,使肝小叶结构改建、假小叶及结节形成,则称为肝硬化。肝纤维化是肝硬化的早期阶段。

正常情况下,肝星状细胞(HSC)合成和分泌细胞外基质,基质金属蛋白酶(MMP)则可降解细胞外基质,而金属蛋白酶组织抑制物(tissue inhibitors of metalloproteinase,TIMP)能特异性阻断基质金属蛋白酶的激活,使肝内细胞外基质的合成与降解处于动态平衡。当细胞外基质过度增多和异常沉积及对其降解减少时即可发生肝纤维化。肝实质细胞和间质细胞可能均参与肝纤维化的形成,其中 HSC 在肝纤维化的发生发展过程中起着十分重要的作用(表 15-2)。

表 15-2 参与肝纤维化形成的主要细胞及作用

细胞名称	存在部位	作用
肝星状细胞	Disse 间隙	由细胞因子激活后转化为肌成纤维细胞,分泌 I、III、IV 型胶原,纤维连接蛋白及层粘连蛋白
窦内皮细胞	肝窦壁内	释放大量炎性细胞因子,刺激肝细胞再生、激活肝星状细胞合成 ECM
库普弗细胞	肝窦周围	分泌许多细胞因子,促进肝星状细胞增殖、合成大量 ECM
隐窝细胞	肝窦周围	可能参与肝纤维化的形成,其机制不详
肝细胞	肝板上	可能合成 I、III、IV、V 型胶原

二、发生机制

肝纤维化的发生机制十分复杂,可能与下列因素有关。

(一) HSC 的活化

HSC 又称贮脂细胞,约占肝细胞总数的 5%,存在于 Disse 间隙。正常情况下,HSC 处于静止状态,当致肝病因子造成肝细胞损伤时,激活的库普弗细胞、窦内皮细胞、血小板及损伤的肝细胞等均可以分泌血小板源性生长因子(platelet-derived growth factor,PDGF)、转化生长因子 -β(transforming growth factor-β,TGF-β)、TNF、IL-1 等细胞因子和某些化学介质,它们共同作用于 HSC,经多种信号转导途径使 HSC 激活,并转化为肌成纤维细胞(myofibroblasts,MFB),其中血小板源性生长因子是目前已知多肽生长因子中对 HSC 作用最强的有丝分裂原,即 PDGF 是 HSC 最强的增殖因子,与位于 HSC 质膜上的 PDGF 受体(PDGFR)特异性结合,启动胞内信号转导的级联反应,导致 HSC 的活化。活化的 HSC 的主要特征包括 HSC 增殖和 HSC 内 α- 平滑肌肌动蛋白(α-smooth muscle actin,α-SMA)的表达。激活的 HSC(肌成纤维细胞)通过自分泌和旁分泌,促进 HSC 增殖分化,合成大量的细胞外基质(Ⅰ型和Ⅲ型胶原等),并在肝内沉积,导致肝纤维化。

拓展知识15-5　肝纤维化英文文献

有关 HSC 活化的确切机制尚不清楚,可能与细胞因子和氧化应激等多种因素有关(图 15-1)。

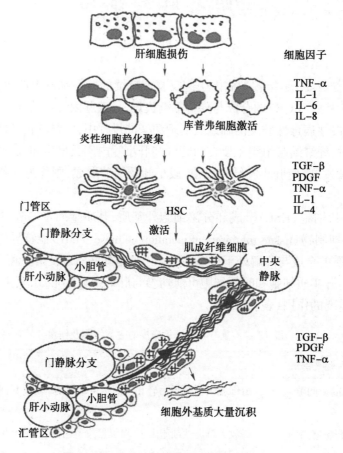

图 15-1　肝星状细胞的激活与肝纤维化

(二)细胞因子的作用

细胞因子通过旁分泌形式介导细胞–细胞相互作用或通过自分泌形式作用于自身,多种细胞因子同时是组织生长的重要调控活性分子。大量的基础与临床研究证实,TGF-β 和 PDGF 是参与肝纤维化最重要的细胞因子。在众多的细胞因子中,TGF-β 对肝纤维化的发生发展的作用最为重要,其作用可归纳为以下几方面:①使 HSC 活化、增殖,并分泌Ⅰ、Ⅲ和Ⅳ型胶原,透明质酸,纤维连接蛋白和层粘连蛋白。活化的 HSC 又可分泌大量的 TGF-β,这种自分泌的正反馈机制,可能是肝纤维化持续发展的原因之一。②促进淋巴细胞分泌肿瘤坏死因子(TNF)、TGF-α、成纤维细胞生长因子(FGF)、TGF-β、IL-1 和 PDGF 等细胞因子,从而对肝纤维化的形成起到级联放大的作用。③促进成纤维细胞和内皮细胞合成细胞外基质。④抑制金属蛋白酶的表达,刺激金属蛋白酶抑制因子的表达,使细胞外基质降解减少。⑤增强 PDGF 和细胞黏附分子受体的表达。

肝纤维化时 PDGF 主要来自血小板、单核细胞和肝中的库普弗细胞、窦内皮细胞、肝星状细胞。正常肝细胞和 HSC 均不表达 PDGFR,当肝损伤或急、慢性炎症时,在 TGF、IL-1 等的刺激下,活化的 HSC 开始表达 PDGFR,故 PDGF 并非是肝纤维化的启动因子。PDGFR 在肝纤维化中的作用可概括如下:①促进 HSC 分裂和增殖;②促进胶原合成和抑制胶原降解;③是中性粒细胞、巨噬细胞和 HSC 的趋化因子。

研究发现,TGF-α、上皮生长因子(EGF)、胰岛素样生长因子(IGF)和成纤维细胞生长因子(FGF)等也是 HSC 的有丝分裂原。TGF-α除促进 HSC 增殖外,还促进肌成纤维细胞合成细胞外基质。肿瘤坏死因子(TNF)和 IL-1 主要作为炎症介质参与肝纤维化的形成。γ干扰素(interferon-γ,IFN-γ)则抑制 HSC 的活化,使 I、Ⅳ型胶原和纤维连接蛋白合成减少。内皮素 –1 可使 HSC 收缩,并促进早期活化的 HSC 增殖。

(三) 细胞外基质合成增多而降解减少

细胞外基质主要由胶原、非胶原糖蛋白、蛋白多糖三种成分构成,均为不溶性蛋白,分布在肝间质、肝细胞及血管的基膜上。正常情况下,肝内细胞外基质的合成与降解处于动态平衡。肝纤维化时,出现平衡失调,在细胞外基质合成增多的同时,细胞外基质降解酶 – 基质金属蛋白酶的表达是降低的,而金属蛋白酶组织抑制物的表达却是增加的,从而造成细胞外基质大量沉积。肝纤维化早期,胶原沉积在 Disse 间隙内皮下,使内皮细胞间 "窗" 的数目减少,间隙变小甚至完全消失,正常血窦似乎有了一层基膜,致使肝窦毛细血管化,这是肝纤维化的分子病理学基础。正常情况下,肝细胞可直接与肝血窦接触,一旦形成肝窦毛细血管化,便妨碍肝细胞与血窦间营养物质的交换,致使肝细胞发生缺血、缺氧、变性坏死而功能障碍。同时这种肝内增生的基膜结构紊乱,造成了肝细胞索和周围结缔组织结构的改建与破坏,最终形成门静脉高压及肝硬化。

(四) 自噬与肝纤维化

自噬是指细胞成分如受损的蛋白质或细胞器被隔离到溶酶体中得以降解的过程。自噬对于维持真核生物的稳态具有重要的生理意义。其降解产生的物质可被机体再利用以维持细胞正常结构与功能,同时为细胞的活动提供能量。迄今为止,有多项研究证实自噬与肝纤维化关系密切,自噬在活化 HSC、保护肝细胞、调节巨噬细胞炎症因子的分泌以及调节肝血窦内皮细胞等过程中发挥着重要的作用。在肝细胞中,自噬主要作为一种细胞保护机制,抑制肝纤维化的发生。其主要途径是在肝受损时,通过降解错误折叠的蛋白质、脂类、受损的线粒体,从而减少氧化应激和防止脂质过氧化,保护肝细胞、抑制肝细胞的凋亡,最终抑制 HSC 的激活并缓解肝纤维化的发生。而自噬与 HSC 的关系目前是存在争议的,一方面有观点认为增强自噬会抑制 HSC 活化,从而减轻肝纤维化;但也有研究发现自噬可以促进人和小鼠体外培养的 HSC 活化,同时小鼠的体内实验也获得了类似的结果。因此有关自噬对 HSC 活化的作用机制仍需进一步探索。

视频 15–1 如何正确认识肝纤维化?

第五节 肝功能不全的主要并发症

一、肝性脑病

(一) 概念、分类及分期

1. 概念 肝性脑病(hepatic encephalopathy)是由于急性或慢性肝功能不全引起的、以中枢神经系统功能代谢障碍为主要特征的、临床上表现为一系列神经精神症状、最终出现肝性昏迷的神经精神综合征。

2. 分类 1998 年,维也纳第 11 届世界胃肠病学大会研究并统一了肝性脑病的定义及分类,按肝功能失调或障碍的性质将肝性脑病分为三种类型(表 15–3):A 型,为急性肝衰竭相关肝性脑病,常于起病 2 周内出现肝性脑病。B 型,为单纯门体旁路所引起的肝性脑病,无明确的肝细胞损害,临床表现与肝硬化伴肝性脑病的患者相同,见于先天性血管畸形和在肝内或肝外水平门静脉血管的部分阻塞,包括外伤、类癌、骨髓增生性疾病等引起的高凝状态所致的门静脉及其分支栓塞或血栓形成,以及因淋巴瘤、转移性肿瘤、胆管细胞癌压迫产生门静脉高压,而造成门体旁路。C 型,为肝性脑病伴肝硬化、门静脉高压和(或)门体分流,是肝性脑病中最为常见的类型。这些患者通常已进展至肝硬化期,并已建立了较为完备的门体侧支循环。C 型肝性脑病又可分为三个亚型:发作性肝性脑病(又分为有诱因型、自发型和复发型三个亚类)、持续

表 15-3　肝性脑病的类型

类型	特征
A（acute，急性）	急性肝衰竭相关肝性脑病
B（bypass，旁路）	为单纯门体旁路所引起的肝性脑病，无明确的肝细胞损害
C（cirrhosis，肝硬化）	伴肝硬化、门静脉高压和（或）门体分流的肝性脑病
亚型：发作性肝性脑病	分有诱因型、自发型（无明显诱因）、复发型
持续性肝性脑病	分轻型、重型和治疗依赖
轻微肝性脑病（又称亚临床肝性脑病）	

性肝性脑病（又分为轻型、重型和治疗依赖三类）和轻微肝性脑病（又称亚临床肝性脑病）。

3. 分期　临床上根据肝性脑病症状的轻重，即意识障碍程度、神经系统症状和脑电图的变化，将肝性脑病分为 4 期，各期的主要特点见表 15-4。

表 15-4　肝性脑病各期特点

各期名称	精神症状	神经症状	脑电图
一期 （前驱期）	性格改变：抑郁或欣快 行为改变：无意识动作 睡眠时间：昼夜颠倒	扑翼样震颤（±） 病理反射（-） 生理反射（+）	对称性 θ 慢波 （每秒 4~7 次）
二期 （昏迷前期）	一期症状加重 对时、地、人的概念混乱 语言、书写障碍	扑翼样震颤（+） 病理反射（-），生理反射（+） 肌张力增强	同上
三期 （昏睡期）	终日昏睡但可唤醒 语无伦次 明显精神错乱	扑翼样震颤（+） 病理反射（-），生理反射（+） 肌张力明显增强	同上
四期 （昏迷期）	完全昏迷 一切反应消失 可有阵发性抽搐	扑翼样震颤（-） 生理反射（-） 病理反射（±）	极慢 δ 波 （每秒 1.5~3 次）

临床病例 15-1　肝硬化伴腹水、肝性脑病

（二）发生机制

人们普遍认为，肝衰竭、门－体静脉之间侧支循环形成和（或）手术分流是发生肝性脑病的病理生理基础。由于肝衰竭，尤其是急性重型病毒性肝炎或中毒性肝炎引起大块肝细胞坏死所致的肝性脑病，大量肝细胞死亡，残存肝细胞不能代偿生物代谢作用而致代谢失衡或代谢毒物不能有效地被清除，导致中枢神经系统的功能紊乱；又因肝内、肝外的门－体静脉之间存在分流，从肠道吸收入门静脉系统的毒性物质，通过分流未经肝处理即进入体循环，引起大脑功能障碍。肝性脑病时体内的功能、代谢紊乱是多方面的，肝性脑病的发生也是多种因素综合作用的结果，其发病机制迄今尚未完全明了，目前有多种学说解释肝性脑病的发病机制，现简述如下。

拓展图片 15-1　肝性脑病的病理生理基础

1. 氨中毒学说　正常人体内 NH_3 的生成和清除保持着动态平衡，严重肝病时，由于 NH_3 的生成增多

而清除不足,引起血氨增高及氨中毒(ammonia intoxication)。增多的血氨可通过血脑屏障进入脑内,干扰脑细胞的代谢和功能,导致肝性脑病。

(1)血氨增高的原因　血氨增高主要是由于 NH_3 生成过多或清除不足所致,其中肝清除血氨功能发生障碍是血氨明显增高的重要原因。

1)血氨清除不足:肝内鸟氨酸循环合成尿素是机体清除 NH_3 的主要代谢途径,每生成 1 mol 尿素能清除 2 mol 的 NH_3,消耗 3 mol 的 ATP(图 15-2)。肝功能严重障碍时,由于肝细胞的能量代谢障碍,供给鸟氨酸循环的 ATP 不足,催化鸟氨酸循环的有关酶的活性降低,鸟氨酸循环所需底物的严重缺乏,以及肠道吸收的 NH_3 经门体分流直接进入体循环等多个环节作用,最终导致血氨增高。

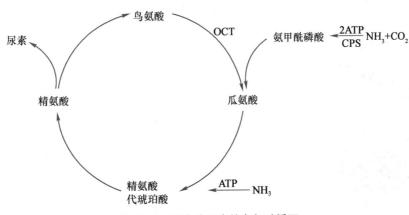

图 15-2　肝合成尿素的鸟氨酸循环
OCT:鸟氨酸氨甲酰转移酶;CPS:氨甲酰磷酸合成酶

🅔拓展**图片**15-2　**血氨生成增多的主要途径**

2)血氨生成增多:肝功能障碍时,许多因素可引起血氨生成增多,其中以肠道产 NH_3 增多为主。肝硬化时由于门静脉高压,使肠黏膜淤血、水肿,或由于胆汁分泌减少,食物的消化、吸收和排空均发生障碍,造成细菌繁殖旺盛。肠菌分泌的氨基酸氧化酶和脲酶增多,作用于肠道积存的蛋白质及尿素,使 NH_3 的产生明显增多,特别是在高蛋白质饮食或上消化道出血后更是如此。同时,慢性肝病晚期常伴有肾功能减退,血液中的尿素等非蛋白氮含量高于正常,因而弥散至肠腔内的尿素大大增加,也使产 NH_3 增多。此外,临床上肝性脑病患者可出现躁动不安、震颤等肌肉活动增强的症状,因此肌肉中的腺苷酸分解代谢增强,也是血氨产生增多的原因之一。

🅔拓展**知识**15-6　**pH 变化与血氨变化的关系**

除了上述因素影响血氨的水平外,肠道和尿液中 pH 的变化也是影响血氨变化的重要因素。当尿液中的 pH 偏低时,则进入肾小管腔内的 NH_3 与 H^+ 结合,以 NH_4^+ 的形式随尿排出体外。由于肝功能障碍时常常伴有呼吸性碱中毒,使肾小管上皮向管腔分泌的 H^+ 减少,因此,随尿排出的 NH_4^+ 量明显降低,而肾小管上皮 NH_3 弥散入血增多,导致血氨增高。肠道中 NH_3 的吸收也与肠道中 pH 的高低有关,当肠道中的 pH 较低时,NH_3 与 H^+ 结合成不易被吸收的 NH_4^+ 随粪便排出体外。根据这一特性,临床上常给患者口服不被小肠双糖酶水解的乳果糖,它在肠腔内被细菌分解为乳酸和醋酸,使肠腔内的 pH 降低,从而减少 NH_3 的吸收。

(2)氨对脑的毒性作用

1)干扰脑细胞的能量代谢:NH_3 主要干扰脑细胞的葡萄糖生物氧化过程,可能包括以下几个环节。①可抑制丙酮酸脱氢酶的活性,使乙酰辅酶 A 生成减少,从而影响三羧酸循环的正常进行;②与三羧酸循环的中间代谢产物 α-酮戊二酸结合,生成谷氨酸,同时又使 NADH 转变为 NAD^+,因而消耗了大量 α-酮戊二酸和 NADH,造成 ATP 产生不足;③ NH_3 与谷氨酸结合生成谷氨酰胺的过程中又消耗了大量的 ATP(图 15-3)。

拓展图片 15-3　氨干扰三羧酸循环

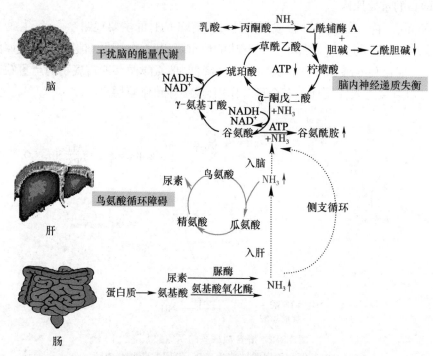

图 15-3　血氨增高引起肝性脑病的机制

2)脑内神经递质的改变:大量实验证实,血氨增高可引起脑内谷氨酸、乙酰胆碱等兴奋性神经递质减少,而谷氨酰胺、γ- 氨基丁酸等抑制性神经递质增多,从而造成中枢神经系统功能障碍(图 15-3)。

3)对神经细胞膜有抑制作用:有学者认为,血氨增高可能通过以下两方面影响神经细胞膜的功能。① NH_3 干扰神经细胞膜上 Na^+-K^+-ATP 酶的活性,使复极后膜的离子转运障碍,导致膜电位改变和兴奋性异常;② NH_3 与 K^+ 有竞争作用,以致影响 Na^+、K^+ 在神经细胞膜上的正常分布,从而干扰神经传导活动。

拓展知识 15-7　氨与星形胶质细胞

2. 假性神经递质学说

(1)假性神经递质的形成过程　食物中的芳香族氨基酸如苯丙氨酸及酪氨酸,在肠道细菌氨基酸脱羧酶的作用下分别生成苯乙胺和酪胺,吸收入肝,经单胺氧化酶分解。严重肝功能障碍时,由于肝细胞单胺氧化酶的活性降低,这些胺类不能有效地被分解,进入体循环;或经门体分流直接进入体循环,并通过血脑屏障进入脑组织。苯乙胺和酪胺在脑细胞非特异性 β- 羟化酶的作用下,分别生成苯乙醇胺(phenylethanolamine)和羟苯乙醇胺(octopamine),这两种物质的化学结构与脑干网状结构中的真正神经递质如去甲肾上腺素和多巴胺极为相似(图 15-4),但生理作用却远较去甲肾上腺素和多巴胺弱,因此,苯乙醇胺和羟苯乙醇胺被称为假性神经递质(false neurotransmitter)。

(2)假性神经递质的致病作用　去甲肾上腺素和多巴胺是脑干网状结构中上行激动系统的重要神经递质,对维持大脑皮质的兴奋性,即机体处于清醒状态起着十分重要的作用。当脑干网状结构中假性神经递质增多时,则竞争性地取代上述两种正常神经递质而被神经元摄取、储存、释放,但其释放后的生理作用较正常神经递质弱得多,从而导致网状结构上行激动系统的功能障碍,使机体处于昏睡乃至昏迷状态(图 15-5)。

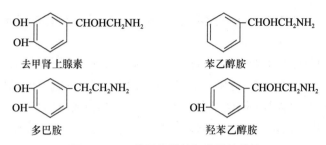

图 15-4 正常及假性神经递质的结构

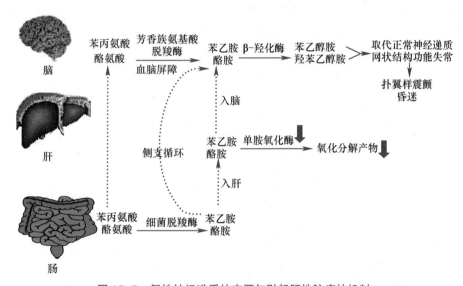

图 15-5 假性神经递质的来源与引起肝性脑病的机制

3. 氨基酸失衡学说

(1) 氨基酸失衡的原因 正常情况下,血浆中支链氨基酸(branched-chain amino acids,BCAA)(缬氨酸、亮氨酸、异亮氨酸等)与芳香族氨基酸(aromatic amino acids,AAA)(苯丙氨酸、酪氨酸、色氨酸等)的比值接近 3~3.5;肝功能障碍时,两者比值可降至 0.6~1.2,其主要原因与肝功能障碍或有门体分流时肝对胰岛素和胰高血糖素的灭活减弱导致两种激素升高关系密切。虽然上述两种激素水平均升高,但以胰高血糖素升高更为显著,故胰岛素与胰高血糖素的比值下降,使机体(肌肉和肝)分解代谢增强,大量芳香族氨基酸释放入血,而肝对其分解能力降低,致使血浆芳香族氨基酸含量增高。另外,胰岛素可增加肌肉和脂肪组织对支链氨基酸的摄取和利用,使血浆中支链氨基酸含量下降。

(2) 芳香族氨基酸增多的毒性作用 AAA 和 BCAA 均为电中性氨基酸,两者借助同一种载体通过血脑屏障。当血浆中 BCAA/AAA 比值下降时,则 AAA 竞争进入脑组织增多,其中以苯丙氨酸、酪氨酸、色氨酸增多为主。苯丙氨酸、酪氨酸在脑内经脱羧酶和 β- 羟化酶的作用,分别生成苯乙醇胺和羟苯乙醇胺,造成脑内这些假性神经递质明显增多,从而干扰正常神经递质的功能。进入脑内的色氨酸在羟化酶和脱羧酶的作用下,生成大量的 5- 羟色胺(5-HT)。5-HT 是中枢神经系统中重要的抑制性神经递质,能抑制酪氨酸转变为多巴胺;同时 5-HT 也可作为假性神经递质被肾上腺素能神经元摄取、储存、释放,从而干扰脑细胞的功能。

由此可见,血浆氨基酸失衡也使脑内产生大量假性神经递质,实际上是对假性神经递质学说的补充和发展。

4. γ- 氨基丁酸学说

(1) γ- 氨基丁酸(gamma-aminobutyric acid,GABA)增高的原因 血中 GABA 主要来源于肠道,由谷氨酸经肠道细菌脱羧酶催化形成。健康人来自门静脉循环的 GABA 能被肝摄取、清除。肝功能障碍时,肝对

GABA 的清除能力下降,导致血中 GABA 含量增加,同时血脑屏障对 GABA 的通透性明显增高,致使进入脑内的 GABA 增多。

(2) GABA 能神经元抑制性活动增强　肝性脑病时,血氨水平升高可促使 GABA 受体复合物与其配体更容易结合,并使 GABA 介导的中枢抑制性作用增强;氨的增高还可以提高 GABA 在突触间隙的水平;此外,脑内氨的增高还可通过变构调节 GABA 受体活性等方式,使 GABA 能神经元中枢抑制性活动增强。

(3) GABA 的毒性作用　GABA 是中枢神经系统中的主要抑制性神经递质,与突触后神经元的特异性受体结合。突触后神经膜表面上的 GABA 受体由超分子复合物组成,包括 GABA 受体、苯二氮䓬(benzodiazepine,BZ)受体、巴比妥受体和 Cl⁻ 转运通道(图 15-6)。三种受体的配体,即 GABA、BZ(如地西泮)、巴比妥类与相应的受体结合时,引起氯通道开放,增加 Cl⁻ 内流,从而发挥其生物学效应。三种配体彼此有协同性非竞争性结合位点,已证实 GABA 可引起 BZ 和巴比妥类药物的催眠作用,而 BZ 和巴比妥类药物则能增强 GABA 的效应,由此可以解释临床上应用地西泮和巴比妥类药能诱发肝性脑病的原因。当脑内 GABA 增多时,与突触后神经元的特异性 GABA 受体结合,引起氯通道开放,Cl⁻ 进入神经细胞内增多,使神经细胞的静息电位处于超极化状态,从而发挥突触后的抑制作用,引起肝性脑病。

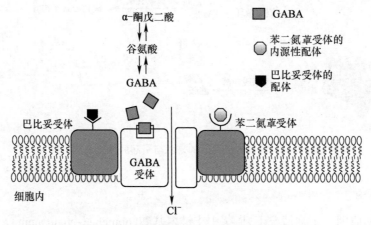

图 15-6　突触后膜 GABA 超分子复合物

除上述物质在肝性脑病发病中起重要作用外,许多蛋白质和脂质的代谢产物(如硫醇、短链脂肪酸、酚等)对肝性脑病的发生、发展也有一定作用。总之,目前还没有一种学说能圆满地解释临床上所有肝性脑病的发生机制,可能是多种毒物共同作用的后果,其确切机制尚有待于进一步研究。

🄔 临床病例 15-2　肝硬化伴鼻出血、肝性脑病

(三) 常见诱因

1. 消化道出血　肝硬化患者由于食管下段和胃底部静脉曲张,最易发生曲张静脉破裂,引起上消化道出血。每 100 ml 血含有 15～20 g 蛋白质,故消化道出血可导致血氨及其他有毒物质明显增高;加之出血造成低血容量、低血压、低血氧,可加重肝损害和脑功能障碍,从而诱发肝性脑病。

2. 高蛋白质饮食　肝功能不全时,尤其是伴有门体分流的慢性肝病患者,肠道对蛋白质的消化吸收功能降低,若一次大量摄入蛋白质食物,蛋白质被肠道细菌分解,会产生大量氨及有毒物质,从而诱发肝性脑病。

3. 碱中毒　肝功能不全时,体内常发生呼吸性和代谢性碱中毒,碱中毒可促进氨的生成与吸收,引起血氨增高,诱发肝性脑病。

4. 感染　肝功能不全时,由于肝巨噬细胞功能减弱,常常伴发严重感染及内毒素血症,如自发性细菌性腹膜炎、败血症及各系统细菌感染等。严重感染诱发肝性脑病的主要原因为:细菌及其毒素加重肝实质损伤,体内分解代谢增强导致产氨增多及血浆氨基酸失衡。

5. 肾功能障碍　肝功能不全晚期常伴发肝肾综合征,一旦发生,则经肾排出的尿素等毒性物质减少,使血中有毒物质增多,而诱发肝性脑病。

6. 镇静药　如前所述,BZ 及巴比妥类镇静药是突触后神经膜表面上受体超分子复合物的配体,应用此类药能增强 GABA 的抑制效应,促进或加重肝性脑病的发生。

拓展知识 15-8　引起血脑屏障通透性增加及脑敏感性增高的因素

临床病例 15-3　肝硬化伴腹水、上消化道出血

二、肝肾综合征

(一) 概念及分类

严重急、慢性肝功能不全患者,在缺乏其他已知肾衰竭病因的临床、实验室及形态学证据的情况下,可发生一种原因不明的肾衰竭,表现为少尿、无尿、氮质血症等。这种继发于严重肝功能障碍的肾衰竭称为肝肾综合征。肝肾综合征是肝功能不全独特的综合征,亦是一种极为严重的并发症,其发生率较高。

根据肾损害和功能障碍的特点可将肝肾综合征分为功能性肝肾综合征(functional hepatorenal syndrome)和器质性肝肾综合征(parenchymal hepatorenal syndrome)。功能性肝肾综合征以严重的肾低灌流为特征,临床表现为少尿、低钠尿、高渗透压尿、氮质血症等。肾仍保留一些浓缩功能,尿几乎不含钠是其特点。一旦肾灌流量恢复,则肾功能迅速恢复。若功能性肝肾综合征得不到及时治疗或病情进一步发展,可发生器质性肝肾综合征,其主要病理变化是肾小管坏死,发生机制可能与内毒素血症有关。

(二) 发生机制

肝肾综合征的发生机制较为复杂,随着近年来对肝功能不全的研究进展,发现门静脉高压、腹水形成、消化道出血、感染及血管活性物质的变化等在肝肾综合征的发病中起着重要的作用。

1. 有效循环血量减少　严重肝功能不全患者常合并腹水、消化道出血及感染等,使有效循环血量下降,肾灌注量减少,肾小球毛细血管血压降低,导致肾小球有效滤过压降低而发生少尿。

2. 血管活性物质的作用　肝功能不全时,由于有效循环血量减少,使体循环平均动脉压降低,引起血管活性物质的变化,后者作用于肾血管使肾血流发生重新分布,即皮质肾单位的血流明显减少,而较大量的血流转入近髓肾单位,最终造成肾小球滤过率下降,肾小管对钠、水的重吸收增加,这可能是发生功能性肝肾综合征的重要原因。目前认为,参与肾血管收缩的主要因素有:交感神经系统活动增强、肾素 – 血管紧张素 – 醛固酮系统活性增强、激肽释放酶 – 激肽系统活性降低、前列腺素类与 TXA_2 平衡紊乱、假性神经递质蓄积及内毒素血症等。

第六节　肝功能不全的防治原则

一、肝功能不全的防治

1. 防治肝细胞的继续损伤,对急性肝功能不全尤为重要。

2. 肝功能代替治疗,如补充血浆、凝血因子等。

3. 肝移植对暴发性肝衰竭、终末期肝功能不全优先安排,对慢性肝功能不全失代偿期根据评分分级排序。

二、肝纤维化的防治

(一) 病因治疗

消除肝纤维化的致病因素,如抗肝炎病毒,特别是乙型肝炎病毒,防治慢性酒精中毒等,使肝损伤的病

变活动停止,多数肝纤维化会发生逆转。

(二)抗纤维化治疗

肝纤维化是多种病因导致肝硬化的共同病理基础,应当重视抗肝纤维化的治疗,以阻止其发展。目前尚无公认特异有效的抗纤维化药物,近年来随着肝纤维化机制研究的深入和多项药物临床研究的探索,发现了一系列具有潜力的抗纤维化药物。中药在抗纤维化的防治中发挥重要作用,水飞蓟素是从草药水飞蓟中提取出的标准物质,临床试验证实水飞蓟素可改善肝硬化患者的生存率且动物实验证实其具有抗纤维化的作用。鳖甲煎丸、肝爽颗粒、扶正化瘀胶囊等都被证实具有一定的抗纤维化作用。此外,正在研究开发的抗纤维化药物主要有拉尼兰诺(PPAR 激动剂)、奥贝胆酸(FXR 激动剂)、TNF-α 抑制剂和凋亡信号调节激酶抑制剂等。这些药物尚在临床前和临床试验阶段,需等待有效性和安全性的评估结果。

三、并发症的防治

(一)肝性脑病的防治

1. 消除诱因 慢性肝性脑病的发生多有诱发因素,清除和预防诱因是防治肝性脑病易行而有效的措施。

(1)防治感染 对于有肝性脑病的肝硬化患者,应积极寻找感染源,尽早开始经验性抗生素治疗。

(2)预防上消化道出血 避免进食粗糙、尖锐或刺激性食物,预防上消化道出血,一旦出血应及时止血,同时给以泻药或清洁灌肠,使积血迅速全部排出。

📄 拓展知识15-9 门静脉高压患者的饮食指导

(3)控制蛋白质的摄入 控制与调整饮食中的蛋白质含量,是减少肠源性毒性物质产生的重要措施,昏迷时须进无蛋白质流质饮食。

(4)纠正碱中毒 由于碱中毒可促进氨的生成与吸收,因此,临床上对肝功能不全患者要经常检测体内酸碱度的变化。一旦出现碱中毒,应及时纠正,避免诱发肝性脑病。

(5)防治便秘 应保持患者排便通畅,以减少肠道有毒物质吸收入血。

2. 针对肝性脑病发病机制的治疗

(1)减少肠道氨源性毒物的生成和吸收 乳果糖是治疗肝性脑病的首选药物,可酸化肠道,从而减少肠道产氨并有利于铵盐随粪便排出体外;应用肠道不吸收或很少吸收的抗生素(如利福昔明等),以抑制肠道菌群繁殖;应用生理盐水或弱酸性溶液灌肠,或口服硫酸镁导泻的方法快速清理肠道;有代谢性碱中毒的肝性脑病患者可应用精氨酸降低血氨浓度。

(2)促进体内氨的清除 门冬氨酸鸟氨酸(ornithine aspartate)可增加氨甲酰磷酸合成酶及鸟氨酸氨甲酰基转移酶的活性,促进脑、肝和肾利用氨合成尿素和谷氨酰胺,从而降低血氨。

(3)应用左旋多巴 左旋多巴能透过血脑屏障进入脑内,经脱羧酶作用生成多巴胺,取代假性神经递质,使神经系统功能恢复正常。

(4)支链氨基酸 口服或注射以支链氨基酸为主的氨基酸混合液,纠正氨基酸失衡。

(5)应用苯二氮䓬类受体拮抗药 在提出内源性苯二氮䓬类参与肝性脑病的发病后,随即出现了中枢苯二氮䓬类受体拮抗药氟吗西尼。在临床试验和实验模型中,氟吗西尼的唤醒效果明显。对慢性肝功能不全伴有肝性脑病的患者可应用氟吗西尼进行醒脑治疗,但不推荐临床常规使用。

📄 拓展知识15-10 肝性脑病:诊断与管理(英文文献)

📄 拓展知识15-11 AASLD 2014 和 EASL 2022 肝性脑病实践指南

(二)肝肾综合征的防治

针对肝肾综合征,应积极治疗原发病,改善肝功能。治疗主要是针对循环动力学改变及肾灌注不足等环节,选择具有较强的全身血管收缩作用而对肾动脉无影响的血管活性药,以改善肾血流,增加肾小球滤过率。

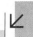

1. 应用血管收缩药　顽固性低血容量性低血压患者可使用系统性血管收缩药,临床研究证实特利加压素联合白蛋白静脉输注,可通过收缩极度舒张的内脏血管床和增加动脉压力,进而明显改善受损的循环功能,恢复有效循环血容量。

2. 应用抑制肾素分泌药物　卡托普利是血管紧张素 I 转化酶抑制剂,不仅可使 Ang II 生成减少,还可反馈性地降低肾素水平,使肾血管阻力降低。

3. 去甲肾上腺素联合白蛋白　临床研究提示去甲肾上腺素联合白蛋白可升高动脉压并改善患者肾功能,但接受该种治疗的患者较少,仍需进一步研究证实。

4. 应用乳果糖及中药预防或减轻内毒素血症　口服乳果糖可以预防或减轻肠源性内毒素血症,其作用原理为乳果糖能酸化肠道,减少和改变肠内菌群,从而降低可被吸收的内毒素的量,也有人认为它具有直接的抗内毒素作用。大量的试验研究和临床观察证实,应用大黄、丹参等中药防治内毒素血症具有一定的优势。

5. 对症治疗　积极纠正水、电解质紊乱和酸碱平衡失调。当有氮质血症、高钾血症和酸中毒发生时,通常以高热量、高维生素、低盐、高糖饮食为宜,严格控制蛋白质摄入量。病情严重者应用人工透析治疗。

📖 拓展知识15-12　肝硬化并发症临床指南(EASL)
📖 拓展知识15-13　肝肾综合征的药物治疗

四、肝移植

肝移植是终末期肝病的重要治疗方法,准确判断手术适应证和把握手术时机对患者的移植后存活率至关重要。目前对于肝移植的指征尚无详细的统一标准,但存在肝性脑病、患者年龄及通过凝血障碍程度或黄疸评估肝损伤严重程度是判断患者是否需要进行肝移植的重要指标。

● 本 章 小 结 ●

各种致肝损害因素作用于肝后,一方面可引起肝组织变性、坏死、纤维化及肝硬化等结构的改变,另一方面还能导致肝的合成、分泌、排泄、生物转化及免疫等多种功能障碍,出现黄疸、出血、继发感染、顽固性腹水及器官功能障碍(如肝性脑病、肝肾综合征等)一系列临床综合征,称为肝功能不全。肝纤维化是指各种病因引起反复或持续的肝细胞发生炎症及坏死等变化,进而刺激肝中胶原蛋白等细胞外基质的合成与降解平衡失调,导致肝内纤维结缔组织异常沉积的病理过程。其发生机制与细胞因子及某些化学介质经多种信号转导途径激活肝星状细胞,导致细胞外基质过度增多和异常沉积及降解减少有关。肝性脑病是急性或慢性肝功能不全引起的、以中枢神经系统功能代谢障碍为主要特征的、临床上表现为一系列神经精神症状、最终出现肝性昏迷的神经精神综合征,目前采用氨中毒、假性神经递质、氨基酸失衡及 γ- 氨基丁酸等多种学说解释其发病机制,对肝性脑病的防治包括消除诱因和针对肝性脑病发病机制的治疗。肝肾综合征是一种极为严重的并发症,发病率较高,其发生机制主要与肝病时有效循环血量减少和肾血管收缩所致肾灌注量不足有关,其治疗主要是针对循环动力学改变及肾灌注不足等环节。

(李　骢　刘小伟)

📖 数字课程学习

⬇️教学PPT　　📝自测题

第十六章

胃肠功能障碍

广义的胃肠道包括从食管到肛门的整个消化管道,全长大约 7 m;而狭义(本章所涉及)的胃肠道主要指胃、小肠和结肠,是食物消化与吸收的主要场所。胃、小肠及结肠因其解剖组织结构不同,各部位参与食物的消化吸收过程并不完全相同。正常胃肠道除了通过运动和消化吸收功能参与营养物质的吸收外,还有一套复杂的防御保护机制,包括屏障机制、免疫机制、自身调节机制及内分泌功能,在人体的内环境稳定中起着重要的作用。当胃肠道的这些功能受到病因的损害发生异常时,就可以导致各种胃肠道功能障碍,而影响消化系统本身及全身其他器官功能。本章介绍胃肠动力障碍、吸收不良、肠道屏障功能障碍、胃肠分泌功能障碍,主要阐述其病因和发病机制、对胃肠道和机体整体功能代谢的影响及其防治的病理生理基础。

第一节　胃肠动力障碍

生理条件下,食物或食糜在胃肠道不同部位的消化与吸收是依赖于其管壁内平滑肌组织在神经体液的调节下进行收缩蠕动,并不断向前推进而实现的。胃肠道管壁肌层的平滑肌是食物(食糜)输送的主要执行者,是胃肠道内容物定向输送的压力和动力来源。胃肠道管壁平滑肌的收缩功能受全身和局部神经体液因素调节。胃肠动力障碍(gastrointestinal dysmotility)主要表现为对胃肠内容物的推动力降低,因此又称为胃肠运动功能障碍(gastrointestinal motor disorders),而推动力的降低体现为蠕动异常及平滑肌收缩协调异常。

胃肠动力障碍是指各种病因引起原发或继发性胃肠神经、体液及肌细胞受损后使胃肠道平滑肌细胞运动功能发生障碍的病理过程,可表现为运动(蠕动)加快或缓慢,通常蠕动缓慢较为多见。其病因和发病机制如下:

(一) 激素源性因素

许多激素可影响胃肠运动,包括消化系统自身产生和分泌的激素、全身性激素及其他体液因子等。这些体液因子通过外分泌、内分泌和旁分泌到达胃肠平滑肌,参与调节平滑肌的收缩活动,对胃肠平滑肌具有兴奋性或抑制性作用,例如,促胃液素(gastrin)、胃动素、乙酰胆碱、5- 羟色胺及神经加压素具有促进胃肠蠕动的作用;而促胰液素(secretin)、血管活性肠肽、胆囊收缩素、生长抑素、多巴胺、去甲肾上腺素、胰高血糖素及血管活性肠肽等则对胃肠平滑肌有抑制作用。这些激素的分泌异常和调节紊乱必然导致胃肠动力障碍,例如,胃泌素瘤所致的佐林格 – 埃利森综合征(Zollinger-Ellison syndrome,ZES)患者常伴有胃排空加快的异常表现。各种原因导致的交感 – 肾上腺髓质系统兴奋、血液内儿茶酚胺类物质含量升高皆可引起胃肠蠕动减慢,并同时引起胃肠道缺血缺氧而导致平滑肌细胞受损。

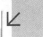

(二) 神经源性因素

支配胃肠运动的神经包括外来神经 [自主神经(交感和副交感神经)] 及被称为"肠脑"的肠神经系统(enteric nervous system, ENS)。

1. 自主神经 副交感神经主要由迷走神经组成,它的细胞体位于脑干内,其输出神经纤维止于胃肠道肌间神经丛和黏膜下层的肌间神经节细胞,后者的主要神经递质为乙酰胆碱。刺激迷走神经可以促进胃肠道平滑肌收缩、蠕动增强;施行迷走神经切断术后,胃的蠕动减弱或消失。胃肠道管壁的交感神经纤维(节后纤维)来自位于脊髓胸腰段处的交感神经节链(其节前神经纤维来自胸腰段脊髓侧角的神经元),止于肌间神经丛,其神经递质为去甲肾上腺素。刺激交感神经可抑制胃肠蠕动。胃肠道内致病菌感染引起的局部炎症,炎性产物和病原菌毒素可刺激自主神经末梢,使胃肠道运动增强,出现腹泻;全身精神因素的刺激(应激反应)、系统性红斑狼疮、帕金森(Parkinson)病及麻醉等可引起胃肠副交感神经神经活动减少,使胃肠道运动减弱。

2. 肠神经系统(ENS) 是指胃肠道管壁内存在的内在神经系统,由肠壁内的肌间神经丛(位于环肌和纵肌之间)和黏膜下神经丛共同组成。ENS 内含有大量的感觉、整合及运动神经元。各类神经元之间存在着广泛的突触联系,并通过释放不同的神经递质而影响其对胃肠道平滑肌的调节作用。

外来神经对胃肠运动的调控多是通过 ENS 实现的。当外源性神经或内源性神经丛发生病变及功能紊乱时,均可导致胃肠运动异常,例如,糖尿病常并发渐进性神经性疾病,主要表现为外周和肠壁神经细胞发生渐进性退化,因此这类患者 75% 以上可出现胃肠症状。另外,糖尿病合并胃轻瘫也相当常见,主要呈现胃以下的肠道动力下降,胃排空与通过肠道时间均延缓,导致腹胀和便秘。

📧 **临床病例 16-1** 糖尿病合并胃排空障碍

(三) 肌源性因素

各种病因引起胃和肠壁平滑肌变性坏死、离子代谢障碍、缺血缺氧及中毒等,均可由于平滑肌数量减少或收缩力下降而导致胃肠道动力降低,例如,高血钙和低血钾可使胃肠平滑肌细胞兴奋性降低,低血钙和高钾血症则使平滑肌的兴奋性升高。另外,平滑肌组织周围的水肿、炎细胞浸润、纤维组织增生、淀粉样变性可致平滑肌细胞间的传导效率下降;平滑肌细胞本身的器质性损伤可引起细胞间连接破坏而导致无效收缩,其结构改变及排列紊乱引起细胞收缩方向不一致而使收缩力之间相互抵消、不能形成蠕动波等。

引起平滑肌器质性病变的病因包括进行性系统性硬化病、淀粉样变性、皮肌炎、肌萎缩等,多为遗传性疾病,可能存在家族史。病变严重者可出现麻痹性肠梗阻。

(四) 机械性因素

胃肠道内的固形异物、肿瘤、液体、气体增多或减少可通过对胃肠道壁的刺激产生的神经反射而影响胃肠道动力,使胃肠道动力过度增强;也可以由于异物、肿瘤、炎性狭窄或阻塞导致胃肠过度蠕动,引起肠管变形或形成套叠,而使胃肠排空障碍。

第二节 吸 收 不 良

正常食物的消化(digestion)与吸收(absorption)依赖于胃肠道的机械性(蠕动)、化学性消化(消化酶作用)、肠黏膜上皮细胞的吸收功能以及淋巴、血流和肠运动功能的正常(图 16-1),其中任何一个环节发生障碍都可能导致消化吸收不良(吸收不良)。吸收不良(malabsorption)是指由于各种疾病所致肠腔内一种或多种营养物质未能充分消化或不能顺利地通过肠壁被吸收入血,以致营养物质从粪便中排出,引起相应营养物质缺乏的现象。其病因和发病机制如下:

(一) 肠腔内化学性消化吸收不良

1. 胰腺功能障碍 胰腺外分泌部可分泌许多消化酶,并随胰液进入肠腔,对营养物质的消化与吸收发

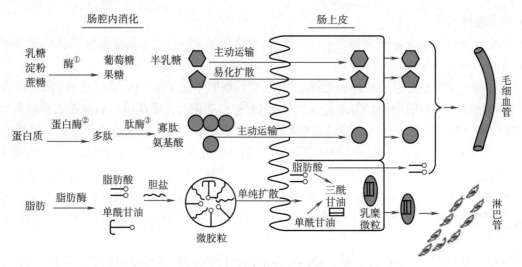

图 16-1 小肠吸收模式图
①乳糖酶、淀粉酶、蔗糖酶;②胰蛋白酶、糜蛋白酶、弹性蛋白酶;③羧肽酶 A、羧肽酶 B

挥重要作用(表 16-1)。肠腔内消化以各种胰酶最为重要,胰腺实质破坏或导管阻塞可使胰液分泌不足,胰酶含量下降,从而使脂质、蛋白质等多种物质的肠腔内消化发生障碍。

表 16-1 胰液中的主要消化酶及其作用

酶的种类及名称	英文名称	酶底物 / 产物
蛋白水解酶		
胰蛋白酶	trypsin	碱性氨基酸羧基肽键
糜蛋白酶	chymotrypsin	芳香族氨基酸羧基肽键
弹性蛋白酶	elastase	中性脂肪族氨基酸羧基肽键
羧基肽酶原 A	carboxypeptidase A	中性氨基酸羧基肽键
羧基肽酶原 B	carboxypeptidase B	碱性氨基酸羧基肽键
淀粉水解酶		
α 淀粉酶	α-amylase	淀粉水解为 α 糊精、麦芽糖和麦芽寡糖
脂肪水解酶		
胰脂肪酶	pancreatic lipase	三酰甘油降解为甘油、脂肪酸和单酰甘油
磷脂酶原 A_2	phospholipase A_2	磷脂降解为甘油、脂肪酸和磷酸盐
胆固醇酯酶	cholesterol esterase	胆固醇酯降解为胆固醇和脂肪酸
核酸水解酶		
核糖核酸酶	ribonuclease	RNA 降解为单核苷酸
脱氧核糖核酸酶	deoxyribonuclease	DNA 降解为单核苷酸

2. 肠内胆盐缺乏 胆汁的生理作用主要是胆盐的作用,而胆盐是由胆汁酸与甘氨酸或牛磺酸结合的钠盐或钾盐,对肠道中脂肪的消化与吸收有重要的易化作用。胆盐在低浓度时以单体形式存在,高浓度时则聚合为带负电荷的颗粒,即胆盐微胶粒。胆汁中的胆盐与胆固醇、磷脂酰胆碱结合形成胆盐微胶粒,具有乳化剂的作用。进入肠道的胆盐可以通过其亲脂基团与肠道内的脂肪结合,降低脂肪分子的表面张力,

再加上小肠的蠕动搅拌作用,形成含有细小脂肪微滴的混合微胶粒,分散于肠腔的水溶性肠液内,增加了胰脂肪酶及肠脂肪酶的作用面积,有利于酶对脂肪的降解。当混合微胶粒到达肠黏膜上皮的刷状缘时,其中已被酶降解的脂肪水解产物从微胶粒中释放并被黏膜上皮吸收,剩余的胆盐成分留在肠腔,通过肝肠循环重新利用。凡能引起肠内胆盐缺乏的因素,如各种严重肝疾病所致的胆汁(胆盐)合成减少、胆道结石或梗阻(胆盐排出不畅)或胰十二指肠切除术后胆汁排出通道去除等均可使肠道内胆盐浓度减少而影响脂肪的消化吸收。同时亦会影响脂溶性维生素的吸收。

3. 寡糖酶缺乏症　小肠黏膜上皮细胞的纹状缘上含有多种参与寡糖(oligosaccharide)消化的酶类,包括麦芽糖酶、α-糊精酶、蔗糖酶和乳糖酶等。由淀粉酶水解生成的寡糖及从食物摄入的寡糖均被小肠黏膜表面的寡糖酶进一步消化,水解为单糖(monosaccharide)后才能被小肠吸收。人类最常见的寡糖酶缺乏症有两种:一种是由于小肠疾病所引起的黏膜上皮细胞继发性变性坏死而致寡糖酶缺乏,这种情况最为常见;另外一种为乳糖酶缺乏,可分为原发或继发性两种。由于乳糖酶缺乏,患者主要表现为食入富含乳糖的奶制品时常引起腹痛和腹泻,有人将其称为乳糖不耐受或乳糖过敏。

(二) 小肠动力障碍

1. 运动过快　由于炎症、甲状腺功能亢进症或迷走神经切断术后等可引起小肠运动增强,使食糜通过太快,减少了小肠黏膜上皮吸收的时间,从而影响小肠的消化吸收功能。迷走神经切断术后引起小肠运动增强的原因,可能是促进促胃液素释放的"幽门窦酸化负反馈性抑制作用"减弱,使血中促胃液素浓度增高,刺激小肠运动过快。

2. 运动过慢　当患有硬皮病、小肠假性梗阻和糖尿病等时,可引起小肠运动过缓,导致小肠内细菌过度生长,肠道微生态改变,可使脂肪及维生素 B_{12} 吸收不良。

(三) 小肠吸收面的结构功能破坏

1. 手术切除　小肠切除术后、胃结肠瘘等可导致小肠吸收面积减少,从而影响吸收功能。因胆盐是在回肠被吸收,若回肠切除 100 cm 以上,即使肝代偿性增加胆盐合成,仍会出现胆盐缺乏,使脂质和脂溶性维生素的吸收障碍。

2. 肠黏膜病变　许多感染及非感染性因素可导致不同程度的肠黏膜损伤,导致小肠有效面积减少而影响吸收。

(四) 小肠的淋巴、血液循环不足

1. 淋巴循环障碍　肠道吸收的脂质主要由肠壁内的毛细淋巴管转运至乳糜池。如果肠壁淋巴管发生异常,如淋巴管扩张、淋巴管阻塞、小肠淋巴瘤、Whipple 病等则可引起淋巴回流障碍,导致脂质吸收不良。

2. 肠黏膜缺血、淤血　充血性心力衰竭、肝硬化晚期所致的门静脉高压、肠系膜血管闭塞症等均可使肠黏膜血液供应减少,从而造成吸收障碍,同时也可导致黏膜上皮细胞的变性坏死而使黏膜吸收面积减小。

第三节　肠道屏障功能障碍

肠道是机体的消化器官,同时还具有内分泌和免疫功能,是机体非特异性抗感染的第一道防线。另一方面,肠道是机体与外界直接发生联系的器官组织之一。肠道不断地遭受各种抗原刺激物(病原微生物及其降解产物、异体蛋白等)的损伤。然而机体在长期进化过程中,肠道局部也形成了多种抵御或阻碍外界有害物质进入体内的超强的抗损伤能力,即在消化、吸收各种营养物质的同时,又能将细菌及其代谢产物阻隔于肠道内,这种能力称为肠道屏障(gut barrier)。肠道屏障包括机械屏障、生物屏障、化学屏障和免疫屏障(表 16-2)。多种病因可破坏肠道的机械、生物、化学和免疫屏障,导致肠道屏障功能障碍(gut barrier dysfunction)。其主要病因和发病机制如下:

拓展图片16-1　*肠黏膜屏障示意图*

表 16-2　正常肠道屏障的结构和功能

屏障类别	构成	功能
机械屏障	肠黏膜上皮、上皮细胞间紧密连接、上皮表面的黏液(黏蛋白)	防止肠腔的大分子物质向肠壁渗透,防止肠壁固有层的物质进入肠腔
生物屏障	绝大多数厌氧菌、需氧菌及兼性厌氧菌	具有定植性、繁殖性及排他性,以防止外来菌侵入和定植,增强免疫、营养作用
化学屏障	胃酸、胆汁、溶菌酶、黏多糖、水解酶等	灭活病原微生物,润滑作用及保护肠黏膜免受物理化学损伤
免疫屏障	肠相关淋巴组织及肠黏膜表面的主要体液免疫成分——分泌型 IgA	对黏膜表面的抗原具有摄取、处理、呈递作用

(一)肠道机械屏障功能障碍

正常的胃肠道黏膜上皮构成抵御外来损伤的第一道屏障。除此之外,黏膜上皮表面的黏液层也是胃肠道机械性屏障的重要组成成分。当胃肠道上皮细胞结构和功能异常或者表面的黏液层由于受到下列因素的影响而发生破坏时,机械阻挡作用减弱,未经消化的食物和有害物质进入体内,可诱发感染和全身中毒。

1. 肠缺血再灌注损伤　在严重休克、创伤、烧伤等情况下,由于有效循环血量减少及血液重新分布,肠道处于缺血状态。再灌注时,激活的中性粒细胞释放大量蛋白酶、氧自由基等,造成肠黏膜损伤。其特征为广泛的上皮与绒毛分离,上皮坏死,固有层破坏,黏膜出血及溃疡形成等,从而导致肠道的机械屏障破坏,肠壁通透性增高,肠道内大分子物质及细菌得以侵入体内。

2. 感染性炎症　肠道感染,尤其是革兰氏阴性菌感染时,内毒素可引起肠黏膜水肿、糜烂、溃疡和出血,破坏肠黏膜屏障。内毒素血症(endotoxemia)可刺激单核巨噬细胞产生、释放肿瘤坏死因子(TNF)、血小板活化因子(PAF)和白细胞介素(ILs)等炎症因子,引起肠道黏膜上皮细胞损伤。

3. 肠黏膜营养缺乏　蛋白质营养不良是破坏肠道机械屏障的重要因素之一。蛋白质营养不良导致肠道机械屏障功能障碍的表现是多方面的,例如:①干扰肠黏膜中 B 淋巴细胞的分化,使分泌型 IgA 产生分泌减少,上皮细胞的抗感染能力下降,肠内感染时易发生结构的损伤与破坏;②降低肠黏膜上皮杯状细胞产生黏液和黏蛋白的功能,使黏液对黏膜的保护作用削弱,而使黏膜在致病因素作用下发生结构破坏,机械性屏障功能受损。

(二)肠道化学屏障功能障碍

胃肠道分泌的胃酸、胆汁、各种消化酶、溶菌酶、糖蛋白和糖脂等化学物质组成胃肠道不同部位的化学屏障。肠腺上皮细胞中的帕内特细胞等产生的溶菌酶可破坏细菌的细胞壁,使菌体裂解。胆汁中的胆盐可以降解内毒素分子,从而减少内毒素经肠壁的吸收。

临床上,一些严重的感染、创伤患者,或全胃肠外营养的患者,或进行胃肠引流的患者,由于禁食或不能进食,肠道内几乎处于无食物刺激状态,因此,胃酸、胆汁、溶菌酶、黏多糖、水解酶等都相应产生或分泌减少,化学杀菌、溶菌作用降低,化学屏障功能破坏,从而导致外来病原菌侵入而影响胃肠道生理功能。

(三)肠道生物屏障功能障碍

健康人的胃肠道内寄居着 1 000 种以上的微生物,包括细菌、病毒、真菌和其他微生物,其中,以细菌为主,占99% 以上,因此又称肠道菌群。肠道菌群按一定的比例组合,各菌群间互相制约、互相依存,在质和量上形成一种生态平衡(称为正常肠道微生态)。总体上,肠道微生物对肠屏障扮演着双重角色:一方面,其作为抗原对肠黏膜屏障存在潜在危险;另一方面,肠道的菌群之间保持着相当稳定的比例关系,常驻菌与宿主的肠道微空间结构形成一个相互依赖又相互作用的微生态环境,这些细菌与肠道黏膜结合、黏附或嵌合而形成有一定规律分布的多层次的膜菌群,可防止致病菌与肠上皮结合及在肠道内定植,并为肠黏膜细胞提供某些营养成分,维持肠道微生态系统平衡,激活肠道免疫系统,构成肠道屏障的重要组分。当机体内外环境发生变化,特别是长期应用广谱抗生素,敏感肠菌被抑制,未被抑制的细菌则乘机繁殖,从而引起菌群失调,其正常生理组合被破坏,而产生病理性组合,称为肠道菌群失调(intestinal flora dysregulation)。肠道菌群失调则造成肠道生物屏障功能的破坏。

此外,肠道内的有益常驻菌群(双歧杆菌、乳酸杆菌等)还有多种生物拮抗功能,例如,通过争夺营养和酸性代谢产物(乙酸、乳酸)降低肠道局部 pH,产生具有广谱抗菌作用的物质(如亲脂分子、小菌素、过氧化氢等),对进入肠内的一些致病菌(铜绿假单胞菌、沙门菌、链球菌等)起抑菌或杀菌作用。可以认为,肠道正常菌群参与肠道内第一道屏障的构建。

📧 **拓展知识** 16-1　肠道菌群失调与疾病

📧 **拓展知识** 16-2　肠道菌群的检测及研究进展

长期或大量应用广谱抗生素、肠动力障碍或免疫力低下等均可导致正常菌群之间的生态平衡破坏,正常有益菌群的定植性、繁殖性及排他性作用减弱,导致肠道内致病菌繁殖、生物屏障功能障碍。当致病菌在肠道内大量繁殖时,细菌及其毒素可以直接破坏紧密连接的蛋白质,导致肠黏膜上皮的抵抗力下降。有研究发现,大肠埃希菌等致病菌还可通过破坏紧密连接蛋白的磷酸化或去磷酸化过程而间接造成紧密连接的破裂。

(四) 肠道免疫屏障功能障碍

肠道是人体最大的免疫器官,也是全身免疫系统的一个重要组成部分。肠黏膜的抗感染免疫功能主要由肠相关淋巴组织(gut-associated lymphoid tissue,GALT)及其分泌的 IgA、IgM 及 IgE 等构成,其中分泌型 IgA(SIgA)在消化道的免疫保护方面起非常重要的作用,包括抑制肠道细菌黏附,阻止其在肠黏膜表面定植,中和肠道毒素及抑制抗原吸收等。另外,在肠道除了特异性细胞免疫反应和体液免疫反应外,还有非特异性免疫机制。因此,肠道免疫屏障功能一旦减退,必将导致肠道细菌在肠黏膜上黏附及细菌毒素的移位吸收。

📧 **拓展知识** 16-3　肠道细菌及其毒素移位

肠道免疫功能障碍可由全身免疫系统疾病所引起,如免疫缺陷病和自身免疫病,也可以由首先累及肠道免疫系统的疾病直接导致,称为肠道免疫相关性疾病(表 16-3)。

表 16-3　主要的肠道免疫相关性疾病

疾病	免疫功能障碍
谷蛋白过敏性胃肠炎	选择性 IgA 缺陷
Whipple 病	T 淋巴细胞 / 吞噬细胞功能缺陷
克罗恩(Crohn)病	T 淋巴细胞功能降低,出现自身免疫
α 重链病	浆细胞过度增生,增生的浆细胞功能不完善,仅能制造不完整的 α 重链,无轻链,故不能合成完整的 SIgA

第四节　胃肠分泌功能障碍

(一) 胃肠外分泌功能障碍

胃黏膜上皮细胞及其黏膜腺体可以分泌多种生物活性物质,如黏液、盐酸及胃蛋白酶原等。另外,胃黏膜上皮细胞可以合成内源性前列腺素(prostaglandin,PG),如 PGE_2、PGI_2、PGF_2 及血栓素 A_2 等,前两种可以抑制胃酸分泌,刺激黏液及 HCO_3^- 的分泌,使血管扩张改善血流,增强胃黏膜自身的保护作用及对攻击因子的抵抗能力。但是,当损伤因子的作用强于胃黏膜的修复保护能力时,则可造成黏膜细胞的损伤并导致其分泌功能障碍。造成胃黏膜损伤的内源性因素主要为盐酸、胃蛋白酶及胆盐,外源性因素主要为食物成分、细菌、乙醇及药物(阿司匹林等水杨酸类)等。

(二)胃肠内分泌功能障碍

生理状态下,胃肠道局部产生和分泌的胃肠激素与神经系统共同调节消化器官的功能,其作用主要有以下几个方面:①调节消化腺的分泌和消化道的运动。②调节其他激素的释放。③营养作用。④调节食欲。

肠道内分泌功能障碍是指肠道内分泌功能不足或紊乱所导致的机体肠组织功能异常,从而对组织器官或系统造成损害。就胃肠道本身而言,胃肠道内分泌功能障碍可影响消化系统的外分泌功能、胃肠动力、肠道的消化吸收、免疫功能及诱导炎症反应等。由于产生胃肠激素的细胞分布特点,引起胃肠内分泌功能障碍的病因及其机制极其复杂,迄今尚未完全明了。现在已知,在禁食的危重症患者,诸多胃肠道内分泌激素皆出现异常,如胆囊收缩素(cholecystokinin,CCK)和正肽 YY 或肽 YY(peptide YY,PYY)可明显增高,从而导致胃肠动力(蠕动)严重障碍,并影响食欲,预后较差。

拓展知识16-4　胃肠道的内分泌和外分泌功能

第五节　胃肠功能障碍时机体的功能与代谢变化

胃肠道既是机体摄入营养物质的场所,也是机体对肠道有害物质免疫防护的重要部位。因此,当胃肠道受损时,对机体常常造成不良后果,临床上主要表现为以消化吸收障碍、胃肠动力障碍、黏膜屏障损伤、应激性溃疡等为主的一系列症状和体征。

一、食欲减退

食欲减退(anorexia)是指即使机体在空腹和需要营养的情况下,也无摄食欲望的一种状态。食欲减退亦是消化系统的一种常见症状,其发生机制较为复杂,常与精神神经因素、某些药物的毒副作用、胃肠动力障碍及其他多种疾病有关。

胃肠道特别是胃与十二指肠的扩张,可刺激迷走神经兴奋导致食欲中枢抑制而引起食欲减退。很多消化道疾病(炎症、肿瘤、药物或化学物质的刺激造成的胃肠运动较少及肠内容积滞、肠内压升高、管壁被牵拉或管壁血液循环障碍、黏膜损伤等)皆可通过对局部神经的刺激或影响局部体液环境,导致摄食中枢被抑制而发生食欲减退。

二、恶心、呕吐

由于胃肠道功能障碍而出现的恶心、呕吐多属于反射性呕吐,大多与胃肠道功能障碍所致的胃潴留有关。胃潴留的发生多是由于胃张力降低、胃蠕动减弱或消失而引起。当胃潴留发生后,十二指肠及空肠近端的张力增高,肠内容反流入胃,胃窦部收缩,使胃内容不能进入十二指肠,同时胃壁肌肉逆向蠕动,造成胃底充盈及贲门松弛,反射地引起膈肌收缩,膈肌下降,腹腔内压力增高,胃受挤压而使胃内容逆流到达食管经口腔排出。所以呕吐是胃排空障碍和腹腔内压力增高共同作用的结果。

三、腹泻

腹泻(diarrhea)是指肠管蠕动增加而使排便次数增多并伴有粪便稀薄或带有黏液、脓血或未消化的食物的现象。凡是能引起结肠内容物传输时间变短或吸收功能障碍的因素均有可能导致腹泻。

胃肠道功能障碍时出现腹泻的机制不尽相同,可以分为下列几种情况:

1. 分泌性腹泻（secreting diarrhea）　正常生理情况下，肠黏膜隐窝细胞具有分泌功能，肠黏膜绒毛腔面上皮则具有吸收功能。当分泌量超过吸收能力时可导致腹泻。当细菌毒素（霍乱弧菌、大肠埃希菌、沙门伤寒菌及痢疾志贺菌等）、神经体液因子（血管活性肠肽、促胃液素、降钙素等）局部浓度增加，免疫炎性介质（前列腺素、白三烯、血小板活化因子、白细胞介素等）局部产生增多，去污剂（胆盐和长链脂肪酸）及某些药物（如蓖麻油、酚酞、双醋酚丁、芦荟、番泻叶等）常可刺激隐窝上皮分泌增多而引起腹泻。

2. 渗出性腹泻（exudative diarrhea）　是指肠黏膜炎症所引起的腹泻。腹泻的发生主要是由于微生物或大分子物质破坏肠黏膜，直接侵入肠壁或释放细胞毒素导致黏膜屏障破坏，引起炎细胞、血液、血浆及脱落黏膜组织进入肠腔稀释肠内容；同时毒素刺激肠壁神经末梢引起肠壁平滑肌运动失调，导致肠壁蠕动增快、肠内容排出增多。致病原因包括细菌性和寄生虫性感染、肠系膜缺血性疾病、放射性肠炎及炎症性肠病等。

3. 渗透性腹泻（osmotic diarrhea）　是由于肠腔内出现大量不被吸收的溶质（非电解质），使肠腔内渗透压过高，阻碍肠壁对水及电解质的吸收而出现的腹泻。当摄入的食物初期消化不全、过度浓缩且过快地到达小肠时，则可造成肠内容渗透压高于肠黏膜内血浆渗透压，血浆中的水分进入肠腔，肠内容因此被稀释而引起腹泻。临床上进行胃空肠吻合术的患者术后所出现的腹泻即与此有关。

4. 动力性腹泻（dynamic diarrhea）　是指由于胃肠道运动功能过度增强、肠道蠕动加速、肠内容过快通过，减少了肠内容与黏膜接触时间，导致吸收过程不能完成而引起的腹泻。导致动力性腹泻的原因主要包括：①某些药物，如普萘洛尔、奎尼丁等除发挥其本身的治疗作用外，还可使肠道平滑肌收缩增强；②糖尿病、甲状腺功能亢进症、迷走神经切断术后或精神神经因素导致的自主神经功能紊乱引起肠壁运动增强；③胃次全切除术或胃全切除术、回盲部切除术等，由于幽门括约肌及回盲部的活瓣作用消失引起腹泻。

5. 吸收不良性腹泻　是指由于各种原因所致肠黏膜吸收面积减少或吸收功能障碍所引起的腹泻。

四、胃肠排空障碍

胃肠道不能有效地将未被吸收的食物成分、微生物、由肝胆排出到肠腔内的代谢产物及重金属排出到下一级胃肠道或体外的现象称为胃肠排空障碍（disorder of gastric emptying）。胃排空障碍时可表现为腹胀，肠道排空障碍时则表现为便秘。

1. 腹胀（abdominal distention or abdominal bloating）　是胃肠道功能紊乱患者的主要症状之一。由于胃壁肌肉运动障碍导致胃内容积滞、胃腔内压增高、食物从胃排出减少、胃壁肌张力增高甚至胃腔扩张，胃壁神经末梢受到刺激而产生。

2. 便秘（constipation）　肠壁运动迟缓、肠内容在肠腔内停留过久而致。便秘时肠内容的积滞主要发生在结肠。积滞物内的糖分可被细菌进一步发酵形成短链脂肪酸和气体。所以便秘经常伴有肠胀气。另外，结肠黏膜可吸收水分和钠盐，因此便秘时常伴有大便干结。

五、营养缺乏

营养缺乏（nutrition deficiency）亦称营养不良（malnutrition），是指机体从食物中获得的能量、营养素不能满足身体需要，从而影响生长、发育或生理功能的现象。造成营养缺乏的因素很多，而胃肠道功能障碍是导致全身营养缺乏的最主要因素。由于胃肠道功能障碍，进入胃肠道的食物不能正常运送和消化吸收，积滞于肠腔内，使患者出现进食后不适而影响食欲，进食量减少，营养物质来源减少；另一方面，胃肠道功能障碍时常伴有呕吐或腹泻等症状，使胃肠内容排出增多而导致营养物质丢失过多。慢性胃肠道功能障碍的患者由于长期营养缺乏，常表现为消瘦。

六、水、电解质紊乱及酸碱平衡失调

胃液和肠液内含有大量的电解质,如胃液内富含 H^+、Cl^-、Na^+,小肠液含有大量 HCO_3^-、K^+ 等。严重的胃肠道功能障碍,尤其是伴有剧烈呕吐或腹泻的患者,常可引起机体脱水和血容量降低。另外,剧烈呕吐时可发生低氯血症、低钠血症及代谢性碱中毒,而严重腹泻常导致代谢性酸中毒和低钾血症等。

七、腹痛

腹痛(abdominal pain)是胃肠道功能障碍最常出现、也是最难鉴别的临床表现。凡是引起自主神经功能改变的因素均可通过内脏自主神经受体引起痛感。胃肠道功能障碍相关的腹痛多属于内脏痛,而内脏痛一般很难准确定位。常见的内脏痛有以下几种情况:

1. 烧灼感(burning sensation)　常发生于上消化道(胃)有炎症或溃疡的情况下,有人将这种痛感称为"烧心"。

2. 上腹部钝痛或刺痛　大多是由于肝大牵扯肝被膜的神经末梢所致。

3. 腹部痉挛性或弥漫性疼痛　当小肠发生炎症、套叠及牵扯时所出现的腹痛。

4. 绞痛(colicky pain)　是由于胃肠壁平滑肌反复持续性收缩所致。引起平滑肌持续性收缩的原因可能为胃肠道的严重炎症或阻塞。为了推动肠内容通过阻塞部位,胃肠壁平滑肌发生持续性收缩。

🌐 临床病例16-2　肠易激综合征

🌐 拓展知识16-5　肠易激综合征

除上述表现之外,临床上还有一组以胃肠道功能异常为主要症状的疾病,称为功能性胃肠病(functional gastrointestinal disorder,FGID),也称为胃肠道神经症,是一类由于生理、精神心理和社会因素相互作用而产生的消化系统功能异常性疾病,胃肠道没有器质性改变。因此,胃肠道功能障碍与功能性胃肠病有一定的联系,但概念及临床防治有所区别。

🌐 拓展知识16-6　功能性胃肠病及其特点

🌐 拓展知识16-7　功能性胃肠病的罗马Ⅲ诊断标准

第六节　胃肠功能障碍的防治原则

胃肠功能障碍的防治原则包括积极治疗原发病、调整内环境的稳定、改善组织的血供和氧供、早期进行肠内营养及黏膜上皮营养、对症处理等。由于胃肠道各种功能相互依赖及促进,有效治疗或缓解某一种胃肠功能障碍,也会有助于其他功能障碍的恢复。目前,临床上关于胃肠道功能障碍的防治主要侧重于以下几方面:

一、胃肠动力障碍的防治

(一)药物治疗

治疗胃肠动力障碍的理想药物应是针对发病机制的治疗。胃肠管壁的平滑肌收缩受神经支配,交感神经兴奋时,平滑肌舒张,肠壁的分节运动和蠕动均呈抑制;副交感神经(来自迷走神经分支)兴奋则促进平滑肌收缩,运动(蠕动与分节运动)增强。因此,拟胆碱类药物能促进胃肠运动,而抗胆碱药能抑制胃肠运动。根据患者的临床表现及胃肠功能状态,目前常用的药物有以下三类:

1. 促动力药　是指能增强胃肠平滑肌收缩力、协调胃肠运动并促进胃肠排空的药物。该类药物一方面可以促进胃肠道平滑肌的收缩功能,另一方面能促进胃肠运动的协调,从而增加胃肠动力,加速胃肠内容物的通过。总体上讲,促动力药的药理机制及其促动力作用的受体和靶细胞不同。临床上常用的药物

包括多巴胺 D2 受体拮抗剂、5-HT 受体激动剂(西沙必利)、胃动素受体激动剂(红霉素)、阿片类及前列腺素类等。

2. 平滑肌松弛药 又称为解痉药。这类药物主要包括:①抗胆碱药:如丁溴东莨菪碱、山莨菪碱(阿托品)等。②非选择性 M 胆碱受体拮抗剂:如辛戊胺,其化学结构及药理机制均与抗胆碱药不同。通过阻断 M 胆碱受体而缓解平滑肌痉挛和减少胃肠道黏膜的分泌作用。③胃肠道平滑肌 Ca^{2+} 阻滞剂:如匹维溴铵等。三类解痉药如果联合应用会增加各自的毒性作用,应予注意。

3. 泻药 是促进排便反射或使排便顺利的药物。对于胃肠道功能障碍所致的严重便秘患者,可以应用泻药。大多数泻药通过使粪便中水分含量增加而加速肠内容的运行。根据药理机制的不同,泻药大致可分为三种类型:①刺激性泻药:通过刺激胃肠道蠕动而导泻,如酚酞、开塞露等。前述的促动力药也具有一定的促排泄作用。②容积性泻药:通过改变水和电解质的转运而使水分和电解质在肠道中蓄积,如硫酸镁、乳果糖、甘油等。③直接/间接作用于肠黏膜,降低其对水分和电解质的净吸收而导泻,如润滑性泻药(液状石蜡)、湿润性泻药(多库酯钠)等。

(二)手术治疗

通常胃肠动力障碍通过药物治疗都能得到明显的缓解。但是,如果病因导致胃肠道器质性病变而严重影响胃肠动力功能时,需通过外科手术纠正。但外科治疗也能破坏胃肠运动模式,因此,手术治疗胃肠功能障碍在临床上很少采纳。

二、胃肠消化吸收障碍的防治

(一)病因治疗

1. 化学性消化不良 寻找消化酶缺乏的原因,积极防治。若找不到原因,可通过补充消化酶制剂进行代替治疗。

2. 动力障碍引起的消化吸收不良 动力障碍很多继发于肠内外其他疾病,病因治疗非常重要。如前所述,对动力障碍者要根据运动功能过快、过慢和不协调进行相应的药物治疗。

(二)对症治疗

对诊断未明者,应积极进行对症治疗。对于消化功能障碍的患者,多使用助消化药。助消化药是指促进胃肠道消化功能的药物。大多数助消化药本身就是消化液的主要成分。通常分为两大类:一类是正常消化液的成分,例如,稀盐酸和各种消化酶制剂(胃蛋白酶、淀粉酶、乳酶生、胰酶等),当消化液不足时,服用可以起到补充、替代的作用,从而促进食物的消化;另一类是能促进消化液的分泌或抑制肠道内容物过度发酵的药物,如卡尼汀等。后一类主要用于消化不良的辅助治疗。另外,促动力药也有助于消化。

📧 拓展知识 16-8 功能性消化不良防治的专家共识(2015 年上海)

(三)补充营养

对症治疗的同时,要注意补充各种营养物质。

三、胃肠屏障功能障碍的防治

(一)预防

1. 合理应用抗生素。对年老体弱、慢性消耗性疾病者,使用抗生素或者激素时,要严格掌握适应证,最好能作药物敏感试验,选择最敏感的抗生素。预防性应用抗生素时,其抗菌谱要广,剂量要充足,时间要短;对高龄及病后体弱者,在用抗生素的同时配合使用乳酸菌或双歧杆菌活菌制剂,以防肠道菌群失调。

2. 在大手术前或对于休克患者应迅速补充血容量,改善肠道微循环,还应注意配合全身支持疗法,如提高营养、肌内注射丙种球蛋白、服用维生素等。

(二) 治疗

1. 增强黏膜机械屏障功能的药物　如针对胃液分泌过多所致黏膜损伤的药物。这类药物能促进黏膜增生修复,包括前列腺素衍生物、枸橼酸等。

2. 肠道生物屏障功能障碍的治疗　需采取去除病因和给予微生态调节剂的综合措施。在胃肠道允许的情况下,应尽早采用胃肠内营养,具体要做到以下几个方面:

(1) 去除病因与诱因　对于特异性病原,如志贺菌引起的慢性细菌性痢疾,真菌引起的肠炎,艰难梭菌引起的假膜性肠炎等,需要选择敏感的抗生素进行治疗;如果有难以去除的诱因,如器官移植后使用免疫抑制剂,肿瘤患者行放疗等,应加强扶正治疗。

(2) 抗生素使用的管理　因使用抗生素尤其是广谱抗生素导致的菌群失调,要在严密观察下停用广谱抗生素或改用窄谱的敏感抗生素。

(3) 改善患者全身状况　全身情况的改善与肠道菌群的自身调整有着密切的关系,注意通过各种治疗改善患者的全身状况。

(4) 调整饮食　应选择新鲜易消化的食物,一次进食量不宜过多,保证足够的维生素。对腐败性腹泻可采用高糖类和低蛋白质饮食,对发酵性腹泻应采用高蛋白质、低糖类饮食。

(5) 微生态制剂的服用　使用微生态制剂的主要目的是提高肠道内有益菌的含量。目前常用的微生态制剂有三种类型:①益生菌制剂:包括乳杆菌属、双歧杆菌属,其中双歧杆菌属制剂应用最多;②益生元制剂:益生元是一种不被机体消化的食物成分或合成制剂,可以选择性地刺激肠道内一种或数种益生菌(双歧杆菌)的活性或生长繁殖,起到维持肠道微生态平衡的作用,主要为低聚糖类制剂,如低聚果糖、低聚木糖、低聚半乳糖等;③功能性食品:含有益生菌的膳食保健品。

四、粪菌移植

针对肠道菌群失调相关性疾病,将健康人粪便中的功能菌群移植到患者胃肠道内,以重建患者肠道菌群,实现对肠道菌群失调相关疾病治疗的目的,这种治疗方法称为粪菌移植(fecal microbiota transplantation,FMT)。

五、胃肠功能障碍的辅助治疗

1. 心理调适　对于精神神经因素所引起的胃肠功能紊乱,治疗的关键在于调整精神状态,解除心理障碍,放下思想包袱,乐观面对生活,适当体育锻炼,生活规律。对神经性厌食伴严重营养不良的患者,需静脉输入营养。

2. 饮食调理　胃肠道功能障碍的患者其饮食的食物特点应为:高热量、高蛋白质、高维生素、易消化、无刺激性食物。如果胃肠道消化吸收功能严重障碍,应首先禁食,以免进食后食物在胃肠道内不被消化而受细菌作用发生腐败,引起菌血症和内毒素血症。随着胃肠功能的好转,可以进食少量流质、半流质食物。

3. 中医中药调理　对于慢性非器质性胃肠道功能障碍,如果诊断明确、中医辨证明确,可以采用中草药缓解症状或进行治疗。中药不仅对胃肠道本身具有调理作用,可明显减轻患者的临床症状,对于调解全身及局部免疫功能也具有明显的疗效。

4. 戒酒戒烟　由于酒精对胃肠道黏膜的直接刺激作用及尼古丁对胃肠道黏膜的损伤作用,吸烟和酗酒也是造成胃肠黏膜损害、胃肠功能紊乱甚至诱发胃肠肿瘤的重要原因。因此,患有胃肠道疾病或有胃肠道功能障碍的患者应该戒烟和节制饮酒。

● 本 章 小 结 ●

　　胃肠功能障碍主要包括胃肠动力障碍、吸收不良、肠道屏障功能障碍、胃肠道分泌功能障碍。导致胃肠动力障碍的病因和机制有激素源性因素、神经源性因素、肌源性因素及机械性因素。导致吸收不良的病因和机制有肠腔内化学性消化吸收不良,小肠动力障碍,小肠吸收面的结构功能破坏,小肠的淋巴、血液循环不良。肠道屏障功能障碍的病因和机制有肠道机械屏障功能障碍、肠道化学屏障功能障碍、肠道生物屏障功能障碍、肠道免疫屏障功能障碍。胃肠道分泌功能障碍的病因和机制包括胃肠道外分泌功能障碍和胃肠道内分泌功能障碍。胃肠功能障碍患者的临床表现包括食欲减退,恶心、呕吐,腹泻,胃排空障碍所致的腹胀、便秘,水、电解质紊乱及酸碱平衡失调,腹痛等。防治原则包括积极治疗原发病,调整内环境稳定,改善组织的血供和氧供,早期进行胃肠内营养,对症处理等。目前,肠道微生态的调理成为胃肠功能障碍防治的新理念及新实践。

（王慷慨　刘小伟）

ℯ 数字课程学习

⤓ 教学 PPT　　📝 自测题

第十七章

肾功能不全

　　肾的主要功能是泌尿,通过泌尿,排出一定量的水、电解质、代谢废物和毒物,从而维持水、电解质平衡和酸碱平衡,维持体液量及体液中各种成分的恒定。因其排泄物质的种类多、排泄量大并且可调节,因而在维持机体内环境稳态中起着决定性的作用。肾还具有内分泌功能,能够分泌肾素、前列腺素、促红细胞生成素,产生 1α- 羟化酶进而羟化维生素 D_3,灭活促胃液素、胰岛素及甲状旁腺素等,因此,肾能调节血压,对血液系统及钙、磷代谢等均具有重要影响。各种病因引起肾功能严重障碍,导致水、电解质紊乱和酸碱平衡失调,代谢废物及毒物在体内潴留,并伴有肾内分泌功能障碍的病理过程,称为肾功能不全(renal insufficiency)。肾功能不全与肾衰竭没有本质的区别,前者包括肾功能障碍由轻到重的全过程,而后者指的是肾功能不全的晚期阶段。实际上两者往往通用。

第一节　急性肾损伤

　　📧 临床病例 17-1　急性肾损伤

　　急性肾损伤(acute kidney injury,AKI)的定义是 2005 年由急性肾损伤协作组(Acute Kidney Injury Network,AKIN)第一次会议明确提出,并制定了其诊断和分期标准。既往人们常习惯把 AKI 称为急性肾衰竭(acute renal failure,ARF),ARF 指各种病因在短期内引起双侧肾泌尿功能急剧降低,导致机体内环境出现严重紊乱的病理过程。主要表现为肾小球滤过率(glomerular filtration rate,GFR)迅速下降,出现尿量和尿成分的改变、氮质血症、高钾血症和代谢性酸中毒等,是临床上较为常见的一种危重症,病情凶险,但若及时诊断、治疗,肾功能可以完全恢复。2002 年,急性透析质量指导组(Acute Dialysis Quality Initiative,ADQI)第二次共识会议根据 GFR 或血清肌酐值(serum creatinine,Scr)和尿量制定了急性肾衰竭分级诊断 RIFLE 标准,即将急性肾衰竭分为肾损伤风险(risk)、肾损伤(injury)、肾衰竭(failure)、肾功能丧失(loss)和终末期肾病(end stage renal disease,ESRD)5 个级别。但随着人们对 AFR 了解的逐渐深入,也进一步认识到 AFR 的概念难以准确反映肾功能损害早期的病理生理变化,故于 2005 年更名为 AKI。改善全球肾病预后组织(Kidney Disease: Improving Global Outcomes,KDIGO)在 2012 年 AKI 临床实践指南中提出了全面统一的 AKI 诊断和分级标准。该指南将 AKI 定义为:在 48 h 内,血肌酐增加 ≥0.3 mg/dl(≥26.5 μmol/L);或在 7 天内,血肌酐升高至基础值的 1.5 倍以上;或连续 6 h 尿量 < 0.5 mL/(kg·h),并按照表 17-1 对 AKI 的严重程度进行分级。该指南规定了诊断 AKI 的时间窗,强调了血肌酐的动态变化,有助于对各种致病因子所致的肾损伤及早识别、及早诊断、及早干预,从而改善患者的预后、降低病死率。

　　📧 拓展知识 17-1　AKIN 制订的 AKI 诊断和分期标准
　　📧 拓展知识 17-2　KDIGO 临床实践指南:急性肾损伤

246

表 17-1 急性肾损伤的 KDIGO 分级标准

分期	血清肌酐	尿量
1	基础值的 1.5 ~ 1.9 倍， 或增高≥0.3 mg/dl（26.5 μmol/L）	<0.5 ml/（kg·h），持续 6 ~ 12 h
2	基础值的 2.0 ~ 2.9 倍	<0.5 ml/（kg·h），持续≥12 h
3	基础值的 3.0 倍以上， 或增高至≥4.0 mg/dl（353.6 μmol/L），或开始肾替代治疗， 或 18 岁以下患者 eGFR 下降至 <35 ml/（min·1.73m²）	<0.3 ml/（kg·h），持续≥24 h， 或无尿 12 h

注：eGFR 为肾小球滤过率估算值。

一、病因与分类

引起急性肾损伤的病因很多，一般根据解剖部位和发病环节将其分为肾前性、肾性和肾后性三类（图 17-1，表 17-2）。

（一）肾前性急性肾损伤

肾前性急性肾损伤（prerenal acute kidney injury）是急性肾损伤的常见类型，以肾低灌注为特征。常见于各型休克的早期，由于血容量减少、心泵功能障碍或血管床容量增加，使有效循环血量减少和肾血管收缩，导致肾血液灌流量急剧减少，GFR 明显降低；有效循环血量减少还可引起醛固酮和抗利尿激素增多，心房钠尿肽分泌减少，使肾小管对钠、水重吸收增多，出现钠水潴留，导致少尿。此时，患者排出的尿为浓缩尿，少尿（oliguria）的同时尿相对密度增高，尿钠含量减少。

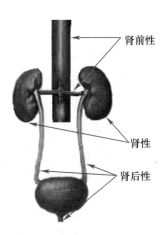

图 17-1 急性肾损伤的分类

肾前性急性肾损伤发生时，肾本身没有器质性损害，若能及时恢复肾血液灌流，肾功能即可随之恢复正常，因此，肾前性急性肾损伤又称为功能性急性肾损伤。

表 17-2 急性肾损伤的原因和机制

分类	原 因	机 制
肾前性 AKI	严重脱水、各种类型休克、心力衰竭、肾动脉狭窄、肾动脉栓塞或血栓形成	肾血流量下降
肾性 AKI	缺血性坏死、肾毒素、自身免疫异常、肾外伤、急性肾小球肾炎、脉管炎、急性间质性肾炎、横纹肌溶解症	肾实质性疾病
肾后性 AKI	前列腺肥大、尿路结石、肾-泌尿道肿瘤、先天性阻塞性泌尿道病、逼尿肌反射消失、输尿管损伤	肾小管压力增高，尿液滤出受阻

（二）肾后性急性肾损伤

肾后性急性肾损伤（postrenal acute kidney injury）是指由于各种原因引起肾以下（从肾盏到尿路口）的尿路梗阻所致的急性肾损伤。见于双侧输尿管结石、炎症、肿瘤、前列腺肥大等引起的尿路梗阻。尿路梗阻使梗阻上方的压力升高，肾小球囊内压增高致有效滤过压下降而引起 GFR 降低，导致少尿。持续的尿路梗阻还可发展成为肾盂积水，使肾实质受到挤压。肾后性急性肾损伤早期，肾亦无器质性损害，梗阻解除后肾泌尿功能可迅速恢复。此型肾损伤在临床上较少见，仅占 5% 以下。

（三）肾性急性肾损伤

由于肾实质的器质性病变引起的急性肾损伤称为肾性急性肾损伤（intrarenal acute kidney injury），又称

器质性肾损伤,为急性肾损伤的常见类型,是临床常见的危重病症,其主要病因可概括为:

1. **急性肾小管坏死**(acute tubular necrosis,ATN)　是肾性急性肾损伤最重要、最常见的一种类型,约占肾性急性肾损伤的80%,狭义的急性肾损伤即指急性肾小管坏死。引起急性肾小管坏死的病因可概括为两类。

(1) 肾缺血和再灌注损伤　如前所述,各种原因引起的有效循环血量降低使肾血流量急剧减少,导致肾缺血,若缺血持续的时间较长,则由功能性急性肾损伤转化为急性肾小管坏死。休克复苏后的再灌注损伤,也是引起急性肾小管坏死的重要原因。由于肾小管受损和功能障碍,使肾浓缩功能和钠、水重吸收功能降低,因此,尿钠含量高,尿相对密度低,尿中有蛋白质和各种管型等(表17-3)。

表 17-3　急性肾损伤少尿期尿液性质改变

	功能性肾损伤	器质性肾损伤
尿相对密度	>1.020	<1.015
尿渗透压(mOsm/L)	>400	<350
尿钠(mmol/L)	<20	>40
尿／血肌酐	>40:1	<20:1
排钠分数(%)*	<1	>1
肾衰指数*	<1	>1
尿沉渣镜检	基本正常	褐色颗粒管型、红细胞、白细胞、脱落的上皮细胞

* 最敏感指标。排钠分数 =(尿钠／血钠)/(尿肌酐／血肌酐),肾衰指数 = 尿钠／(尿肌酐／血肌酐)。

(2) 肾中毒　引起肾中毒的毒物很多,可概括为外源性毒物和内源性毒物两类。常见的外源性毒物包括重金属、抗生素、抗肿瘤药、免疫抑制剂、造影剂、有机化合物、细菌毒素、蛇毒等,内源性毒物主要包括肌红蛋白、血红蛋白、尿酸等。由于肾血流丰富,髓质和肾小管能浓缩毒物,因此容易引起肾小管损害。

必须指出,在许多病理情况下,肾缺血和肾中毒常同时或相继发生,肾缺血时常有毒性产物蓄积,肾毒物则可引起局部血管痉挛,导致或加重肾缺血。

2. **肾小球、肾间质与肾血管疾病**　见于急性肾小球肾炎、狼疮性肾炎、血管炎及血栓性微血管病等引起的肾小球损伤,间质性肾炎、严重感染、脓毒症、移植排斥、药物过敏及恶性肿瘤浸润等引起的肾小管间质疾病,血栓形成、栓子、动脉粥样硬化斑块脱落导致两侧肾动脉栓塞等。

肾性急性肾损伤临床上既可表现为少尿型,也可表现为非少尿型。

二、发生机制

急性肾损伤的发生机制复杂,目前仍未完全阐明。尽管不同病因引起的急性肾损伤的发生机制不尽相同,但其中心环节是GFR降低。肾前性及肾后性急性肾损伤时GFR降低及少尿的机制已如前述,下面着重讲述急性肾小管坏死引起GFR降低及少尿的机制。

(一)肾血流动力学异常

急性肾小管坏死患者血流动力学异常的表现主要有二:一是肾血流量急剧减少,GFR显著降低;二是肾内血流重分布,肾皮质缺血,肾髓质则充血,尤以外髓质充血最为显著。

1. **肾血流量急剧减少**　引起肾血流量急剧减少的机制包括肾灌注压降低、肾血管收缩和肾血管阻塞三个方面。

(1) 肾灌注压降低　如果急性肾小管坏死是由于有效循环血量减少引起的,则当动脉血压降至80 mmHg以下时,肾血流自身调节功能降低,使肾血液灌注压降低,肾血流量显著减少,出现GFR降低。

(2) 肾血管收缩　①交感 – 肾上腺髓质系统兴奋：儿茶酚胺增多。②肾素 – 血管紧张素系统激活：有效循环血量减少引起肾缺血,可使肾素 – 血管紧张素系统激活。③肾内舒血管和缩血管因子释放失衡:肾缺血使肾血管内皮细胞受损,引起内皮素(ET)释放增多,此外,肾小管上皮细胞和肾系膜细胞也可合成和释放 ET,引起肾血管收缩。血管内皮受损还使 NO 释放减少,ET 与 NO 的失衡被认为是持续性肾血管收缩及肾血流量持续减少的重要原因。肾缺血时肾髓质间质细胞产生激肽和前列腺素减少,结果导致肾血管痉挛、收缩,血流阻力增加。

(3) 肾血管阻塞　①肾血管内皮细胞肿胀:肾缺血缺氧使 ATP 生成减少,钠泵转运障碍,细胞内钠、水增多,休克复苏后的再灌注过程中可产生大量氧自由基,损伤血管内皮,使内皮细胞肿胀,血管管腔变窄,加之肾内血管收缩,可引起或促进血管阻塞。②血管内微血栓形成:部分急性肾小管坏死患者肾小球毛细血管内可见微血栓形成,DIC 患者肾衰竭的发生率也较高。肾血管阻塞多见于脓毒症、休克和严重烧伤等原因引起的急性肾小管坏死。

上述肾灌注压降低、肾血管收缩和肾血管阻塞均可引起肾血流量减少,一般可减少 40% ~ 50%,导致 GFR 降低和少尿。但目前也有研究认为,脓毒症引起的 AKI 没有明显的肾低灌注和(或)全身血流动力学不稳定,其发生机制可能与炎症反应失调、微循环功能障碍及细胞代谢重编程等机制有关。

2. 肾内血流重分布

(1) 肾皮质缺血　正常情况下,肾血流量的 90% 流经皮质肾单位,肾的泌尿功能主要由皮质肾单位完成。当各种原因引起肾血流量急剧减少时,皮质肾单位的血流量显著减少,较多的血液转入近髓肾单位,这是由于皮质肾单位对儿茶酚胺等缩血管物质比较敏感,肾素含量也较高,因而肾血管收缩主要为皮质肾单位入球小动脉收缩,血流量显著减少,GFR 降低,引起少尿或无尿。

(2) 肾髓质充血　在有效循环血量严重不足、肾低灌注时,流入肾的血液大多流经近髓肾单位,肾髓质出现充血,尤其以外髓质部分充血最为显著,其机制尚未最后阐明。正常情况下,外髓质的血液灌注就比较差,PO_2 也比较低。肾缺血后,外髓质可发生血液淤滞,引起缺氧。肾缺血后再灌注,在肾皮质血流量恢复甚至增加的情况下,外髓部的血液灌流仍严重不足,PO_2 仍低,因而缺氧持续存在。近端小管及远端小管直部位于外髓质,其中近端小管直部肾小管上皮细胞的糖酵解功能较差,因而对缺氧更为敏感,持续而严重的肾外髓部缺氧可导致肾小管尤其是近端小管功能障碍甚至坏死。

(二)肾小管损伤

1. 形态学变化　肾缺血、肾中毒引起的肾小管损伤,突出的改变有两个:一是肾小管上皮细胞呈斑片状脱落,上皮细胞顶端膜上的刷状缘缺失或变薄;二是远端小管腔内有大量管型形成,管型的组成成分多种多样,如蛋白质、细胞、脱落的刷状缘及其他细胞碎片等;此外,肾间质中有炎性细胞浸润。由缺血引起的肾小管损伤呈节段性,并非每个肾单位都出现损伤,虽然肾小管各段都可受累,但以髓袢受损最显著,细胞脱落后基膜裸露甚至断裂。肾毒物主要损伤近端小管,表现为广泛性肾小管坏死,可累及所有肾单位,但基膜完整。

必须指出,急性肾小管坏死患者肾小管出现明显坏死者仅占 10% ~ 20%,大多数病例肾小管的病理形态改变轻微。以肾缺血所致急性肾小管坏死为例,80% 以上病例仅见肾小管上皮细胞散在的单个细胞或细胞群脱落,近端小管上皮细胞顶端膜刷状缘的微绒毛丢失,这两种损伤就足以导致急性肾损伤的发生。肾小球系膜细胞和内皮细胞等仅在电子显微镜下显示明显病变。

肾小管上皮细胞受损与缺血再灌注损伤等引起 ATP 耗竭、氧自由基生成增多和清除减少、细胞内钙蓄积、磷脂酶活性增高、炎症反应及细胞凋亡等有关。

目前认为,上述病理改变的关键环节是细胞骨架的完整性被破坏,使肾小管上皮细胞质膜中与细胞骨架相连的黏附分子及调节细胞黏附的跨膜蛋白极性改变,从基底侧膜再分布到顶端膜,使得细胞与细胞、细胞与基质间的黏附功能丧失,最终导致活的细胞从基膜脱落。此外,细胞骨架完整性破坏还可使与细胞骨架紧密相连的刷状缘或其组成成分——微绒毛脱落。细胞骨架完整性被破坏的机制仍未最后阐明，目前认为，主要机制是缺血及再灌注损伤时，外髓部持续的低灌注及缺氧，使近端小管直部上皮细胞ATP耗竭所致。细胞骨架的改变是可逆性细胞损伤，如果细胞ATP水平能恢复，细胞骨架也能恢复，则细胞仍能存活，刷状缘也可在恢复血液灌流后再生。这些至少可以部分解释急性肾损伤可以逆转的机制。

2. 功能受损　由于急性肾小管坏死患者肾的病理形态学变化与临床症状不平行，因此，肾小管的功能紊乱被认为更重要。肾小管功能紊乱主要表现为肾小管阻塞和原尿返漏。

(1) 肾小管阻塞　肾缺血、肾中毒时，从肾小管上皮细胞脱落的刷状缘及其微绒毛、坏死脱落的上皮细胞、远端小管直部细胞分泌的T-H(Tamm-Horsfall)蛋白、异型输血出现的血红蛋白、挤压综合征及横纹肌溶解释放的肌红蛋白等，可在肾小管内形成管型，阻塞肾小管；另一方面，肾缺血、肾中毒使肾小管上皮细胞肿胀，促进阻塞的发生。肾小管阻塞使原尿流出受阻，引起少尿。同时，阻塞上方压力升高，使有效滤过压降低，出现少尿或无尿(图17-2)。

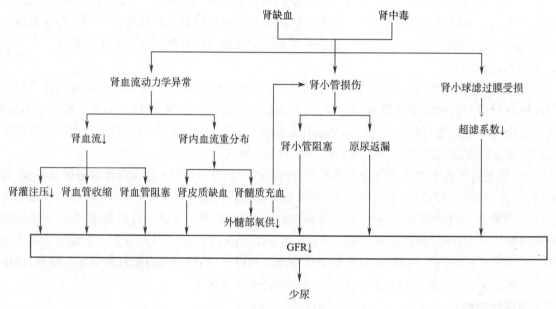

图17-2　急性肾损伤发病机制

(2) 原尿返漏　是指肾小管中的原尿经损伤的小管壁渗漏到肾间质。肾缺血、肾毒物使肾小管上皮细胞坏死、脱落，基膜裸露甚至断裂，致使肾小管的完整性遭到破坏；此外，细胞骨架蛋白解离可破坏肾小管上皮细胞间的紧密连接，使其通透性增高。这样一来，原尿即可通过受损的肾小管壁漏出，引起少尿；另一方面，原尿漏入肾间质引起间质水肿和压力增高，压迫肾小管和管周毛细血管，前者使阻塞加重、囊内压增高及有效滤过压下降，出现少尿或无尿，后者使肾小管血供进一步减少，形成恶性循环。

(3) 管-球反馈机制失调　管-球反馈是在肾单位水平上的自身调节。当肾小管液中的溶质浓度和流量改变时，该信号通过致密斑和肾小球旁器感受、放大和传递，从而改变肾小球的灌流和GFR，使之达到平衡。在ATN时，近曲小管对Na^+和Cl^-的重吸收减少，使远曲小管内液NaCl的浓度升高，导致管-球反馈异常激活，使入球小动脉收缩，GFR持续降低。

(三) 肾小球滤过系数降低

GFR与肾小球有效滤过压和肾小球滤过系数(filtration coefficient, K_f)密切相关。肾小球滤过率=滤过系数×有效滤过压。K_f代表肾小球的通透能力，与滤过膜的面积及其通透性的状态有关。肾缺血和肾中毒时，肾小球毛细血管内皮细胞肿胀、足细胞足突结构变化、滤过膜上的窗孔大小及密度改变，K_f降低，可导致GFR降低。此外，肾缺血和肾中毒可促进许多内源性和外源性的活性因子释放，如血管紧张素Ⅱ和血

栓素 A_2 等可引起肾小球系膜细胞收缩,从而导致肾小球滤过面积减少,降低 K_f。

总之,肾缺血和肾中毒等因素导致肾血管及血流动力学改变、肾小管损伤和肾小球滤过系数降低,是 ATN 引起少尿型急性肾损伤的主要发病机制(图 17-2)。

📧 **拓展知识 17-3** 肾血流量自身调节的机制(肌源学说和管-球反馈学说)

三、临床过程及功能与代谢变化

肾性急性肾损伤按尿量减少与否分为少尿型急性肾损伤和非少尿型急性肾损伤。

(一) 少尿型急性肾损伤

根据少尿型急性肾损伤的临床过程,可将其分为少尿期、多尿期和恢复期三期。

1. **少尿期** 这一期主要表现为尿少、尿成分异常和机体内环境紊乱。

(1) 尿量及尿成分的变化 ①少尿、无尿:少尿是指尿量 < 400 ml/24 h 或 < 17 ml/h,无尿是指尿量 < 100 ml/24 h。少尿及无尿的发生与肾血流量急剧减少、肾小管阻塞和原尿返漏有关。②尿钠增高,尿渗透压与尿相对密度降低:急性肾小管坏死时,尿钠含量 > 40 mmol/L,有的可高达 400 mmol/L(正常尿钠含量 < 20 mmol/L)(见表 17-3)。这是由于肾小管上皮细胞重吸收钠、水功能障碍,尿液浓缩功能减退所致。例如,正常情况下,肾小管上皮细胞的 Na^+-K^+-ATP 酶专一地分布在基底侧膜,通过顶端膜吸收的 Na^+ 由 Na^+-K^+-ATP 酶主动泵入基底侧膜外的组织间隙,进而通过扩散进入血液。ATP 耗竭使近端小管上皮细胞骨架连接破裂,Na^+-K^+-ATP 酶转而分布到顶端膜面,由顶端膜吸收入细胞的 Na^+ 被 Na^+-K^+-ATP 酶重新泵入肾小管内,导致 Na^+ 重吸收障碍(图 17-3)。同时,由于尿素、肌酐等物质的排出减少,尿渗透压降低(< 350 mOsm/L),尿相对密度低而固定(< 1.015)。③尿中有管型、蛋白质及多种细胞:急性肾小管坏死时,由于肾小球滤过功能障碍和肾小管受损,尿中可出现蛋白质、红细胞、白细胞和脱落的肾小管上皮细胞,还可见到透明管型、颗粒管型和细胞管型。

📧 **拓展知识 17-4** 缺血(ATP 耗竭)对近端小管上皮细胞 Na^+-K^+-ATP 酶分布的影响

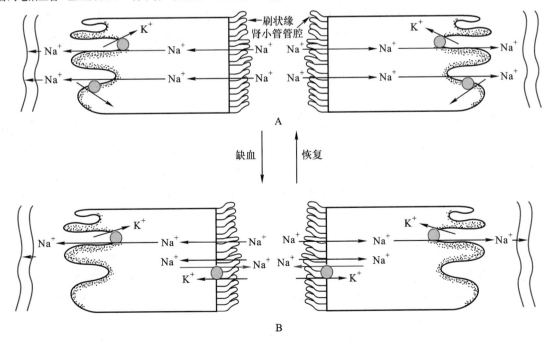

图 17-3 缺血对肾小管上皮细胞 Na^+-K^+-ATP 酶极性及钠转运的影响
A. 正常状态;B. 缺血状态

(2) 水中毒 急性肾小管坏死时,由于肾排水减少(少尿、无尿),体内分解代谢增强致内生水增多,输液过量或输液速度过快使水摄入过多,导致体内水潴留和稀释性低钠血症,而出现全身水肿,严重者可引起肺水肿、脑水肿和心功能不全,这是急性肾小管坏死患者死亡的重要原因。因此在少尿期内,应密切观察并严格控制输液速度和输液量。

(3) 氮质血症 含氮代谢产物(如尿素、肌酐、尿酸等)在体内蓄积,引起血中非蛋白氮含量显著增高,称为氮质血症(azotemia)。这是由于急性肾损伤时 GFR 降低,非蛋白氮排出减少;另一方面,蛋白质的分解代谢增强,非蛋白氮产生增多。

(4) 高钾血症 是少尿期的首位死亡原因,是急性肾损伤时最危险的并发症。引起高钾血症的原因有:①尿量减少和肾小管功能受损,使肾排钾减少;②组织损伤、分解代谢增强及代谢性酸中毒,使细胞内钾转移至细胞外;③输入库存血或摄入含钾量高的食物及药物,使钾的入量增多。高钾血症可引起心脏传导阻滞、心律失常,甚至心室颤动、心脏停搏。因此,对高钾血症患者应密切监测血钾及心电图,必要时行血液净化疗法。

(5) 代谢性酸中毒 急性肾损伤时,由于肾小管泌 H^+、泌 NH_3 功能障碍,使 $NaHCO_3$ 重吸收减少;GFR 严重降低,使固定酸排出减少;分解代谢增强,使固定酸生成增多,从而引起代谢性酸中毒。酸中毒可抑制心血管系统和中枢神经系统,使回心血量减少、外周阻力降低、心排血量减少,出现疲乏、嗜睡甚至昏迷等症状。

应当注意的是,因大面积烧伤、外伤、大手术后、严重感染、脓毒症等所致急性肾小管坏死,如果出现组织分解代谢极度亢进,血肌酐、尿素氮及血钾可迅速升高,在几小时内血钾可以每小时 $1 \sim 2 \ mmol/L$ 的速度增加,血 HCO_3^- 进行性降低,代谢性酸中毒十分严重,患者多有嗜睡、昏迷、抽搐等症状,常伴有多器官功能障碍乃至衰竭。严重的高钾血症和代谢性酸中毒是这类急性肾小管坏死患者的主要死亡原因。因此,在临床实践中务必格外重视。

少尿期平均持续 $7 \sim 14$ 天,当有肾皮质坏死时,少尿期可达 1 个月以上。少尿期持续的时间越长,预后越差。

2. 多尿期 少尿期后,当尿量增加到 $400 \ ml/d$ 以上时,提示已进入多尿期,尿量增加是急性肾损伤病情好转的标志。此期尿量逐渐增加,经 $5 \sim 7$ 天达多尿高峰,可达 $3 \sim 5 \ L/d$,最多可达 $6 \sim 10 \ L/d$。

出现多尿的机制是:在肾功能逐渐恢复、GFR 增高的同时,肾小管上皮细胞重吸收钠、水的功能却尚未恢复,原尿不能充分浓缩;少尿期潴留的大量尿素等代谢产物使原尿渗透压增高,产生渗透性利尿;而且,肾间质水肿消退及肾小管阻塞解除使尿路变得通畅。

在多尿期开始的 1 周内,血中尿素氮、钾等仍较高,患者仍未脱离危险期;1 周后,血尿素氮、血肌酐等开始下降,少尿期的症状开始改善,但因大量水及电解质随尿排出,易出现脱水、低钠血症和低钾血症等,并且此期患者抵抗力比较差,易出现感染。多尿期持续时间约2周,待血中尿素氮恢复正常,便进入恢复期。

3. 恢复期 临床上习惯把患者血液生化指标恢复至正常水平视为进入恢复期,此期尿量和尿成分已基本恢复正常,水、电解质紊乱及酸碱平衡失调已得到纠正,但实际上肾功能尚未完全正常。肾小管功能的恢复需要 $0.5 \sim 1$ 年甚至更长的时间,尿液浓缩功能的恢复更慢。少数患者因肾小管上皮细胞和基膜严重破坏,可转变为慢性肾损伤。

(二) 非少尿型急性肾损伤

非少尿型急性肾损伤是指无少尿表现的急性肾损伤。这类患者平均尿量在 $400 \ ml/d$ 以上,尿渗透压、尿相对密度较低,尿钠含量明显高于正常,但较少尿型者低,尿沉渣镜检中细胞和管型较少。非少尿型急性肾衰竭时 GFR 也降低,以致不能充分排出代谢废物而出现内环境紊乱,患者有进行性的氮质血症和代谢性酸中毒,部分患者有高钾血症。

非少尿型急性肾损伤的发生被认为是受损和有管型阻塞的肾单位比少尿型者少,GFR 降低程度比少尿型者轻,而肾小管重吸收功能障碍及肾髓质形成高渗状态的能力低下则较 GFR 降低更为显著,所以,浓缩功能障碍比较突出,终尿占原尿的百分比增高,GFR 降低而无少尿。由于肾小管损害的程度较轻,预后较好,但由于尿量不少,容易被临床忽视而漏诊,若不及时治疗,病情加重可转化为少尿型。

四、防治原则

(一)预防

目前尚无特异的治疗急性肾小管坏死的有效措施,因此,预防其发生是治疗中的一个重要环节,预防措施主要包括:

1. 控制原发病或致病因素 有明确感染灶者,应外科清除,对于手术不能清除的感染灶,要积极使用抗菌药物治疗;对于低血容量性休克,要迅速恢复血容量,尽早恢复肾血液灌注;有尿路梗阻,尽快解除梗阻。

2. 合理用药 避免使用对肾有损害作用的药物,切勿在病因诊断尚不明确的情况下盲目使用糖皮质激素、细胞毒类药物、抗生素等毒副作用严重的药物。

3. 利尿 降低肾小管内压以增加 GFR。

(二)治疗

1. 少尿期的治疗

(1)纠正水、电解质紊乱 ①严格控制 24 h 出入水量:坚持"量出为入"的原则。每日补液量为显性失液 + 非显性失液 – 内生水量,但要注意患者有无血容量不足的情况,以免过度限制补液量后加重缺血性肾损害。②预防和处理高钾血症:高钾血症是少尿期的主要死因,应将血钾控制在 6 mmol/L 以下,最有效的方法为透析疗法。在没有条件进行透析疗法时,应予以急症处理,除严格限制食物和药物中的钾摄入量外,纠正酸中毒和控制感染对纠正高钾血症有积极的治疗作用,给予 10% 葡萄糖酸钙静脉注射可拮抗钾对心肌的毒性作用,或在葡萄糖溶液中加入胰岛素静脉滴注可促使 K^+ 转移入细胞内。

(2)纠正酸中毒 急性肾损伤时酸碱平衡失调常见代谢性酸中毒,当实际碳酸氢盐低于 15 mmol/L 时,可予以 5% 碳酸氢钠 100 ~ 200 ml 静脉滴注;严重酸中毒患者可采用血液透析治疗。

(3)防治感染 感染是急性肾小管坏死的常见病因和主要死因,发生急性肾小管坏死后更易使感染恶化,因此尽早使用抗生素控制感染极为重要。但对急性肾功能损害患者要注意调整抗菌药物的用药剂量及给药间期,避免联合应用具有肾毒性的药物;透析后应注意补充经透析丢失的剂量;同时许多与血浆白蛋白结合率高的抗菌药物,不能经透析膜排出,要根据血药浓度调整剂量以免发生毒性反应。

(4)合理提供营养 补充足够的热量,食用富含必需氨基酸的高效价蛋白质以减少自身高分解代谢。

(5)自由基清除剂(如别嘌醇、超氧化物歧化酶、维生素 E 等) 可增加对氧自由基的清除,保护受损的肾细胞;钙通道拮抗剂(如维拉帕米、硝苯地平)有扩张肾血管、增加肾血流的作用;血管紧张素转化酶抑制药可抑制血管紧张素 Ⅱ 生成,改善肾血流;前列腺素 PGI_2 或 PGE_2 可增加肾血流及肾小球滤过率,对急性肾小管损害均有一定的治疗作用。

(6)血液净化疗法 此为抢救急性肾小管坏死的最有效措施。血液净化疗法是通过选择合适的透析技术,将血液中各种可透析物质进行交换和排出,从而使机体内环境接近正常人,而达到治疗目的。血液净化疗法可使患者顺利度过少尿期,降低病死率。出现下列情况者应进行透析:①少尿或无尿 2 天;②严重高钾血症(大于 6.5 mmol/L);③代谢性酸中毒(pH < 7.15);④肌酐清除率较正常下降超过 50%,或血肌酐达到 442 μmol/L,尿素氮达 21 mmol/L 者;⑤有心包炎、肺水肿、脑水肿先兆者。

🅔 拓展知识17-5 *血液透析与腹膜透析适应证*

2. 多尿期的治疗 多尿期的治疗重点仍为维持水、电解质和酸碱平衡,控制氮质血症,治疗原发病和各种并发症。由于多尿期血尿素氮仍可继续上升,故已施行透析者,仍应继续透析,减少透析频率直至病情稳定后停止透析。

3. 恢复期的治疗 恢复期无需特殊治疗,避免使用肾毒性的药物,定期随访患者,每 1 ~ 2 个月复查肾功能一次,受损的肾细胞功能和结构完全恢复正常需 0.5~1 年之久。

第二节　慢性肾衰竭

 临床病例 17-2　*慢性肾衰竭*

各种慢性肾疾病引起肾单位进行性、不可逆破坏,残存的肾单位不能充分排出代谢废物及维持内环境稳定,出现代谢废物和毒物在体内潴留,水、电解质紊乱和酸碱平衡失调以及内分泌功能障碍的病理过程称为慢性肾衰竭(chronic renal failure,CRF)。

慢性肾衰竭的进程中,肾单位的破坏及肾功能的损害是缓慢发展的,病程常迁延数月、数年或更长时间,最后发展为尿毒症而死亡。

一、病因

凡能引起肾实质慢性破坏的疾病均能导致慢性肾衰竭。按其解剖部位可分为:

1. 肾小球疾病　见于慢性肾小球肾炎、糖尿病肾病、系统性红斑狼疮等。
2. 肾小管间质疾病　见于慢性肾盂肾炎、尿酸性肾病、多囊肾、肾结核、放射性肾炎等。
3. 肾血管疾病　见于高血压性肾小动脉硬化、结节性多动脉炎等。
4. 尿路慢性梗阻　见于肿瘤、前列腺肥大、尿路结石等。

在我国,慢性肾小球肾炎是引起慢性肾衰竭的最常见原因,约占 60%,其次为肾小管间质疾病。而在西方发达国家,糖尿病肾病已成为慢性肾衰竭的首要原因,其次为高血压性肾损害,这两种病因在我国亦呈上升趋势。

二、发病过程及发生机制

(一) 发病过程

慢性肾衰竭时,肾单位的破坏及肾功能损害是一个缓慢的、渐进性的发展过程,肾损害一旦发生,肾功能即呈进行性恶化。为了能够更早期地发现、诊断和治疗肾病,美国肾脏基金会(National Kidney Foundation, NKF)所属的"肾病预后质量倡议"(Kidney Disease Outcome Quality Initiative,K/DOQI)工作组于2002 年编写了《慢性肾脏病临床实践指南》,提出慢性肾病(chronic kidney disease,CKD)的概念,并确定CKD 的定义和分期标准。2012 年国际肾脏病组织 KDIGO 在 K/DOQI 指南基础上,对慢性肾病的分期、进展评估与防治、转诊与诊疗模式等方面进行修订和更新,颁布新的《慢性肾病评估及管理临床实践指南》。按该指南,凡患者存在以下两种情况之一:①肾损害≥3 个月,出现白蛋白尿、尿沉渣异常、肾小管相关病变、组织学异常、影像学所见结构异常、肾移植病史中的任意一项;② GFR < 60 ml/(min·1.73 m^2)≥3 个月,即可诊断为 CKD。该指南根据 GFR 的变化程度,将 CKD 分为 5 期(表 17-4)。当 GFR 下降至15 ml/(min·1.73 m^2)以下时,可诊断为终末期肾病(end stage renal disease,ESRD)。该分期标准有助于早期发现肾损伤,尽早干预,从而延缓肾疾病的进展,防止终末期肾病的发生。

 拓展知识 17-6　*《慢性肾病评估及管理临床实践指南》解读*

(二) 发生机制

慢性肾衰竭是各种原因引起肾损害并进行性恶化的结果,造成肾损害进行性加重的机制目前仍在进一步研究之中。

1. 健存肾单位进行性减少　慢性迁延的肾疾病使部分肾单位结构破坏,功能丧失,其功能由残留下来的损伤较轻或正常肾单位(健存肾单位)来承担,健存肾单位通过增加肾小球滤过和肾小管重吸收与分泌功能来进行代偿,并发生代偿性肥大;随着肾单位的进行性、不可逆破坏,健存肾单位数量越来越少。当肾

表 17-4 慢性肾病的 KDIGO 分级标准

分期	GFR 水平[ml/(min·1.73 m²)]	特征
G1	≥90	肾损害伴GFR正常或升高
G2	60 ~ 89	肾损害伴 GFR 轻度下降
G3a	45 ~ 59	GFR 轻度到中度下降
G3b	30 ~ 44	GFR 中度到重度下降
G4	15 ~ 29	GFR 重度下降
G5	< 15	肾衰竭

组织破坏到一定程度时,健存肾单位发生代偿性血流动力学变化,入球小动脉和出球小动脉阻力下降,且前者阻力下降更为显著,由此引起健存肾单位的高灌注、高压力与高滤过,使肾小动脉壁增厚和毛细血管壁张力增加,引起内皮细胞损害及系膜细胞和基质增生,导致肾小球硬化,使健存肾单位进一步减少,肾功能进一步恶化。

2. 肾小管间质损害　约20% 的慢性肾衰竭由肾小管间质疾病引起,慢性肾小球肾炎等肾小球疾病时也往往伴有不同程度的肾小管间质损害。其主要病理变化为肾小管肥大或萎缩、间质炎症与纤维化,肾小管管腔内细胞显著增生、堆积,堵塞管腔。肾小管间质损害是多种病理因素综合作用的结果,来自血液、组织液和尿液中的多种损伤因素(如尿蛋白、细胞因子和补体成分等)使部分肾小管上皮细胞凋亡甚至坏死脱落,引起肾小管萎缩,也可使受非致死性损伤的肾小管上皮细胞活化而发生增殖,并合成多种血管活性物质、趋化因子、生长因子和细胞因子,它们与间质中的淋巴细胞、巨噬细胞及成纤维细胞相互作用,促进炎症和纤维化过程。肾小管间质的损害将使肾功能进一步恶化,并使肾单位的损害持续发展。大量研究表明,肾小管间质病变程度是反映肾功能下降程度和判断其预后的决定性因素。以肾小管间质纤维化机制为切入点,进行早期干预可延缓病程进展。

3. 矫枉失衡(trade-off)　慢性肾衰竭时,机体内环境失衡并非完全由于肾排泄减少所致,也可能是机体为了矫正某些内环境紊乱而引起的新的内环境失衡,导致机体进行性损害。例如,GFR 降低使肾排磷减少,出现高磷血症并进而引起血钙降低,机体通过分泌甲状旁腺激素(PTH)抑制近端小管对磷的重吸收,促进磷的排出,从而降低血磷和升高血钙,这样可使血中钙和磷在相当长的时间内维持正常(图 17-4),但因健存肾单位进行性地减少,GFR 越来越低,PTH 的分泌也必定越来越多,引起甲状旁腺功能亢进。PTH 的降血磷、增血钙作用依赖健存肾单位增加磷排出,慢性肾衰竭晚期,由于健存肾单位数量太少,高水平的 PTH 仍不足以维持磷的充分排出,血磷乃显著增高,血钙则显著降低。而且持续增多的 PTH 还可引起一系列的自体中毒症状(见本章第三节尿毒症)。治疗这些"失衡",如设法控制血磷,防止继发性甲状旁腺功能亢进,或部分切除甲状旁腺,对减轻或延缓尿毒症的发生有重要意义。

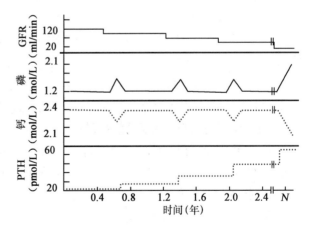

图 17-4　慢性肾衰竭时钙、磷代谢紊乱及
甲状旁腺激素(PTH)增多示意图

三、功能与代谢变化

(一) 泌尿功能障碍

1. 尿量的变化　慢性肾衰竭的早、中期,主要表现为夜尿、多尿,晚期发展成为少尿。

(1) 夜尿　夜间尿量增多,接近甚至超过白天尿量,称为夜尿(nocturia)。正常人每日尿量约为 1 500 ml,夜间尿量仅占 1/3,慢性肾衰竭早期即有夜尿,其发生机制尚不清楚。

(2) 多尿　成人 24 h 尿量超过 2 500 ml,称为多尿(polyuria)。慢性肾衰竭时多尿的发生机制包括:①原尿流速增快:由于大量肾单位被破坏,单个健存肾单位血流量代偿性增多,由于原尿流量大、流速快,与肾小管接触的时间短,肾小管上皮细胞来不及充分重吸收,使尿量增多;②渗透性利尿:肾单位破坏使肾小球滤过面积减少,GFR 降低,原尿总量少于正常,不能充分排出体内的代谢产物,致使血液及原尿中尿素等溶质含量增多,渗透压增高;③肾浓缩功能降低:慢性肾疾病损害髓袢功能,使肾髓质高渗环境难以形成,尿液不能充分浓缩,出现多尿。

(3) 少尿　慢性肾衰竭晚期,健存肾单位极度减少,尽管此时单个健存肾单位原尿生成仍较多,但终因总滤过面积太小,每日尿量仍可少于 400 ml。

2. 尿渗透压的变化

(1) 低渗尿　慢性肾衰竭早期,因肾浓缩功能障碍,尿相对密度最高只能达到 1.020(正常尿相对密度为 1.001 ~ 1.035),称为低渗尿。

(2) 等渗尿　晚期因肾浓缩与稀释功能均障碍,尿渗透压接近血浆晶体渗透压(266 ~ 300 mOsm/L),尿相对密度固定在 1.008 ~ 1.012,称为等渗尿。

3. 尿成分变化

(1) 蛋白尿　由于肾小球滤过膜通透性增高和(或)肾小管上皮细胞功能受损,使蛋白质滤过增多而重吸收减少,出现蛋白尿。蛋白尿可以是肾小管上皮细胞损伤的后果,也可以是肾小管上皮细胞损伤的重要原因。过多的蛋白质进入管腔,近端小管大量重吸收尿蛋白可直接导致肾小管上皮细胞受损,并进一步造成肾小管 – 间质的损害。目前普遍认为,蛋白尿本身即是引起慢性肾疾病持续进展的重要因素。

(2) 血尿、脓尿　当肾小球基膜严重受损、被破坏时,红细胞、白细胞也可从肾小球滤过,随尿排出,分别称为血尿和脓尿。

(二) 氮质血症

慢性肾衰竭时,由于肾单位的大量破坏,GFR 显著降低,体内含氮代谢产物(如尿素、尿酸、肌酐、多肽类、胍类、氨基酸等)在体内蓄积,血中非蛋白氮增高(> 28.6 mmol/L 或 > 40 mg/dl)。测定血浆与尿中肌酐含量,计算内生肌酐清除率[(尿中肌酐浓度 / 血浆肌酐浓度)× 尿量 /min],能较好地反映 GFR,反映健存肾单位数目。而血浆尿素氮及尿酸氮则因影响因素较多,对肾小球滤过功能的改变不太敏感。

(三) 水、电解质紊乱和酸碱平衡失调

1. 水钠代谢障碍　慢性肾衰竭时,由于健存肾单位数量少及肾浓缩与稀释功能障碍,肾对水负荷的调节能力减退。当水的摄入量增加时,可因不能相应增加排泄而发生水潴留、水肿、水中毒甚至充血性心力衰竭;若摄入过少或伴有呕吐、腹泻引起体液丢失,则易发生血容量减少、脱水等,若血容量持续减少,则将进一步减少肾血流量,使肾功能进一步恶化。

水代谢异常可引起血钠过高或过低,此外,钠代谢异常也常合并水代谢障碍。慢性肾衰竭早期,在 GFR 减少的同时,肾小管重吸收钠的功能亦下降,尿钠含量较高,患者血钠水平仍能在较长时间内保持在正常范围,但此时肾调节钠平衡的能力远较正常人低,平衡的上、下限度较小。当限制钠盐摄入或应用利尿药,或因水负荷过度发生水中毒时,易出现低钠血症,引起软弱乏力、血压偏低等症状;若钠盐摄入过多则加重钠水潴留,导致血容量过高、水肿、高血压及心力衰竭等后果。慢性肾衰竭时,肾小管重吸收钠减少

可能与渗透性利尿、钠泵的极性分布改变、心房钠尿肽分泌增多及毒物抑制肾小管对钠的重吸收等因素有关。

2. 钾代谢障碍 慢性肾衰竭时,虽有 GFR 降低,但由于多尿及健存肾单位远端小管排泌钾和肠道代偿性排钾增多等原因,可使血钾在相当长的时间内维持正常。如果厌食使钾摄入不足,呕吐、腹泻或长期应用利尿药引起钾丢失过多,则可出现低钾血症。晚期,GFR 降至 10 ml/min 以下时,可出现高钾血症。此外,组织分解代谢增强、酸中毒、溶血等使细胞内钾溢出,可促进高钾血症的发生。

3. 钙、磷代谢障碍 慢性肾衰竭时常常出现血磷增高,血钙降低(图 17-4)。

(1) 高血磷 血清磷 > 1.6 mmol/L,称为高磷血症。慢性肾衰竭时,由于 GFR 降低,肾排磷减少,早期,机体通过甲状旁腺激素(PTH)分泌增多,抑制近端小管重吸收磷,增加磷的排出,可使血磷在一定时间内不出现明显升高;但当 GFR 降至 25 ml/min 以下时,PTH 增多已不能使磷充分排出,导致血磷增高,而且 PTH 的显著增多可加强溶骨活性,使骨骼磷酸盐释放增多,形成恶性循环。此外,高磷饮食(如奶制品和蛋黄等)摄入较多时,因肾不能适应相应的磷负荷,尿磷增加很少,磷乃在体内蓄积,引起血磷升高。

(2) 低血钙 血清钙 < 2.25 mmol/L,即为低钙血症。血钙降低的原因有:①血磷增高。血磷与钙的乘积为一常数,磷增高则钙降低;血磷增高时肠道分泌磷酸根增多,在肠内与钙结合成难以被吸收的磷酸钙,使肠吸收钙减少;此外,血磷增高可刺激甲状腺滤泡旁细胞分泌降钙素,抑制肠道吸收钙。②1,25-$(OH)_2D_3$ 减少。肾实质的破坏使肾羟化维生素 D_3 的功能发生障碍,1,25-$(OH)_2D_3$ 减少,而减少肠钙吸收。③体内潴留的毒物损害肠黏膜,而影响钙吸收。此外,由于厌食或低蛋白质饮食等可使钙摄入不足。

4. 镁代谢障碍 慢性肾衰竭患者 GFR < 30 ml/min 时,肾排镁明显减少,可出现高镁血症。若同时摄入含镁的药物,如使用硫酸镁降血压或导泻,可促进高镁血症的发生。高血镁可引起恶心、呕吐,血管扩张、中枢神经抑制等。当血清镁 > 3 mmol/L 时,可导致反射消失、呼吸麻痹、神志昏迷、心脏停搏等后果。

5. 代谢性酸中毒 慢性肾衰竭早期,肾小管上皮细胞泌 NH_3 障碍,引起 H^+ 分泌减少,使 $NaHCO_3$ 重吸收减少,HCO_3^- 从尿液丢失,此时,血 Cl^- 增高,AG 正常,同时,尿中 NH_4^+ 排出减少,减少的幅度与肾单位数目减少相平行;当 GFR 降至 10 ml/min 以下时,磷酸、硫酸和有机酸难以经肾排出而在体内蓄积,血中固定酸增多,此时,AG 增高,血 Cl^- 正常。此外,机体分解代谢增强,使酸性代谢产物生成增多,可促进酸中毒的发生。

(四)肾性高血压

由肾疾病引起的高血压,称为肾性高血压(renal hypertension)。肾衰竭时常伴有高血压,慢性肾小球肾炎引起的慢性肾衰竭,高血压的发生率为 90%;糖尿病肾病所致慢性肾衰竭患者,高血压的发生率几乎为 100%。慢性肾衰竭引起高血压的机制包括:①钠、水潴留使血容量增多,引起心排血量增加;②肾素-血管紧张素系统活性增强,使外周阻力提高;③肾合成 PGE_2、PGA_2 等扩血管物质减少,引起血管收缩,进一步提高外周阻力。高血压能增加肾小球毛细血管张力,增加肾小球的滤过负荷,加速肾小球硬化。

(五)肾性贫血与出血倾向

1. 肾性贫血(renal anemia) 97% 的慢性肾衰竭患者有贫血,且出现较早。可能是部分慢性肾衰竭患者早期就诊的唯一原因。肾性贫血的机制较为复杂,主要有如下几个方面。

(1) 红细胞生成减少 ①促红细胞生成素减少:肾实质的破坏使促红细胞生成素生成减少,骨髓干细胞形成红细胞受到抑制。当血浆尿素氮 > 35.7 mmol/L(100 mg/dl)时,肾几乎不再产生促红细胞生成素。也有部分慢性尿毒症患者促红细胞生成素含量高于正常,但仍较同等程度贫血的非慢性肾衰竭者低,这类患者常存在促红细胞生成素与促红细胞生成素抑制因子的平衡紊乱,促红细胞生成素抑制因子含量增加,使骨髓对促红细胞生成素不敏感。②骨髓造血功能受抑制:在慢性肾衰竭时,PTH、甲基胍、胺类、酚类等在体内蓄积,可以抑制骨髓的造血功能。

(2) 红细胞破坏增加 慢性肾衰竭患者体内蓄积的毒素可导致红细胞生存期缩短。将慢性肾衰竭患者红细胞输给正常人,其存活时间正常;反之,将正常人的红细胞输给慢性肾衰竭患者,其半衰期仅为正常的 1/3~1/2,说明尿毒症患者血浆中存在使红细胞生存期缩短的因素。

(3) 出血　慢性肾衰竭患者常有出血,可促进和加重贫血。

2. 出血倾向(hemorrhagic tendency)　慢性肾衰竭患者常有鼻出血、牙龈出血、消化道出血等症状,主要原因是血小板功能障碍。慢性肾衰竭患者体内的毒性代谢产物可抑制血小板因子 3 释放,使血小板黏附性和聚集性降低。此外,部分患者血小板数量减少,也可能是出血的原因之一。

(六) 肾性骨营养不良

肾性骨营养不良(renal osteodystrophy,ROP)又称肾性骨病,包括儿童的肾性佝偻病和成人的骨软化、纤维性骨炎、骨硬化及骨质疏松等,是 CKD 的常见并发症之一。与其他代谢性骨病不同的是,肾性骨营养不良时的骨损害以骨转运异常为主,肾性骨病分为高转运骨病、混合性骨病和低转运骨病(表 17-5)。其发生机制包括:①钙、磷代谢障碍及继发甲状旁腺功能亢进:CKD 早期,高血磷、低血钙可导致继发性甲状旁腺功能亢进,PTH 增多,而后者可促进肾排磷,从而纠正高磷血症。但随着健存肾单位越来越少,GFR 明显减少,血磷再次升高,机体仍旧通过增加 PTH 的分泌进行调节,导致甲状旁腺功能亢进,分泌大量 PTH,使骨的破坏、旧骨的吸收及新骨的形成均异常活跃,破骨与成骨均处于高速运转的动态平衡中。若骨的纤维化相当突出,则出现骨硬化;若骨的吸收占优势,则出现骨质疏松。此类肾性骨病称为高转运骨病(high turnover bone disease)。②维生素 D 代谢障碍:CRF 时,肾实质损伤,1α-羟化酶减少,$1,25$-$(OH)_2D_3$ 生成减少,肠道对钙的吸收减少,进而出现低钙血症和骨质钙化障碍。③酸中毒:出现代谢性酸中毒,可加强骨动员,促进骨盐溶解,导致骨质脱钙。此外,酸中毒还可干扰 $1,25$-$(OH)_2D_3$ 的生成,抑制肠道对钙的吸收。④铝中毒:慢性肾衰竭时,肾排铝功能障碍,若服用铝剂,或透析液中铝含量高,则容易导致铝在体内潴留,发生铝中毒。铝可直接抑制骨盐沉着和抑制 PTH 分泌,干扰骨质形成过程,导致骨软化,此类骨病又称低转运骨病(low turnover bone disease)。近年来人们认识到,慢性肾病患者长期骨矿物质代谢异常会引起全身血管及软组织钙化,导致心血管事件高发,对生命及预后有严重影响,故进一步提出了慢性肾病相关的矿物质和骨代谢紊乱(CKD-mineral and bone disorder,CKD-MBD)的概念(表 17-5)。

表 17-5　CDK-MBD 的分类

分类	主要病因
高转运骨病	甲状旁腺功能亢进
混合性骨病	甲状旁腺功能亢进、铝中毒
低转运骨病	甲状旁腺功能减退、铝中毒
	维生素 D 缺乏、铝中毒

第三节　尿　毒　症

急、慢性肾衰竭发展到严重阶段,除存在水、电解质紊乱,酸碱平衡失调及内分泌功能失调外,还有代谢产物和内源性毒物在体内蓄积,从而引起一系列自体中毒症状,称为尿毒症(uremia)。

一、功能与代谢变化

尿毒症时,除泌尿功能障碍和内分泌功能失调所引起的一系列症状进一步加重外,还出现全身各个系统的功能障碍和物质代谢紊乱。

(一) 物质代谢紊乱

1. 脂质代谢异常　主要表现为三酰甘油(TG)、极低密度脂蛋白(VLDL)、低密度脂蛋白(LDL)和脂蛋白(a)[Lp(a)]的含量显著升高,而高密度脂蛋白(HDL)和多不饱和脂肪酸含量减少。脂质代谢改变不仅是肾疾病的继发代谢改变,它还可能直接参与肾小球疾病的进展过程。高脂血症可引起肾小球和肾小管间质内脂质和脂蛋白沉积,系膜细胞增殖和 ECM 积聚,单核巨噬细胞浸润,从而导致肾小球肥大及硬化,加速肾功能的恶化。低脂饮食及降脂治疗能减轻肾损伤。

2. 蛋白质与氨基酸代谢异常 尿毒症时,常出现负氮平衡和低蛋白血症,其机制包括蛋白质合成减少、分解增多,蛋白尿使蛋白质丢失增多,厌食及低蛋白质饮食使蛋白质摄入减少等。氨基酸代谢紊乱的主要特征是必需氨基酸(如支链氨基酸等)减少,非必需氨基酸增高,此外,组氨酸和酪氨酸减少。临床若补充必需氨基酸而未补充组氨酸,则仍有负氮平衡和相关症状,而补充组氨酸则可使症状消失,因而认为对慢性肾衰竭患者,组氨酸也属必需氨基酸。蛋白质与氨基酸的代谢异常,使患者出现消瘦和恶病质,并促进肾性水肿的发生。

3. 糖代谢异常 尿毒症患者50%～70%有糖耐量降低,糖耐量曲线与轻型糖尿病相似,而空腹高血糖仅见于少数患者。患者血中胰高血糖素及生长激素均增高,部分患者血中胰岛素也增高,外周组织对胰岛素的敏感性降低。血液透析或肾移植可显著提高外周组织对胰岛素的敏感性,使糖耐量恢复正常。

(二) 各系统器官功能障碍

1. 消化系统 尿毒症时,消化系统症状出现最早,而且最为突出,表现为厌食、恶心、呕吐、腹泻、口腔黏膜溃疡及消化道出血等。其发生可能与经消化道排出的尿素增多有关。由于严重的氮质血症,过多的尿素从消化道排出,尿素被唾液脲酶和肠道细菌脲酶分解为氨,后者刺激消化道黏膜引起炎症甚至溃疡。此外,PTH增多使促胃液素增多,刺激胃酸分泌,促进溃疡形成。

2. 神经系统 神经系统症状为尿毒症时的常见症状,包括尿毒症性脑病和周围神经系统症状。

(1) 尿毒症脑病 初期表现为疲乏无力、注意力不集中、记忆力减退、计算力和工作效率减低等。随着病情逐渐加重,可出现抑郁或焦躁、精神错乱,扑翼样震颤、肌阵挛、抽搐、癫痫发作,最后出现嗜睡与昏迷。其病理形态学变化缺乏特异性,可见脑点状出血,脑水肿,脑细胞呈弥漫退行性变,胶质细胞增生等。尿毒症脑病的发生机制可能与尿毒症毒素的作用,能量代谢障碍,Na^+-K^+-ATP酶活性抑制,高血压,水、电解质紊乱及酸中毒等有关。

(2) 周围神经系统症状 表现为痛觉障碍,以痛觉降低为主,少数病例痛觉过敏或异常。由于感觉障碍,患者常有肢体麻木、胀痛、蚁走或烧灼感,活动后可以减轻,严重者可出现神经麻痹、运动障碍,此外,部分患者可有听力障碍。周围神经系统症状被认为可能与尿毒症毒素的作用有关,治疗主要依靠充分透析。

3. 心血管系统 尿毒症患者心血管系统损害甚为常见,是尿毒症患者死亡的重要原因之一。主要表现为充血性心力衰竭、心律失常、动脉粥样硬化和心包炎。尿毒症患者动脉粥样硬化进展迅速,其发生可能与高脂血症、高血压、PTH及晚期糖基化终末产物增多有关。充血性心力衰竭是尿毒症患者常见的临床并发症,其突出特征为左心室肥大和舒张功能障碍。高血压和容量负荷过重被认为是充血性心力衰竭的主要原因,贫血、动脉粥样硬化、尿毒症毒素及高钾血症、酸中毒等可促进心力衰竭的发生、发展。随着心功能障碍加剧,各种心律失常的发生率明显升高,约有半数患者死于急性室性心律失常及严重的传导阻滞而非泵衰竭本身。心包炎为尿毒症晚期的并发症,尿素、PTH等尿毒症毒素可能是心包炎的主要原因,透析后,心包炎可好转或消失。

4. 呼吸系统 尿毒症时的酸中毒引起呼吸加深、加快,严重时可抑制呼吸中枢,出现大而深的呼吸(Kussmaul呼吸)甚至潮式呼吸。肺部并发症包括肺水肿、肺炎、胸膜炎和肺钙化。肺水肿的发生与充血性心力衰竭、尿毒症毒素使肺泡毛细血管通透性增高,钠水潴留,低蛋白血症,贫血等有关;胸膜炎的发生与心力衰竭使胸膜毛细血管内压增高,低蛋白血症使血浆胶体渗透压降低,以及尿素刺激胸膜有关;肺钙化则可能因磷酸钙在肺组织沉积所致。

5. 皮肤改变 尿毒症患者面色苍白或呈黄褐色,皮肤干燥,眼睑水肿。有的尿毒症患者皮肤表面可见有细小的白色结晶沉着,称为"尿素霜"。皮肤瘙痒为困扰患者的常见症状,其机制被认为与PTH增多使钙盐沉积在皮肤和神经末梢有关。某些毒性物质也可刺激皮肤感觉神经末梢,引起瘙痒。切除甲状旁腺能解除之。

6. **免疫系统**　尿毒症使免疫功能低下,突出表现为细胞免疫功能降低,迟发型超敏反应及淋巴细胞转化试验反应减弱,血中性粒细胞吞噬和杀菌能力低下,皮肤和器官移植物存活时间延长,恶性肿瘤发生率增高。多数患者常有严重感染,感染为尿毒症患者死亡的主要原因之一。尿毒症时,体液免疫也可降低。免疫系统功能异常可能与尿毒症毒素作用有关。

7. **内分泌系统**　肾的器质性损害除使其自身的内分泌功能受损外,还常有性功能异常,表现为小儿性成熟迟缓;男性患者性功能减退,睾丸缩小伴精子减少或活力障碍,男性乳房女性化等;女性患者可出现月经失调,闭经或月经过多,不孕、流产等。尿毒症时,黄体生成素水平升高,可能是男性乳房女性化的原因,此时,黄体生成素释放激素也常升高,而血浆总睾酮及促卵泡激素则常低于正常。尿毒症时内分泌功能异常见表 17-6。

表 17-6　尿毒症时的内分泌功能改变

增多	减少
促胃液素	促红细胞生成素
催乳素	$1,25-(OH)_2D_3$
PTH	睾酮
胰高血糖素	促卵泡激素
黄体生成素	
促甲状(旁)腺激素	
醛固酮	
降钙素	

二、发生机制

尿毒症的发生机制十分复杂,至今尚未完全阐明。目前认为,主要与代谢产物及内源性毒物在体内蓄积有关。尿毒症患者体内有百余种代谢产物或毒性物质含量高于正常值,其中有一些被认为与尿毒症的特异性症状有关,称为尿毒症毒素(uremia toxin)。常见的尿毒症毒素为蛋白质代谢产物、肠道细菌分解产物及内分泌激素等。迄今为止对尿毒症毒素的研究仍十分有限,下面介绍几种比较公认的尿毒症毒素。

1. **甲状旁腺激素**　是由甲状旁腺分泌的一种内分泌激素。正常人血液中存在一定量的 PTH,尿毒症时,普遍存在甲状旁腺功能亢进和 PTH 异常增高,切除甲状旁腺则可使尿毒症的多种症状减轻或消失,说明 PTH 在尿毒症的发生中起重要作用。高浓度的 PTH 可引起:①细胞内 Ca^{2+} 增多,致钙盐沉积。钙盐沉积于皮肤和神经末梢,引起皮肤瘙痒;沉积于软组织,引起软组织钙化甚至坏死;钙进入施万细胞或突触,造成周围神经损害;钙和铝沉积于脑,则引起尿毒症痴呆。②物质代谢紊乱。PTH 可抑制胰岛素分泌而使葡萄糖耐量降低;促进蛋白质分解使血中 NPN 增高,并促进低蛋白血症的形成;引起脂质代谢紊乱,造成依赖脂肪酸供能的心肌和骨骼肌发生病变。③刺激促胃液素分泌,使胃酸分泌增多,促进溃疡形成。④抑制红细胞生成,减少红细胞的存活期,为慢性肾衰竭时贫血的原因之一。⑤抑制中性粒细胞迁移,抑制 T 淋巴细胞功能及 B 淋巴细胞增殖,此为尿毒症患者易遭受感染的重要原因。此外,高 PTH 还可促进肾性骨营养不良的发生。PTH 异常增高的主要原因是腺体分泌增加而不是肾清除减少,高通量透析能清除部分 PTH,但对血 PTH 浓度影响较小,可能被腺体自身稳态适应所代偿。

2. **胍类化合物**　是体内精氨酸的代谢产物,主要包括甲基胍、胍基琥珀酸和肌酐等。正常情况下,精氨酸主要在肝通过鸟氨酸循环合成尿素、胍乙酸和肌酐,慢性肾衰竭患者肝中精氨酸水平增高,且出现精氨酸代谢异常,使胍类化合物的生成增多,加之肾排泄功能障碍,引起体内胍类化合物蓄积。甲基胍被认为是胍类化合物中毒性最强的毒素。正常人脑脊液中检测不出甲基胍的存在,血液中的甲基胍含量甚微,约为 80 μg/L。慢性肾衰竭患者及动物脑脊液中均可检出甲基胍,血液中的甲基胍可达正常值的70~80 倍。甲基胍是 NO 合成的抑制剂,可抑制乙酰胆碱诱导的血管扩张,引起血管收缩、高血压、缺血性肾小球损伤、免疫缺陷、神经传导速度下降、意识障碍;引起肌张力亢进、肌痉挛,诱导抽搐;抑制骨髓造血功能,促进红细胞自溶,从而引起贫血。胍基琥珀酸能抑制血小板功能,引起出血、溶血、心功能异常等。肌酐可导致溶血和嗜睡等。

3. **尿素**　是体内含量最高的蛋白质终末代谢产物。尿素作为一种尿毒症毒素目前仍颇具争议。持肯定意见者认为,尿素或其分解代谢产物——氰酸盐可引起部分尿毒症状,如厌食、恶心、呕吐、腹泻、出血倾向、糖耐量降低、体温下降及昏迷等。近年来还证明,氰酸盐能使氨基酸和蛋白质发生氨基甲酰化,氨基酸中的氨基甲酰化后即不能与另一氨基酸的羧基结合,引起蛋白质合成障碍;若突触膜蛋白发生氨基甲基化,可干扰高级神经中枢的整合功能,产生疲乏、头痛、嗜睡等症状;各种酶与激素的氨基甲酰化能使其活性降低,影响物质代谢乃至器官功能。

4. 胺类　包括脂肪族胺、芳香族胺(酪胺、苯丙胺)和多胺(精胺、亚精胺、腐胺和尸胺),多为细菌的代谢产物。脂肪族胺可引起感觉迟钝、精神异常、肌阵挛、扑翼样震颤等;芳香族胺对脑组织的琥珀酸氧化及多巴羧化酶活性均有抑制作用;脂肪族胺与芳香族胺可能与尿毒症脑病有关;多胺可引起厌食、恶心、呕吐、共济失调、癫痫发作、免疫缺陷,还可抑制促红细胞生成素的生成,促进红细胞溶解,与肾性贫血的发生有关,此外,多胺还可抑制 Na^+-K^+-ATP 酶活性,增加微血管壁的通透性,促进腹水、肺水肿和脑水肿的发生。

5. 晚期糖基化终末产物　是体内多种蛋白质的氨基酸、脂质和脂蛋白经非酶促糖基化反应产生的终末产物,此外,糖类、脂质、氨基酸的自身氧化产物也可通过与蛋白质的相互作用生成之。生理情况下,它是机体清除衰老组织、进行结构重建的信号。尿毒症患者血浆及组织液中晚期糖基化终末产物含量明显升高,主要由于生成增多所致。晚期糖基化终末产物具有较强的蛋白质交叉连接活性,从而修饰体内一些酶和蛋白质,启动一系列炎症反应;其修饰的 β_2 微球蛋白是透析相关性淀粉样变的淀粉样物质的主要成分。晚期糖基化终末产物被认为与尿毒症时心血管并发症及透析相关的淀粉样变性的发生有关。

6. 酚类　主要由芳香族氨基酸经肠道细菌作用而产生。尿毒症时,由于肝的生物转化功能降低和肾排泄功能障碍,使血浆中酚类含量增高。酚类可抑制大脑和肝对氧的摄取,抑制脑的能量代谢,抑制 Na^+-K^+-ATP 酶活性,从而引起中枢神经抑制和肝细胞活性抑制,肾小管 Na^+-K^+-ATP 酶抑制可干扰肾小管对溶质的转运,有证据表明,酚类可诱导和促进肾小球硬化。此外,酚可抑制血小板聚集,抑制血小板因子3的活性。

7. 其他　肾衰竭时,某些电解质(如钠、钾、磷)、微量元素(如铝、钒、砷等)在体内蓄积,可引起人体多个系统、器官损害。钠与钾的作用已在第二章阐述,钒与砷的确切毒性尚待进一步研究。这里简单介绍一下磷和铝的毒性作用。

(1) 磷　是维持骨和细胞正常代谢的重要电解质,慢性肾衰竭患者常伴有高磷血症。高磷血症是引起 PTH 分泌增多、促进甲状旁腺功能亢进发生发展的重要因素。此外,由于血管细胞具有成骨细胞的特性,高磷血症可通过增加血管平滑肌细胞的骨桥蛋白、骨钙蛋白等的表达,促进血管钙化;同时,高磷血症可增加磷酸钙沉积,使软组织钙化的发生率增高。

(2) 铝　人体总铝量为 30~50 mg,每日从食物中摄取铝 2~3 mg,但仅有 10~30 µg 铝被肠道吸收。铝主要经肾排出。肾衰竭患者如透析液中铝含量高、口服含铝凝胶,都会导致铝负荷增加,甚至引起铝中毒。严重铝中毒时可出现透析性脑病、急性神经系统铝中毒、铝相关性骨病(骨软化)、小细胞性贫血等,其毒性机制尚不完全清楚。

必须指出,尿毒症是一个很复杂的临床综合征,很难将尿毒症综合征的某些方面归因于某种单一的毒素,而且,有些物质单独可能不起毒性作用,但合并在一起时则引起尿毒症效应或毒性效用增强,这方面的研究还有待深入。除了尿毒症毒素外,尿毒症的发生还可能与水、电解质紊乱及酸碱平衡失调、内分泌功能障碍有密切关系。

三、慢性肾衰竭与尿毒症的防治原则

1. 治疗原发病　及时诊断和治疗原发病,可防止或减轻肾实质的破坏,改善肾功能。

2. 维持水、电解质和酸碱平衡　慢性肾衰竭患者,每日入水量应补足前一日尿量,并外加 500 ml 左右不显性失水量,有水钠潴留时可予以利尿治疗。钠的摄入量根据血压、水肿的情况和 24 h 尿量而定,使血清钠维持在正常水平,无水肿时无需严格限钠。积极纠正高钾血症和酸中毒。限制磷的摄入并补

充钙剂。

3. 减轻肾负荷　包括控制感染,解除尿路梗阻,控制高血压和心力衰竭,降血脂,避免使用血管收缩药和肾毒性药,抑制肾间质纤维化形成等。

4. 饮食疗法　保证足够的能量摄入,避免蛋白质高分解代谢。严格限制蛋白质摄入,给予高效价低蛋白质饮食(如禽蛋白,蛋黄含磷较多,不宜采用),可降低尿素氮水平,减轻尿毒症症状。补充必需氨基酸,可改善患者氮平衡状况,同时还可降低蛋白质代谢终产物在体内的积聚,调整脂质代谢紊乱。适当补充维生素 B、C、E 及微量元素锌和铁等。

5. 肠道清除(或肠道透析)治疗　①可选用从肠道排泄代谢产物的药物,或从肠道吸收代谢产物的药物,或促进蛋白质和非蛋白氮合成的药物;②中药或机器法高位结肠灌洗。

6. 贫血的治疗　慢性肾衰竭的患者,随病情发展,贫血症状往往较为严重,给予重组人促红素皮下注射,大多数患者的贫血可纠正,临床症状减轻,生活质量提高。

7. 控制高血压　慢性肾衰竭的患者,大约 80% 有高血压。给予低盐饮食、利尿药、血管紧张素转化酶抑制药和血管扩张药等治疗高血压可延缓肾功能恶化,减少慢性肾衰竭的并发症(如心力衰竭、脑卒中)的发生。

8. 血液净化疗法　已问世 50 余年,我国自 20 世纪 60 年开始启用,积累了一定经验,使慢性肾衰竭从 "不治之症" 变为 "可治病症",患者 1 年存活率达 90%,5 年存活率达 70%,且存活 10 年以上已成为可能。

9. 肾移植　应用外科手术方法,将健康肾完整地移植到另一个体腹腔内,替代已丧失功能的肾,是治疗终末期肾病的最佳手段。在诸多器官移植中,肾移植是最成功的。我国移植肾存活率已达世界先进水平,1 年肾存活率已超过 90%,3 年肾存活率达 70% 左右,存活最长时间已达 25 年。

🄔拓展知识 17-7　世界肾移植的发展史

● 本 章 小 结 ●

　　肾功能不全是指各种病因引起肾功能严重障碍,出现水、电解质紊乱和酸碱平衡失调,代谢废物及毒物在体内潴留,并伴有肾内分泌功能障碍的病理过程。根据病因、发病的急缓和病程的长短,肾功能不全又可分为急性肾功能不全和慢性肾功能不全。急性肾功能不全是指各种病因引起双侧肾在短期内泌尿功能急剧降低,导致机体内环境严重紊乱的病理过程。其发生机制与各种病因导致肾血流动力学异常和肾小管损伤有关。慢性肾功能不全是各种慢性肾疾病的共同转归,除了泌尿功能障碍外,还出现明显的内分泌功能紊乱。其发生机制与肾结构进行性、不可逆破坏,使肾功能持续恶化有关。急、慢性肾功能不全发展到严重阶段,都可出现尿毒症,其发生主要与代谢产物及内源性毒物在体内蓄积有关。

(石明隽　周巧玲)

🄔数字课程学习

⤓教学 PPT　　✍自测题

第十八章

脑功能不全

脑在保持机体内部各器官系统、机体与外部环境的协调中处于主导地位。它既可以直接或间接地调节体内各器官、组织和细胞的活动,使之互相联系成为统一的整体;又可以通过对各种生理过程的调节,使机体随时适应外界环境的变化,从而保持机体内环境的稳定。人类长期的生产劳动和社会生活,促进了大脑的高度发展,不仅产生了更高级的感觉和运动中枢,而且大脑还成为了语言文字、学习记忆、思维意识、认知情感等精神活动的物质基础。各种脑损害因素所引起的脑功能异常,一方面表现为脑对机体各器官系统功能活动的调节障碍,另一方面表现为语言文字、学习记忆、思维意识、认知情感等脑高级功能的异常。

脑功能不全可由脑本身的直接损伤引起,也可由脑以外的器官组织功能不全继发损害所引起。引起脑功能不全的常见病因有:①脑血管疾病:主要分为缺血性和出血性脑血管疾病。缺血性脑血管疾病是指各种原因使颅内动脉血流量减少或阻断,脑组织因缺血坏死而产生的疾病,占全部脑血管疾病的 70% 左右,主要包括脑梗死(cerebral infarction)和短暂性脑缺血发作(transient ischemic attack,TIA)等。出血性脑血管疾病是指因高血压、颅内动脉瘤、血管畸形等导致脑血管破裂出血所引起的疾病,包括脑出血(cerebral hemorrhage)和蛛网膜下腔出血(subarachnoid hemorrhage,SAH)等。②感染性疾病:按病因分为细菌、病毒、立克次体、螺旋体、真菌和寄生虫等引起的颅内感染。③神经退行性疾病:是一组由于中枢神经系统慢性退行性改变而导致的疾病,如阿尔茨海默病和帕金森病。④颅脑创伤:主要包括创伤导致的脑实质损伤和脑膜损伤。脑实质损伤包括脑挫伤、脑撕裂、脑震荡和弥漫性轴索损伤等。脑膜损伤主要包括硬脑膜外出血和硬脑膜下出血。⑤肿瘤:包括颅内原发性肿瘤和转移性肿瘤。患者可出现因肿瘤压迫或破坏周围组织引起的局部神经症状,如瘫痪等;也可出现因颅内占位病变引起的颅内压增高等症状。⑥遗传性疾病:有单基因遗传病(如亨廷顿病)、多基因遗传病(如癫痫)、线粒体遗传病(如线粒体脑肌病)和染色体病(如唐氏综合征)。⑦代谢性疾病:是全身性疾病在脑部的表现,如糖尿病非酮症高渗综合征、尿毒症、肺性脑病和肝性脑病等。⑧中毒:如金属、有机物、毒品、细菌毒素和动物毒素中毒等导致的神经损害。⑨先天性疾病:如小脑扁桃体下疝畸形、胼胝体发育不全和脑性瘫痪等。⑩脱髓鞘性疾病:主要有急性播散性脑脊髓炎和多发性硬化等。

脑的结构和功能极其复杂,损伤后引起的脑功能不全有以下特点:①病因的多样性(见上述)。②病情的复杂性:相同的疾病,病程缓急或部位不同常引起不同的后果。如急性脑功能不全常导致意识障碍,而慢性脑功能不全的后果则是认知障碍。③症状的多样性:相同的病变发生在不同的部位,可出现不同的症状。如脑梗死发生在小脑可导致小脑性共济失调,发生在脑干则可引起呼吸和心血管运动中枢的损伤。某些脑功能异常还能引起精神疾病,如抑郁症等。④体征的繁杂性:并非所有定位体征均指示存在相应的病灶,如结核性脑膜炎引起颅内压显著增高时所出现的一侧或两侧展神经麻痹,这通常是颅内压增高引起的假性定位体征。⑤疾病的难治性:神经系统的结构和功能复杂,并且神经元的再生能力很弱,一旦受损往往很难完全恢复。

本章简要介绍"意识障碍""认知障碍"和"阿尔茨海默病",以期对脑功能不全有初步的认识。

第一节　意识障碍

📧 临床病例 18-1　意识障碍

意识(consciousness)是机体对自身和环境的感知以及对外界刺激做出适当反应的能力,包括觉醒(arousal)和意识内容(content component)两个组成部分。前者是指与睡眠呈周期性交替的清醒状态,后者是指感知、思维、记忆、注意、智能、情感和意志活动等心理过程。意识障碍(disorder of consciousness)是指患者不能正确认识自身状态和(或)客观环境,不能对刺激做出适当反应的病理过程。意识障碍是脑功能不全的重要表现之一,是病情变化的重要信号,其程度可以作为反映病情轻重的重要指标。

一、病因和发病机制

意识的形成和维持是脑干上行网状激活系统 – 间脑 – 大脑皮质之间结构上相互密切联系和功能上相互影响的结果。觉醒状态主要与脑干上行网状激活系统(ascending reticular activating system,ARAS)及其相关的上行传导通路有关,而意识内容主要与大脑皮质功能相关。颅内疾病、全身代谢紊乱和中毒等因素可引起这些部位的结构破坏或功能异常,从而导致意识障碍。

(一)ARAS 受损功能障碍

颅内外各种病变只要累及 ARAS 的任何一个环节都可以导致不同程度的意识障碍。脑干部位的损伤可以直接破坏 ARAS,各种颅内占位性病变可引起急性颅内压增高。颅内压增高一方面可导致脑血管受压,脑干供血减少,ARAS 受损;另一方面可使间脑、脑干受压下移,脑干网状结构被挤压于小脑幕切迹与颅底所围成的狭窄孔中形成脑疝,损伤 ARAS。

临床和实验资料表明,脑干内脑桥上端以上部位受损并累及 ARAS 是导致意识障碍的主要机制(图 18-1)。① ARAS 的兴奋主要依靠三叉神经感觉主核以上水平(即脑桥上端以上水平)的传入冲动来维持,当该部位受损后,由特异性上行传导系统的侧支传向 ARAS 的神经冲动被阻断,ARAS 的兴奋性下降而不能向上发放冲动以维持皮质的觉醒状态,从而导致意识障碍。②中脑网状结构 – 丘脑 – 大脑皮质 – 中脑网状结构之间构成的正反馈环路遭到破坏。在正常情况下,感觉神经冲动经特异性上行投射系统传至大脑皮质后,皮质会发放冲动沿皮质 – 边缘系统 – 网状激活系统下行至中脑 ARAS。在此处,这些下行的

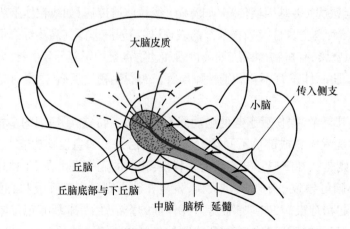

图 18-1　脑干损害累及上行网状激活系统(箭头)可引起意识障碍

小点表示引起意识障碍最常见的受损区域

冲动与非特异性上行传导系统的冲动汇集,经丘脑再投射至皮质。如此循环不已,持久地维持皮质的兴奋。当此环路遭到破坏时,维持皮质兴奋性的上行冲动消失,使皮质的兴奋性不能维持,出现意识障碍。

(二)丘脑受损功能障碍

非特异性丘脑核接受脑干网状结构上行纤维并向大脑皮质广泛部位投射,终止于大脑皮质,构成非特异性投射系统,参与唤醒和大脑觉醒状态的维持。丘脑影响大脑皮质的兴奋性及反应性,当丘脑下部后区和中脑中央灰质组成的紧张性驱动结构受损时,如丘脑出血、梗死或昏睡性脑炎,患者可表现为发作性昏迷。这类患者因为 ARAS 功能完好,当刺激强度超过阈值时可以出现短暂的觉醒,可简单思维及对话,但当刺激强度降低时,又陷入昏迷。

(三)大脑皮质广泛损伤及功能抑制

大脑皮质在 ARAS 作用下维持觉醒,根据内外界刺激进行综合分析判断并做出适当的反应。仅当大脑皮质受到急性广泛性损伤或功能抑制时,觉醒水平才可能受到显著影响,而大脑皮质的局限性损伤或切除并不一定引起意识障碍。双侧大脑皮质和白质的广泛性损伤如颅脑创伤(挫裂伤,弥漫性轴索损伤)、双侧梗死或出血、病毒性脑炎、脑膜炎、心搏骤停引起的脑缺血缺氧等,可使传向皮质的冲动中断,或使皮质神经元广泛破坏,导致不能被 ARAS 所激活。全身代谢紊乱,如严重的缺血、缺氧、低血糖、肝性脑病等,可因脑细胞能量代谢障碍,ATP 生成减少,导致大脑皮质功能广泛抑制乃至结构损害而产生意识障碍。此外,脑部广泛的突触结构是毒物和药物攻击的重要部位。例如,苯二氮䓬类药物通过增强 GABA 能神经元从而产生突触抑制效应,因此大剂量苯二氮䓬类药物作用于脑干网状结构和皮质时,可引起意识模糊、昏睡。有机磷农药通过对胆碱酯酶的抑制和破坏,导致胆碱能神经突触传递的异常,亦可导致意识障碍。

二、对机体的影响

意识障碍的患者往往同时具有觉醒度降低和意识内容改变,但不完全平行。当意识内容变化时,觉醒度降低可能不太严重;当觉醒度严重降低或昏迷时,意识内容的变化也无法体现。临床上常见以下类型的意识障碍。

1. 嗜睡(somnolence) 是一种轻度意识障碍,患者处于持续的睡眠状态,可被唤醒,并能进行正确对答和做出各种反应,但注意力不集中,记忆稍差,停止刺激后又很快再入睡。

2. 昏睡(sopor) 是一种比嗜睡程度深的意识障碍。患者不易被唤醒,当给予较强烈的刺激时可被唤醒,醒时可做简单模糊的回答,当刺激减弱后又很快进入睡眠状态。

3. 昏迷(coma) 是最严重的意识障碍,指觉醒程度降低至丧失,对言语刺激无应答反应,无自发睁眼,缺乏睡眠 – 觉醒周期,任何刺激均不能唤醒的状态。按其程度可分为浅昏迷、中昏迷和深昏迷。浅昏迷:无自发言语和目的性活动,疼痛刺激时可有回避动作和痛苦表情,脑干反射基本保留,生命体征稳定。中昏迷:对外界一般刺激无反应,强烈疼痛刺激时有防御反射活动,脑干反射减弱或消失,生命体征轻度紊乱。深昏迷:对任何刺激均无反应,脑干反射完全消失,生命体征明显紊乱。

4. 植物状态(vegetative state,VS) 慢性意识障碍的表现形式之一,见于大脑半球严重损伤,脑干功能相对保留的情况。患者对自身和外界的感知完全丧失,呼之不应,有自发性或反射性睁眼,有吮吸、咀嚼和吞咽等原始反射,对疼痛刺激有回避动作,可有自发的无意义哭笑,大小便失禁,保存有循环、体温等自主调节功能及睡眠 – 觉醒周期的状态。

5. 微意识状态(minimally consciousness state,MCS) 是一种有别于植物状态的严重意识障碍,属于慢性意识障碍,在临床表现上与植物状态有明显差异。MCS 患者存在微小但是清晰的认知自我及周围环境的能力,但由于患者觉醒的波动性及感觉、运动和语言功能的受损,限制了患者与检查者的沟通,因此临床上容易出现误诊。MCS 较植物状态有更大的神经康复潜能,对两者的准确鉴别具有重要的临床意义。

三、防治原则

意识障碍特别是昏迷,中枢神经系统对全身各系统、器官的调控能力严重下降,属于临床危重病症,诊治是否及时对此类患者的预后非常重要。意识障碍治疗的关键是去除病因、降低颅内压和纠正内环境紊乱等。

1. 去除病因 及早针对病因治疗,是减轻脑损伤、挽救患者生命的根本措施。急性脑梗死患者,在发病 3 ~ 4.5 h 内可以给予重组组织型纤维蛋白溶酶原激活剂 rt-PA 进行溶栓治疗。对于部分大动脉闭塞型脑梗死患者,24 h 内可以行血管内介入取栓治疗。脑出血或大面积脑梗死者,可以进行血肿清除术和(或)去骨瓣减压术。对毒物或药物中毒患者,应立刻阻断摄取,及时洗胃、注射特异性的拮抗药物,必要时给予血液净化治疗。一氧化碳中毒患者,要及早进行高压氧疗。对于肿瘤或占位性病变压迫的患者,可选择进行手术切除或放化疗治疗。

2. 降低颅内压 有颅内压增高者,可给予高渗透性药物(如甘露醇和高渗氯化钠溶液)治疗,肿瘤或炎症等导致的血管源性水肿可予以糖皮质激素治疗,必要时行脑室穿刺引流或去骨瓣减压。

3. 纠正内环境紊乱 纠正水、电解质紊乱和酸碱平衡失调,纠正血糖及酮体异常,减少毒性代谢产物,给予适当的营养支持。低血糖引起意识障碍在临床上多见,纠正血糖后患者的意识可快速恢复。对于体温异常患者,需通过物理或药物方法(如冬眠疗法)调节体温。

4. 改善通气和循环功能 大脑是高耗氧高耗能的器官,因此保证通气和循环功能对于意识障碍的患者十分重要。保持患者呼吸道的通畅,必要时可采用呼吸机辅助呼吸,维持氧分压和二氧化碳分压。维持有效的循环功能,如纠正心律失常、控制过高血压、及时纠正休克等,都能改善意识障碍。

5. 防治感染 应用抗菌药物防治感染,特别是中枢神经感染患者应根据病原学选择适当的抗生素,同时需结合抗菌药物对血脑屏障的穿透性进行选择。对于形成脑脓肿者,必要时可在核磁共振引导下穿刺引流或脓肿切除治疗,并且注意口腔、呼吸道、泌尿道及皮肤的护理。

6. 治疗慢性意识障碍 对于严重脑损伤导致意识丧失超过 28 天的慢性意识障碍(prolonged disorders of consciousness,pDOC),尽管缺乏确切而有效的治疗方法,但临床上对其治疗的研究与尝试一直在进行。一些药物治疗(如金刚烷胺)和神经调控治疗(如将电磁刺激或化学刺激物输送到神经系统特定部位)起到越来越重要的作用。

拓展知识 18-1 2020 年慢性意识障碍诊断与治疗中国专家共识

第二节 认 知 障 碍

临床病例 18-2 血管性认知障碍

认知(cognition)是机体认识和获取知识的智能加工过程,涉及学习、记忆、语言、思维、精神、情感等方面。认知障碍(cognitive disorder)指与上述学习记忆以及思维判断有关的大脑高级智能加工过程出现异常,从而引起严重学习和记忆障碍,同时伴有失语、失用、失认或执行功能障碍等改变的病理过程。认知依赖大脑皮质的正常活动,任何引起大脑皮质功能和结构异常的因素均可导致认知障碍。

一、病因和发病机制

认知是大脑皮质复杂高级功能的反映,任何直接或间接导致大脑皮质结构和功能损伤的因素均可通过不同机制引起认知障碍。

1. 脑组织调节分子异常

(1)神经递质及其受体异常 大多数神经元之间的信息传递是通过神经递质(neurotransmitter)及其

相应的受体完成的。常见的神经递质包括:乙酰胆碱(acetylcholine,ACh)、去甲肾上腺素(norepinephrine,NE)、谷氨酸(glutamate,Glu)、多巴胺(dopamine,DA)等,这些神经递质或受体的异常改变均可导致不同类型和不同程度的认知障碍。

(2) 神经肽异常　神经肽(neuropeptide)是生物体内的一类生物活性多肽,主要分布于神经组织。神经肽由无活性的前体蛋白加工而成,释放后主要经酶解而失活,调节缓慢而持久。神经肽的异常与认知障碍密切相关,血管升压素(vasopressin,VP)、血管活性肠肽(vasoactive intestinal peptide,VIP)及其受体含量减少与记忆力减退相关。

(3) 神经营养因子缺乏　神经元和胶质细胞可合成、分泌大量的营养因子,如神经生长因子(nerve growth factor,NGF)、睫状神经营养因子(ciliary neurotrophic factor,CNTF)、脑源性神经营养因子(brain-derived neurotrophic factor,BDNF)和胶质源性神经营养因子(glia-derived neurotrophic factor,GDNF)等。这些神经营养因子对神经元的存活和神经元突起的生长具有重要作用,已发现在多种神经退行性疾病中均有神经营养因子含量的明显降低。

2. 脑组织蛋白质异常　脑部蛋白质的代谢异常会导致认知障碍。蛋白质的修饰异常(如磷酸化失衡)可能影响短时程记忆;而新蛋白的合成障碍会影响长时程记忆的形成。在一些神经退行性疾病患者脑中,如阿尔茨海默病、帕金森病、亨廷顿病(Huntington disease,HD)、克 – 雅病(Creutzfeldt-Jakob disease,CJD)等,还可以发现蛋白质的异常聚集。蛋白质的异常聚集与基因变异、蛋白质合成后的异常修饰、慢病毒感染、脑老化和环境毒素等多种因素有关。

3. 脑缺血缺氧性损伤　脑缺血缺氧造成大脑皮质损伤是引起不同类型认知障碍的常见原因,可能与下述机制有关。

(1) 能量耗竭和酸中毒　在缺血缺氧状态下,机体的能量代谢转为无氧酵解,细胞出现能量耗竭。同时,无氧酵解引起乳酸酸中毒,细胞 Na^+-K^+ 泵功能障碍,导致细胞损伤。

(2) 细胞内 Ca^{2+} 超载　脑缺血时,神经细胞膜去极化,引起神经递质大量释放,兴奋性递质(如谷氨酸)的释放激活 N– 甲基 –D– 天冬氨酸受体(N-methyl-D-aspartic acid receptor,NMDA 受体),使钙通道开放,Ca^{2+} 内流增加。膜去极化本身也启动了电压门控钙通道,增加 Ca^{2+} 内流。细胞内 Ca^{2+} 超载通过干扰氧化磷酸化、破坏细胞骨架、促进血管收缩等一系列作用机制导致神经细胞死亡。

(3) 自由基损伤　在急性脑缺血时,自由基产生和清除的平衡状态受到破坏而引起神经细胞损伤,其损伤机制与 Ca^{2+} 大量内流、一氧化氮增多、趋化因子增加等因素有关。

(4) 兴奋性毒性(excitatory toxicity)　脑缺血缺氧造成的能量代谢障碍直接抑制细胞质膜上 Na^+-K^+-ATP 酶活性,使胞外 K^+ 浓度显著增高,神经元去极化。兴奋性神经递质谷氨酸在突触间隙大量释放,使突触后神经元过度兴奋并最终死亡。

4. 炎症损伤　在脑缺血发生后,脑部会产生多种细胞因子。致炎细胞因子占主导地位时,会加重脑缺血损伤;抗炎因子占主导时,则对脑缺血产生保护作用。如白细胞介素 –1β(interleukin –1β,IL-1β)和肿瘤坏死因子(tumor necrosis factor,TNF)加重脑缺血损害,转化生长因子 –β(transforming growth factor-β,TGF-β)则对脑缺血有保护作用。神经退行性疾病(如阿尔茨海默病)患者脑中,也发现了胶质细胞激活和炎症因子大量分泌的表现,增多的炎性物质会导致神经元损伤,甚至凋亡坏死。

5. 脑老化　认知功能一般随年龄增高(约 60 岁以后)而下降。研究发现,随年龄增长,帕金森病患者多巴胺能神经元数目减少,酪氨酸羟化酶和多巴脱羧酶活力下降。老年人脑血液供应减少,合成和分解代谢以及对毒素的清除能力均降低,这些都是造成神经细胞死亡、认知功能降低的主要原因。

6. 其他影响因素　一些环境和代谢因素,包括毒品、药物、酒精或重金属中毒等,会影响到患者的认知水平。颅脑创伤对学习记忆和智力有不同程度的影响,轻度创伤者可不出现症状,中度创伤者可失去知觉,重度创伤者可导致学习记忆严重障碍。慢性全身性疾病,如高血压、糖尿病、慢性阻塞性肺疾病等,可通过减少脑血液供应等机制,降低大脑功能。研究发现,轻松、愉快、多彩的生活环境可促进实验动物大脑皮质的生长;不良的心理社会因素,如负性生活事件、惊恐、抑郁等,可成为认知障碍的诱因。

二、对机体的影响

人脑所涉及的认知功能范畴极其广泛,包括学习、记忆、语言、运动、思维、创造、精神、情感等,因此,认知障碍的表现形式也多种多样,这些表现可单独存在,但多相伴出现。

1. 学习、记忆障碍　记忆是处理、储存和回忆信息的能力,与学习和知觉相关。记忆过程包括感觉输入→感觉记忆→短时程记忆→长时程记忆→储存信息的回忆等过程。大脑皮质不同部位的损伤,可引起不同类型的记忆障碍,如颞叶海马区受损主要引起空间情景记忆障碍,蓝斑、杏仁核区受损主要引起情感记忆障碍等。

2. 失语(aphasia)　是由于脑损害所致的语言交流能力障碍。患者在意识清晰、无精神障碍及严重智能障碍的前提下,无视觉及听觉缺损,亦无口、喉等发音器官肌肉瘫痪及共济运动障碍,却听不懂别人及自己的讲话,说不出要表达的意思,不理解亦写不出病前会读、会写的字句等。

3. 失认(agnosia)　是指脑损害时患者并无视觉、听觉、触觉、智能及意识障碍的情况下,不能通过某一种感觉辨认以往熟悉的物体,但能通过其他感觉通道进行认识。例如,患者看到手表而不知为何物,通过触摸手表的外形或听表走动的声音,便可知其为手表。

4. 失用(apraxia)　是指脑部疾病时患者并无任何运动麻痹、共济失调、肌张力障碍和感觉障碍,也无意识及智能障碍的情况下,不能在全身动作的配合下,正确地使用一部分肢体功能去完成那些本来已经形成习惯的动作,如不能按要求做伸舌、吞咽、洗脸、刷牙、划火柴和开锁等简单动作,但患者在不经意的情况下却能自发地做这些动作。

5. 痴呆(dementia)　是认知障碍的最严重的表现形式,是慢性脑功能不全产生的获得性和持续性智能障碍综合征。智能损害包括不同程度的记忆、语言、视空间功能障碍,人格异常及其他认知(概括、计算、判断、综合和解决问题)能力的降低,患者常常伴有行为和情感的异常,这些功能障碍导致患者日常生活、社会交往和工作能力的明显减退。在患者发展成为痴呆的病程中,往往会经历轻度认知障碍(mild cognitive impairment,MCI)的过程。虽然 MCI 患者的日常生活基本正常,但此时其认知功能已经出现障碍,且 MCI 有很高比例发展成为痴呆。因此 MCI 的早期诊断和干预,对减少痴呆的发生十分重要。

三、防治原则

对认知障碍的防治必须根据其病因和发病机制,采取相应的治疗策略。

1. 病因治疗　及早明确病因。目前认为,几乎所有神经退行性和绝大部分血管性痴呆均为不可逆性认知障碍,仅能缓解症状和延缓病程。而对于可治性认知障碍应尽早针对病因进行积极有效治疗,有望稳定或部分改善甚至完全恢复认知障碍。正常颅压脑积水经脑脊液分流手术,甲状腺功能减退经激素替代治疗,维生素缺乏者经维生素(尤其是大剂量 B 族维生素)补充,可以使其认知障碍逆转甚至完全恢复。由感染、炎症、肿瘤、创伤、中毒、代谢异常等因素导致的认知障碍,经有效病因治疗(如抗感染治疗、免疫调节治疗、肿瘤切除或放化疗等)可以稳定病情甚至部分改善认知。

2. 增加胆碱能神经元功能　胆碱酯酶抑制药(如多奈哌齐、卡巴拉汀)是阿尔茨海默病、血管性痴呆、帕金森病痴呆和路易体痴呆的一线治疗药物。

3. 抑制兴奋性氨基酸毒性　NMDA 受体抑制剂(如美金刚)可以用于治疗中重度尤其是伴随精神症状的阿尔茨海默病、血管性痴呆、帕金森病痴呆和路易体痴呆。

4. 对症和神经保护治疗　对于出现明显精神病样症状、焦虑、抑郁或睡眠障碍的患者需进行对症治疗。小剂量非典型抗精神病药可用于治疗认知障碍伴发的精神症状,尤其是伴有攻击行为症状者。选择

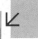

性 5- 羟色胺再摄取抑制药可用于治疗抑郁及焦虑症状,而焦虑或单纯睡眠障碍者可选用小剂量苯二氮䓬类药物治疗。

e **拓展知识**18-2 中国精神障碍分类与诊断标准 CCMD-3

第三节 阿尔茨海默病

e **临床病例**18-3 阿尔茨海默病

阿尔茨海默病(Alzheimer disease,AD)是一种常见的原发性痴呆,属于神经退行性疾病,其病理学特征包括神经元内部的神经原纤维缠结(neurofibrillary tangles,NFT)、细胞外的老年斑(senile plaques,SP)和明显的脑萎缩。AD 是引起老年人痴呆和慢性脑功能不全的最常见原因,严重影响老年人的健康和生活质量。据统计,西方国家 65 岁以上老年人中 AD 发病率约 10.7%,是老年人失能和死亡的主要原因。随着社会人口老龄化,AD 的患病人数正在急剧增长。因此,AD 是我们将要面临的重要社会公共健康问题。

e **拓展图片**18-1 阿尔茨海默病患者磁共振成像影像

一、病因

AD 的病因尚不完全清楚,以下因素可促进其发生:

1. 老龄 大多数 AD 患者在 70 岁左右开始发病,老龄是 AD 发病的基本危险因素。研究发现,60 岁以上人群的 AD 患病率随年龄增加而升高。65 ~ 85 岁老年人平均年龄每增加 5 岁,AD 的患病率增加 1 倍。尽管老龄与 AD 发病密切相关,但很多老年人一直保持着良好的智力,仍然可出色地完成工作,因此老龄不是 AD 发病的决定性因素。

2. 基因变异 大量研究发现,许多基因变异可促进 AD 的发生发展,这些变异基因既包括引起 AD 特征性病理学改变形成的诸多基因,也包括影响其降解的基因。

3. 代谢障碍 AD 患者脑中葡萄糖代谢降低,胰岛素信号通路异常,2 型糖尿病患者罹患 AD 的概率增高。多种神经递质(如乙酰胆碱、去甲肾上腺素)及受体含量下降。AD 的发病可能与雌激素缺乏有关,绝经后妇女 AD 的发病率较同年龄组的男性高 1.5 ~ 3 倍。

4. 炎症 AD 患者脑中的小胶质细胞呈现激活状态,并释放炎症因子损伤神经元,用非甾体抗炎药(nonsteroidal anti-inflammatory drugs,NSAIDs)治疗 AD 有一定效果。

5. 其他因素 颅脑创伤、大量饮酒、吸烟、活动不足、精神压抑史、重大不良生活事件史、抑郁症、帕金森病家族史、脑内病毒感染、低文化程度等也可能是 AD 发病的危险因素。

二、发病机制

AD 是典型的神经退行性疾病,除了特征性的老年斑和神经原纤维缠结外,脑内还可出现神经递质及其受体异常、炎症和免疫反应异常、自由基增多等异常改变。这些改变选择性地损害新皮质、海马、杏仁核、基底核、丘脑前核以及脑干内的一些神经核团。在新皮质和海马,受损最严重的是谷氨酸能神经元和一些中间神经元;在基底核、内侧隔核等部位,受损的主要是胆碱能神经元,使其投向新皮质和海马的胆碱能神经通路受损;在脑干内,受损的主要是蓝斑、中缝核等核团内的单胺能神经元(图 18-2)。这些损害导致严重的后果,其中新皮质联络区内的基底前脑胆碱能神经系统的损害,海马以及内侧颞叶皮质内神经元环路的损害,是 AD 产生记忆损害的关键因素;而行为和情绪异常可能是杏仁核、丘脑及脑干内投向海马区的单胺能神经元及颞叶皮质损害的结果。

1. Aβ 假说 AD 发病后受损脑区可见明显的老年斑(图 18-3)。这些老年斑的中心部分是沉积的 β 淀粉样肽(β-amyloid peptide,Aβ),被营养不良性肥大的轴突、神经纤维网细丝以及小胶质细胞和星形胶质细胞的突起包裹。

（1）Aβ 增多的机制　Aβ 是一组约由 40 个氨基酸残基所组成的多肽，$Aβ_{1-40}$ 和 $Aβ_{1-42}$ 是老年斑的主要组成成分，其中 $Aβ_{1-42}$ 的神经毒性较强。Aβ 是淀粉样前体蛋白（amyloid precursor protein，APP）经过分泌酶途径降解后的产物。其中 APP 首先被 β 分泌酶（beta-secretase 1，BACE 1）水解，再被 γ 分泌酶水解，产生 Aβ 多肽。由于 Aβ 的 C 末端具有疏水性，所以容易聚集和沉积。Aβ 的产生增多会引起老年斑的形成，从而导致 AD 的发生。在一些早发家族性 AD 患者中发现，位于 21 位染色体的 APP 基因突变，会导致 Aβ 产生增多及 $Aβ_{1-42}/Aβ_{1-40}$ 比例增加。唐氏综合征（21 三体综合征）患者可见典型的 AD 样神经病理学改变和临床表现，其机制被认为与增多的 APP 和 Aβ 有关。APP 常染色体变异使大量 Aβ 沉积于血管壁，引起脑淀粉样血管病。早老蛋白 -1（presenilin-1，

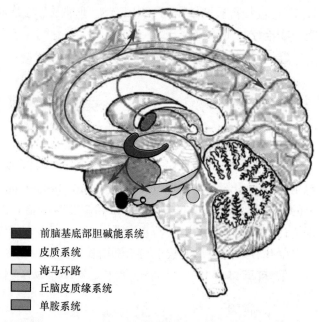

　　前脑基底部胆碱能系统
　　皮质系统
　　海马环路
　　丘脑皮质缘系统
　　单胺系统

图 18-2　阿尔茨海默病时易受损的神经元和传导通路

PS-1）和早老蛋白 -2（presenilin-2，PS-2）是 γ 分泌酶的重要组成部分，它们的变异导致 Aβ 过量生成，在早发性 AD 中发挥重要作用。

　　Aβ 的清除减少也是导致老年斑形成的原因。一些基因的异常可影响 Aβ 的代谢和清除，载脂蛋白 E（apolipoprotein E，apoE）等位基因与迟发性 AD 的发病有关，在 AD 患者脑部老年斑中可测出 ApoE 等位基因的免疫反应。ApoE 基因位点上，可表达 2、3 和 4 三个等位基因。ApoE4 相较于其他 ApoE，除了更能促进 Aβ 产生、沉积和传播，也能通过减少受体依赖的 Aβ 清除等方式，导致老年斑的形成。

　　（2）Aβ 的代谢和细胞毒性作用　Aβ 有双重作用，低浓度的 Aβ 有营养神经和促进神经突触生长的作用，而高浓度的 Aβ 则对神经元有毒性作用。正常情况下，Aβ 的产生与降解保持平衡。AD 患者 Aβ 的产生与降解的平衡被打破，导致过量的 Aβ 沉积并损伤神经元，表现出 Aβ 的细胞毒性作用。

　　Aβ 导致神经细胞过氧化损伤，破坏细胞的膜结构，导致细胞内钙超载，损伤神经元。许多抗氧化剂能保护神经细胞免受 Aβ 的损伤。Aβ 可引起炎症反应，增加炎症因子，激活补体系统，导致神经元的活性下降和突触丢失。Aβ 还通过抑制星形胶质细胞对谷氨酸的摄取，导致细胞外谷氨酸浓度增高，产生对神经元的兴奋性毒性。

　　2. tau 蛋白异常修饰学说　AD 中受损神经元常出现的另一变化是神经原纤维缠结（图 18-3）。神经原纤维缠结主要在神经元胞体产生，有些可扩展到近端树突干，含神经原纤维缠结的神经元大多已呈退行性改变。

　　神经原纤维缠结主要由异常修饰的 tau 蛋白组成。tau 蛋白是神经细胞最主要的微管相关蛋白（microtubule-associated protein，MAP），在细胞内位于轴索和胞体中，与微管上的微管蛋白结合，有促进微管聚合和稳定微管的作用。AD 患者的 tau 蛋白出现多种异常修饰，包括异常磷酸化（phosphorylation）、异常糖基化、异常糖化、异常泛素化等，其中以异常过度磷酸化（P-tau）最为显著。现已发现 tau 至少有 40 多个位点发生了异常过度磷酸化，这些位点已经成为研究 AD 中 tau 改变的重要靶标。tau 蛋白出现异常过度磷酸化的一个重要原因是蛋白激酶（protein kinase）和蛋白磷酸酶（protein phosphatase，PP）系统的失衡。蛋白激酶可以使 tau 在多个丝氨酸、苏氨酸及近来研究的酪氨酸位点磷酸化。实验研究发现，两类重要的蛋白激酶：脯氨酸指导的蛋白激酶（proline-directed protein kinase，PDPK）和非脯氨酸指导的蛋白激酶（non-

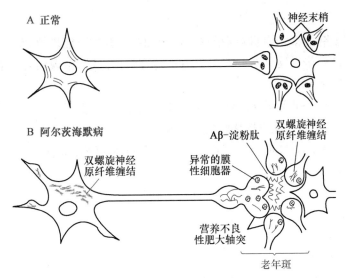

图 18-3　阿尔茨海默病时神经原纤维缠结和老年斑

proline-directed protein kinase,non-PDPK)在 tau 蛋白磷酸化过程中发挥了重要的作用。蛋白磷酸酶的作用是使蛋白去磷酸化,人脑中的多种蛋白磷酸酶(PP-1、PP-2A、PP-2B 和 PP-5)均可使 P-tau 多个位点去磷酸化并不同程度恢复其功能,其中 PP-2A 的作用最强。通过对 AD 患者脑部分析及实验研究发现,蛋白磷酸酶活性的降低会妨碍 P-tau 去磷酸化,使 AD 患者脑中的 tau 蛋白保持一种长时间过度磷酸化的状态。tau 蛋白过度磷酸化之后,一方面从微管上解离,由可溶变为不溶,进而形成双螺旋丝(paired helical filaments,PHF),导致神经原纤维缠结;另一方面,P-tau 蛋白可与正常 tau 蛋白竞争性结合微管蛋白,阻断微管蛋白的组装,抑制微管聚集,使微管解体及细胞骨架破坏。细胞微管骨架损害后可干扰细胞的轴浆运输,影响神经末梢和突触传递系统的结构和功能,导致突触丧失及神经元退行性病变,最终可使细胞死亡,神经元死亡后仅留下神经原纤维缠结包涵体的细胞残骸。

3. 神经递质及其受体异常　AD 患者脑内可出现一系列神经递质及其受体的异常。胆碱能神经缺陷,表现为大脑皮质和海马中胆碱乙酰转移酶活性显著下降,导致乙酰胆碱生成不足。单胺能神经系统异常,表现为额叶、颞叶、海马回和扣带回的去甲肾上腺素浓度明显下降。氨基酸递质及其受体也可出现异常。此外,AD 患者的脑脊液和许多脑区如额、颞、顶叶中的生长抑素减少,其中以颞叶最为显著。

4. 炎症和免疫反应异常　研究发现,脑组织中 Aβ 沉积诱导的炎症反应可促进 AD 的发生发展。Aβ 与神经胶质细胞上的受体结合,激活小胶质细胞和星形胶质细胞,产生大量的炎症因子和补体成分,导致脑内发生炎症和免疫反应而损伤神经元。

此外,AD 的发生机制还包括钙超载学说、病毒学说、微量元素学说、氧化应激学说等。总之,AD 的发病机制十分复杂,是各种病因相互影响、共同作用的结果。

三、对机体的影响

1907 年,德国医生 Alois Alzheimer 描述了第一例痴呆患者。这位患者有明显的记忆丧失和进行性认知功能损害。在患者脑中发现了 AD 特征性的病理改变,即新皮质和海马中的大量神经原纤维缠结和老年斑。

大多数 AD 患者在 70 岁左右开始出现临床症状,也可早至 50 岁发病,早发性 AD 往往有家族史。AD 的临床表现有以下几方面:

1. 记忆障碍　是 AD 最早的临床表现,起病隐匿,易被患者及家人忽略。早期为近期遗忘,学习能力下降,到 AD 中晚期患者的远期记忆也逐渐衰退。严重的记忆障碍造成定向障碍,表现为不认家门,对曾经熟识的人变得不认识等。

2. 认知思维障碍　患者临床表现随时间推移而逐渐加重。开始不能理解、掌握一般知识或技术,对抽象名词的概念含糊,病情进一步发展则对一般常识也不能理解,并逐渐出现语言功能障碍、计算力障碍、视空间定向力障碍、失认及失用等。

3. 性格改变　多数患者表现为原有性格的病态演变,如性格开朗者变为浮夸,谨慎者变为退缩,勤俭者变为吝啬等。个别病例呈现出与原有性格相反的表现。

4. 情感及精神异常　表现为抑郁、呆滞、退缩或盲目的欣快感等,易激惹,可有发作性暴怒和冲动行为,也可出现精神症状,如幻觉、妄想等。

这些方面的异常使患者的日常生活逐渐受到损害,到晚期患者往往生活不能自理,卧床不起,最后常常死于肺炎、尿路感染等并发症。

四、防治原则

目前临床上尚无 AD 的特效治疗方法,早期诊断治疗、最大化延缓或抑制痴呆的进程、改善患者的生活质量是 AD 治疗的目标。AD 源性轻度认知障碍(MCI)是最早出现临床症状的阶段,也是 AD 早期检测、诊断和防治最为重要的窗口期。生物标志物如血浆和脑脊液中的($A\beta_{1-42}$、$A\beta_{1-42}$/$A\beta_{1-40}$、T-tau、P-tau217、P-tau181、神经丝轻链 NfL 等)和影像标志物(tau-PET、$A\beta$-PET 等),可作为 AD 源性 MCI 的早期诊断及疾病进展评估的有力工具。适当的对症、支持疗法和良好的护理是改善患者生活质量的主要方法,其中药物治疗是 AD 治疗的主体。目前 AD 的药物治疗研究主要集中在延缓 AD 进程和针对 AD 病因治疗的药物上。

1. 延缓 AD 进程的药物　①胆碱酯酶抑制药:是轻 - 重度 AD 的一线治疗药物,可改善 AD 患者的认知功能、总体印象、日常生活能力和精神行为异常。胆碱酯酶抑制药存在明显的剂量效应关系,对于中 - 重度 AD 患者可选择高剂量治疗。② NMDA 受体拮抗剂:美金刚用于治疗中 - 重度 AD,可改善患者的临床症状,同时也是 AD 患者激越与焦虑的一线治疗药物。对于中 - 重度 AD 患者可以选用美金刚与胆碱酯酶抑制药联合治疗,而对于存在明显精神行为症状的重度 AD 患者,尤其推荐胆碱酯酶抑制药与美金刚联合治疗。③其他药物:如控制高血压、高脂血症、糖尿病等危险因素;使用抗炎药物阿司匹林;针对精神行为症状采用非典型抗精神病药或 5- 羟色胺类药;此外,临床研究初步证明,中医药联合西药治疗,有协同增效作用。

2. 针对 AD 病因治疗的药物　①抑制 $A\beta$ 形成和沉积的药物:$A\beta$ 靶向性抗体 Aducanumab 在 2021 年被 FDA 批准上市,不同于之前的缓解 AD 症状的药物,该抗体能有效降低患者脑中的老年斑,减缓疾病进程。免疫疫苗和 APP 水解酶抑制剂等仍处于临床试验阶段。②抑制 tau 蛋白生成及缠结的药物:神经原纤维缠结抑制剂、蛋白激酶 GSK-3β 抑制剂和 tau 蛋白免疫疫苗已进入临床研究阶段,但多数 tau 蛋白免疫治疗仍处于临床前研究阶段。③其他治疗:如基因治疗和干细胞移植等在 AD 动物实验上取得了一定的效果,但在临床使用尚存在很多技术上和伦理上的困境有待解决。

🄔 **拓展知识** 18-3　2022 年阿尔茨海默病生物标志物应用指南及研究进展
🄔 **拓展知识** 18-4　2020 年中国阿尔茨海默病痴呆诊疗指南

● 本 章 小 结 ●

意识障碍通常是指患者不能正确认识自身状态和(或)客观环境,不能对环境刺激做出适当反应的一种病理过程,是急性脑功能不全的重要表现形式之一。颅内疾病、全身代谢紊乱以及中毒都可影响脑干上行网状激活系统、丘脑和大脑皮质的功能而产生意识障碍。意识障碍的表现包括觉醒度降低和意识内容的变化,昏迷是最严重的意识障碍。认知障碍是指与学习记忆以及思维判断有关的大脑高级智能加工过程出现异常,从而引起严重学习和记忆障碍,同时伴有失语、失用、失认或失行等改变的病理过程。痴呆是认知障碍最严重的表现形式,是慢性脑功能不全产生的获得性和持续性智能障碍综合征。临床上原发性痴呆以阿尔茨海默病最为常见,阿尔茨海默病为典型的神经退行性疾病,其发病机制与脑内淀粉样物质沉积、神经原纤维缠结、神经递质及其受体异常、炎症和免疫反应异常、自由基增多等有关。

（尹　君　范元腾　何小华　周建新）

e 数字课程学习

📥 教学 PPT　　✍ 自测题

第十九章

多器官功能障碍综合征

第一节 概 述

多器官功能障碍综合征（multiple organ dysfunction syndrome，MODS）是指在严重感染、严重创伤、休克等危重病时或在其复苏后，同时或相继两个或两个以上器官发生急性、潜在可逆性的功能障碍，以致机体内环境的稳定必须靠临床干预才能维持的综合征。MODS 在高危人群中的发生率为 6% ~ 7%，平均病死率达 70%。它是重症监护病房、手术和创伤患者死亡的重要原因，占外科重症监护病房（intensive care unit，ICU）死亡病例的 50% ~ 80%。这种急性器官功能障碍可发生在所有的器官系统，如呼吸系统、心血管系统、泌尿系统、血液系统、消化系统和中枢神经系统等，患者的死亡风险随功能障碍器官的数量增加而升高。除非到晚期 MODS，器官功能障碍一般是可逆的，一旦治愈，功能可完全恢复。慢性病患者在原发器官功能障碍的基础上继发其他器官功能障碍，如肺源性心脏病、肺性脑病、肝肾综合征等，均不属于 MODS。

MODS 是 20 世纪 70 年代初外科领域提出的新概念。60 年代末和 70 年代初，外科医师发现，因创伤、失血性休克等进行大手术的患者，健全的器官在术后可相继出现衰竭，造成很高的病死率。这一种新的临床综合征引起医学界的广泛重视，被称为"序贯性器官衰竭（sequential organ failure）""多器官功能衰竭（multiple organ failure，MOF）""多系统器官功能衰竭（multiple system organ failure，MSOF）"。90 年代初，随着危重病急救技术和医学理论研究的进展，人们逐渐认识到，"多器官功能衰竭"是一个从早期轻度器官功能障碍到晚期器官功能衰竭的进行性动态变化过程，而"多器官功能衰竭"这一名词过于强调器官功能衰竭这一终点，未反映衰竭以前的状态，至诊断成立时病情已十分严重，不利于及早防治。1991 年，美国胸科医师学会（American College of Chest Physicians，ACCP）与危重病医学会（Society of Critical Care Medicine，SCCM）联合召开会议，提出将"多器官功能衰竭"这一术语改为"多器官功能障碍综合征（MODS）"。MODS 更能反映器官损害从轻到重的全过程，有利于临床早期诊断和干预。

📖 拓展知识 19-1 脓毒症和器官功能衰竭的定义第 1 次国际共识

第二节 多器官功能障碍综合征的病因与分类

一、病因

MODS 常在严重感染、严重创伤、低血容量性休克、急性胰腺炎、自身免疫病时发生，大多夹杂有医源性因素，如大手术、大量输血输液或术后治疗不当等，因此，病因常常是复合性的。引起 MODS 的病因很多，主要分为感染性因素和非感染性因素。

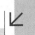

(一) 感染性因素

70% 左右的 MODS 由感染引起。严重的全身性感染所致的脓毒症和脓毒性休克是引起 MODS 及其患者死亡的主要原因。

导致脓毒症的病原菌通常为大肠埃希菌和铜绿假单胞菌;近年来,金黄色葡萄球菌、屎肠球菌等革兰阳性菌引起的脓毒症的发病率也显著上升。临床上,腹腔内感染最常见。腹腔感染的患者术后 MODS 发生率达 30% ~ 50%,而腹腔感染伴 MODS 患者的病死率高达 80% 以上。此外,肺部感染也是常见的原因,主要发生在老年人。

有些 MODS 患者血中细菌培养阳性,有感染症状,但找不到感染灶,可能原因是肠系膜缺血、肠道黏膜屏障功能下降或菌群失调时,肠道内细菌直接侵入血液循环所致的肠道细菌移位(bacterial translocation)。有些患者有全身感染表现,但找不到感染灶,血培养阴性,可能是肠源性内毒素血症或炎症介质所引起,因此称其为"非菌血症性临床脓毒症(non-bacteremic clinical sepsis)"。

(二) 非感染性因素

1. 严重创伤　严重的组织创伤如多发性骨折、大面积烧伤、大手术,由于组织损伤、坏死、失血和失液等,无论有无感染均可发生 MODS。急性坏死性胰腺炎造成的组织坏死也是引起 MODS 的重要原因。

2. 休克和休克后复苏　低血容量性休克引起多个器官组织的微循环血液灌流不足,或休克晚期微循环中形成大量微血栓,导致各器官组织的缺血、缺氧,继而引起器官功能损害;临床上,有些休克患者进行液体复苏后,易发生 MODS,可能与复苏所致的缺血再灌注损伤有关。

3. 大量输血、输液及药物使用不当　创伤后早期给予患者输注大量库存血是创伤后引发 MODS 的独立危险因素。库存血液中含有生物活性物质如 IL-6 和 TNF-α 等,因此,大量输库存血可引起炎症反应,直接导致 MODS 的发生。过量输液可增加心脏容量负荷,引起急性左心衰竭和肺水肿。抗生素使用不当,可引起肝、肾功能损害。

4. 免疫功能低下　自身免疫病、免疫缺陷性疾病、持续应激、肿瘤患者接受化疗或放疗等均可导致全身免疫功能低下,易继发严重感染。老年人器官的代偿能力及免疫功能低下也是发生 MODS 的重要危险因素。此外,大剂量使用糖皮质激素可引起免疫抑制、消化道溃疡出血以及继发感染等副作用。

5. 其他　医疗诊治中的操作不当或判断失误也是引起 MODS 的一大原因,如内镜检查导致的穿孔、高浓度吸氧导致的肺泡表面活性物质的破坏和肺血管内皮细胞损伤、呼吸机使用不当造成的心肺功能障碍等。此外,吸入大量的毒气(如火灾现场的空气)可引起急性呼吸窘迫综合征,继而导致 MODS 的发生。

二、评价标准

MODS 过程复杂,涉及多个器官,临床表现多样,目前已采用多个评分系统,如序贯性脓毒症相关器官功能衰竭评分(Sequential Sepsis-related Organ Failure Assessment,SOFA)、多器官功能障碍评分(Multiple Organ Dysfunction Score)以及逻辑性器官功能障碍评分(Logistic Organ Dysfunction Score,LODS)等,对急危重症患者的器官功能障碍进行评价,便于早期诊断、早期干预,有助于评估病情变化、预测预后。这些评分系统均含有评价呼吸、心血管、肾、肝、血液、中枢神经 6 个系统的 6 项指标,主要的区别在于评价心血管系统的参数不一样。然而,这些评分无法始终如一地预测 MODS 患者的预后和每个器官功能的恢复潜力。基于临床病例大数据的统计学分析,ACCP/SCCM 于 2016 年将脓毒症定义为机体对感染的反应失调而导致危及生命的器官功能障碍,当 SOFA 评分≥2 分时,即存在器官功能障碍(表 19-1)。多器官功能障碍综合征是同时或相继出现两个或两个以上器官功能障碍,脓毒症器官功能障碍的标准可以作为参考。

🅔 拓展知识19-2　欧洲重症医学会提出器官功能障碍的 SOFA 评分系统

🅔 拓展知识19-3　多器官功能障碍评分系统

📧 拓展知识19-4　逻辑性器官功能障碍评分系统
📧 拓展知识19-5　脓毒症和感染性休克定义第3次国际共识

表 19-1　序贯性脓毒症相关器官功能衰竭评分（SOFA）

器官系统	0	1	2	3	4
呼吸系统					
PaO$_2$/FiO$_2$（kPa）	≥53.3	<53.3	<40	<26.7 伴呼吸支持	<13.3 伴呼吸支持
凝血系统					
血小板（10^3/μl）	≥150	<150	<100	<50	<20
肝					
胆红素（mg/dl）	<1.2	1.2~1.9	2.0~5.9	6.0~11.9	>12.0
心血管系统	MAP≥70 mmHg	MAP<70 mmHg	多巴胺<5 或多巴酚丁胺（任何剂量）[a]	多巴胺 5.1~15 或肾上腺素<0.1 或去甲肾上腺素<0.1[a]	多巴胺>15 或肾上腺素>0.1 或去甲肾上腺素>0.1[a]
中枢神经系统					
Glasgow Coma Score	15	13~14	10~12	6~9	<6
肾					
肌酐（mg/dl）	<1.2	1.2~1.9	2.0~3.4	3.5~4.9	>5
尿量（ml）				<500	<200

PaO$_2$：动脉血氧分压；FiO$_2$：吸入气氧浓度；MAP：平均动脉压。a：剂量为 μg/(kg·min)。

三、分类

从 MODS 的发病形式看，一般认为包括以下两种类型：

（一）单相速发型

单相速发型 MODS 由损伤因子直接引起，原无器官功能障碍的患者同时或短时间内相继出现两个或两个以上器官系统的功能障碍。临床上多见于严重创伤、失血、休克后迅速发生，或在休克复苏后 12~36 h 内发生的 MODS，患者在短期内恢复或死亡。病变由原始损伤引起，病变的进程只有一个时相，即只有一个器官功能障碍高峰，故又称其为一次打击型。

（二）双相迟发型

双相迟发型 MDOS 常在创伤、休克、失血等损伤因素的作用下出现第一个器官功能障碍的高峰，经治疗之后数天内处于一个相对稳定的缓解期，但随后又遭受严重的全身性感染的打击，迅速出现脓毒症，此时病情急剧恶化，出现第二个器官功能障碍的高峰。因此，病情发展呈双相，即病程中有两个器官功能衰竭高峰出现。此型 MODS 并非仅由原始损伤直接引起，而要经历病情较重的"二次打击"，故又称为二次打击型。此型患者病情较重，常有死亡危险。

第三节　多器官功能障碍综合征的发生机制

MODS 的发生机制十分复杂，涉及神经、内分泌、体液和免疫等多个系统，至今尚未完全阐明。目前认为，全身炎症反应失控是最主要的发病机制，其他机制包括肠道损伤、肠道微生态改变、血管内皮损伤、微

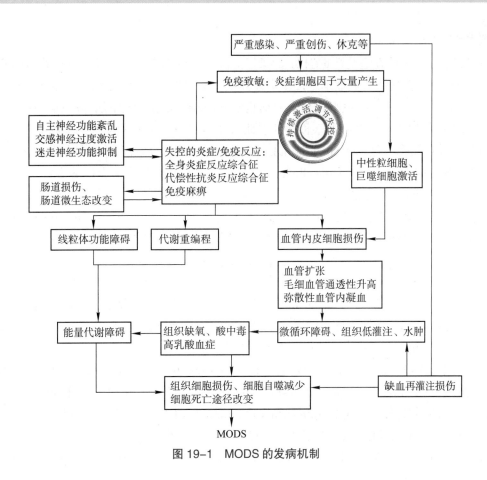

图 19-1 MODS 的发病机制

循环障碍、缺血损伤、缺血再灌注损伤、线粒体功能障碍、代谢重编程和细胞死亡等（图 19-1）。这些机制并非孤立存在，而是相互联系、相互影响。

一、全身炎症反应失控

机体发生严重感染、创伤、失血 / 失液、休克时，局部组织细胞释放炎症介质增多，诱导炎症细胞激活并向损伤部位聚集，出现局部炎症反应，有利于清除病原微生物和组织修复。但是，这些炎症介质一方面可激活白细胞，损伤内皮细胞，促进血小板黏附，释放氧自由基和脂质代谢产物等，另一方面又进一步促进局部组织和血液循环中炎症细胞的激活，两者互为因果，并在体内形成"瀑布效应"（cascade effects），使炎症反应不断扩大。当超出机体代偿能力时，机体内出现过度的炎症反应，造成自身组织细胞的严重损伤和器官功能障碍。

（一）全身炎症反应综合征

全身炎症反应综合征（systemic inflammatory response syndrome，SIRS）是指严重的感染或非感染因素作用于机体，刺激炎症细胞的活化，导致各种炎症介质的大量产生而引起一种难以控制的全身性瀑布式炎症反应。1991 年，ACCP/SCCM 在芝加哥会议上制定了 SIRS 的诊断标准，提出凡具备以下 2 项或 2 项以上指标，即可诊断为 SIRS：体温 > 38℃或 < 36℃，心率 > 90 次 /min，呼吸频率 > 20 次 /min 或动脉二氧化碳分压（$PaCO_2$）< 32 mmHg，外周血白细胞计数 > 12.0×10^9/L 或 < 4.0×10^9/L，或未成熟粒细胞 > 10%。鉴于该标准特异性低以及敏感性过高，2001 年 12 月在华盛顿召开的多学会联席会议对其相关指标进行重新修订，提出了比过去更为严格的新诊断标准，包括感染、炎症反应、器官功能障碍、血流动力学、组织灌注等 21 个指标及参数。2016 年 ACCP/SCCM 召开的联席会议对全身炎症反应综合征的定义和诊断标准没有进行更多的讨论和更新。

🔵 拓展知识 19-6 脓毒症定义第 2 次国际共识

1. 炎症细胞活化 机体在遭受严重创伤、感染、休克后,人体固有的防御反应维持着内环境的稳定,这种反应的重要表现之一就是激活炎症细胞产生炎症介质。炎症细胞主要包括中性粒细胞、单核巨噬细胞、血小板和内皮细胞。它们一旦受到刺激,会发生细胞变形,分泌细胞因子、溶酶体酶、氧自由基或凝血因子等,形态上伴有脱颗粒的变化以及细胞表面表达黏附分子或原有的无黏附活性的黏附分子变得有黏附活性,这个过程称为炎症细胞活化(activation of inflammatory cells)。研究发现,中性粒细胞在激活过程中产生中性粒细胞胞外诱捕网(neutrophil extracellular trap,NET),NET 由包裹着组蛋白的 DNA 和丰富的颗粒蛋白组成,颗粒蛋白包括髓过氧化物酶(myeloperoxidase,MPO)、中性粒细胞弹性蛋白酶(neutrophil elastase,NE)、组织蛋白酶和乳铁蛋白等。尽管 NETs 可以捕获并杀死细胞外微生物,但大量释放的 NETs 可以通过多种途径引起组织器官损伤。因此,炎症细胞活化,对于增强机体防御能力、清除病原体等具有积极意义,但炎症细胞过度活化后,大量浸润至组织,可引起原发组织甚至远隔组织细胞的损伤,促进 MODS 的发生和发展。

2. 炎症介质泛滥 炎症介质(inflammatory mediators)是指在炎症过程中由炎症细胞释放或从体液中产生,参与或引起炎症反应的化学物质的总称。炎症介质分为细胞源性和血浆源性炎症介质两类。感染或非感染因素通过病原体相关分子模式(PAMP),如革兰阴性细菌的脂多糖(LPS)和病毒 RNA 等,以及损伤相关分子模式(DAMP),包括高速泳动族蛋白 B1(high mobility group protein B1,HMGB1)、热休克蛋白、S100 蛋白、线粒体 DNA 和腺苷三磷酸(adenosine triphosphate,ATP)等,作用于炎症细胞的模式识别受体(如 TLR4 等),进而激活核因子 -κB(nuclear factor kappa B,NF-κB)、丝裂原活化蛋白激酶(mitogen-activated protein kinase,MAPK)、Janus 激酶/信号转导及转录活化因子(Janus kinase/signal transducer and activator of transcription,JAK/STAT)以及干扰素调节因子(interferon regulatory factor,IRF)等细胞内信号转导通路,使细胞源性炎症介质的产生增加。

(1) 细胞因子 研究表明,有多种细胞因子参与 SIRS 的发生、发展过程,如 TNF-α、IL-1、IL-6、IL-8、IL-5、IL-12、IL-17、集落刺激因子、趋化因子和 HMGB1 等。其中 TNF-α 和 IL-1 是参与 SIRS 和 MODS 最重要的早期炎症介质,而血清中 HMGB1 在感染后 $16 \sim 24$ h 才升高,是参与 MODS 的重要晚期炎症介质。这些细胞因子具有广泛的生物学作用:①通过激活细胞内信号转导通路,使其他炎症介质的产生大量增加,启动瀑布式炎症级联反应;②参与创伤后的高代谢反应,引起发热、蛋白质消耗、机体耗氧量增加;③损伤组织细胞。

🔵 拓展图片 19-1 TNF-α 启动瀑布式炎症级联反应

🔵 拓展视频 19-1 白细胞介素 -1β 释放的分子机制

(2) 脂类炎症介质 细胞膜结构破坏后,膜上磷脂可降解生成脂类炎症介质,主要包括二十烷类炎症介质和血小板活化因子(platelet-activating factor,PAF)。

1) 二十烷类炎症介质:主要包括前列腺素、白三烯、血栓素等 20 个碳原子的一大类炎症介质,它们的前体均为花生四烯酸。膜磷脂在磷脂酶 A_2 的作用下,产生花生四烯酸。花生四烯酸经环加氧酶作用,产生前列腺素类(prostaglandins,PGs)和血栓素类(thromboxanes,TXs),其中重要的是 TXA_2、PGE_2 和 PGI_2。TXA_2 促进血小板聚集及血管收缩,参与 ARDS 时肺微循环内的血栓形成、肺动脉高压及通气血流比例失调的发生;PGE_2 使小血管扩张,血管壁通透性增加,形成局部炎性水肿,是发热的中枢调节介质,但可抑制巨噬细胞的功能,因此又是重要的抗炎介质;PGI_2 使血管扩张,血管壁通透性增加,参与 SIRS 时广泛性渗出和感染性休克时低血压的形成。花生四烯酸经 5- 脂加氧酶作用,产生白三烯类(leukotrienes,LTs),包括 LTB_4、LTC_4 和 LTD_4 等。LTs 的主要作用有:趋化中性粒细胞和使平滑肌收缩,其中 LTB_4 的作用以前者为主,LTC_4 和 LTD_4 的作用以后者为主。

2) PAF:SIRS 时活化的磷脂酶 A_2 可裂解膜磷脂上的脂肪酸生成溶血 PAF,后者经乙酰转移酶作用生成PAF。PAF具有活化血小板,引起血小板黏附、聚集及释放组胺等作用;活化中性粒细胞和单核巨噬细胞,使其分泌细胞因子;活化内皮细胞,使其表达黏附分子。小剂量的PAF可使炎症细胞对炎症介质的敏感性升高,大剂量时可引起低血压和急性肺损伤。

(3) 黏附分子　炎症、烧伤、创伤、休克等病理过程中,中性粒细胞是血液循环中最多、最先到达损伤部位的炎症细胞。黏附分子在中性粒细胞发挥致炎作用方面起着重要的作用。这些黏附分子主要包括整合素、选择素和免疫球蛋白三个家族。在炎症介质的刺激作用下,黏附分子介导中性粒细胞和内皮细胞的黏附反应,在TNF-α、IL-1等细胞因子作用下,内皮细胞的细胞间黏附分子-1(intercellular adhesion molecule-1,ICAM-1)表达可增加30倍,E-选择素则可增加100倍。黏附且激活的白细胞可释放氧自由基和溶酶体酶,导致内皮细胞和其他组织细胞的损伤。

(4) 氧自由基与一氧化氮　SIRS时白细胞的激活可产生大量氧自由基;休克容量复苏后,由于氧的大量重新摄入和黄嘌呤氧化酶的激活,内皮细胞也可产生大量氧自由基。氧自由基可以攻击细胞的所有成分,脂质、蛋白质和核酸最易受其损害,从而损伤细胞质膜,使许多酶失活,造成染色体基因突变和细胞损伤等。自由基除细胞毒性外,还可作为信使分子参与多种细胞的信号转导过程。但并不是所有的自由基都是有害的,如内皮细胞产生的一氧化氮,它能够稳定溶酶体膜,抵抗自由基的损伤;减少白细胞和血小板的黏附,减少血管损伤;还可以舒张血管平滑肌,扩张血管,增加缺血器官的灌注量。但如果一氧化氮产生过量,则又会导致血管麻痹性扩张,引起难治性低血压。

(5) 血浆源性炎症介质　组织损伤还可激活血浆中的补体、激肽系统、凝血系统和纤溶系统等,从而释放具有活性的C3a、C5a、缓激肽、凝血酶、纤维蛋白降解产物等血浆源性炎症介质,它们作用于全身各个组织、器官,引起功能紊乱。C3a、C5a可作为趋化因子吸引中性粒细胞到达炎症部位,促进其呼吸爆发,从而释放氧自由基和溶酶体酶等;还刺激嗜碱性粒细胞和肥大细胞释放组胺,增加血管壁通透性,促进微循环功能障碍。血浆激肽系统激活过程中产生的缓激肽可扩张微血管,增加微血管通透性,并且具有致痛作用。组织损伤时,内、外源性凝血途径均被激活,产生大量的凝血酶,使凝血级联反应不断扩大,形成血栓,造成器官微循环障碍。早期,纤溶系统被激活,有利于血栓溶解,但其过度激活后造成严重的出血倾向。后期,纤溶系统转入抑制状态。

3. 炎症介质及中性粒细胞活化导致细胞损伤的机制　炎症是机体固有的防御反应,适量的炎症介质对机体有益,有助于杀灭细菌、清除坏死组织、增强免疫活性和修复创伤等,维持内环境稳定。过度的炎症反应及中性粒细胞活化可使组织的微循环灌流障碍,且直接诱导细胞损伤,从而引起广泛的组织细胞缺血缺氧损伤,发生器官功能障碍,其主要机制归纳如下(图19-2)。

(1) 血管扩张　由于PGE₂、组胺、一氧化氮和激肽等舒张血管物质的大量产生以及SIRS时血管对交感神经的低反应性,血管发生强烈扩张,造成脓毒症时顽固性低血压和组织低灌注,组织细胞发生缺血缺氧。

(2) 微血管的栓塞　炎症状态下,红细胞的变形能力降低,活化的白细胞和血小板在微血管的募集、组织因子的表达上调激活外源性凝血途径,以及纤溶受抑制从而使血液处于高凝状态,容易发生微血管的栓塞,造成组织的灌流障碍。

(3) 血管内皮功能紊乱　黏附分子介导的中性粒细胞-内皮细胞的相互作用使活化的中性粒细胞游走到组织间隙,导致血管通透性增加。PGE₂、组胺等炎症介质也增加血管的通透性,从而引起组织水肿,加重组织的灌流障碍。

(4) 白细胞介导的损伤　白细胞的游走以及白细胞释放的降解酶、NET、细胞因子、活性氧等造成内皮细胞以及其他组织细胞的损伤。

(二) 促炎与抗炎反应的平衡失调

SIRS时,活化的炎症细胞既能产生促炎介质(pro-inflammatory mediators),也能产生抗炎介质(anti-

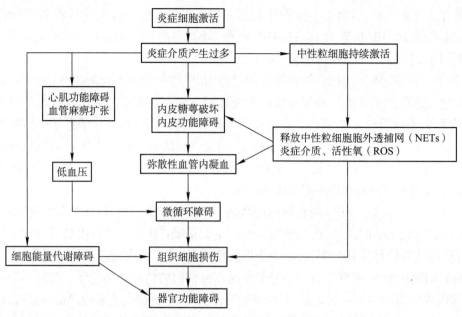

图 19-2 炎症介质及中性粒细胞活化导致细胞损伤的机制

inflammatory mediators)。在促炎介质释放的过程中,机体通过代偿机制,可同时产生各种内源性抗炎介质,拮抗炎症反应,有助于炎症的控制。抗炎介质是一类具有抑制炎症介质释放、对抗促炎介质功能以及控制炎症反应的免疫调节分子,主要包括 PGE$_2$、IL-10、IL-4、IL-11、IL-13、IL-1 受体拮抗剂、可溶性 TNF-α 受体、转化生长因子 -β(TGF-β)和糖皮质激素等。随着炎症反应逐渐发展加重,机体的抗炎反应也随之加强,维持促炎与抗炎反应间的动态平衡。适度产生的抗炎介质可避免炎症反应的过度发展,但抗炎介质的过度表达如果释放入血,则可引起代偿性抗炎反应综合征(compensatory anti-inflammatory response syndrome,CARS),进而导致免疫系统功能的广泛抑制,促进感染的扩散和增加对感染的易感性,患者往往由于严重、持续的感染而死亡。SIRS 与 CARS 是对立统一的,两者保持平衡则内环境保持稳定。SIRS 过强则导致炎症反应失控,使细胞因子由保护作用转为损伤性作用,局部组织及远隔器官均遭到损伤而导致细胞凋亡、坏死、休克及器官功能障碍甚至 MODS;同时由于 CARS 过强导致全身免疫功能严重低下,引发全身性感染而导致 MODS。两者均为 SIRS/CARS 失衡的严重后果。

二、肠道损伤和肠道微生态改变

正常情况下,肠黏膜上皮是防止细菌或毒素从肠道进入血液循环的重要机械防御屏障。休克、严重感染等病因所致的肠黏膜持续缺血或大量炎症介质的释放,可导致肠黏膜上皮的损伤,其天然防御屏障功能减弱,细菌或内毒素进入肠壁组织,经肠系膜静脉进入肝及全身循环,肠内细菌侵入肠外组织的过程称为细菌移位。正常情况下,进入门静脉系统的少量肠道细菌和内毒素能够被肝中的库普弗细胞清除,因此,肝的库普弗细胞作为防止肠源性感染的第二道防线发挥关键作用。在创伤、休克或大手术等危重病患者中,往往存在肝供血不足、肝细胞和库普弗细胞功能受损,此时清除肠源性内毒素或细菌的能力丧失,造成细菌和内毒素进入体循环,容易引发全身性感染或内毒素血症,继而激活各处的炎症细胞释放多种炎症介质,促使 MODS 的发生和发展。然而,目前的研究证据并不完全支持上述细菌和内毒素移位的假说。大量实验证据显示,损伤的肠黏膜释放的毒性介质通过肠系膜淋巴结转运至血液循环,可能是导致远处器官功能障碍的重要因素。此外,越来越多的证据表明,肠道微生态改变在危重症的病理调节中也发挥着至关重要的作用。脓毒症时,肠道微生物组改变对脓毒症患者的预后以及器官功能产生不利影响(图 19-3)。

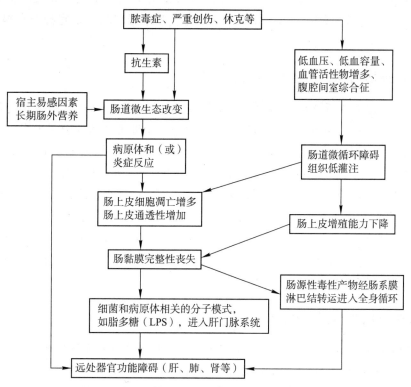

图 19-3　肠道损伤和肠道微生态改变在多器官功能障碍发生机制中的作用

　　进入体循环的内毒素可直接激活炎症细胞(如单核巨噬细胞)，通过细胞内信号转导通路启动炎症介质基因的转录。内毒素(即 LPS)首先与血液中的脂多糖结合蛋白(lipopolysaccharide binding protein，LBP)结合，从而识别单核巨噬细胞膜上 LPS 受体分子 CD14，激活具有信号转导功能的 TLR4，在 MD-2 的辅助下，LPS信号被转导至细胞内，并通过接头蛋白 MyD88 激活 IL-1 受体相关激酶(IRAK-4)和 TNF 受体相关因子(TRAF-6)，并通过激活丝裂原蛋白激酶(MAPK)导致 NF-IL-6、AP-1、CREB 及 NF-κB 等转录因子的活化，启动如 TNF-α、IL-1、NOS 等炎症介质基因转录(图 19-4)。内毒素也可激活补体系统，促使炎症细胞的进一步激活，导致前列腺素、白三烯、TNF-α 等炎症介质的大量释放。内毒素还可直接损伤血管内皮

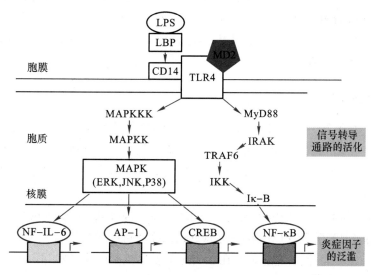

图 19-4　LPS 导致炎症细胞活化及炎症介质泛滥的机制

细胞,使凝血与纤溶系统异常激活,引发 DIC。总之,内毒素可引起大量炎症介质的释放、微血栓的形成及微循环功能障碍,加重组织细胞的结构损伤与破坏,促进各个器官功能障碍甚至衰竭,最终导致 MODS 的发生。

三、血管内皮损伤与微循环灌注障碍

各组织器官微循环血液灌流不足是 MODS 发生的重要机制。严重感染等因素可直接损伤各个组织器官的血管内皮细胞(vascular endothelial cell,VEC),不仅使血管壁通透性增加引起组织水肿,而且使 VEC 与白细胞的相互作用增强,引起微循环的血流阻力增加甚至阻塞微血管导致无复流现象;此外,VEC 损伤使促凝活性增强导致微血栓形成,这些因素均可导致微循环的血液灌流量显著减少,组织器官持续性缺血缺氧,促进 MODS 的发生。TXA_2 和 PGI_2 之间的平衡紊乱也是引起微循环灌注障碍的原因。在 MODS 的发生中,多种因素之间相互影响、相互促进,共同推进 MODS 的发生与发展,如过度的炎症反应造成的组织损伤可激活凝血过程,而凝血系统的异常激活不仅导致微循环灌注障碍,也可加重炎症反应,活化的凝血酶通过与血管内皮细胞表面的蛋白酶激活受体(proteinase-activated receptors,PAR)结合,促进内皮细胞表达多种黏附分子和炎症细胞因子。

四、缺血损伤及缺血再灌注损伤

各种严重损伤因素使机体处于应激状态,导致交感 – 肾上腺髓质系统和肾素 – 血管紧张素系统兴奋,引起组织器官持续性缺血缺氧。缺氧引起的能量代谢障碍和细胞结构的损伤是 MODS 发生的病理基础。部分患者缺血器官再灌注后,其器官功能障碍仍呈进行性加剧的趋势。再灌注后出现 MODS 的机制尚未完全明了,可能与自由基产生、钙超载、白细胞与内皮细胞的相互作用及组织间质水肿等有关。

五、细胞死亡

脓毒症可以激活各种细胞死亡途径,包括坏死、凋亡、坏死性凋亡(necroptosis)、焦亡(pyroptosis)和自噬诱导的细胞死亡(autophagy-induced cell death)等。这些细胞死亡途径在脓毒症多器官功能障碍的发生、发展中发挥重要作用。坏死是一种非程序性细胞死亡,可由病原体释放的各种毒力因子、组织低灌注触发。坏死细胞可释放 DAMP,加重炎症反应。细胞凋亡是一种程序性细胞死亡,脓毒症时肠道和呼吸道上皮细胞、心肌细胞、内皮细胞和淋巴细胞凋亡增加。细胞凋亡被认为在脓毒症多器官功能障碍和免疫失调中发挥重要作用,淋巴细胞凋亡过度可引起免疫麻痹,中性粒细胞凋亡延迟可以通过释放 NETs 促进远端组织损伤。脓毒症时病原体识别触发的细胞内反应涉及炎症小体的组装,炎症小体的激活可诱导细胞焦亡,加重炎症反应。此外,自噬作为一种分解代谢过程,可以处理包括大分子结构在内的受损细胞内容物。脓毒症时自噬不足可加重器官功能障碍。

六、线粒体功能障碍

线粒体作为重要的细胞器,参与 ATP 的合成、细胞内钙稳态以及 ROS 和活性氮的产生,而且线粒体还参与内源性凋亡途径。早期的超微结构证据表明,脓毒症会损害线粒体的结构和功能。脓毒症时,线粒体电子传递链复合体受损导致的氧化磷酸化减少、ATP 生成减少、ROS 产生增加以及线粒体生物合成减少均可能促进 MODS 的发展。

此外,脓毒症发展过程中,炎症细胞出现代谢重编程(metabolic reprogramming),在有足够氧气供应的情况下,炎症细胞代谢仍向糖酵解转变(Warburg 效应);脓毒症还可诱导机体自主神经功能紊乱,表现为交感神经过度激活和迷走神经功能抑制,这些改变在 MODS 的发生机制中同样发挥作用。

第四节 多器官功能障碍综合征时机体的功能与代谢变化

MODS 可以涉及体内每个重要系统、器官的功能和代谢。这些变化既构成了 MODS 临床表现的病理生理基础,又为临床诊断提供了依据。现将 MODS 时机体主要器官的功能、代谢变化介绍如下。

1. 肺功能不全 肺功能不全在 MODS 中发生率较高,据临床资料统计,MODS 患者 83% ~ 100% 发生肺功能不全。MODS 患者常最先出现急性肺损伤,轻者表现为肺功能不全,严重的可出现急性呼吸窘迫综合征(acute respiratory distress syndrome,ARDS)。ARDS 患者表现为明显的进行性呼吸困难与顽固性低氧血症,肺顺应性显著降低(见第十四章)。上述变化出现较早,多在创伤和感染发生的 24 ~ 72 h 内出现。

肺易受累的原因有:①肺是全身静脉回流的主要滤器,又是一个重要的代谢器官,全身组织中回流的许多代谢产物和毒物在这里被吞噬、灭活和转化。血中的有毒物质易滞留在肺造成损伤。②创伤或感染时的大量坏死组织、内毒素等可激活肺巨噬细胞、中性粒细胞及补体系统等,一方面,这些效应细胞可以通过在肺血管内淤积阻塞、黏附于内皮细胞等对肺造成直接损害;另一方面,它们释放出多种血管活性物质和炎症介质,损伤肺组织,明显削弱肺的防御功能,更利于细菌从呼吸道入侵。

e 临床病例 19-1 严重创伤

2. 肝功能不全 MODS 时肝的功能代谢变化主要表现为黄疸和肝功能不全。血清总胆红素大于 34 μmol(2 mg/dl),血清丙氨酸氨基转移酶(alanine aminotransferase,ALT)、天冬氨酸氨基转移酶(aspartate aminotransferase,AST)、LDH 或碱性磷酸酶(alkaline phosphatase,AKP)在正常值上限的 2 倍以上。肝损伤的原因有:①创伤、休克和全身感染都可引起肝血流量减少,直接影响肝实质细胞和库普弗细胞的能量代谢;②各种损伤因素促发内源性细菌与毒素的吸收、迁移,进入血液循环,细菌或毒素到达肝后,可直接损害肝实质细胞或通过肝库普弗细胞合成并释放 TNF-α、IL-1 等多种炎症介质损伤肝细胞。肝是机体重要的防御器官,各种严重致伤因素引起肝功能障碍,使肝对毒素的清除功能削弱,蛋白质合成能力下降,这些变化反过来又加重机体的损伤,从而形成恶性循环。因此,在感染引起的 MODS 中,若患者发生严重的肝损伤则病死率明显升高。

e 临床病例 19-2 多发软组织感染

3. 肾功能不全 MODS 患者常出现急性肾功能不全,大多表现为尿量减少,血浆肌酐持续高于 177 μmol/L(2 mg/dl),尿素氮高于 18 mmol/L(50 mg/ml),严重时需用人工肾维持生命。肾功能不全在 MODS 中很常见,达 40% ~ 55%。MODS 时,肾功能不全最初表现为肾小球滤过率下降,随后出现蛋白尿和肾小管细胞管型。肾损伤的机制是:①休克、创伤等因素引起血流在体内重新分布,肾血液灌流减少,造成肾小管缺血;②循环中的一些有毒物质(如肌红蛋白、内毒素等)可损伤已缺血的肾小管,造成急性肾小管坏死。肾的功能代谢状态在决定病情转归中起关键作用。MODS 患者如出现急性肾功能不全,预后较差,因此对危重患者要密切观察肾功能。

4. 胃肠道功能不全 严重创伤、休克和全身性感染时,胃肠血管收缩使黏膜缺血缺氧,发生胃肠黏膜糜烂(病变侵犯到上皮表层)和浅表溃疡(病变侵犯到黏膜下层),称为应激性溃疡。通常还伴有麻痹性肠梗阻,表现为高度腹部胀气,肠鸣音减弱甚至消失。

创伤、休克或严重感染时全身微循环血液灌注量下降,肠黏膜下微循环血流锐减,造成肠黏膜的变性、坏死或通透性增高,导致细菌及内毒素越过已破坏的肠屏障进入门静脉系统,加重机体损害,导致 MODS 形成。此外,患者长期经静脉营养,没有食物经过消化道,引起胃肠黏膜萎缩,屏障功能减弱,造成细菌或毒素入血。因此,MODS 时若有胃肠黏膜损害,则菌血症、内毒素血症、脓毒症的发生率很高。

5. 心功能不全 危重患者心功能不全的发生率为 10% ~ 23%。主要表现为突发低血压,平均动脉压在 60 mmHg(8.0 kPa)以下,心指数低于 2 L/(min·m²),对正性肌力药物不起反应。还可见心动过速、心搏缓慢甚至心搏骤停,心肌酶可正常或异常。脓毒症常引起心肌内在收缩与舒张功能障碍,即脓毒症心肌病。脓毒症心肌病的发生与 MODS 患者预后不良密切相关。然而,脓毒症心肌病的临床诊断亟须改进。目前一些研究将射血分数(EF)降低作为诊断脓毒症心肌病的指标,但 EF 受前负荷、后负荷和心肌收缩力的影响,是一个负荷依赖的指标,并不能直接反映心肌内在收缩功能。目前认为,斑点追踪超声心动图测量的左心室整体纵向应变(global longitudinal strain,GLS)可能是评估左心室收缩功能的一种更可靠的方法。一般认为,组织多普勒成像测定的二尖瓣外侧环舒张早期运动速度 E′ 波峰值、脉冲波多普勒超声检测的舒张早期二尖瓣血流速度 E 波峰值与 E′ 波峰值的比值(E/E′,即左心室充盈指数)可以评价左心室舒张功能障碍。尽管 E/E′ 比值与左心室充盈压密切相关,但在某些临床情况下,E/E′ 比值与左心室充盈压缺乏相关性。有研究表明,E′ 峰值以及二尖瓣环舒张晚期运动速率 A′ 峰值的降低可能更准确地反映左心室心肌舒张功能障碍。

6. 凝血系统功能障碍　据统计,MODS 死亡病例中 82% 有凝血系统功能障碍,其判断标准主要依据实验室检查:血小板计数进行性下降,凝血时间、凝血酶原时间和活化部分凝血活酶时间可延长达正常的 2 倍以上,常需补充凝血因子才能纠正。纤维蛋白原减少,并有纤维蛋白(原)降解产物[fibrin(fibrinogen) degradation products,FDP/FgDP]增多。部分患者出现 DIC,严重者全身出血表现明显。

e 临床病例 19-3 *术后严重感染*

7. 免疫系统功能障碍　MODS 早期,免疫系统被激活。患者血浆补体水平有显著变化,主要表现为 C3a 和 C5a 的升高。C3a 和 C5a 可影响微血管通透性,激活白细胞和组织细胞。此外,在由感染引起的 MODS 中,革兰阴性菌产生的内毒素具有抗原性,它能形成免疫复合物(immune complex,IC),激活补体,产生过敏毒素等一系列血管活性物质。IC 可沉积于多个器官微血管内皮细胞上,吸引多形核白细胞,释放氧自由基和溶酶体酶,从而导致各系统器官的非特异性炎症,细胞变性坏死,器官功能障碍。

MODS 晚期,机体免疫系统处于全面抑制状态,体内中性粒细胞的吞噬和杀菌功能下降,单核巨噬细胞功能受抑制,辅助性 T 细胞 / 抑制性 T 细胞(helper T lymphocyte/ suppressor T lymphocyte,Th/Ts)比例降低,B 淋巴细胞分泌抗体能力减弱,炎症反应无法局限化,感染容易扩散。

8. 中枢神经系统功能障碍　休克、创伤及严重感染时,糖皮质激素等分解蛋白的激素分泌增多。在肌肉组织蛋白质分解后产生的氨基酸中,支链氨基酸较少,芳香族及含硫氨基酸较多。后两者可在外周及中枢形成假性神经递质。假性神经递质干扰正常的神经传导,使中枢正常的兴奋性不能维持而转为抑制。患者可表现为反应迟钝、意识混乱、轻度定向力障碍、谵妄甚至昏迷。

9. 代谢障碍　SIRS 和 MODS 普遍存在细胞代谢障碍尤其是细胞的氧代谢障碍,主要表现在以下几个方面:

(1) 高分解代谢　高分解代谢是 SIRS 及 MODS 的主要临床特征。可持续 2~3 周。主要表现为静息时全身耗氧量和能量消耗增高,糖、脂质和蛋白质的合成代谢下降,分解代谢增强,导致血糖、血游离脂肪酸及血尿素氮增高,体内蛋白质代谢出现负氮平衡。创伤后的高代谢状态本质上是机体对损伤因素积极的防御性应激反应,但是高代谢状态持续时间过长,将加重心、肺负担,消耗能量物质过多,从而促进 MODS 的发生发展。

(2) 组织氧债增大　机体所需的耗氧量与实测耗氧量之差称为氧债(oxygen debt),氧债增大说明组织缺氧。MODS 死亡患者氧债大且持续时间长,存活者氧债较少。氧债程度与器官功能衰竭的严重程度及患者预后有密切关系。

(3) 组织利用氧障碍　MODS 患者微循环内常有微血栓使血流中断、组织水肿使氧弥散到细胞的距离增大,微血管舒缩能力丧失,使细胞摄取氧受限。

(4) 能量代谢障碍　组织灌流减少和再灌注损伤都损害线粒体的结构和功能,使氧化磷酸化发生障碍,ATP生成减少,从而导致器官功能损害。

拓展图片19-2　脓毒症时主要的系统器官功能障碍

第五节　多器官功能障碍综合征的防治原则

MODS一旦发展至多器官功能衰竭,则抢救治疗将变得异常困难,病死率相当高,因此,对MODS患者的早期诊断、早期干预尤为重要。控制原发病是防治MODS的关键,要加强对休克、创伤、感染的早期处理,尽早控制感染,尽快恢复血容量,提供合适的组织供氧量,维持各个组织器官的正常功能。

一、防治感染和创伤

防治感染和创伤的目的是去除SIRS及MODS的病因。应尽早清除感染灶,引流脓液,给予适当的抗生素,对于脓毒症和脓毒症休克患者争取在最初1 h内,尽早输注对所有可能的病原体[细菌和(或)真菌]有效的抗生素,并在使用抗生素前进行病原体培养,但不能因此而延误抗生素的给药。保持肠道通畅,维护肠道屏障功能避免肠源性感染。对于创伤,彻底清除创面坏死组织和血肿,预防感染的发生。骨折要早期固定以减少进一步的组织创伤及限制炎症反应。烧伤要尽早切痂植皮。对休克、大量失血的患者应积极进行休克的复苏,如纠正酸中毒、补充血容量、维持血细胞比容、合理制定补液容量、改善微循环的血液灌流量,以及合理使用血管活性药等,尽可能缩短休克时间,以避免引起进一步的器官功能障碍。此外,应尽量减少侵入性诊疗操作,加强ICU病房机械设备的消毒、灭菌,以减少医源性感染。

二、改善氧代谢,纠正组织缺氧

氧代谢障碍是MODS的特征之一,纠正组织缺氧是MODS重要的治疗目标,其治疗措施包括增加全身氧输送、降低氧需、改善组织细胞利用氧的能力等。

拓展知识19-7　2015重症血流动力学治疗北京共识

(一)增加全身氧输送

提高氧输送是目前改善组织缺氧最可行的手段,可以通过心脏、血液和肺交换功能三个方面来增加全身氧输送。

1. 支持动脉氧合　提高动脉血氧分压或动脉氧饱和度是提高全身氧输送的三个基本手段之一。氧疗、无创/有创机械通气、保护性肺机械通气策略和体外膜肺氧合(extracorporeal membrane oxygenation,ECMO)是支持动脉氧合的常用方法。至于支持动脉氧合的目标,不同类型的患者有不同的要求。对于非急性呼吸窘迫综合征或非急性呼吸衰竭患者,支持动脉氧合的目标是将动脉血氧分压维持在80 mmHg以上或动脉血氧饱和度维持在94%以上;对于急性呼吸窘迫综合征或急性呼吸衰竭患者,目标是将动脉血氧分压维持在60 mmHg以上或动脉血氧饱和度维持在90%以上。

2. 支持心排血量　及时补充血容量保证适当的前负荷、应用正性肌力药物是支持心排血量的主要方法。在临床上,可通过中心静脉压、每搏变异度、乳酸等多种指标的连续变化,联合床旁重症超声评估,指导前负荷的管理。

3. 支持血液携氧能力　维持适当的血红蛋白浓度保证血液携氧能力,但过高的血红蛋白浓度有可能导致血黏滞度增加而最终影响氧合。通常血红蛋白浓度的目标水平在80~100 g/L或血细胞比容维持在30%~35%。

(二)降低氧需

氧需增加是导致组织缺氧和MODS的原因之一。导致重症患者氧需增加的因素有发热、疼痛、烦躁、抽搐、呼吸困难等。为降低氧需,对发热患者需及时降温同时防止寒战。有效的镇静镇痛、防止抽搐、改善呼吸困难以降低呼吸肌氧需等对 MODS 的防治具有重要意义。

(三) 改善内脏器官血流灌注

MODS 可导致全身血流分布异常,肾和肠道等内脏器官常常处于缺血状态,持续的缺血缺氧将导致急性肾衰竭和肠道功能衰竭,加重 MODS。在过去的临床实践中常用小剂量多巴胺,以提高血压,改善肾和肠道灌注。但越来越多的研究显示,多巴胺可加重肾和肠道缺血,而去甲肾上腺素在明显提高血压的同时并不引起内脏组织的缺血,与多巴胺相比,反而有助于恢复组织的氧供需平衡。因此,去甲肾上腺素是有效治疗脓毒性休克的血管活性药。多巴酚丁胺是 β 受体激动剂,在增加心排血量和全身氧输送的同时,可改善胃肠道血流灌注,在合并心功能障碍时可以联合应用。

三、阻断炎症及免疫调节治疗

由于 MODS 是多种炎症介质引起的失控性全身炎症反应的结果,因此适当应用炎症介质的阻断剂和拮抗剂在理论上有重要的意义。用大剂量糖皮质激素来抑制炎症,可阻断有害的细胞反应,但同时也阻断免疫机制,削弱抗感染能力,还抑制创面细胞的再生和修复,因此不建议使用大剂量糖皮质激素。对于已充分液体复苏并给予升压药治疗的严重脓毒症或脓毒性休克患者,如疗效不佳,可试用小剂量糖皮质激素。一般每日静脉使用氢化可的松 200 mg。

此外,临床上还尝试应用血液净化(包括血液灌流、血液滤过、血浆置换等)方法清除炎症介质、细胞因子以达到降低炎症反应及恢复 SIRS 与 CARS 的平衡从而起到调节免疫的作用,但疗效尚不明确。

四、代谢支持与调理

MODS 患者通常出现以高分解代谢为特征的代谢紊乱,蛋白质分解、脂质分解和糖异生明显增加,但糖的利用能力降低。机体的高分解代谢和对外源性营养的利用障碍,可进一步加重器官功能损害。因此,在 MODS 早期,代谢支持和调理的目标应当是试图减轻营养底物不足,防止细胞代谢紊乱,减少器官功能障碍的产生,同时又避免因营养底物供给过多而增加器官的负担,影响器官的代谢和功能。在摄入的营养中,非蛋白质热量 < 35 kcal/(kg·d) (1 kcal = 4.18 kJ),一般为 25 ~ 30 kcal/(kg·d),其中 40% ~ 50% 的热量由脂质提供;提高氮的供应量,使非蛋白质热量与氮的比例降低至 ≤ 100 kcal : 1 g;控制血糖水平 < 10 mmol/L (180 mg/dl),并避免低血糖。

在给患者进行营养支持时,主张尽可能采用经口或经胃肠营养,静脉营养可作为胃肠营养不足的补充。因肠内营养对维持肠黏膜屏障功能极为重要,只有胃肠完全需要禁食时,才考虑全胃肠外营养,并尽可能缩短禁食时间。

五、纠正凝血功能紊乱

MODS 易合并凝血功能紊乱,凝血功能紊乱进一步推动 MODS 病情的进展和恶化。对 DIC 患者可试用肝素、补充凝血因子和输血,以阻止 DIC 的进一步发展。

🄴 **拓展知识** 19-8　拯救脓毒症运动:2021 年脓毒症与脓毒症休克治疗的国际指南

────●　本 章 小 结　●────

> 多器官功能障碍综合征(MODS)指的是在严重创伤、感染、休克等危重病时或在其复苏后,同时或相继出现两个或两个以上器官发生急性、潜在可逆性的功能障碍,以致机体内环境的稳定必须靠临床干预才能维持。其病因分为感染性因素和非感染性因素。MODS 的发生与全身炎症反应的失控、肠道损伤与微生态改变、微循环障碍、缺血-再灌注损伤、自主神经功能紊乱、线粒体功能障碍、代谢重编程和

细胞死亡等有关。MODS 一旦发生，救治十分困难，因此，重在预防。目前临床上主要采用尽早控制感染，尽快恢复血容量，提供合适的组织供氧量，维持各个组织器官的正常功能等对症治疗和器官功能支持疗法。

（王华东　彭　玥）

数字课程学习

📥 教学 PPT　　📝 自测题

参考文献

［1］肖献忠 . 病理生理学 . 4 版 . 北京 : 高等教育出版社 , 2018.

［2］王建枝 , 钱睿哲 . 病理生理学 . 9 版 . 北京 : 人民卫生出版社 , 2018.

［3］陈国强 , 钱睿哲 . 病理生理学 . 4 版 . 北京 : 人民卫生出版社 , 2023.

［4］Porth CM. Essentials of Pathophysiology : Concepts of Altered Health. 3rd ed. New York: Wolters Kluwer/Lippincott Williams & Wilkins , 2011.

［5］Copstead-Kirkhorn Lee-Ellen C, Banasik J L. Pathophysiology. 5th ed. St. Louis: Saunders of Elsevier Inc , 2013.

［6］高钰琪 . 高原病理生理学 . 北京 : 人民卫生出版社 , 2006.

［7］Semenza GL. Hypoxia-inducible factors in physiology and medicine. Cell, 2012,148 (3): 399-408.

［8］Cour M, Gomez L, Mewton N, et al. Postcondition : from the bench to beside. Journal of Cardiovascular Pharmacology and Therapeutics, 2011,16 (2): 117-130.

［9］Kaushansky K, Lichtman M, Prchal J, et al. Williams Hematology. 9th ed. New York : The McGraw-Hill Companies , Inc. 2015.

［10］Grossman SC, Porth CM. Pathophysiology : Concepts of Altered Health States. 9th ed. New York : Wolters Kluwer Health/ Lippincott Williams & Wilkins , 2014.

［11］Asakura H. Classifying types of disseminated intravascular coagulation : clinical and animal models. J Intensive Care, 2014,2 : 20.

［12］中华医学会血液学分会血栓与止血学组 . 弥散性血管内凝血诊断中国专家共识 (2017 版). 中华血液学杂志 , 2017,38(5): 361-363.

［13］McCracken E, Monica Monaghan M, Sreenivasan S. Pathophysiology of the metabolic syndrome. Clinics in Dermatology, 2018, 36 (1): 14-20.

［14］Saklayen MG. The global epidemic of the metabolic syndrome. Curr Hypertens Rep, 2018,20 (2): 12.

［15］Armani A, Berry A, Cirulli F, et al. Molecular mechanisms underlying metabolic syndrome : the expand in grole of the adipocyte. FASEBJ, 2017,31 (10): 4240-4255.

［16］Leonardo S, Pietro FM, Giovanni G, et al. Metabolic syndrome and uric acid nephrolithiasis : insulin resistance in focus. Metabolism, 2018,83 : 225-233.

［17］Wang H, Abajobir AA, Abate KH, et al. Global, regional, and national under-5 mortality, adult mortality, age-specific mortality, and life expectancy, 1970-2016 : a systematic analysis for the Global Burden of Disease Study 2016. Lancet, 2017,390(10100): 1084-1150.

［18］曾益新 . 肿瘤学 . 北京 : 人民卫生出版社 , 2014.

［19］魏于全 , 赫捷 . 肿瘤学 . 北京 : 人民卫生出版社 , 2015.

［20］王冠军 , 赫捷 . 肿瘤学概论 . 北京 : 人民卫生出版社 , 2013.

［21］Weber G,Noels H. Atherosclerosis:current pathogenesis and therapeutic options. Nature Medicine,2011,17(11):1410-1422.

［22］Crowley LV. An introduction to human disease:pathology and pathophysiology correlations. 8th ed. New York:Jones and Bartlett Publishers,2010.

［23］Mann DL,Zipes DP,libby P,et al. Pathophysiology of Heart Failure//Braunwald E. Braunwald's Heart Disease:A Textbook of Cardiovascular Medicine. 10th ed. Philadelphia:Elsevier Saunders,2015.

［24］徐永霞.呼吸系统疾病 // 葛均波,徐永霞.内科学.8 版,北京:人民卫生出版社,2013.

［25］Fan E,Brodie D,Slutsky AS. Acute respiratory distress syndrome:advances in diagnosis and treatment. JAMA,2018,319(7):698-710.

［26］徐欣昌,田晓云.消化系统疾病.北京:人民卫生出版社,2015.

［27］李兰娟.感染微生态学.2 版.北京:人民卫生出版社,2012.

［28］王海燕,赵明辉,张宏.肾脏病临床概览.北京:北京大学医学出版社,2010.

［29］吴江.神经病学.2 版.北京:人民卫生出版社,2012.

［30］Goldfine AM,Schiff ND. Consciousness:its neurobiology and the major classes of impairment. Neurol Clin,2011,29(4):723-737.

［31］Acciarresi M,Alberti A. Impaired consciousness. Front Neurol Neurosci,2012,30:34-37.

［32］邓小明,李文志.危重病医学.4 版.北京:人民卫生出版社,2016.

［33］刘大为.实用重症医学.2 版.北京:人民卫生出版社,2017.

［34］姚咏明.急危重症病理生理学.北京:科学出版社,2013.

［35］de Groot H,Rauen U. Ischemia-reperfusion injury:processes in pathogenetic networks:a review. Transplantation Proceedings,2007,39(2):481-484.

专业术语中英对照及索引

读者意见反馈

为收集对教材的意见建议，进一步完善教材编写并做好服务工作，读者可将对本教材的意见建议通过如下渠道反馈至我社。

咨询电话　　400-810-0598
反馈邮箱　　gjdzfwb@pub.hep.cn
通信地址　　北京市朝阳区惠新东街4号富盛大厦1座　高等教育出版社总编辑办公室
邮政编码　　100029

防伪查询说明

用户购书后刮开封底防伪涂层，使用手机微信等软件扫描二维码，会跳转至防伪查询网页，获得所购图书详细信息。

防伪客服电话　　（010）58582300